全国高职高专院校护理类专业核心教材

医用化学

（供护理类、临床医学类、医学技术类等专业用）

主　编　蔡自由　叶国华
副主编　王　丽　吴梦瑛　王红波
编　者　（以姓氏笔画为序）
马秀华（楚雄医药高等专科学校）
王　丽（重庆医药高等专科学校）
王红波（山东医学高等专科学校）
叶　斌（广东食品药品职业学院）
叶国华（山东中医药高等专科学校）
刘　超（红河卫生职业学院）
肖立军（济南护理职业学院）
肖春芬（广东食品药品职业学院）
吴文婵（广东茂名健康职业学院）
吴梦瑛（惠州卫生职业技术学院）
张梦诗（广东江门中医药职业学院）
勇飞飞（山东药品食品职业学院）
蓝林欣（山东中医药高等专科学校）
蒙绍金（肇庆医学高等专科学校）
蔡自由（广东食品药品职业学院）

中国健康传媒集团
中国医药科技出版社

内容提要

本教材是“全国高职高专院校护理类专业核心教材”之一，系根据全套教材编写原则和总体要求、本课程的基本要求和课程特点，依照国家高等职业教育改革最新理念，坚持“三基、五性”，以培养化学知识和技能在医护类专业中的应用能力和职业能力为主线，按理论实践一体化，融“教、学、做”于一体编写而成。内容涵盖基础化学和有机化学基本知识和基本技能，共分15章，包括绪论、溶液、物质结构基础、化学反应速率和化学平衡、电解质溶液、配位化合物和生物元素、有机化合物概述、烃和卤代烃、醇酚醚、醛和酮、羧酸和取代羧酸、对映异构、含氮有机化合物、生物分子和化学消毒剂等。本教材为书网融合教材，即纸质教材有机融合电子教材、教学配套资源（PPT、微课、视频、图片等）、题库系统、数字化教学服务（在线教学、在线作业、在线考试）。

本教材主要供全国高职高专院校护理类、临床医学类、医学技术类等专业教学使用，亦可作为成人教育相关专业教学使用和自学者参考。

图书在版编目（CIP）数据

医用化学/蔡自由，叶国华主编．—北京：中国医药科技出版社，2022.6

全国高职高专院校护理类专业核心教材

ISBN 978－7－5214－3159－9

Ⅰ.①医…　Ⅱ.①蔡…　②叶…　Ⅲ.①医用化学－高等职业教育－教材　Ⅳ.①R313

中国版本图书馆CIP数据核字（2022）第068646号

美术编辑　陈君杞

版式设计　友全图文

出版　**中国健康传媒集团**｜中国医药科技出版社

地址　北京市海淀区文慧园北路甲22号

邮编　100082

电话　发行：010－62227427　邮购：010－62236938

网址　www.cmstp.com

规格　889mm × 1194mm $^{1}/_{16}$

印张　18 $^{1}/_{2}$

彩插　1

字数　521千字

版次　2022年6月第1版

印次　2022年6月第1次印刷

印刷　三河市万龙印装有限公司

经销　全国各地新华书店

书号　ISBN 978－7－5214－3159－9

定价　55.00元

出版说明

为了贯彻党的十九大精神，落实国务院《国家职业教育改革实施方案》文件精神，将“落实立德树人根本任务，发展素质教育”的战略部署要求贯穿教材编写全过程，充分体现教材育人功能，深入推动教学教材改革，中国医药科技出版社在院校调研的基础上，于2020年启动“全国高职高专院校护理类、药学类专业核心教材”的编写工作。在教育部、国家药品监督管理局的领导和指导下，在本套教材建设指导委员会和评审委员会等专家的指导和顶层设计下，根据教育部《职业教育专业目录（2021年）》要求，中国医药科技出版社组织全国高职高专院校及其附属机构历时1年精心编撰，现该套教材即将付梓出版。

本套教材包括护理类专业教材共计32门，主要供全国高职高专院校护理、助产专业教学使用；药学类专业教材33门，主要供药学类、中药学类、药品与医疗器械类专业师生教学使用。其中，为适应教学改革需要，部分教材建设为活页式教材。本套教材定位清晰、特色鲜明，主要体现在以下几个方面。

1. 体现职业核心能力培养，落实立德树人

教材应将价值塑造、知识传授和能力培养三者融为一体，融入思想道德教育、文化知识教育、社会实践教育，落实思想政治工作贯穿教育教学全过程。通过优化模块，精选内容，着力培养学生职业核心能力，同时融入企业忠诚度、责任心、执行力、积极适应、主动学习、创新能力、沟通交流、团队合作能力等方面的理念，培养具有职业核心能力的高素质技能型人才。

2. 体现高职教育核心特点，明确教材定位

坚持“以就业为导向，以全面素质为基础，以能力为本位”的现代职业教育教学改革方向，体现高职教育的核心特点，根据《高等职业学校专业教学标准》要求，培养满足岗位需求、教学需求和社会需求的高素质技术技能型人才，同时做到有序衔接中职、高职、高职本科，对接产业体系，服务产业基础高级化、产业链现代化。

3. 体现核心课程核心内容，突出必需够用

教材编写应能促进职业教育教学的科学化、标准化、规范化，以满足经济社会发展、产业升级对职业人才培养的需求，做到科学规划教材标准体系、准确定位教材核心内容，精炼基础理论知识，内容适度；突出技术应用能力，体现岗位需求；紧密结合各类职业资格认证要求。

4. 体现数字资源核心价值，丰富教学资源

提倡校企“双元”合作开发教材，积极吸纳企业、行业人员加入编写团队，引入一些岗位微课或者视频，实现岗位情景再现；提升知识性内容数字资源的含金量，激发学生学习兴趣。免费配套的“医药大学堂”数字平台，可展现数字教材、教学课件、视频、动画及习题库等丰富多样、立体化的教学资源，帮助老师提升教学手段，促进师生互动，满足教学管理需要，为提高教育教学水平和质量提供支撑。

编写出版本套高质量教材，得到了全国知名专家的精心指导和各有关院校领导与编者的大力支持，在此一并表示衷心感谢。出版发行本套教材，希望得到广大师生的欢迎，对促进我国高等职业教育护理类和药学类相关专业教学改革和人才培养做出积极贡献。希望广大师生在教学中积极使用本套教材并提出宝贵意见，以便修订完善，共同打造精品教材。

全国高职高专院校护理类专业核心教材

建设指导委员会

全国高职高专院校护理类专业核心教材

评审委员会

数字化教材编委会

主　编　蔡自由　叶国华

副主编　王　丽　吴梦瑛　王红波

编　者　（以姓氏笔画为序）

马秀华（楚雄医药高等专科学校）

王　丽（重庆医药高等专科学校）

王红波（山东医学高等专科学校）

叶　斌（广东食品药品职业学院）

叶国华（山东中医药高等专科学校）

刘　超（红河卫生职业学院）

肖立军（济南护理职业学院）

肖春芬（广东食品药品职业学院）

吴文婵（广东茂名健康职业学院）

吴梦瑛（惠州卫生职业技术学院）

张梦诗（广东江门中医药职业学院）

勇飞飞（山东药品食品职业学院）

蓝林欣（山东中医药高等专科学校）

蒙绍金（肇庆医学高等专科学校）

蔡自由（广东食品药品职业学院）

前言

医用化学是高职高专院校医药卫生类专业的专业基础课，其主要内容包括基础化学、有机化学的基本知识和基本技能。本教材根据高职高专院校医药卫生类专业人才培养方案和专业教学标准中所规定的知识要求、技术要求和能力要求，本着“必需、够用、实用、管用”的原则，将基础化学和有机化学的基本内容有机整合，形成以培养学生职业能力为主线的课程体系，构建融知识－技能－素质于一体的课程结构体系，使知识、技能与医药卫生类专业的应用有机结合。

本教材在广泛征求医药卫生健康行业和全国高职高专院校医护类专业意见基础上，参考国内外医用化学教学改革最新成果，以医用化学基本知识、基本理论和基本技能及其在医护类专业中的应用为基础，以培养学生在实际工作过程中的分析问题和解决问题能力为出发点，以培养医护类专业学生职业能力为目标，精心编写而成。本教材具有以下特点。

1. 充分吸收几年来我国职业教育改革最新成果，充分体现现代职业教育理念，以基础化学、有机化学的基本知识和基本技能在医药卫生类专业中的应用为主线，构建医用化学内容体系，理论实践一体化，始终贯穿“需用为准、够用为度、实用为先”，“教、学、做”一体化，始终贯穿“需用为准、够用为度、实用为先”，保证知识、技能易教、易学、易做。

2. 充分调研全国高职高专院校医药卫生类专业对医用化学知识的需求，保证教学内容为这类专业服务。立足于高等职业教育护理类、临床医学类、医学技术类等专业教学使用，保证教学内容与中学化学无缝对接，充分参考各种专业技能考核标准，力求使教学内容和技能贴近实际工作要求和职业标准。

3. 充分考虑高等职业教育特点，体现任务驱动教学特色，创新编写模式，按“知识目标—能力目标—素质目标—导学情景—知识内容—实验项目—重点回顾—目标检测”格式模块编写，由浅入深，保证内容启发性和渐进性，提高学生学习积极性和自主性，并在实践中强化学习和自身评价。同时，在章节重要知识点和技能点处，适当增加“练一练”“想一想”模块，在化学与医学交叉学科处，适当增加“看一看”模块以拓展阅读。

4. 坚持书网融合，充分发挥现代信息技术的独特优势，增强学生在信息环境下的自主学习能力，创新现有的教学方式和教育模式，教材配套资源（PPT、微课、视频、图片等）、题库系统、数字化教学服务（在线教学、在线作业、在线考试），直接通过“手机扫码”进行学习和测试，可有效提高教学效果。

本教材由蔡自由、叶国华担任主编，具体编写分工如下：第一章由蔡自由编写；第二章由叶国华编写；第三章由王红波编写；第四章由吴梦瑛编写；第五章由刘超编写；第六章由蓝林欣编写；第七章由肖春芬编写；第八章由王丽编写；第九章由张梦诗编写；第十章由马秀华编写；第十一章由肖立军编写；第十二章由叶斌编写；第十三章由蒙绍金编写；第十四章由吴文婵编写；第十五章由勇飞飞编写；附录由蔡自由编写。全书由主编、副主编修改，由蔡自由统稿、定稿。叶斌负责实验项目预试，完善各实验项目仪器规格、试剂用量和操作步骤等。

本教材在编写过程中，得到了各参编院校鼎力支持，广东食品药品职业学院实验中心提供实验项目预试条件，在此一并深表感谢。限于编者水平与经验，书中难免存在疏漏与不足之处，恳请广大专家和读者批评指正。

编　者

2022 年 5 月

目录

第一章　绪　论

PPT

学习目标

知识目标：

1. 掌握　化学的研究对象及其在医学中的作用。

2. 熟悉　医用化学的教学内容和任务。

3. 了解　化学与医学的关系。

能力目标：

1. 通过粗食盐提纯实验，学会化学实验基本操作。

2. 构建化学—医学—职业岗位的知识和技能关系，获取专业所需的化学知识和技能。

素质目标：

1. 培养学生从生命现象提出问题—用所学知识分析问题—用所学技能解决问题的能力。

2. 培养学生具备良好的职业道德和创新意识，严谨认真、实事求是的科学态度。

导学情景

情景描述：患者，女，头晕、心悸、颜面苍白 5 年，并感吞咽困难。实验室检查：红细胞 $2.0\times10^{12}\,L^{-1}$（偏低），白细胞及血小板正常，血红蛋白 45g/L（严重偏低），血涂片见红细胞大小不均，以小细胞为主，中心染色过浅。诊断：缺铁性贫血。建议药物治疗，首选用药：口服铁剂。

情景分析：血红蛋白能够将氧气输送到人体各组织器官，在人体中发挥至关重要的作用。铁是红细胞中血红蛋白的成分，人体大部分铁存在于红细胞中，缺铁会导致血红蛋白合成减少。如果血红蛋白浓度偏低，那么氧气会供给不足，心跳加快，大脑缺氧，引起头晕、心悸，颜面苍白。如果缺铁严重，还会引起食管腔梗阻，吞咽困难。贫血中最常见的即为缺铁性贫血，一般补充铁剂后可以治愈。

讨论：铁是人体中含量最多的必需微量元素，正常成年人体内含铁量 4～5g，其中 60%～70% 存在于血红蛋白中。Fe^{2+} 在血红蛋白中起着携带氧分子作用。令人惊讶的是，虽然 O_2 直接与血红蛋白中 Fe^{2+} 结合，但 Fe^{2+} 并不被氧化，且这种结合还是可逆性的。究其原因是 Fe^{2+} 被蛋白质链所构成的脂溶环境所包围，正由于这种脂溶特殊环境使得 Fe^{2+} 既能结合 O_2 又不发生氧化作用。化学与生命存在着怎样的关系？

学前导语：生命过程充满着化学，化学与医学、临床、健康生活密切相关，学习医学必须具备一定的化学知识。

一、化学的研究对象

世界是由物质组成的，物质有两种存在形式：一种是具有静止质量的实物，如日月星辰、江河湖海、动植物、原子、分子、离子等；另一种是只有运动质量没有静止质量的“场”，如电场、磁场、引力场等。化学所研究的物质是实物，不是场。

化学（chemistry），顾名思义，是指“变化的科学”，是指在原子、分子及其凝聚态的层次上研究物质的组成、结构、性质、变化规律及其应用的科学。所谓物质的凝聚态，是指由大量粒子组成，且粒子间有很强相互作用的系统，包括固态、液态、气态、纳米聚集态、液晶中间态和介于液气之间的临界态等。

化学的魅力在于揭示物质的本质和变化规律，不断地刷新人类对自然界的认识，不断创造出种类繁多、性质各异的新物质，满足人们衣食住行用、国防、医药和健康生活等需要，不断地改变人类生活方式，使人们的生活越来越美好。据统计，人类从天然产物分离和用人工方法合成的物质种类1900年为55万种，1945年为110万种，1970年为236.7万种，1999年为2340万种，2003年为4500万种，这些物质大多数是人工合成。到目前为止，化学家已经创造出约6500万种新物质。正如我国著名化学家徐光宪所说“化学是不断发明和制造对人类更有用的新物质的科学。”

看一看

化学的起源和发展

化学的历史十分久远，远古人钻木取火以及用火烘烤食物、驱寒取暖应该是人类进行的第一个化学反应。从那以后，人类开始吃熟食，学习制陶、冶炼、制药、酿造、染色等，由此人类积累大量化学实践经验，但尚未形成化学科学知识。直至17世纪后期，英国化学家波义耳（R. Boyle）提出化学研究的对象和任务是寻找和认识物质的组成和性质，对化学元素提出了科学的定义，化学才走上科学发展的轨道。18世纪下半叶，法国化学家拉瓦锡（A. Lavoisier）在大量研究的基础上提出燃烧氧化学说，发现质量守恒定律，与后来相继建立的定组成定律、倍比定律等，开创了定量化学时期。1803年英国化学家道尔顿（J. Dalton）提出原子学说，1811年意大利化学家阿伏加德罗（A. Avogadro）提出分子概念。1869年俄国化学家门捷列夫（Д. И. Менделéев）提出元素周期律，大大推动化学研究的系统化发展。19世纪末至20世纪40年代，电子、原子核、X线、放射性等发现，以及量子力学的建立，大大加深人们对物质结构和性质关系的认识。20世纪下半叶起，化学合成突飞猛进，化学热力学充分完善，化学分析方法日新月异，化学与其他学科相互渗透，化学进入黄金发展时代。

二、化学与医学的关系

医学是研究人体及其疾病的科学，其任务是揭示人体生命本质和疾病产生机制，认识健康和疾病相互转化的规律，从而寻求预防、诊断、治疗疾病的方法和技术。药物是指具有预防、治疗、诊断、调节机体功能作用的特殊的化学物质。利用药物治疗疾病是医学维护健康的重要手段，是化学对医药学和人类文明的伟大贡献之一。

化学自古以来与医药学密不可分。化学起源于古代的炼丹术（alchemy，chemistry一词是起源于此），尽管早期炼丹术士追求“长生不老”之药背离了科学，但却促进了医药学的发展。16世纪中期瑞士医学家、化学家巴拉塞尔斯（Paracelsus）写道：“化学的目的并不是为了制造金子和银子，而是为了制造药剂。”当时用化学方法制成了许多药剂，成功治疗许多疾病。chemist这个词，至今仍保留着化学家和药剂师这两个相关的含义。我国明朝药物学家李时珍用毕生之精力编撰药物学巨著《本草纲目》，列出中药材、矿物药1892种，收集医方11096个，并附有制备方法和性质等，至今仍对世界医药学、化学的发展产生深远影响。

1799年，英国化学家戴维（H. Davy）发现N_2O（俗称笑气）具有麻醉作用，并应用于外科手术，随后人们相继发现乙醚、三氯甲烷、环丙烷等一系列麻醉药物。1828年德国化学家魏勒（F. Wöhler）蒸发氰酸铵溶液制得尿素，开创了从无机物合成有机物的先河。

阿司匹林的问世，可追溯到公元前4世纪，那时人们就知道用柳树皮煮汤或咀嚼柳树皮治疗疼痛和发烧，但是一直不知道柳树皮里的什么物质有这种神奇疗效。直至 1828 年德国药剂学教授毕希纳（J. Buchner）从柳树皮中分离出水杨苷，人们才意识到这种物质具有镇痛和解热功效。1838 年意大利化学家皮里亚（R. Piria）发现水杨苷水解氧化生成水杨酸，疗效比水杨苷更好。1860 年德国化学家科尔贝（Koble）首次合成水杨酸，构造式如图 1－1 所示，1875 年水杨酸钠作为解热镇痛和抗风湿病药应用于临床。1898 年德国 29 岁化学家霍夫曼（Hoffmann）合成了阿司匹林，其构造式如图 1－2 所示，应用于治疗风湿性关节炎，疗效极好，副作用较低，一直使用至今。

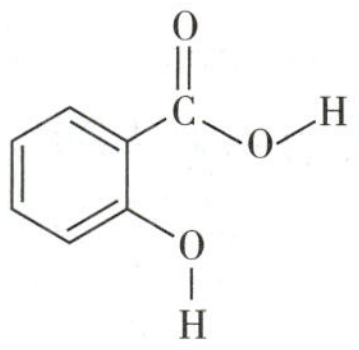

图 1－1 水杨酸

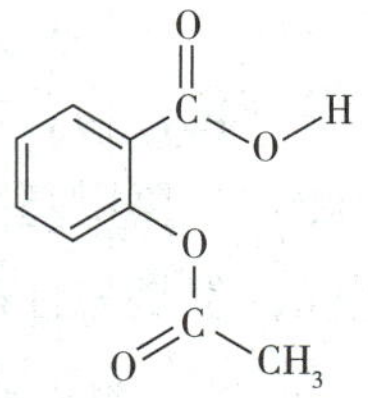

图 1－2 阿司匹林（乙酰水杨酸）

练一练

人类第一个化学合成的商品化的药物是（ ），此药一直使用至今。

A. 水杨酸钠 B. 阿司匹林 C. 尿素 D. 青霉素

答案解析

1928 年英国细菌学家弗莱明（Fleming）在简陋实验室里偶然发现神奇抗菌药物青霉素。由于弗莱明对化学物质的提取和分离技术知之甚少，未能将青霉素应用于临床。1939 年牛津大学病理学家弗洛里（H. W. Florey）和化学家钱恩（E. B. Chain）意识到青霉素的价值，开始研究青霉素，经过一年多的努力，成功提取出高纯度的青霉素，进行药理试验，应用于临床，在第二次世界大战中拯救了无数宝贵的生命。随后链霉素、四环素、头孢霉素等相继被发现和提取，半合成和批量生产，应用于临床。

现代化学与现代医学关系更为密切。20 世纪 30 年代以来，建立在量子力学基础上的物质结构理论，大大加深人们对分子结构的本质认识，随着物质结构理论向生命科学的不断渗透，人类逐渐认识了蛋白质、酶和核酸等生物分子的结构。由此诞生的分子生物学，使人们对生命的认识深入到分子水平，对医学的发展产生深远的影响。21 世纪初，人类基因组计划（HGP）采用毛细管阵列电泳（capillary arry electrophoresis，CAE）分析技术，完成 30 亿个碱基对的测序，破译人类遗传密码。目前，危害人类健康的几千种遗传疾病以及与遗传密码有关各种疾病正在得到早期的诊断和治疗。

化学与医学的关系，主要表现在以下几个方面。

（一）人的生命过程是以体内化学反应为基础，人的生老病死与体内化学物质变化有关

生命起源于化学，人体中充满化学过程。“把生命理解为化学”这是美国医学家、诺贝尔奖获得者科恩伯格（A. Kornberg）提出的著名论点，是对化学与医学关系的精辟论述和定位。

从原子水平看，人体由 80 多种化学元素组成。组成人体的化学元素平均含量与人类生活环境的化学元素平均含量几乎相吻合。从分子水平看，组成人体的主要物质有水、糖、蛋白质、脂类和矿物质等，这些物质在人体内时刻进行着各种化学反应。人从出生、成长、繁衍到衰老，包括疾病和死亡等所有生命过程，都是化学变化的表现。人的生命过程如呼吸、循环、消化、排泄及各种器官的生理过程，都是以体内的化学反应为基础的。人体中基本营养物质是糖、蛋白质、脂肪、维生素、矿物质等，这些物质在体内的代谢都遵守化学的基本原理和规律。运用化学的原理和方法，研究生命物质的化学

组成、结构以及生命活动过程中各种化学变化规律，这是生物化学的研究任务。

健康长寿、远离疾病是人类追求和社会发展的最高目标。人的生老病死无不与体内化学元素有关，人的健康长寿取决于从环境中摄取化学元素的比例，人类大多数疾病与人体内某些化学元素失衡有关。例如，缺铁会引起贫血，铁过多会引起血红蛋白沉积，肝、肾受损；缺碘或碘过多都会引起甲状腺肿大；缺硒导致克山病和大骨节病，过量的硒摄入也会引起硒中毒，使相关酶失活；锌与性腺、胰腺和脑垂体等分泌活动有关，缺锌导致发育迟缓，形成侏儒，过多又会患贫血、高血压和冠心病；缺钙骨骼畸形，过多会导致动脉硬化；缺锰易致不孕、畸胎、死胎；缺铬易患糖尿病等。此外，石棉、砷化物、镍及其盐、铍及其化合物、六价铬和镉及其化合物、氯乙烯、苯、苯并芘、亚硝胺、苯肼、联苯、碘甲烷、硫酸二甲酯、二氯甲基醚、α－硝基萘、α－氨基萘、联苯胺、β－丙内酯、甲醛等为致癌物；废气、废水排放超标，也是恶性疾病产生的根源。

（二）药物的药理作用和疗效与药物的化学结构和性质有关

药物以其特殊的化学结构与体内生物大分子靶点（如受体、酶、离子通道和核酸等，存在于机体靶器官细胞膜或细胞质中）相结合，产生相应的药理作用和药效。受体是糖蛋白或脂蛋白构成的实体，存在于细胞膜、胞浆或细胞核内。各种不同的受体各有特异的结构和构型。受体的识别部位能识别构型与受体互补的特异物质（称为配体），并与之结合形成配体－受体复合物（受体与配体之间多以氢键、离子键、范德华力、疏水作用、共价键等相互作用）。药物是一种具有特殊化学结构和性质的配体，只能与之互补的受体结合，才能产生疗效，这是药物作用特异性的根本原因。药物的理化性质、立体结构等对药效有重大影响。现代化学的发展和化学治疗法的建立，人们基本弄清了许多药物化学结构与生理活性的关系（即构效关系），创制了许多化学治疗新药。运用药物治疗疾病是临床医学最常用和最主要的治疗方法。

（三）在临床检验和疾病诊断方面，运用化学的原理和方法

运用化学的原理和方法对人体组织、血液、体液、排泄物、分泌物等标本进行定性或定量分析，可了解机体功能状态、物质代谢状况或病理病因变化，为疾病诊断提供科学依据。例如，尿液中尿蛋白、尿糖、尿酮体、尿胆红素、尿胆原等检验，均采用化学的原理和方法；体液中各种电解质和微量元素的检验、血清蛋白电泳、血清转氨酶测定、DNA 测序等，均采用分析化学的原理和方法。医学影像检查，如 X 线成像、核磁共振成像、其他临床辅助检查等都涉及化学的原理和方法。

（四）在预防疾病、提高健康水平等方面，运用化学的原理和方法

在疾病预防、卫生监督、健康危险因素评估等方面，如水质检验、劳动卫生及环境检测、食品安全、慢性病预防、传染病预防、改变不良生活方式等均涉及运用化学的原理和方法。

化学是医学的基础，学习医学必须学习化学。正如美国化学家布鲁斯罗（R. Breslow）所说，考虑到化学在了解生命中的重要性和药物化学对健康的重要性，在医务人员的正规教育中包括许多化学课程就不足为奇了，……今天的医生需要为化学在人类健康中起更大作用的明天做好准备。

三、医用化学的教学内容和任务

化学是自然科学的一级学科，最早划分为两个二级学科（即无机化学和有机化学），后来划分为四个二级学科，即以研究元素及其化合物（除碳氢化合物及其衍生物之外）的无机化学，这是化学的基础和母体，化学中一些重要的基本概念、基本规律和基本原理都是无机化学早期发展中发现和形成的；以碳氢化合物及其衍生物为研究对象的有机化学；以研究物质化学组成、含量、结构和形态的分析化学；以物理测量方法或数学处理方法研究物质及其反应，以研究化学现象和物理现象之间本质关系规

律的物理化学。20 世纪 40 年代，诞生了以高分子化合物为研究对象的新兴学科——高分子化学。高分子化学现也成为化学的二级学科。

医用化学的教学任务是使学生掌握与医学专业有关的化学基本概念、基本原理、基本知识及其应用，并通过实验课的训练，使学生掌握化学基本操作技能，培养学生动手能力，建立定量的概念；培养学生应用化学基本知识和基本技能，分析和解决医学问题的能力；培养学生科学文化素质，理论联系实际工作作风，严谨认真、实事求是的科学态度；为学习后续课程，如生物化学、药理学、医学检验等打下基础，为今后从事医药卫生职业活动打下基础。

《医用化学》是根据高职高专院校临床医学、护理、医学检验等专业的特点和专业需要编写而成，主要包括无机化学和有机化学两部分内容。无机化学部分主要介绍物质结构、化学反应速率和化学平衡、水溶液化学、配位化合物和生物元素等基本知识、基本技能和应用；有机化学部分主要介绍与医学相关有机物基本知识、基本技能和应用，包括有机物的基本概念、结构、官能团、分类、命名、同分异构现象、性质、鉴别和制备等。有关的实验操作技能和实验项目，融合在各章节之中，融“教、学、做”于一体。

四、学好医用化学的方法

医用化学是医药卫生类专业大学一年级开设的专业基础课。大学化学与中学化学有较大差别，中学化学主要以化学现象描述为主，大学化学则要把化学现象上升到理论思维，定性上升为定量。大学学习特点和中学有很大不同，大学课程讲授学时较少，主要介绍思路、方法、案例，讲授难点、重点为主，教学方式以多媒体课件为主，实验自己独立完成，课后时间基本自己支配。因此，学生要尽快适应大学学习方式，寻找适合自己的有效的学习方法。

（一）预习是学好医用化学的关键

古人云：凡事预则立，不预则废。课前预习，了解课程的大致内容、问题和难点，对自己能理解部分，看老师分析问题、解决问题与自己有何差别，由此检验自己理解的正确性，取长补短；对于尚未理解的问题，集中注意力听讲，跟上老师讲课思路，提高听课的针对性，提高学习效率。

化学实验是化学教学的重要环节，是理论联系实际的重要环节，对于学生职业能力、创新能力和科学素质的培养有重要意义。实验前要仔细阅读实验内容，明确实验目的、原理、仪器试剂、操作步骤和实验操作技能，按要求书写好预习提纲，方能进入实验室做实验。

（二）提高医用化学实验教学效果

在实验过程中，除严格按照实验内容与操作规程进行实验外，还必须做到以下几点。

1. “注意看” 仔细观察实验现象，包括气体的产生、沉淀的生成或溶解、颜色变化、温度及压力变化等。

2. “积极想” 仔细思考实验现象，对实验现象作理性分析，透过现象看本质，提高思维能力。

3. “认真做” 亲自动手实验，掌握实验方法与操作技能，培养自身独立操作能力。

4. “及时记” 要养成及时记录实验现象和数据，正确表达实验结果的良好习惯。实验现象和数据必须记录在记录本上，不能随便记在纸片或教材上。记录要实事求是，文字要简明扼要。特别是当发生的实验现象与预期不一致时，应记录实际发生的实验现象，并标记注明，探讨其原因。为了探索这种“反常现象”，可在教师的指导下，重做或补充某些实验内容，自觉养成研究问题的习惯。

5. “善于论” 要善于对实验现象和结果进行理性分析和讨论，提倡学生之间或师生之间讨论，提高实验教学效果。

（三）合理科学利用互联网

互联网云存储技术为化学教学资源共享提供一个新平台。云计算，能增强网络学习的灵活性和快捷性，能实现学习资源和学习工具“按需而用、即需即用、快速聚合”，降低互联网学习资源和服务的成本与难度，创建灵活快捷的学习方式，创设丰富的学习情境，提高学习能力和学习效果。

在“互联网＋教育”背景下催生的微课、慕课、翻转课堂等网络化学习模式下，教师不再是知识的主导者，而是学生的指导者和帮助者；互动交流不再是师生之间简单的问答，而是师生互动或生生互动的交互方式；教学内容不再仅仅是枯燥的文字，而是图片、语音、视频、虚拟实验室等资源；学习资源的发放、作业的布置与提交，无需面对面进行，而是可以通过“手机扫码”的形式，大大提高教学效率，增强学习效果。

（四）课后及时复习，独立完成作业，注重总结提高

课后应及时对老师讲授的化学知识和技能重新进行分析、对比、归纳、概括等思维加工，整理好课堂笔记，独立完成作业，学会逻辑推理方法，掌握分析问题、解决问题、得出结论的能力。课后复习和独立完成作业是加深记忆的基础、加深理解的关键、加深运用的前提。

学完一章或一个单元，将化学知识和技能进行整理、综合、小结，联系已有的旧知识和技能，类比、归纳成系统知识和技能，逐步形成化学知识和技能的网络体系。这是化学知识和技能的提高过程，是理性认识到综合运用的准备过程。

实验一　粗食盐的提纯

PPT

一、目的要求

1. 掌握试剂取用、称量、研磨、溶解、振荡、搅拌、试纸的使用、过滤、蒸发、浓缩、结晶和干燥等基本操作。

2. 熟悉粗食盐提纯的原理和方法。

二、实验原理

粗食盐中除含有少量泥砂等不溶性杂质和有机物外，还有可溶性杂质，如 K^+、Ca^{2+}、Mg^{2+}、Fe^{3+}、SO_4^{2-}、Br^-、I^- 等离子。提纯方法一般采用下列步骤。

（1）加热灼烧，除去有机物等杂质。

（2）溶解后过滤，除去泥砂等不溶性杂质。

（3）加入适当试剂，除去 Ca^{2+}、Mg^{2+}、SO_4^{2-} 等可溶性杂质。

首先，在粗食盐水溶液中加入稍过量的 $BaCl_2$ 溶液，除去 SO_4^{2-} 离子。

$$Ba^{2+} + SO_4^{2-} = BaSO_4\downarrow$$

再向溶液中加入适量的 Na_2CO_3 和 NaOH 溶液，除去 Ca^{2+}、Mg^{2+}、Fe^{3+} 和过量的 Ba^{2+} 离子。

$$Ca^{2+} + CO_3^{2-} = CaCO_3\downarrow$$

$$2Mg^{2+} + 2CO_3^{2-} + H_2O = Mg_2(OH)_2CO_3\downarrow + CO_2\uparrow$$

$$2Fe^{3+} + 3CO_3^{2-} + 3H_2O = 2Fe(OH)_3\downarrow + 3CO_2\uparrow$$

$$Ba^{2+} + CO_3^{2-} = BaCO_3\downarrow$$

最后用稀盐酸调节溶液 pH 至 2～3，除去过量的 OH^- 和 CO_3^{2-}。

（4）由于钾盐的溶解度比 NaCl 的溶解度随温度变化大，故在 NaCl 蒸发结晶时，可溶性杂质，如

K^+、Br^-、I^-等，留在母液中而与 NaCl 分离。

三、实验内容

（一）准备仪器和试剂

1. 仪器 电子台称、烧杯（100ml、200ml 各 1 个）、试管、玻璃棒、酒精灯（两盏）、石棉网、三脚架、普通玻璃漏斗（长、短各 1 个）、布氏漏斗、吸滤瓶、安全瓶、玻璃两通管（带活塞）、真空泵、橡皮管、蒸发皿、铜质热漏斗、铁架台、铁夹、铁圈，研钵、药勺、坩埚钳、镊子、点滴板等。

2. 试剂 粗食盐（s）、1mol/L $BaCl_2$、2mol/L NaOH、2mol/L HCl、饱和碳酸钠溶液、95% 乙醇等。

3. 其他 滤纸（慢速、中速、快速，9cm、11cm、12.5cm 规格）、pH 试纸等。

（二）操作步骤

（1）用电子台称称取 10g 粗盐，置于研钵中研细，转移至蒸发皿中，将蒸发皿放在铁圈上，用小火炒至无爆裂声，冷却。

（2）将炒过并冷却的食盐转移至盛有 40ml 水的 100ml 烧杯中，加热并搅拌使其溶解，趁热过滤，除去不溶性杂质，保留滤液。

（3）加热滤液，在近沸下，边搅拌边逐滴加入 1mol/L $BaCl_2$溶液，加入 1.5～2ml 时，停止加热和搅拌。待沉淀下沉，溶液变清后，沿烧杯壁，加 1 滴 $BaCl_2$溶液，观察上层清液是否有浑浊。如有浑浊，表明 SO_4^{2-} 尚未除尽，继续滴加 $BaCl_2$溶液，直至上层清液在加入 1 滴 $BaCl_2$溶液时无浑浊为止。沉淀完全后，继续加热 5 分钟，使沉淀颗粒长大而易于沉降，用减压过滤，将沉淀除去，将滤液转移至干净的烧杯中。

（4）将滤液加热至沸，用小火保持微沸，边搅拌边滴加入饱和 Na_2CO_3溶液，使 Ca^{2+}、Mg^{2+}、Fe^{2+} 和过量的 Ba^{2+} 生成沉淀，用（3）中检验 SO_4^{2-} 是否除尽的方法，检验沉淀是否完全。在此过程中，注意补充蒸馏水，保持原溶液体积基本不变，防止 NaCl 晶体析出。再加入 2mol/L NaOH 使溶液 pH 在 10～11（用 pH 试纸检验）。继续煮沸 2～3 分钟，冷却后，普通过滤，除去沉淀，将滤液转移至蒸发皿中。

（5）在滤液中滴加 2mol/L HCl，使溶液 pH 至 2～3（用 pH 试纸检验）。将溶液加热蒸发浓缩，当液面出现一层结晶膜时，改用小火加热，并不断搅拌，以免溶液溅出。将溶液蒸发至糊状稠液时，停止加热（注意：切勿蒸干！）。冷却后，减压过滤至干，并用少量 95% 乙醇淋洗产品 2～3 次。将晶体转移到蒸发皿中，加热炒干（不冒水气，呈粉状，无劈啪响声），注意：不能用铁勺，以免又引入铁离子。冷却后，称重。

（6）重结晶。将上述炒干的 NaCl 晶体再转移至 100ml 烧杯中，加水 40ml，加热至沸，并使其溶解。趁热过滤，用蒸发皿接收滤液，再加热蒸发至糊状稠液，减压过滤，将 NaCl 晶体转移至蒸发皿中加热炒干，冷却，称重，计算产率。

四、实验注意事项

1. 注意三种过滤（普通过滤、热过滤和减压过滤）设备的正确装配和使用。
2. 提纯过程中，要保持溶液总体积约为 40ml，少了要补充水，以防析出 NaCl 晶体。
3. 滤液加热蒸发前，要用盐酸调节 pH，不得使用其他酸，以免引入其他阴离子。
4. 蒸发时，要用玻璃棒搅拌，以防局部受热，不得使用铁勺搅拌，以免引入铁离子。
5. 最后将溶液蒸发至糊状稠液时，不可将溶液蒸干。

五、实验思考

1. 在食盐提纯时，为什么要先加 $BaCl_2$ 溶液，再加 Na_2CO_3 溶液，最后再加 HCl？能否改变试剂加入的先后次序？
2. 画出粗食盐提纯的操作流程图。
3. 粗食盐中 K^+、Br^-、I^- 等杂质离子如何除去？
4. 普通过滤时，如果漏斗颈不能形成水柱，其原因可能有哪些？
5. 热过滤有何优点？主要仪器有哪些？如何折叠菊花形滤纸？
6. 减压过滤有何特点？主要仪器有哪些？操作时要注意什么？

附：化学实验须知和实验操作指导

一、化学实验须知

具体见附录二。

二、化学实验常用仪器介绍

具体见附录三。

三、玻璃仪器的洗涤和干燥

（一）洗涤

玻璃仪器的洗涤是化学实验的一项基本操作，玻璃仪器洗涤是否干净，直接影响实验结果。已洗净的玻璃仪器，应洁净透明，水沿壁自然流下后，器壁应均匀附着水膜而不挂水珠。凡已洗净的仪器，不能再用抹布或纸巾擦拭其内壁，防止再次受污染。

一般玻璃仪器，如试管、烧杯、试剂瓶、锥形瓶等，可用去污粉或合成洗涤剂直接刷洗。具有准确刻度的玻璃仪器，如量筒（杯）、移液管、容量瓶、滴定管等，不宜用刷子刷洗，也不宜用强碱性洗涤剂洗涤，以免玻璃受磨损或腐蚀，影响其体积准确性，可用特殊洗涤液泡洗。

在实验中，应根据实验要求、仪器类型、污物性质和玷污程度选择不同洗涤方法。一般来说，附着在仪器上的污物有尘土和其他不溶性物质、可溶性物质、有机物和油污、碳化残渣等。针对这些污物，可采取下列洗涤方法。

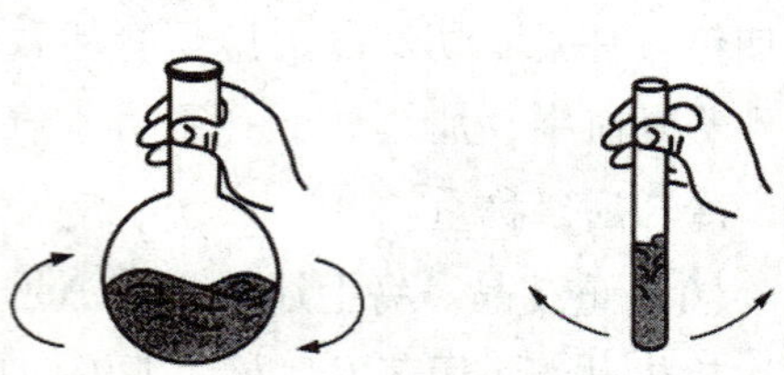

图 1－3　振荡冲洗

1. 用水冲洗或刷洗　可溶性污物和灰尘可直接用水冲洗，污物被水溶解而除去，振荡可加速其溶解。操作方法：先往仪器中注入不超过容积量 1/3 的自来水，手持容器颈部用力来回振荡，如图 1－3 所示。注意不能将水洒出。然后将水倾出，如此反复冲洗数次直至洗净。最后再用蒸馏水淋洗三遍以上。

若污物不易冲洗掉，可用刷子刷洗。刷洗时，先在容器中注入适量水，用合适的刷子轻轻转动或来回刷洗，如图 1－4 所示。注意：洗涤时，不能用秃顶的毛刷，也不要用力过猛，以防戳穿容器底部。最后分别用自来水、蒸馏水冲洗干净。

2. 用去污粉或合成洗涤剂刷洗　可除去仪器上沾有的油污和一些有机物。洗涤时，先用少量水将

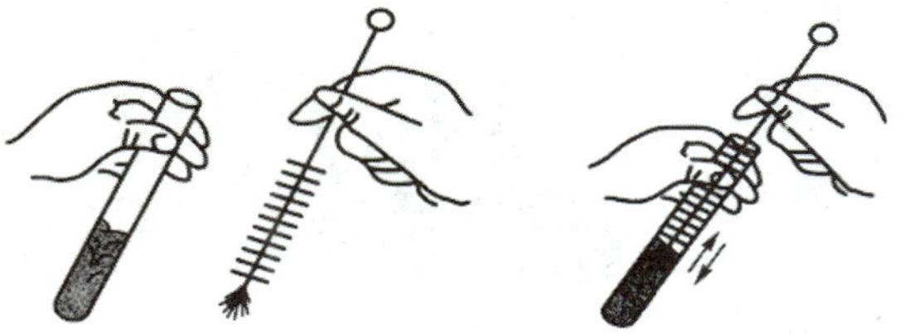

（a）选择合适的刷子　　（b）转动或来回刷洗

图 1－4 用刷子刷洗仪器

仪器润湿，再用毛刷蘸取少量去污粉或合成洗涤剂刷洗仪器内外壁，然后分别用自来水、蒸馏水冲洗干净。若污物仍不能除去，则用特殊洗涤液洗涤。

3. 用特殊洗涤液洗涤 根据污物性质，选择合适洗涤液，将污物洗涤除去，方法如下。

（1）用铬酸洗液洗涤 铬酸洗液是由重铬酸钾和浓硫酸混合配制而成。该洗液常用于不宜用刷子刷洗的仪器，适用于清洗用一般去污粉、合成洗涤剂、酸碱洗涤液难于洗净的焦油状污物或碳化残渣等。洗涤时，应先尽量将仪器中水倒干净，再向仪器内缓慢倒入少量铬酸洗液，倾斜并缓慢转动仪器，使其内壁全部被洗液湿润。用铬酸洗液浸泡一段时间或用热洗液洗涤，效果更佳。洗液洗后全部要倒回原来的洗液瓶内，可反复使用。最后分别用自来水、蒸馏水冲洗干净。注意：铬有毒，严重污染环境，铬酸洗液尽量少用或不用；洗液洗过的仪器用自来水淋洗时，淋洗液要统一回收处理，不能直接倒入下水道。

（2）用酸洗液洗涤 酸洗液常用纯酸或混酸。如盐酸洗液（化学纯盐酸与水按体积 1∶1 比例混合），除去碱性污物及一般无机残污；50% 硝酸或王水（浓硝酸与浓盐酸按体积 1∶3 比例混合），除去仪器内壁附着的金属（如银镜、铜镜等）；草酸洗液（草酸溶于水，加少量浓盐酸制成），用于除去铁锈、MnO_2等残污。

此外，碱性高锰酸钾洗液（用于洗涤油污及有机物）、碳酸钠洗液（煮沸，用于除去油污）、氢氧化钠－乙醇洗液（用于洗涤油污及某些有机物）、盐酸－乙醇洗液（用于洗涤比色皿或比色管上的油污）、浓硝酸－乙醇洗液（用于洗涤结构复杂的仪器所沾的油脂或有机物）、有机溶剂洗液（用于除去能被有机溶剂溶解的有机残污）等。

4. 用超声波清洗 超声波清洗仪由超声波信号发生器、超声波换能器及清洗槽组成。超声波信号发生器产生高频振荡信号，通过换能器转换成高频机械振荡，以正压和负压高频交替变化方式在清洗液中向前辐射传播，产生无数微小气泡，气泡破裂时形成巨大瞬间高压，对仪器表面不断进行冲击，使仪器表面及缝隙中污垢迅速剥落，从而达到高效清洗效果。

超声波具有高效高质量的清洗功能，适合于较大面积的容器和器皿、微型容器和器皿的清洗。超声波洗涤时，只要在清洗槽中放入可用超声波清洗的仪器，再加合适洗涤剂和适量水，盖紧，设置清洗时间和温度，接通电源，即可将仪器清洗干净，使用极为方便。

（二）干燥

常用的玻璃仪器，如试管、烧杯等，可用小火直接烤干。烤试管时，试管口应略向下倾斜，并来回移动试管，如图 1－5 所示。当烤至不见水珠时，再将试管口向上赶尽水汽。

玻璃仪器可用快速烘干器烘干，如图 1－6 所示，亦可用烘箱烘干。

若洗净的玻璃仪器不急用，可将其口向下安放在仪器架上自然晾干，如图 1－7 所示。

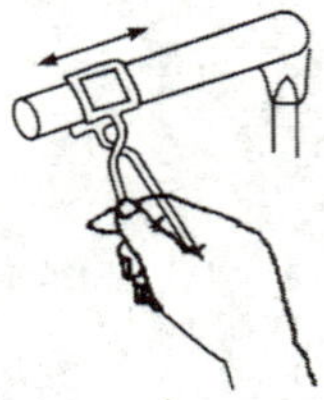

图1－5　烘干试管

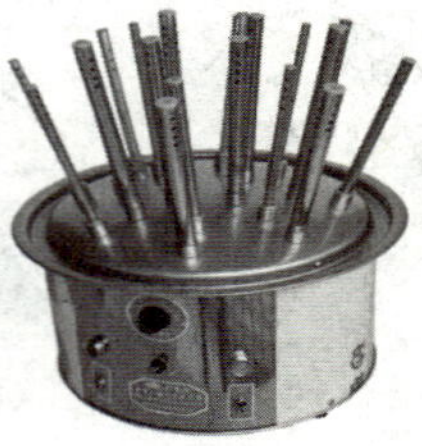

图1－6　快速烘干器

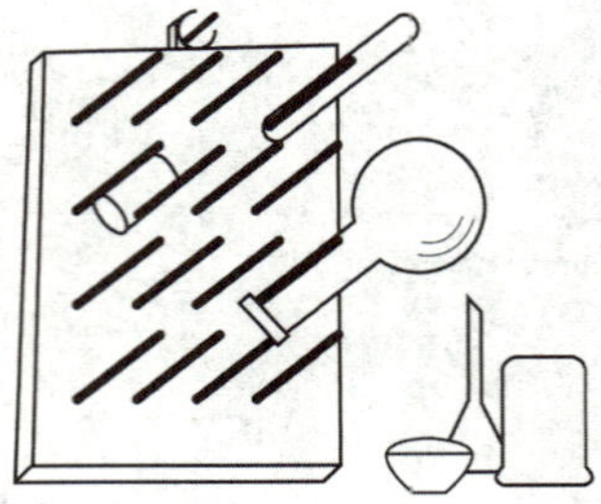

图1－7　自然晾干

四、过滤

过滤是固液分离常用方法之一，分为普通过滤、热过滤和减压过滤。

（一）普通过滤

溶液黏度、温度、过滤时压力、滤纸孔隙大小及沉淀性质等都会影响过滤速度和效果。细晶形沉淀或胶体沉淀，一般选择普通过滤，缺点是过滤速度较慢，但不易穿透滤纸。

1. 滤纸和漏斗的选择　滤纸有定性滤纸和定量滤纸（又称无灰滤纸）两种，按孔隙大小，分为快速、中速和慢速三种。一般过滤用定性滤纸；在重量分析中，需将滤纸和沉淀一起灼烧后称量，需使用定量滤纸。定量滤纸灼烧后，残留灰分在0.1mg以下，可忽略不计。另外，还应根据沉淀性质选择不同滤纸，如$BaSO_4$、$CaC_2O_4 \cdot 2H_2O$等细晶形沉淀，宜选用致密慢速滤纸，以防穿孔；$Al_2O_3 \cdot nH_2O$、$Fe_2O_3 \cdot nH_2O$等胶体沉淀，则选用快速滤纸，否则过滤速度太慢。

普通过滤应选用长颈漏斗，如图1－8所示。漏斗大小应与滤纸大小相吻合。折叠后滤纸边缘应低于漏斗上沿0.5～1.0cm。

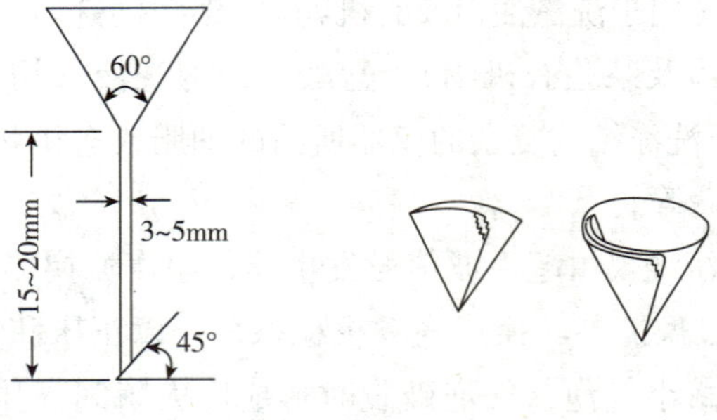

图1－8　漏斗和滤纸的折叠

2. 滤纸的折叠和安放　将一张圆形滤纸对折两次，展开成约60°圆锥形（一侧三层，另一侧一层），如图1－8所示，并调节滤纸圆锥形角度与漏斗角度相适应。将三层滤纸外两层撕下一小角（撕下小角滤纸，留作以后擦拭烧杯用），可使漏斗与滤纸紧贴。将折叠好的滤纸放入漏斗，三层部分应放在漏斗出口短的一侧，一手按住三层滤纸一边，一手用洗瓶吹入少量蒸馏水将滤纸润湿，然后用干净玻璃棒（或手指）轻压滤纸赶走滤纸和漏斗之间气泡，使其与漏斗紧贴。加水至滤纸边缘，漏斗颈内应充满水形成水柱。若滤纸中的水全部漏尽后水柱不能保持，则说明滤纸与漏斗没有完全密合；若水柱虽然形成，但有气泡，水柱不连续，则说明滤纸边有微小空隙，需再将滤纸边按紧。在过滤过程中，漏斗颈需一直被液体所充满，借液柱的重力而产生抽吸作用，加快过滤速度。将准备好的漏斗放在漏斗架（或铁圈）上，漏斗下方放一个洁净的烧杯，接收滤液。漏斗斜出口尖端紧贴烧杯内壁，使滤液沿杯壁流下。漏斗高度应以过滤完，漏斗出口不接触滤液为宜。漏斗应放端正，即其边缘在同一水平上。

3. 过滤操作 一般过滤操作分三步进行。

（1）用倾析法将上层清液倾入滤纸中，留下沉淀。先将烧杯倾斜放在木块或瓷砖边缘，待沉淀下沉后，左手持玻璃棒斜立于三层滤纸上方，尽量接近滤纸，但不能接触滤纸。右手拿起盛着沉淀的烧杯，使烧杯嘴紧贴玻璃棒，缓慢倾斜烧杯，尽量不搅起沉淀，将上层清液缓慢沿玻璃棒注入漏斗中，如图 1－9 所示。注意倾泻速度，以漏斗内液面低于滤纸边缘约 0.5cm 为宜，以免液体从滤纸与漏斗之间流下。

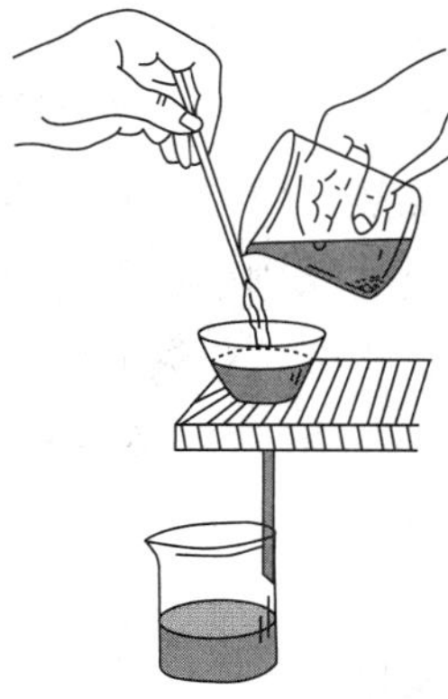

图 1－9 过滤时倾析法操作

暂停倾出溶液时，应将烧杯沿玻璃棒上提 1～2cm，并逐渐扶正烧杯。在此过程中，烧杯嘴不能离开玻璃棒，防止烧杯嘴上液滴流到烧杯外壁。确保烧杯嘴溶液不漏失情况下，烧杯才能离开玻璃棒，并将玻璃棒放回烧杯中，但不要靠在烧杯嘴处。如此继续过滤，直至沉淀上面清液几乎全部倾入漏斗为止。

倾完上层清液后，用洗瓶或滴管加洗涤液，从上到下旋转冲洗烧杯内壁，使黏在杯内壁上的沉淀冲洗到烧杯底部，每次用 10～20ml 洗涤液。用玻璃棒搅动沉淀，充分洗涤后，待沉淀沉降后，再用倾析法倾出上层清液。一般晶形沉淀需洗涤 2～3 次，胶体沉淀需洗涤 5～6 次。

（2）将沉淀转移至漏斗中滤纸上。初步洗涤沉淀若干次后，加少量洗涤液并搅动，然后将悬浮液沿玻璃棒一次倾入滤纸上。再于烧杯中加入少量洗涤液，搅起沉淀，以同法转移悬浮液。重复几次，使大部分沉淀转移到滤纸上。最后少量沉淀，如图 1－10 所示，将烧杯倾斜置于漏斗上方，烧杯嘴朝漏斗，玻璃棒架于烧杯嘴上，并伸出烧杯嘴 2～3cm，玻璃棒下端对着三层滤纸处，右手挤压洗瓶从上至下吹洗烧杯内壁，沉淀连同溶液一起流入漏斗中。重复上述操作，直至沉淀完全转移为止。再用折叠滤纸时撕下的小角滤纸擦拭黏附在烧杯壁和玻璃棒上的沉淀，将擦拭过的滤纸也放在漏斗中滤纸上。

（3）洗涤沉淀。沉淀全部转移到滤纸上后，需作最后洗涤，以除去沉淀表面吸附的杂质和残留母液。洗涤方法：用洗瓶流出的细流冲洗滤纸边缘稍下部位，按螺旋形向下移动，如图 1－11 所示，将沉淀冲洗到滤纸底角。待前一次洗涤液流尽后，再进行下一次洗涤，直至沉淀洗净为止。为了提高洗涤效果，应采用“少量多次”的原则，即在洗涤液总体积相同情况下，尽量分多次洗涤，每次用量要少，且前一次洗涤液流尽后，再进行下一次洗涤。

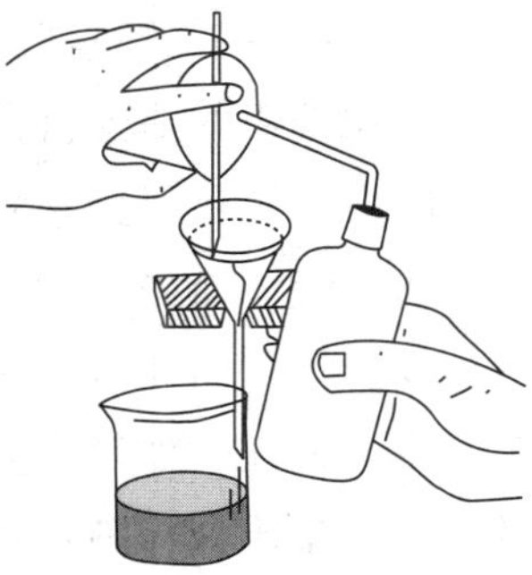

图 1－10 冲洗转移沉淀

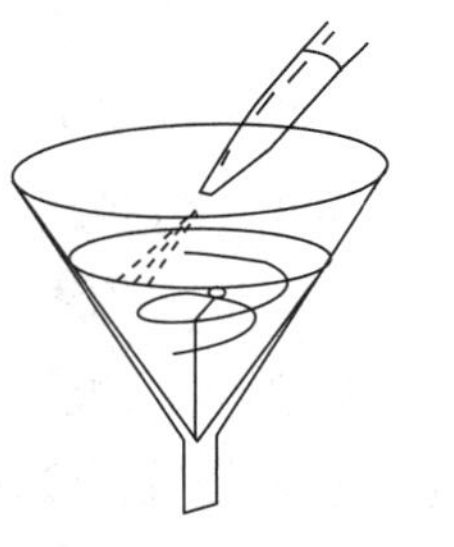

图 1－11 洗涤漏斗中的沉淀

充分洗涤沉淀后，用洁净小试管或表面皿承接约 1ml 滤液，选择灵敏且能迅速显示结果的定性反应，来检验沉淀是否洗净。例如，用硝酸酸化的硝酸银溶液，检验滤液是否有氯离子存在。若无白色氯化银浑浊生成，表明洗涤已经完全；如仍有浑浊，则须继续再洗几次，直至检验无浑浊为止。

（二）热过滤

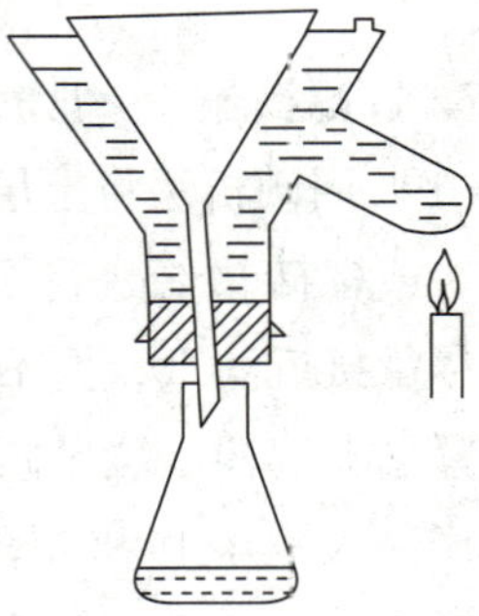

图 1－12　热过滤

为了避免过滤时结晶析出在滤纸上，可采用热过滤。其方法是，将普通玻璃漏斗（短颈）置于铜质热漏斗内，铜质热漏斗金属夹层装热水，支管继续加热，以维持热水温度，如图 1－12 所示。

热过滤要用菊花形滤纸，以加速过滤。菊花形滤纸的折法如下：将滤纸对折，再对折，展开，得图 1－13（a）；以 1 对 4 折出 5，3 对 4 折出 6，1 对 6 折出 7，3 对 5 折出 8，得图 1－13（b）；以 3 对 6 折出 9，1 对 5 折出 10，得图 1－13（c）；在相邻两折痕之间，从相反方向再按顺序对折一次，得图 1－13（d）；然后展开滤纸成两层扇面状，再把两层展开成菊花形，得图 1－13（e）。注意：折叠时，不要每次都把尖嘴压得太紧，以防过滤时滤纸中心因磨损被穿透。微课 1

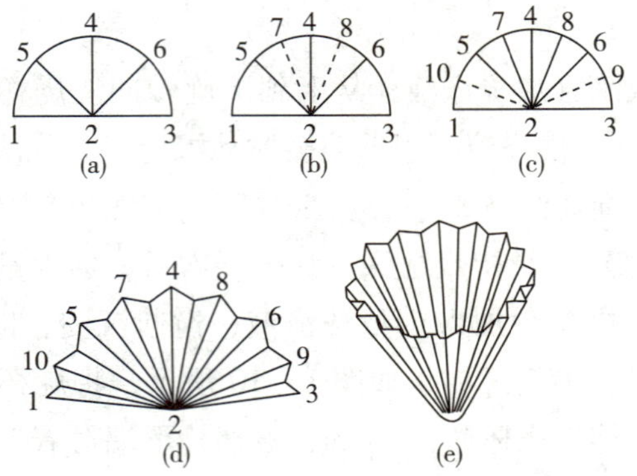

图 1－13　菊花形滤纸折法

使用时，将滤纸打开，并整理好，放入普通玻璃漏斗中，使其边缘比漏斗边缘低 0.5cm 左右，再将普通玻璃漏斗放入铜质热漏斗内，热漏斗支管加热保温，趁热过滤。

注意：菊花形滤纸不得先润湿，否则滤纸会变形。由于菊花形滤纸与溶液接触面积是普通折叠法的两倍，所以过滤速度较快。其缺点是留在滤纸上的沉淀不易收集，适用于弃去沉淀的过滤。

（三）减压过滤 微课 2

采用真空泵抽气，使过滤器内外产生压力差而快速过滤，并抽干沉淀中溶液的过滤方法，称为减压过滤，又称为抽滤。它可以加速大量溶液与沉淀分离，适用于过滤颗粒较粗的晶形沉淀。减压过滤装置由布氏漏斗、吸滤瓶、安全瓶和真空泵组成，如图 1－14 所示。其原理是利用真空泵（一般用水泵或油泵）将吸滤瓶中空气抽出，使瓶内压力降低，使布氏漏斗内液面与吸滤瓶内产生压力差，明显加快过滤速度。安全瓶（又称缓冲瓶）安装在吸滤瓶和真空泵之间，其作用是防止真空泵中水或油吸入吸滤瓶中（即倒吸现象），将滤液玷污。若不要滤液，亦可不用安全瓶。减压过滤操作如下。

（1）抽滤前，检查装置，要求安全瓶长管接真空泵，短管接吸滤瓶，布氏漏斗斜口对准吸滤瓶支管口（即抽气口）。

（2）滤纸应剪成比布氏漏斗内径略小，能盖住瓷板上所有小孔。将剪好的滤纸（有时可用两层）平铺在布氏漏斗中，以少量蒸馏水将滤纸润湿。按图 1－14 连接好过滤装置，打开安全瓶上活塞接通大气，开启真空泵，缓慢关闭安全瓶上活塞，先稍微抽气，使滤纸贴紧在漏斗上。

（3）过滤时，用玻璃棒引流向漏斗内转移上层清液。注意：布氏漏斗内溶液量不要超过漏斗容积 2/3。打开真空泵，关闭安全瓶上活塞，抽滤。待溶液漏下后，借助玻璃棒转移沉淀，并将其平铺在滤

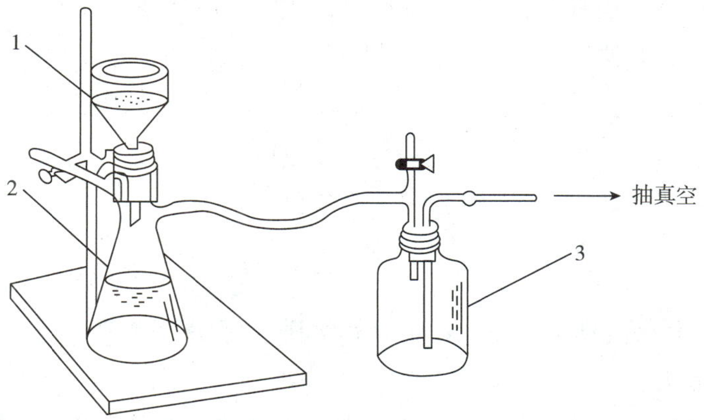

图 1-14 减压过滤装置

1. 布氏漏斗；2. 吸滤瓶；3. 安全瓶

纸上。黏附在容器壁上的沉淀，可用少量洗涤液洗出，流入漏斗内，继续抽干沉淀中溶液。

注意：停止抽滤时，应先将安全瓶上活塞打开通大气，或拔掉吸滤瓶支管上橡皮管，才可关闭真空泵，否则真空泵中液体将会倒吸入安全瓶中。为了尽量抽干沉淀，可用洁净的平顶玻璃钉挤压沉淀，并随同抽气尽量除去母液。

（4）洗涤沉淀。洗涤沉淀前，先停止抽滤，加入少量洗涤液，用玻璃棒搅松沉淀，使洗涤液充分接触沉淀。稍候，重新抽滤，将沉淀抽干。如此重复几次，将沉淀洗净抽干。

（5）过滤完毕，应先将安全瓶上活塞打开通大气，或拔掉吸滤瓶支管上橡皮管，才可关闭真空泵。将布氏漏斗取下，漏斗颈口向上，用手轻敲打布氏漏斗边，或用洗耳球在颈口用力吹，使沉淀、滤纸脱离漏斗，将沉淀转移至滤纸或洁净的表面皿上。根据沉淀性质，选用晾干或烘干的方法使其干燥。滤液由吸滤瓶上口倾出时，吸滤瓶支管必须朝上。

想一想

在减压过滤操作时，真空泵中的水（或油）倒吸入吸滤瓶中的原因是什么？如何避免？

答案解析

（四）pH 试纸的使用

pH 试纸分两类：一类是广泛 pH 试纸，其 pH 变色范围为 0 ~ 14，用来粗略地测定溶液 pH；另一类是精密 pH 试纸，可比较精确测定溶液 pH，pH 变色范围为 2.7 ~ 4.7、3.8 ~ 5.4、5.4 ~ 7.0、6.0 ~ 8.0、8.2 ~ 10.0、9.5 ~ 13.0 等。

pH 试纸使用方法：取一小块 pH 试纸置于洁净的点滴板上，用玻璃棒蘸取待测液点于试纸上，润湿试纸，变色后立即与标准色阶比较，试纸颜色与标准色阶上某个色阶颜色最接近时，该色阶 pH 即为溶液 pH。

使用 pH 试纸时，应注意：手和点滴板，必须洁净、干燥，否则会影响 pH 的测定；不能将待测液倾倒在 pH 试纸上，更不能将试纸浸泡在溶液中；用完的 pH 试纸，要放入废物槽内，不要乱扔乱丢；应节约使用，每次用一小块即可；从试纸盒（瓶）中取出试纸后，应立即盖紧，以免空气、水分进入污染；各种 pH 试纸均有配套色阶，不可混用。

pH 试纸（或石蕊试纸），也常用于检验气体的酸碱性。操作方法：用纯水润湿试纸，并黏附在洁净的玻璃棒前端，置于反应器口上方（注意：不能接触反应器口或投入反应器），观察试纸颜色变化。

此外，实验室常用试纸，还有碘化钾－淀粉试纸、刚果红试纸、醋酸铅试纸、酚酞试纸、高锰酸钾试纸、硝酸亚汞试纸等，其使用方法类似 pH 试纸。

答案解析

目标检测

一、填空题

1. 人体生长发育和生存活动需要 50 多种营养物质，可归纳为________、________、________、________、________等五大类。

2. 无机化合物是指除____________________之外的所有元素的单质和化合物。

3. 学习医用化学应该注意______________、______________、______________、______________、______________等几个环节。

4. 过滤可分为________________、________________、________________。

5. 普通过滤操作“三靠”是指盛液烧杯嘴，紧靠____________；玻璃棒靠在____________处；漏斗尖嘴，紧靠接液烧杯内壁。

二、问答题

1. 如何学好医用化学？（不同学习阶段思考并回答）

2. 简述化学与医学的关系。

（蔡自由）

书网融合……

重点回顾　　微课 1　　微课 2　　习题

第二章　溶　液

学习目标

知识目标：

1. 掌握　溶液浓度的表示方法；渗透现象产生的条件及其在医学中的意义；溶胶的性质及其稳定性的影响因素。

2. 熟悉　渗透压与溶液浓度、温度的关系及其有关计算；高分子溶液的特性及其对溶胶的保护作用。

3. 了解　胶团结构及其带电原因；表面活性剂和乳胶液。

能力目标：

1. 通过实验学会溶液浓度有关计算、配制方法及相关仪器的使用。

2. 能正确判断等渗、高渗和低渗溶液及其渗透方向，并应用于输液等医学实践之中。

3. 能判断溶胶的电性及电泳方向，电解质对溶胶聚沉的影响。

素质目标：

1. 培养学生应用渗透原理解释溶血、水中毒和水肿等医学现象。

2. 培养学生应用胶体和乳状液知识，解释人体生理生化过程，并应用于医学实践之中。

导学情景

情景描述：某患者出现呕吐、腹泻、恶心，口腔黏膜发生溃烂，呼吸时闻到尿味；终日感到头晕、嗜睡和乏力等症状，结合实验室检查临床诊断为尿毒症。建议血液透析。

情景分析：尿毒症患者上述症状是因为肾脏无法正常过滤和排出毒素，尿素从消化道排出时，分解出有害气体闻到尿味，毒素刺激胃肠黏膜发生溃疡。头晕乏力是由于体内毒素潴留以及水、电解质和酸碱代谢紊乱，对神经系统的毒副作用引起。

讨论：血液透析（hemodialysis，HD）是利用透析和超滤原理净化血液的方法。其净化过程与原理是将体内血液引流至体外进入透析器（又称为“人工肾”），透析器内有无数根由特殊化学材料制成的空心纤维，每根空心纤维壁（即半透膜）上分布着无数小孔，透析时血液从空心纤维内流过，而透析液（含有与体内相似的电解质溶液）从空心纤维外反向流过，借助半透膜的选择透过性（如红细胞、白细胞和蛋白质等大颗粒不能透过小孔，而水、电解质以及血液中代谢产物等中小颗粒可透过小孔）和膜两侧物质的浓度差，使血液中的代谢产物与透析液中的物质，在膜两侧进行物质交换，从而清除体内代谢有毒产物，补充体内所需物质，纠正电解质和酸碱平衡，最后将经过净化的血液回输入体内，达到治疗目的。什么是溶液？如何配制溶液？

学前导语：血液透析与溶液的配制、溶液的浓度及渗透现象等密切相关。

第一节　溶液的配制

PPT

溶液（solution）是物质的一种分散状态，普遍存在于自然界，与人类的生产生活、医学科研及生命过程密切相关。临床上许多药物和试剂必须配成溶液才能使用。

分散系是一种或几种物质以细小粒子分散在另一种物质中所形成的体系。其中被分散的物质，称为分散相（又称分散质）；容纳分散相的物质，称为分散介质（又称分散剂）。按分散相粒子直径的大小，把分散系分为三种类型，即粗分散系、胶体分散系和离子分子分散系。粗分散系是指分散相粒子直径大于100nm的分散系，包括悬浊液和乳浊液。悬浊液是固体小颗粒分散在液体中形成的分散体系，如泥浆。乳浊液是液体以微小液滴分散在另一种不相溶的液体中形成的分散体系，如牛奶。胶体分散系是指分散相粒子直径在1～100nm的分散系。根据分散质颗粒的聚集状态，胶体分散系可分为溶胶和高分子溶液。

人们平常所说的“溶液”是指分散相粒子直径小于1nm的离子分子分散系。在溶液中分散相又称溶质（solute），分散介质又称溶剂（solvent），溶质以分子或离子状态均匀地分散在溶剂的分子之间。溶液外观清澈透明，稳定。实验室常用的酸、碱、盐溶液都属于此类分散系。

在配制和使用溶液时，首先要了解溶液的性质，而溶液的性质与溶液的组成有关。

一、物质的量和摩尔质量

（一）物质的量

物质的量（amount of substance）是以一特定数目的基本单元为集体的、与基本单元数成正比的物理量。它是国际单位制（SI制）七个基本物理量之一，用“n”作为物质的量的符号。某物质基本单元B的物质的量，可以表示为n_B或n（B）。

摩尔是物质的量的基本单位。1969年国际计量委员会对“摩尔”作如下定义：摩尔（mol）是一系统物质的量，该系统中所包含的基本单元数与0.012kg ^{12}C的原子数目相同。即0.012kg ^{12}C中碳原子的物质的量为1mol。基本单元可以是分子、离子、原子、电子、光子及其他粒子，或这些粒子的特定组合。使用摩尔时，必须在其单位符号（mol）或量符号（n）后，用元素符号或化学式指明其基本单元。

例如，1mol（H_2）或$n_{H_2}=1$mol表示基本单元为H_2的物质的量是1mol，即6.022×10^{23}个H_2分子；1mol（$2H_2$）或$n_{2H_2}=1$mol表示基本单元为（$2H_2$）的物质的量是1mol，即6.022×10^{23}个（$2H_2$），实际上是1.2044×10^{24}个H_2分子；1mol（$\frac{1}{2}H_2$）或$n_{\frac{1}{2}H_2}=1$mol表示基本单元为$\frac{1}{2}H_2$的物质的量是1mol，即6.022×10^{23}个$\frac{1}{2}H_2$，实际上是3.011×10^{23}个H_2分子。

选择基本单元不同，反应的化学计量数（即摩尔数）不同。对于酸碱反应，一般选择得失一个质子（即H^+）所对应的化学式为基本单元，如HCl、NaOH、$\frac{1}{2}Na_2CO_3$、$\frac{1}{2}H_2SO_4$等；对于氧化还原反应，一般选择得失一个电子所对应的化学式为基本单元，如Fe^{2+}、$\frac{1}{2}I_2$、$\frac{1}{5}KMnO_4$、$\frac{1}{6}K_2Cr_2O_7$等。

（二）摩尔质量

1mol物质所具有的质量，称为摩尔质量（molar mass），其单位常用g/mol。若某物质B的质量为m_B，物质的量为n_B，则其摩尔质量M_B为

$$M_B = \frac{m_B}{n_B} \qquad (2-1)$$

摩尔质量在数值上等于该物质的基本单元的化学式量。例如，$M_{H_2SO_4} = 98.078g/mol$；$M_{\frac{1}{2}H_2SO_4} = 49.039g/mol$。

当选择不同基本单元 B 和 aB 时（a 为不等于 0 的正整数，也可为分数），则有

$$M_{aB} = aM_B \qquad (2-2)$$

（三）物质的量的计算

物质的量 n_B（mol）与物质的质量 m_B（g）、物质的摩尔质量 M_B（g/mol）之间的定量关系为

$$n_B = \frac{m_B}{M_B} \qquad (2-3)$$

当基本单元选择不同时，则有

$$n_{aB} = \frac{1}{a}n_B \qquad (2-4)$$

二、溶液浓度的表示方法

（一）物质的量浓度

溶质 B 的物质的量 n_B 除以溶液的体积 V，称为物质的量浓度（molarity），用符号 c_B 表示，即

$$c_B = \frac{n_B}{V} \qquad (2-5)$$

物质的量的浓度 SI 单位为 mol/m^3。由于单位太大不适用，因此医学上常用单位为 mol/dm^3（mol/L）、mmol/L 或 μmol/L 等。

$$1mol/L = 10^3 mmol/L = 10^6 \mu mol/L$$

因溶液浓度单位是基本单位“mol”的导出单位，故在使用浓度单位时，必须注明所表示物质的基本单元。当基本单元选择不同时，则有

$$c_{aB} = \frac{1}{a}c_B \qquad (2-6)$$

例如，$c_{KMnO_4} = 0.10mol/L$ 与 $c_{\frac{1}{5}KMnO_4} = 0.10mol/L$ 的两种溶液，它们的浓度数值虽然相同，但由于基本单元不同，它们所表示的浓度完全不同。若这两种溶液都是 1L 时，所含 $KMnO_4$ 的质量，分别为 15.8g 和 3.16g。

［例 2-1］100ml 正常人血清中含有 100mg 葡萄糖，计算该血清中葡萄糖的物质的量浓度（mmol/L）。

解：查附录四，葡萄糖（$C_6H_{12}O_6$）的摩尔质量为 180.156g/mol。由式（2-3）可得

$$n_B = \frac{m_B}{M_B} = \frac{0.100g}{180.156g/mol} = 5.55 \times 10^{-4}mol = 0.555mmol$$

由式（2-5）可得

$$c_B = \frac{n_B}{V} = \frac{0.555mmol}{0.1L} = 5.55mmol/L$$

（二）质量浓度

质量浓度（mass concentration）是指溶液中溶质 B 的质量与溶液的体积 V 之比，用符号 ρ_B 表示，即

$$\rho_B = \frac{m_B}{V} \qquad (2-7)$$

质量浓度的 SI 单位为 kg/m^3，常用单位为 g/L 或 g/ml，如注射用氯化钠溶液的浓度为 9g/L 或 0.9%（g/ml），即 100ml 溶液含 0.9g NaCl。

［例 2－2］欲配 $\rho_{CuSO_4}=2.0g/L$ 的硫酸铜溶液 1.5L，作为治疗磷中毒的催吐剂。问需要五水合硫酸铜（$CuSO_4 \cdot 5H_2O$）多少克？

解：查附录四，$CuSO_4 \cdot 5H_2O$ 和 $CuSO_4$ 的摩尔质量分别为 249.685g/mol 和 159.609g/mol。

由式（2－7）得 $m_{CuSO_4}=\rho_{CuSO_4}V=2.0g/L\times1.5L=3.0g$

因此
$$m_{CuSO_4 \cdot H_2O}=3.0g\times\frac{249.685g/mol}{159.609g/mol}=4.7g$$

注意，不要把溶液密度 ρ 当成质量浓度，因为它们单位是一样。

（三）质量分数

溶液中溶质 B 的质量与溶液的总质量 $m_{总}$ 之比，称为质量分数（mass fraction），用符号 ω_B 表示，即

$$\omega_B=\frac{m_B}{m_{总}} \qquad (2-8)$$

质量分数可以用小数或百分数表示。例如，市售 98% 浓硫酸质量分数为 0.98。

（四）体积分数

溶质 B 的体积 V_B 与溶液体积 V 之比，称为体积分数（volume fraction），用符号 φ_B 表示，即

$$\varphi_B=\frac{V_B}{V} \qquad (2-9)$$

一般溶质和溶剂均为液体时，用体积分数表示浓度，可以用小数或百分数表示，如消毒用乙醇的体积分数 $\varphi_B=0.75$ 或 75%。质量分数与体积分数一样 SI 单位均为 1。

（五）溶液浓度的换算

溶液浓度间的换算要根据各种浓度的定义，按照要求和已知条件进行数值和单位的换算。

1. 物质的量浓度与质量分数的换算 这类换算涉及两方面，一是溶质的质量与溶质的物质的量的换算，转换媒介是溶质的摩尔质量。二是溶液的质量与溶液的体积之间的转换，转换媒介是溶液的密度（g/ml）。换算公式如下

$$c_B=\frac{n_B}{V}=\frac{\dfrac{m_B}{M_B}}{\dfrac{m_{总}}{\rho}}\times1000=\frac{\omega_B\times\rho}{M_B}\times1000 \qquad (2-10)$$

注意，乘于 1000 是因为物质的量浓度单位为 mol/L，而溶液的密度单位为 g/ml。

［例 2－3］浓盐酸溶液，密度为 1.19g/ml，质量分数为 0.365，计算其物质的量浓度。

解：查附录四，HCl 的摩尔质量为 36.461g/mol，由式（2－10）得

$$c_{HCl}=\frac{\omega_{HCl}\rho}{M_{HCl}}\times1000=\frac{0.365\times1.19g/ml}{36.461g/mol}\times1000ml/L=11.9mol/L$$

2. 物质的量浓度与质量浓度的换算 这类换算关键的问题是溶质的质量与溶质的物质的量之间的转换，转换媒介是溶质的摩尔质量，换算公式为

$$c_B=\frac{\rho_B}{M_B} \qquad (2-11)$$

［例 2－4］计算 100g/L 的氢氧化钠溶液的物质的量浓度。

解：查附录四，NaOH 的摩尔质量为 39.997g/mol，由式（2－11）得

$$c_{NaOH} = \frac{\rho_{NaOH}}{M_{NaOH}} = \frac{100g/L}{39.997g/mol} = 2.50mol/L$$

练一练2-1

乳酸钠注射液是临床上常用来纠正酸中毒的电解质溶液。每支注射液规格为20ml含乳酸钠2.24g，该注射液中乳酸钠的物质的量浓度是（　）。已知乳酸钠（$NaC_3H_5O_3$）的分子量为112.060。

A. 1mol/L　　B. 1mmol/L　　C. 10mol/L　　D. 100mmol/L

答案解析

练一练2-2

生理氯化钠溶液的质量浓度为9g/L，其物质的量的浓度是（　）。已知氯化钠的分子量为58.443。

A. 0.308mol/L　　B. 308mmol/L　　C. 0.154mol/L　　D. 0.154mmol/L

答案解析

看一看

医用生理氯化钠溶液

医用生理氯化钠溶液，分为生理氯化钠溶液和氯化钠注射液。生理氯化钠溶液，即是氯化钠的灭菌水溶液，含氯化钠（NaCl）为0.85%~0.95%（g/ml），pH为4.5~7.0，用于洗涤黏膜和伤口等。氯化钠注射液，即是氯化钠的等渗灭菌水溶液，含氯化钠（NaCl）为0.850%~0.950%（g/ml），pH为4.5~7.0，含重金属不得过千万分之三，每1ml中含内毒素量不得过0.5EU（以生物效价为量值的内毒素单位），作为电解质补充液供注射使用。医用生理氯化钠溶液含氯化钠约为0.9%（g/ml），其渗透压与正常人的血浆、组织液大致相近。

三、溶液的配制与稀释

配制一定浓度某物质的溶液，可以用纯物质直接配制，也可以将其浓溶液稀释，还可以用不同浓度的溶液相混合而成。配制溶液时，遵循原则是溶解或稀释前后溶质的量不变。

（一）溶液的配制

1. 一定体积溶液的配制　将一定质量（或体积）的溶质与适量的溶剂混合，使之完全溶解后，再加溶剂至所需体积，搅拌均匀，即得。溶液通常用物质的量浓度、质量浓度和体积分数表示浓度时，采用这种方法配制。

[例2-5] 欲配制0.5000mol/L的碳酸钠溶液500.0ml，应如何配制？

解：首先计算所需Na_2CO_3的质量。查附录四，Na_2CO_3的摩尔质量为105.988g/mol，由式（2-3）（2-5）可得

$$m_{Na_2CO_3} = c_{Na_2CO_3}VM_{Na_2CO_3} = 0.5000mol/L \times 0.5000L \times 105.988g/mol = 26.50g$$

配制溶液操作方法：用电子台秤（精确至0.01g）称取无水Na_2CO_3 26.50g，置于小烧杯中，加少少量蒸馏水溶解后，转移至500ml容量瓶中，用少量蒸馏水冲洗小烧杯2~3次，淋洗液全部转移至容量瓶中，加水至2/3~3/4体积时，用手指夹住瓶塞，将容量瓶拿起，旋转摇动使溶液初步混匀，再加水至刻度线约1cm时，改用胶头滴管加水至刻度标线，摇匀，即得。

2. 一定质量溶液的配制　称取一定质量的溶质和一定质量的溶剂，混合均匀，即得。溶液一般用

质量分数表示浓度时，用这种方法配制比较方便。

［例 2－6］ 如何配制 200g 质量分数为 0.09 的 NaCl 溶液？

解：$m_{NaCl}=200g\times0.09=18g$；$m_{水}=200g-18g=182g$

操作时，称取 18gNaCl 和 182g 水，混合均匀，即得。

（二）溶液的稀释

在实际工作中，经常使用一些浓度比较稀的溶液。但是这些溶液在配制过程中，称量溶质很少，容易产生较大的误差，且这些溶液在浓度很稀时性质不稳定。因此配制这些溶液，通常先配制成浓溶液作为储备液，需要时再稀释成所需浓度的溶液。

在浓溶液中加入一定量的溶剂，得到所需浓度较稀的溶液的操作过程，称为溶液的稀释。溶液稀释时，遵循原则是稀释前后溶质的量不变。稀释方法一般有以下两种。

1. 在浓溶液中加入溶剂 使用如下公式进行有关计算。

$$c_1V_1=c_2V_2 \qquad (2-12)$$

式中，c_1、c_2 分别为稀释前后溶液浓度，V_1、V_2 分别为稀释前后溶液体积。使用式（2－12）时，注意等式两边的有关单位必须一致。

［例 2－7］ 将 20ml 98% 的浓硫酸（密度为 1.84g/ml）稀释成 40% 的稀硫酸（密度为 1.3g/ml）。问需要加水多少毫升？可配制多少毫升 40% 的稀硫酸？

解：设需要加水 x ml，根据稀释前后溶质质量不变，可得

$$20ml\times1.84g/ml\times98\%=(20ml\times1.84g/ml+x\times1g/ml)\times40\%$$

解得，$x=53.36ml$。

配制成 40% 的稀硫酸体积为

$$\frac{20ml\times1.84g/ml+53.36ml\times1g/ml}{1.3g/ml}=69.35ml$$

配制硫酸溶液时，注意浓硫酸的稀释方法，即将量取的浓硫酸沿玻璃棒或烧杯壁，缓慢注入盛有水的大烧杯中，并不断用玻璃棒搅拌，使产生的热量迅速扩散。

［例 2－7］ 解题时，除注意稀释前后溶质质量不变外，还应注意密度、质量、体积的换算。水的密度为 1g/ml，水的克数即为毫升数。

2. 在浓溶液中加入稀溶液，得到一定浓度的溶液

［例 2－8］ 如何用体积分数分别为 0.15 和 0.95 的乙醇，配制 1000ml 体积分数为 0.75 的消毒乙醇？

解：设需要 0.15 的乙醇 x ml，0.95 的乙醇则为（$1000-x$）ml（忽略体积的变化），根据混合前后纯乙醇的体积不变，可得

$$0.15\times x\ ml+0.95\times(1000-x)ml=0.75\times1000ml$$

解得 $x=250ml$。

配制时，分别量取体积分数为 0.15 的乙醇 250ml 和体积分数为 0.95 的乙醇 750ml，混合后，即得。

第二节 溶液的渗透压

PPT

一、渗透现象和渗透压

人在淡水中游泳，会觉得眼球胀痛；施过化肥的农作物，需要立即浇水，否则化肥会“烧死”植

物；因失水而发蔫的花草，浇水后又可重新复原等，这些现象都与渗透现象有关。

若用一种只允许溶剂分子自由通过而溶质分子不能透过的半透膜，把溶液和纯溶剂隔开，如图2-1（a）所示。由于膜两侧单位体积内溶剂分子数不等，因此在单位时间内因扩散由纯溶剂进入溶液中的溶剂分子数要比由溶液进入纯溶剂的多，其结果是溶液一侧的液面升高，如图2-1（b）所示。这种溶剂分子通过半透膜由纯溶剂进入溶液，或由稀溶液进入浓溶液中的现象，称为渗透现象（osmosis），简称渗透。细胞膜、膀胱膜、毛细血管壁等生物膜均具有半透膜的性质。

产生渗透现象有两个条件：一是有半透膜存在；二是膜两侧的溶液存在浓度差。渗透方向从纯溶剂向溶液渗透，或从稀溶液向浓溶液渗透。

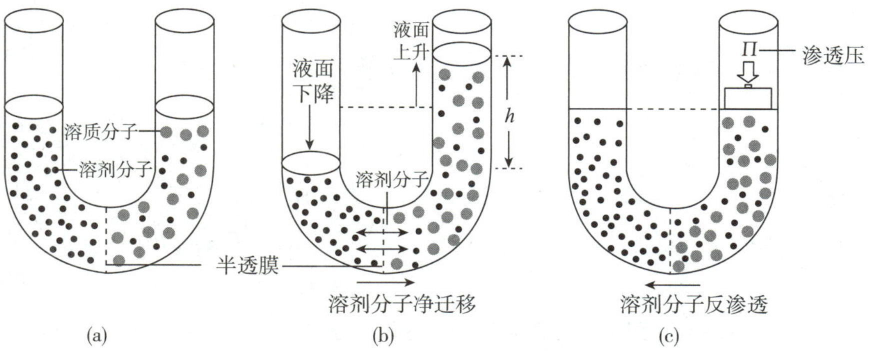

图2-1 渗透现象和渗透压示意图

二、溶液的渗透压与浓度和温度的关系

（一）渗透压公式

如图2-1（c）所示，若在溶液液面上施加一额外压力，恰好使溶液液面不发生变化（与纯溶剂液面水平），即没有发生渗透现象。这种恰好能阻止渗透而必须施加的额外压力，称为溶液的渗透压（osmotic pressure），用符号为Π表示，单位为帕（Pa）或千帕（kPa）。

1866年荷兰化学家范特霍夫（J. H. van't Hoff）指出范特霍夫公式，即稀溶液的渗透压与溶液浓度和温度的关系为

$$\Pi = c_B RT \qquad (2-13)$$

式中，Π为稀溶液的渗透压，单位kPa；c_B为非电解质B的稀溶液的物质的量浓度，单位mol/L；R为气体摩尔常数，其值是8.314J/(K·mol)，即8.314L·kPa/(K·mol)；T为热力学温度，单位K。式（2-13）表明稀溶液的渗透压大小，仅与单位体积溶液中溶质微粒数多少有关，而与溶质的本性无关。实际上，不仅非电解质的稀溶液能产生渗透压，强电解质和弱电解质的稀溶液也能产生渗透压。

（二）渗透浓度

由于在一定温度下，稀溶液的渗透压大小，只与单位体积溶液中溶质的质点数目成正比，与溶质的本性和粒子的大小无关。人们把溶液中能产生渗透效应的溶质微粒（分子、离子等）称为渗透活性物质。溶液中渗透活性物质的物质的量浓度，称为渗透浓度，用c_{os}表示，单位常用mmol/L。

对于非电解质溶液来说，产生渗透作用的粒子是非电解质分子，其渗透浓度即为溶质的物质的量浓度。如0.1mol/L的葡萄糖溶液，其渗透浓度为100mmol/L。对于强电解质溶液而言，溶质解离的阴、阳离子均为渗透活性物质，因此其渗透浓度为阴阳离子的浓度总和。如0.1mol/L的NaCl溶液，因

NaCl 为强电解质，完全解离为 Na^+ 和 Cl^-，且 Na^+ 和 Cl^- 浓度均为 0.1mol/L，因此其渗透浓度为 200mmol/L；0.1mol/L 的 $CaCl_2$ 溶液，因 $CaCl_2$ 为强电解质，完全解离为 Ca^{2+} 和 Cl^-，Ca^{2+} 浓度为 0.1mol/L，Cl^- 浓度为 0.2mol/L，因此其渗透浓度为 300mmol/L。

因此，对于强电解质溶液，范特霍夫公式通常表示为

$$\Pi = ic_B RT \tag{2-14}$$

式中，i 为校正系数，对于非电解质，$i=1$；对于强电解质，i 为强电解质解离的阴阳离子总数；对于弱电解质，i 略大于 1。

想一想

9g/L 的氯化钠溶液的渗透浓度与物质的量的浓度是否相等？为什么？

答案解析

［例 2－9］ 计算 37℃时，0.154mol/L 的 NaCl 溶液的渗透压。

解：NaCl 为强电解质，解离的阴阳离子各一个，$i=2$；37℃，$T=(273.15+37)$ K＝310.15K。由式（2－14）可得

$$\Pi = ic_{NaCl}RT = 2 \times 0.154\text{mol/L} \times 8.314\text{L·kPa/(K·mol)} \times 310.15\text{K} = 794.2\text{kPa}$$

三、渗透压在医学上的意义

人体组织内有许多生物膜，如细胞膜、红血球膜、毛细血管壁等，都具有半透膜的性质，人体的血液、细胞液、组织液等体液的渗透压对人体的生理功能、健康状况，起着重要的调节作用。在临床上对电解质紊乱、水盐平衡失调、水肿等患者的治疗，都涉及溶液的渗透压知识。因此，渗透压在医学上具有重要的意义。

（一）等渗、低渗和高渗溶液

溶液的渗透压高低是相对的。同温下，渗透压相等的两种溶液，称为等渗溶液（isotonic solution）。若这两种溶液渗透压不等，则渗透压高的那种溶液为高渗溶液（hypertonic solution），渗透压低的溶液为低渗溶液（hypotonic solution）。在医学上，溶液的渗透压大小，常用渗透浓度表示。

医学上的等渗、高渗和低渗溶液是以血浆的渗透压为标准确定的。正常人血浆的渗透浓度为 303.7mmol/L。临床上规定渗透浓度在 280～320mmol/L 的溶液为生理等渗溶液。

如 9g/L 的 NaCl 溶液、12.5g/L 的 $NaHCO_3$ 溶液、50.0g/L 的葡萄糖溶液等，都是人体血浆的等渗溶液。渗透浓度 $c_{os}>320$mmol/L 的，称为高渗溶液；渗透浓度 $c_{os}<280$mmol/L 的，称为低渗溶液。

在临床治疗中，当给病人大剂量补液时，要特别注意补液的渗透浓度，否则可能导致机体内水分调节失常及细胞的变形和破坏。这可以从红细胞在不同渗透浓度的 NaCl 溶液中的形态加以说明。

（1）若将红细胞置于生理等渗溶液（如 9g/L NaCl 溶液）中，在显微镜下观察，看到红细胞的形态没有什么改变，如图 2－2（a）所示。这是因为生理 NaCl 溶液与红细胞内液的渗透浓度相等，细胞内外液处于渗透平衡状态。细胞不会被破坏，保持正常的生理功能。

（2）若将红细胞置于高渗溶液（如 12.0g/L NaCl 溶液）中，在显微镜下可见红细胞内的水分外逸，逐渐皱缩，如图 2－2（b）所示。皱缩的红细胞互相聚结成团，若此现象发生于血管内，将产生“栓塞”。产生这种现象的原因是红细胞内液的渗透浓度低于 12.0g/L NaCl 溶液，红细胞内的水向外渗透而引起。

（3）若将红细胞置于低渗溶液（如 6.0g/L NaCl 溶液）中，在显微镜下观察可见红细胞先是逐渐胀

大，最后破裂，如图 2－2（c）所示。释放出红细胞内的血红蛋白而使溶液染成红色，医学上称之为溶血（hemolysis）。产生这种现象的原因是细胞内溶液的渗透浓度高于外液，外液的水向细胞内渗透所致。

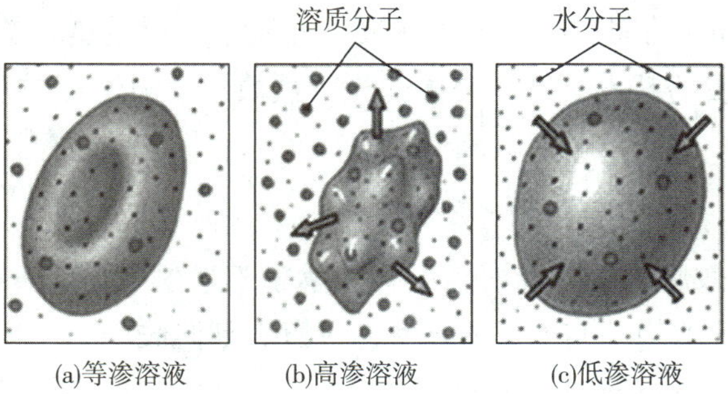

图 2－2　红细胞在不同浓度 NaCl 溶液中的形态示意图

（二）晶体渗透压和胶体渗透压

人体体液（如血浆、组织液、淋巴液、细胞内液等）是以水为介质的复杂分散体系，其中包含多种无机离子（如 Na^+、Ca^{2+}、K^+、Cl^-、HCO_3^-、PO_4^{3-} 等）、气体分子（主要是 O_2 和 CO_2）、小分子有机物（如葡萄糖、尿素、氨基酸等）和高分子化合物（如蛋白质、糖类、脂类等）。由于电解质、小分子物质很多能形成晶体，高分子化合物分散在水中通常具有胶体的一些性质，因此，医学上把电解质、小分子物质等所产生的渗透压，称为晶体渗透压，高分子化合物产生的渗透压，称为胶体渗透压。血浆的渗透压是这两种渗透压的总和。

晶体渗透压占到了血浆总渗透压的 99.5%，而胶体渗透压只占约 0.5%。水可以自由透过细胞膜，很多电解质和小分子物质不能自由通过细胞膜，但可通过有孔的毛细血管，因此，晶体渗透压对维持细胞内外的水分平衡起着重要作用。医生要求有水肿的肾病患者，尽量少吃盐，其目的便是防止血浆和组织液内盐分过高。因为盐分高时细胞内的水分更多地流到组织液中，加重水肿。

毛细血管壁也是一种半透膜，水和小分子物质可自由出入，但高分子化合物（如蛋白质）不能透过。因此，胶体渗透压对维持血容量和血管内外水盐平衡起主要作用。如果血浆中蛋白质含量减少，血浆中的胶体渗透压会降低，血浆中的水会通过毛细血管壁进入组织液，导致血容量降低而组织液增多，形成水肿。

看一看

乳酸钠林格注射液

乳酸钠林格注射液是复方制剂，其主要组分为每 1000ml 中含乳酸钠 3.10g、氯化钠 6.00g、氯化钾 0.30g、氯化钙（$CaCl \cdot 2H_2O$）0.20g。乳酸钠的代谢产物是碳酸氢钠，可以纠正代谢性酸中毒、高钾性酸中毒；乳酸钠可使钾离子从血液和细胞外液进入细胞内。所以乳酸钠林格注射液主要用于补充体液和电解质，维持体内的水、电解质和酸碱平衡，适用于代谢性酸中毒或有代谢性酸中毒倾向的脱水患者。

第三节　胶体和乳状液

PPT

胶体（colloid）是指分散相粒子直径在 1～100nm 的分散系。胶体是构成有机体组织和细胞的基础物质，也是药物的一类剂型。因此，胶体的形成与破坏，与医药学有密切的关系。只有了解胶体的特性，才能控制胶体的稳定性和聚沉。

一、溶胶

溶胶是指直径在 1～100nm 的固体胶粒分散在液体介质中，形成热力学不稳定的分散系。多相性、高度分散性和不稳定性是溶胶的基本特性，胶体的光学性质、动力学性质和电学性质是由这些特性引起的。

（一）溶胶的性质

1. 光学性质——丁达尔效应 1869 年，英国物理学家丁达尔（J. Tyndall）发现，在暗室中，用一束聚焦的光束照射溶胶，在与光束垂直的方向观察，可以看到溶胶中有一道明亮的光柱，如图 2－3 所示，这个现象称为丁达尔效应（或乳光现象）。

胶粒对光的散射作用是产生丁达尔效应的原因，其他分散系也会产生这种现象，但远不如胶体的显著，因此，利用丁达尔效应可以区别溶胶和其他分散系。

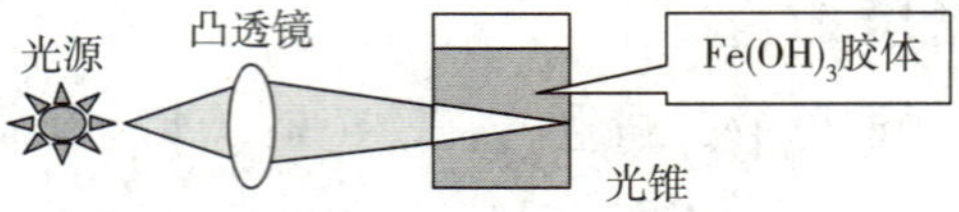

图 2－3 丁达尔效应

2. 动力学性质

（1）布朗运动 1827 年，英国植物学家布朗（R. Brown）在显微镜下观察到悬浮在水中的花粉微粒不停地做无规则运动，后来在超级显微镜下又发现胶粒在分散介质中不断地做无规则热运动，这种运动称为布朗运动（图 2－4）。产生布朗运动的原因是周围分散剂分子不断从各个方向撞击这些胶粒，而每一瞬间受到的撞击力在各个方向上是不同的，因而胶粒处于无秩序运动状态。

（2）溶胶的扩散和纯化 胶粒的扩散，能透过滤纸，但不能透过半透膜。利用胶粒不能透过半透膜而离子、小分子能透过的性质，可除去溶胶中混有的离子、小分子杂质，这个过程称为渗析，又称透析（dialysis）。透析时，可将溶胶装入半透膜袋内，袋外则定期更换胶体溶液的分散介质（通常是水），即可达到纯化胶体的目的，如图 2－5 所示。在临床上，以人工合成的高分子膜（如聚甲基丙烯酸甲酯薄膜等）为半透膜，制成人工肾，利用透析和超滤原理，可帮助肾功能衰竭和尿毒症患者，清除血液中的毒素，使血液净化。

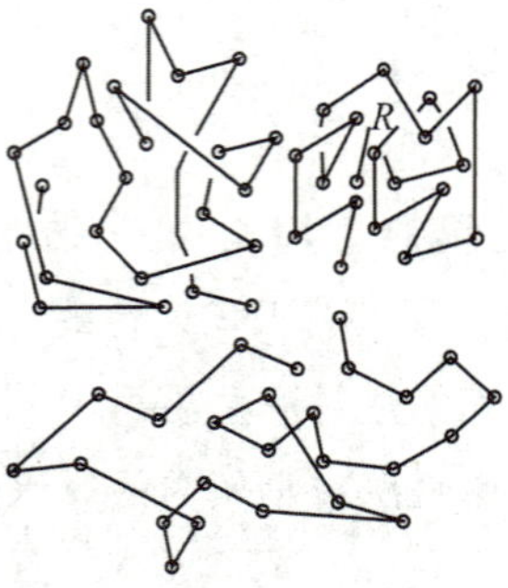

图 2－4 布朗运动

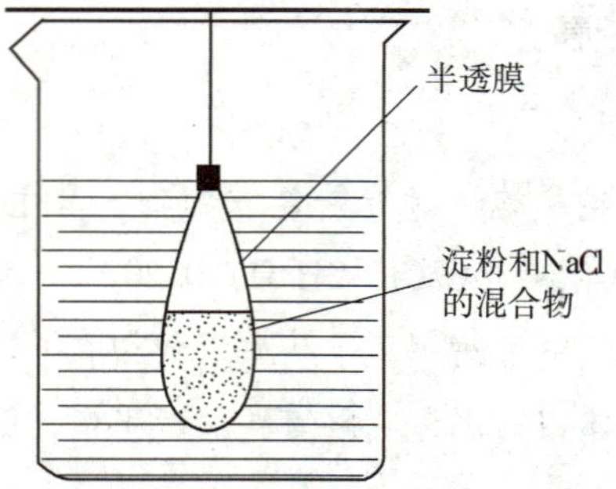

图 2－5 透析现象

3. 电学性质——电泳

（1）电泳 将 $Fe(OH)_3$溶胶置于装有两个电极的 U 形管中，小心地在两液面上加入一层 NaCl 溶液（用于导电），并使溶胶与 NaCl 溶液间有一清晰的界面。接通直流电后，可以观察到负极一端棕红色 Fe

$(OH)_3$的溶胶界面上升，而正极一端的界面则下降。这现象表明 $Fe(OH)_3$胶粒向负极移动，如图 2-6 所示。若换上 As_2S_3胶体溶液，则 As_2S_3胶粒向阳极移动。这种胶粒在电场作用下定向移动的现象，称为电泳（electrophoresis）。电泳现象说明胶粒带电荷。大多数金属氧化物、金属氢氧化物溶胶的胶粒带正电荷，如氢氧化铁、氢氧化铝等；而金、银、铂、硫、硫化砷、硫化锑、硅酸等胶粒，则带负电。

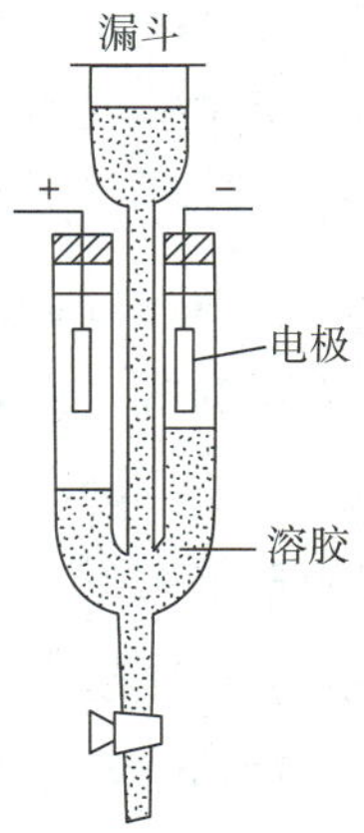

图 2-6 电泳

（2）胶粒带电的原因 主要有两个原因。

1）吸附带电 实验表明，胶体粒子总是选择性吸附与其组成类似的离子。如 FeO^+，与 $Fe(OH)_3$有类似的组成，因而易被吸附在 $Fe(OH)_3$胶粒上，使 $Fe(OH)_3$胶粒带正电荷。

2）解离带电 如硅胶的胶粒是由很多硅酸分子缩合而成，其表面上的硅酸可解离出 H^+，在胶体粒子表面留下 SiO_3^{2-} 和 $HSiO_3^-$ 离子，而使硅胶胶粒带负电荷。

（3）胶团的结构 溶胶的性质与其结构有关，根据大量实验，人们提出了溶胶的扩散双电层结构。下面以 AgI 溶胶为例，讨论胶团的结构。首先 Ag^+与 I^-反应生成 AgI 分子，由大量的 AgI 分子聚集成直径为 1～100nm 的颗粒，此颗粒称为胶核。由于胶核颗粒很小，分散度很高，因此具有较大的表面积和较高的表面能。若体系中 $AgNO_3$过量，根据“相似相吸”的原则，胶核优先吸附 Ag^+而带正电。被胶核吸附的离子，称为电位离子。此时，因胶核表面带有较为集中的正电荷，故它会通过静电引力吸引带负电的 NO_3^-。这些带相反电荷的离子，称为反离子。电位离子与反离子组成吸附层，胶核与吸附层组成胶粒，而胶粒与部分反离子（分布在胶粒周围，称为扩散层）形成不带电的物质，称为胶团。当 $AgNO_3$过量时 AgI 胶团的结构，如图 2-7 所示。

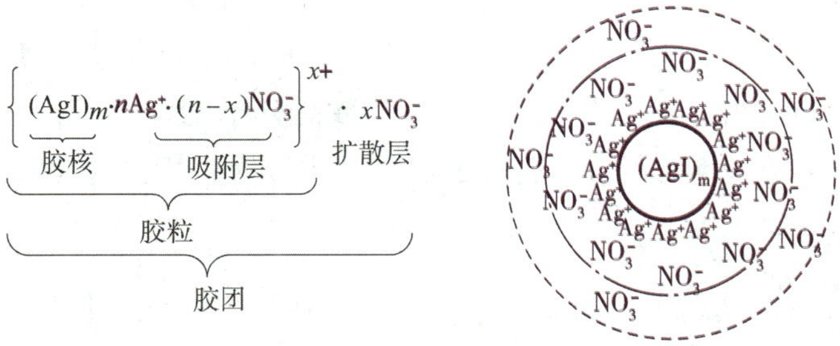

图 2-7 $AgNO_3$过量时 AgI 胶团的结构示意图

若 KI 过量，则其胶团结构式为$[(AgI)_m \cdot nI^- \cdot (n-x)K^+]^{x-} \cdot xK^+$，胶粒带负电荷。

（二）溶胶的稳定性和聚沉

1. 溶胶的稳定性 溶胶是高度分散具有较大表面能的不稳定体系，胶粒间有相互聚结而降低其表面能的趋势，但溶胶却具有一定的稳定性。主要有以下三方面的原因。

（1）胶粒带电 同一溶胶的胶粒带有相同符号的电荷，使胶粒之间相互排斥，从而阻止胶粒互相接近与聚集。胶粒带电荷越多，排斥力越大，胶粒越稳定。胶粒带电是胶体稳定的主要因素之一。

（2）布朗运动 由于布朗运动产生的动能足以克服重力对胶粒的作用，使胶粒均匀分布而不聚沉。所以布朗运动是胶体稳定的动力学因素。

（3）水化膜 胶团具有水化双电层结构，即在胶粒外面包有一层水化膜，这层水化膜使胶粒彼此隔开而不易聚集。胶粒所带电荷越多，水化膜越厚，胶体越稳定。

2. 溶胶的聚沉 溶胶的稳定性是暂时的、相对的、有条件的。一旦减弱或消除溶胶稳定的因素，胶粒将凝聚成较大颗粒而沉降，这个过程称为溶胶的聚沉。溶胶的聚沉方法主要有下列三种。

（1）加入电解质　溶胶对电解质十分敏感，其原因是电解质影响胶粒的双电层结构，电解质使胶粒扩散层中的反离子受到电解质相同符号离子的排斥而进入吸附层，使胶粒的电荷数减少甚至消除，水化膜和扩散层随之变薄或消失，这样胶粒就能迅速凝聚而聚沉。如在 1ml Sb_2S_3 溶胶中，加入一滴 0.2mol/L NaCl 溶液，因为 NaCl 解离的 Na^+ 可中和掉 Sb_2S_3 胶粒所带的负电荷，而使它聚沉。

不同的电解质对溶胶的聚沉能力不同。使 1L 溶胶在一定时间内聚沉所需电解质的最小浓度，称为这一电解质的聚沉值。电解质的聚沉值大，则其聚沉能力弱；聚沉值小，则其聚沉能力强。电解质对溶胶的聚沉能力，不仅与其浓度有关，主要取决于与胶粒带相反电荷离子（即反离子）的电荷数，反离子的电荷数越高，聚沉能力越强。例如，对硫化砷溶胶（负溶胶）的聚沉能力顺序为 $AlCl_3 > CaCl_2 > NaCl$；对 $Fe(OH)_3$溶胶（正溶胶）的聚沉能力顺序为 $Na_3PO_4 > Na_2SO_4 > NaCl$。

（2）加入相反电荷的溶胶　如带负电荷的 As_2S_3胶体溶液与带正电荷的 $Fe(OH)_3$胶体溶液，按适当比例混合时，因带正负电荷的胶粒相互中和电性，而立即聚沉。明矾的净水作用是利用明矾水解生成正溶胶 $Al(OH)_3$与带负电的胶状污物相互聚沉的结果。

（3）加热　增加了胶粒的碰撞机会，同时降低了它对离子的吸附作用，从而降低了胶粒所带电量和水合程度，使粒子在碰撞时聚沉。

在上述三种聚沉方法中，最主要的是加入电解质。

二、高分子溶液

高分子溶液的分散相微粒直径在 1～100nm，属于胶体分散系，其分散相是单个的高分子或离子。

高分子化合物（又称大分子化合物）是指由一种或多种小的结构单元重复连接而成的分子量在一万以上，甚至高达几百万的化合物，它包括天然和合成两类。常见的天然高分子化合物有淀粉、纤维素和蛋白质等。常见的合成高分子化合物有聚乙烯塑料、合成橡胶和合成纤维等。

高分子化合物分子中的结构单位，称为链节。大多数高分子化合物的分子结构呈线状或线状带支链，每个分子中所含的链节数是不等的。通常说的高分子化合物的摩尔质量只是一种平均摩尔质量。

（一）高分子溶液的特性

1. 稳定性较大　高分子溶液属于均相、稳定的体系，在稳定性方面它与真溶液相似。这是因为高分子具有很多亲水基团（如—OH、—COOH、—NH_2等），溶于水时，表面上的亲水基团通过氢键与水分子结合，形成密而厚的水化膜。由于水化膜的存在，使高分子相互碰撞时不易凝聚。水化膜的形成是高分子溶液具有稳定性的重要原因。

2. 黏度较大　高分子溶液的黏度比真溶液和溶胶大得多。由于高分子化合物具有线状或分枝状结构，把部分溶剂包围在结构中使它失去流动性，另外，高分子高度溶剂化，使自由流动的溶剂减少，故黏度较大。

3. 溶解过程可逆　高分子化合物能自动溶解在溶剂里形成真溶液。用蒸发或烘干的方法将其凝结后，如果再加入溶剂又能自动溶解复原，即它的溶解过程是可逆的。而胶体溶液聚沉后，加入溶剂一般不能使其复原。

4. 渗透压较高　高分子溶液与溶胶相比，相同浓度时具有较高的渗透压。由于高分子化合物长链上的每一个链段都是能独立运动的小单元，从而使高分子化合物具有较高的渗透压。

为了便于比较，现将高分子溶液和溶胶主要性质的异同点，归纳于表 2－1 中。

表 2-1 高分子溶液和溶胶的性质比较

异同点	溶胶	高分子溶液
相同点	分散相粒子直径在 1~100nm，扩散速度慢，不能透过半透膜	
不同点	分散相是许多分子或离子的聚集体；体系相对稳定；丁达尔现象明显；加入少量电解质即聚沉；黏度小	分散相是单个分子或离子；均匀稳定体系；丁达尔现象微弱；加入大量电解质才聚沉；黏度大

（二）高分子溶液的盐析和保护作用

1. 盐析 加入大量电解质使高分子从溶液中聚沉的过程，称为盐析。盐析的实质是电解质解离的离子具有强的溶剂化作用，加入大量电解质，一方面使高分子脱溶剂化，导致水化膜的减少或消失；另一方面溶剂被电解质夺去，导致这部分溶剂失去溶解高分子化合物的能力，故高分子化合物发生聚沉。

2. 高分子溶液的保护作用 溶胶对电解质很敏感，加入少量电解质，溶胶即会聚沉。而在溶胶中加入适量的高分子化合物，能大大提高溶胶的稳定性，这就是高分子化合物对溶胶的保护作用。在溶胶中加入高分子化合物，高分子化合物附着在胶粒表面，一方面可以使原来憎液的胶粒变成亲液，从而提高胶粒的溶解度；另一方面可以在胶粒表面形成高分子保护膜，以增强溶胶的抗电解质能力。

高分子化合物对溶胶的保护作用，在生理过程中具有重要意义。例如，在健康人体的血液中所含的碳酸镁、磷酸钙等难溶盐，都是以溶胶状态存在，并被血清蛋白等保护着。当人体患病时，血清蛋白等保护物在血液中的含量减少，这样就有可能使溶胶发生聚沉而堆积在身体的各个部位，使新陈代谢发生故障，形成肾脏、肝脏等结石。

（三）凝胶

凝胶又称冻胶。在适当条件下，高分子溶液和溶胶黏度逐渐增大，最后失去流动性，形成具有网状结构、外观均匀，并保持一定形态的弹性半固体，这种半固体物质称为凝胶，形成凝胶的过程称为胶凝。例如，豆浆是流体，加入电解质后变成豆腐，豆腐即是凝胶。

凝胶的形成是因为大量的高分子化合物或胶粒通过范德华力相互交联形成立体网状结构，把分散介质包围在网眼中，使其不能自由流动，而变成半固体状态。

根据凝胶中液体含量的多少，分为冻胶和干胶。液体含量在 90% 以上的凝胶称为冻胶（如血块等），其余的称为干胶（如琼脂等）。根据凝胶的形态，可分为弹性凝胶和非弹性凝胶。凡是烘干后体积缩小很多，但仍保持弹性或放入溶剂中恢复弹性的凝胶，称为弹性凝胶，如明胶、肉冻、琼脂等；若烘干后体积缩小不多，失去弹性的凝胶，称为非弹性凝胶，如氢氧化铝、硅胶等。

生物体内的肌肉、脑髓、软骨、指甲、毛发、细胞膜等都是凝胶。人体占 2/3 的水，基本上都保存在体内各种凝胶中。人体很多生理过程，如血液的凝结、人体的衰老等都与凝胶的性质有关。

三、表面活性剂和乳胶液

（一）表面活性剂

1. 概述 表面活性剂是指能显著降低水的表面张力，在两相分界面上定向排列的一类物质。表面活性剂的性质与其结构有关。表面活性剂分子中常含有两类基团：一类是极性基团（亲水基或疏油基），如—OH、$—NH_2$、—SH、—COOH、$—SO_3H$ 等；另一类是非极性基团（亲油基或疏水基），多为直链或带支链或带苯环的有机烃基。肥皂的分子模型，如图 2-8 所示。这种分子不对称的两亲结构，决定了表面活性剂具有在两相界面定向排列、形成胶束等的基本性质。

以肥皂（脂肪酸钠）为例。当它溶于水中时，分子中的亲水基受极性水分子的吸引进入水中，而

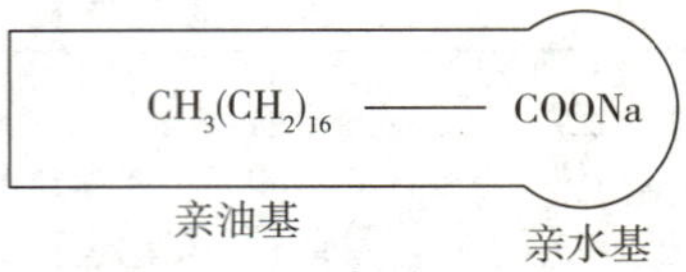

图 2－8　肥皂的分子模型

疏水基（亲油基）则受水分子的排斥有离开水相而向表面聚集的趋势。当表面活性剂溶于水达到饱和时，一部分集中在水的表面定向排列起来，构成单分子吸附层，降低了水的表面张力和体系的表面能；另一部分溶液内部分子则三三两两地把亲油基靠在一起形成简单的聚集体，即缔合成胶束，即亲水基朝外，亲油基朝内，直径在胶体分散系范围（1～100nm）。表面活性剂开始明显形成胶束的最低浓度，称为临界胶束浓度。

例如，向盛有水的烧杯中加入肥皂（硬脂酸钠）后，在气－水界面上，肥皂分子中的亲水基朝向水相，亲油基被排斥而朝向空气，有规律地定向排列而形成薄膜，如图 2－9 所示。

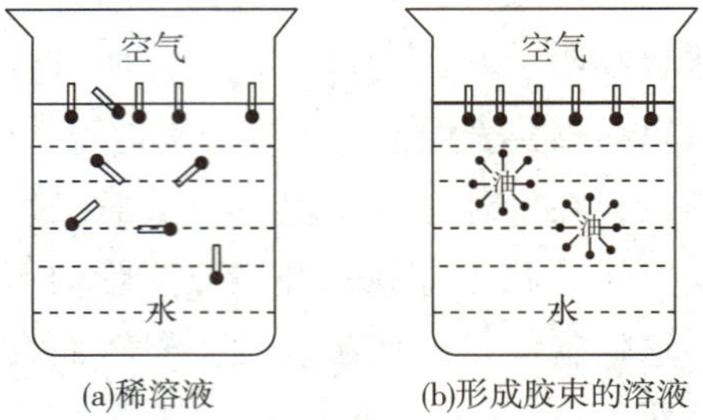

图 2－9　表面活性物质在相界面和溶液内部的定向排布示意图

2. 表面活性剂的作用

（1）乳化作用　乳浊液是一种液体以分散相微粒直径大于 100nm 的细小液滴分散在另一种互不相溶的液体中所形成的不稳定体系。例如，把少量油加入水中并搅拌后，油就被分散成细小的液滴而成为乳浊液。但静置片刻，油、水便分层，不能形成稳定的乳浊液。

要制得比较稳定的乳浊液，必须加入一种物质，这种能增加乳浊液稳定性的物质，称为乳化剂。乳化剂使乳浊液稳定的作用，称为乳化作用。如在上述的油、水混合液中加入少量的肥皂，振摇后就可以得到外观均匀、稳定的乳浊液。常用的乳化剂是一些表面活性剂，如聚山梨酯类（吐温类）、脂肪酸山梨坦类（司盘类）、蛋白质和卵磷脂等。

乳化剂增加乳浊液的稳定性，一方面是因为乳化剂是一种表面活性物质，能被吸附在分散相（油滴）和分散介质（水）的界面上，降低了界面张力和界面能；另一方面，当乳化剂吸附于两液体的界面时，其分子的亲水基伸向水相，亲油基伸向油相，在两相界面上做定向排列，形成乳化剂的单分子保护膜，阻止了分散相粒子间的相互聚集，从而增加分散系的稳定性。

（2）增溶作用　有的药物溶解度很小，达不到治疗疾病的有效浓度。若在药物中加入一种可以形成胶束的表面活性剂，药物分子就能钻进胶束的中心或夹缝中，使溶解度明显提高。这种能增加物质溶解度的作用，称为增溶作用。能形成胶束的表面活性剂，称为增溶剂。

增溶作用不同于溶解作用。溶解过程是溶质以单个分子或离子状态分散在溶剂中，使得溶液的依数性发生明显变化，而增溶过程是溶质分子或离子以聚集状态进入胶束中，增溶发生后虽然胶束体积增大，但分散相粒子数目没有明显改变，因此依数性不会明显变化。

增溶作用在制药中经常使用。例如，煤酚具有消毒防腐作用，但在水中溶解度只有 2%，若加入肥皂溶液作为增溶剂，可使其溶解度增大到 50%；维生素、磺胺类、激素等药物常用吐温来增溶。

（3）润湿作用　在固相和液相接触的界面上加入表面活性物质，这些表面活性物质的分子定向吸附在固液界面上，降低固液界面张力，使液体能在固体表面很好地黏附，从而很好地润湿固体。这种能够改善润湿程度的表面活性物质，称为润湿剂。在药物中，外用软膏中常加入润湿剂，用来增加药物对皮肤的润湿程度，提高药效。农药杀虫剂普遍使用润湿剂，用来改善药物与植物叶片和虫体的润湿程度，以发挥更大的药效。

（二）乳状液

液体以微小液滴的形式分散在与它不相溶的另一种液体中所形成的分散系，称为乳状液。乳状液一般不透明，呈乳白色。液滴直径大多在 100nm～10μm。例如，牛奶、临床上用的松节油擦剂、乳白鱼肝油等。

乳状液主要有两种类型。常见的乳浊液总有一相是水或水溶液，用字母“W”表示；另一相是不溶或难溶于水的有机液体，用字母“O”表示。凡是油分散在水中形成的乳浊液，称为“水包油”型（oil in water），常以 O/W 表示，如牛奶、农药乳剂等；反之，水分散在油中形成的乳浊液，称为“油包水”型（water in oil），常以 W/O 表示，如油剂青霉素注射液等。

乳状液和乳化作用在医学上有很重要的意义。油脂在体内的消化、吸收和运输，在很大程度上依赖于胆汁中胆汁酸盐的乳化作用。在消化过程中，胆汁中胆汁酸盐的乳化作用，使油脂具有很大的表面积，以增加其与消化液中酶的接触面，这不仅加速油脂的水解反应，而且使水解产物易被小肠壁吸收。

看一看

电泳分离技术

电泳是指带电粒子在外加直流电场的作用下，向与其电性相反的电极做定向移动的现象。带正电荷的粒子向电场的阴极移动；带负电荷的粒子则向阳极移动；净电荷为零的粒子在电场中不移动。不同的胶体颗粒（或生物大分子），由于其带电性质及其颗粒大小和形状不同，在直流电场中其移动方向和移动速度不同，故可将其分离。这种利用带电溶质粒子在电场中移动速度不同而分离的方法，称为电泳分离（electrophoretic separation）。

1937 年瑞典生物化学家蒂塞利乌斯（A. W. K. Tiselius）创造了移动界面电泳仪，建立了研究蛋白质的移动界面电泳方法，首次分离了血清中白蛋白和 α、β、γ 三种球蛋白。20 世纪五六十年代以来，人们开创了利用各种固体物质（各种滤纸、醋酸纤维素薄膜、琼脂凝胶、淀粉凝胶、聚丙烯酰胺凝胶等）作为支持介质的区带电泳方法，极大地提高电泳分离的分辨率，开创近代电泳的新时代。目前，电泳分离技术广泛用于分离各种有机物（氨基酸、多肽蛋白质、酶、脂类、核苷、核苷酸、核酸等）和无机盐。由于电泳仪器设备简单，操作方便，分辨率和选择性高，已成为医学检验中常用的技术。

实验二　溶液的配制与稀释

PPT

一、目的要求

1. 熟悉溶液浓度的计算方法，掌握一定浓度溶液的配制方法。
2. 学会使用电子台秤、电子分析天平、移液管（吸量管）和容量瓶等仪器。
3. 学会正确取用固体试剂和液体试剂。

二、实验原理

溶液按其浓度的准确程度和用途，可分为一般溶液和标准溶液。一般溶液，浓度准确度要求不高，一般只需保持一至两位有效数字，主要用于溶解样品、调节酸度、分离或掩蔽干扰离子、显色等；标准溶液，即准确浓度的溶液，浓度准确度要求到四位有效数字，主要用于定量分析。

溶质为固体的溶液，配制时，先根据所需溶液的浓度和体积，计算出溶质的质量，然后称取溶质（一般溶液的溶质，可用电子台秤或托盘天平称取；标准溶液的溶质，即基准物质，则要用电子分析天平称取），在烧杯中用适量溶剂溶解，定量转移至容量瓶中，加溶剂稀释至容量瓶刻度（定容），摇匀。一般溶液的配制操作流程，如图 2-10 所示。

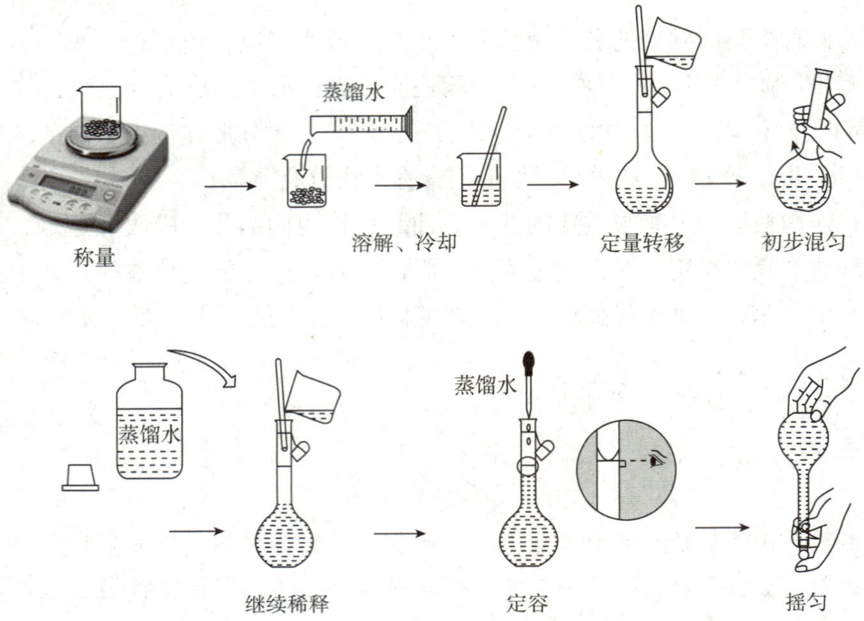

图 2-10　一般溶液的配制

溶质为浓溶液的溶液，配制时，先根据所配溶液的浓度、体积及其浓溶液的浓度和密度，计算出所需浓溶液的体积，然后用吸量管或量筒（杯）量取浓溶液，在烧杯中用适量溶剂稀释，冷却后，定量转移至容量瓶中，加溶剂稀释至刻度，摇匀。如果间接配制法配制标准溶液，还需用基准物质（或其他标准溶液）标定，确定其准确浓度。

配好的溶液一般应转移至试剂瓶中，贴上标签。标签书写内容，包括名称、浓度、介质、配制日期和配制人等。

三、实验内容

（一）准备仪器和试剂

1. 仪器　电子台秤（精确至 0.01g）或托盘天平（精确至 0.1g）、量筒（100ml、50ml、10ml）、烧杯（200ml、100ml）、试剂瓶（250ml，5 个）、玻璃棒、药勺、电子分析天平（精确至 0.0001g）、容量瓶（100ml，5 个）、吸量管（10ml，1 支）、移液管（10ml，1 支）等。

2. 试剂　浓盐酸（质量分数为 0.36，密度为 1.19g/ml）、固体 NaCl、乙醇溶液（体积分数为 0.95）、无水 Na_2CO_3、醋酸溶液（2.000mol/L）等。

（二）操作步骤

1. 练习电子台秤和电子分析天平的使用。

2. 练习移液管（吸量管）、容量瓶的使用和定容操作。

（1）用自来水练习移液管（吸量管）的洗涤、吸液和放液等操作。

（2）用自来水练习容量瓶的检漏、洗涤、定量转移溶液、定容和摇匀等操作。

3. 一般溶液的配制

（1）配制 100ml 9g/L 生理氯化钠溶液　计算出配制 9g/L 生理氯化钠溶液 100ml 所需固体 NaCl 的质量，并在托盘天平（或电子台秤）上称出。将称得的固体 NaCl 置于 100ml 烧杯中，加入少量蒸馏水使其溶解后，转移至 100ml 容量瓶中，然后加少量蒸馏水冲洗烧杯 2～3 次，冲洗液也转移至容量瓶中，加水至 3/4 体积时，用手指夹住瓶塞，将容量瓶拿起，旋转摇动几周，使溶液初步混匀，再加水至刻度线约一厘米时，改用胶头滴管加水至刻度标线，摇匀。

将配好的溶液转移至试剂瓶中，贴上标签，备用。后同。

（2）配制 50ml 0.10mol/L 稀盐酸　计算出配制 50ml 0.10mol/L 盐酸溶液所需浓盐酸的体积。在通风橱中，在 100ml 的烧杯中加适量水，用量筒量取盐酸缓慢倒入其中，待冷却后，将溶液定量转移至 100ml 容量瓶中，加水稀释至刻度，定容，摇匀。

（3）配制 100ml 体积分数为 0.75 的乙醇溶液　计算出所需体积分数为 0.95 的乙醇溶液体积。用 100ml 量筒量取所需体积分数为 0.95 的乙醇溶液，置于 100ml 容量瓶中，加水稀释至刻度，定容，摇匀。

4. 准确浓度溶液的配制 微课 1

（1）配制 100ml 0.1mol/L Na_2CO_3 标准溶液　计算出配制 100ml 0.1mol/L Na_2CO_3 溶液所需无水 Na_2CO_3 的质量（要求至少四位有效数字）。用电子分析天平准确称量无水 Na_2CO_3，置于洁净的烧杯中，加适量蒸馏水使之完全溶解。将溶液定量转移至 100ml 容量瓶中，加水稀释至刻度，定容，摇匀。计算 Na_2CO_3 溶液的准确浓度（要求小数点后四位）。

（2）配制 100ml 0.2000mol/L 醋酸溶液　计算出所需 2.0000mol/L 醋酸溶液的体积。用吸量管或移液管准确量取所需体积的 2.0000mol/L 醋酸溶液，置于 100ml 容量瓶中，加蒸馏水稀释至刻度，定容，摇匀。

四、实验注意事项

1. 一般溶液的配制，所需溶质的质量或体积一般保留到小数点后一位即可。

2. 准确浓度溶液的配制，所需溶质的质量（克数）一般要求保留到小数点后四位，体积（毫升）一般要求保留到小数点后两位。

3. 准确浓度溶液的配制，烧杯中液体定量转移至容量瓶中时，必须用玻璃棒引流，以免液体溅失，并将烧杯和玻璃棒洗涤 3 次，洗涤液都要转移至容量瓶中，以确保溶质无损失。

4. 容量瓶定容，摇匀后，液面刻度略低于刻度线时，不可继续加蒸馏水至刻度线。

五、实验思考

1. 配制溶液的步骤一般有哪些？一般溶液的配制和准确浓度溶液的配制，在仪器上有哪些不同？

2. 配制溶液时，烧杯中液体定量转移至容量瓶，为什么要用玻璃棒引流？为什么烧杯和玻璃棒要洗涤 3 遍，且洗涤液要倒入容量瓶中？烧杯中的溶液定量转移至容量瓶中，定量转移的“定量”，体现在哪些方面？

3. 若配制硫酸溶液，为什么要将浓硫酸缓慢倒入水中，并不断搅拌，而不能将水倒入浓硫酸中？

附：实验操作指导

一、电子分析天平的使用 微课2

电子分析天平是利用电子装置完成电磁力补偿调节，使称量物在重力场中实现力平衡，或通过电磁力矩调节，使称量物在重力场中实现力矩平衡，直接显示称量物质重量读数的新一代天平，能称准到0.001g（即千分之一）、0.0001g（即万分之一）甚至0.00001g（即十万分之一），在定量分析中常用。如图2－11是岛津AUX220型电子分析天平。

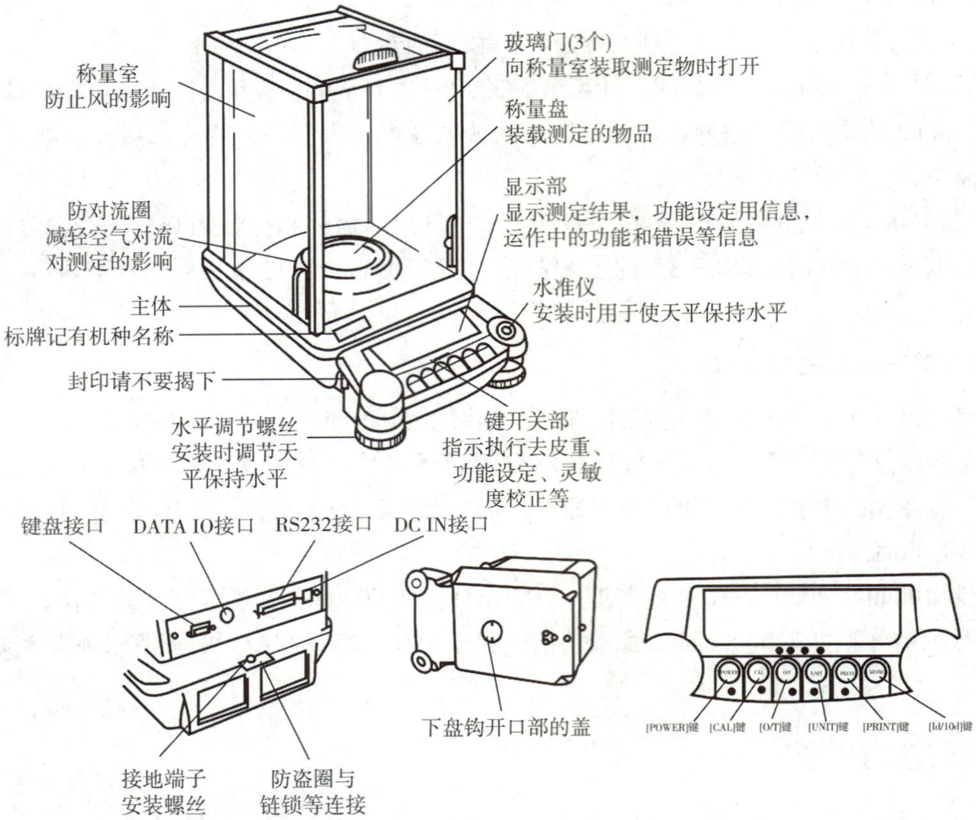

图2－11 岛津AUX220型电子分析天平

电子分析天平的使用，与电子台秤相似，操作方法如下。

1. 观察水泡是否位于水准仪中心，若有偏移，需调整水平调节螺丝，使天平水平。检查称量盘有无遗洒有药品粉末，框罩内外是否清洁。若天平较脏，则用软毛刷清扫干净。检查电源，通电预热至所需时间。

2. 按下“POWER”键，即开关键，系统自动进行自检。当显示器显示“→0.0000g”后，自检完毕，即可称量。

3. 称量时，将洁净的称量纸或其他容器置于称量盘中央，关上侧门，稍候，待显示屏显示数值稳定后，轻按下O/T键（有些型号TAR键），即去皮。当显示屏显示“→0.0000g”后，开启右侧门，在称量盘上缓慢加入待称物质，直至所需质量为止，随手关好门。当显示屏出现稳定数值，即为待称物质质量（g）。

4. 称量结束，轻按下 POWER 键（有些型号为 OFF 键），关闭天平。用软毛刷清扫天平盘内外，关好天平门，在登记本上记录天平使用前后情况，放回凳子，切断电源。

二、移液管（吸量管）的使用 微课 3

移液管又称无分度吸管或腹式吸管，吸量管又称刻度吸管，用于准确移取一定体积溶液的玻璃量器。移液管形状，如图 2－12（a）所示，中部膨大且管颈上部有一环状刻度。常用规格有 5ml、10ml、20ml、25ml、50ml 等，移液管适用于量取其规定的某一体积溶液。

吸量管形状，如图 2－12（b）所示，直形且管上具有分刻度，一般只用于量取小体积溶液。常用的规格有 0.1ml、0.2ml、0.5ml、1ml、2ml、5ml、10ml 等，吸量管适用于量取其刻度范围内的任意体积溶液。吸量管量取溶液体积，准确度不如移液管。

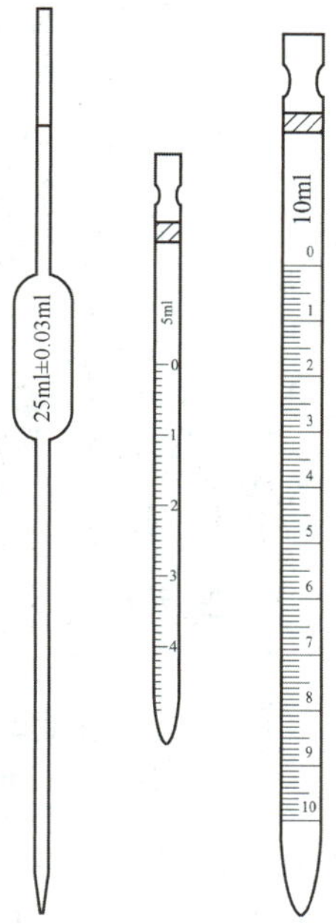

图 2－12　移液管和吸量管

移液管的使用，与吸量管相同，操作方法如下。

1. 洗涤　移液管（吸量管）是带有精确刻度的容量仪器，不宜用刷子刷洗。应先用自来水淋洗，若内壁仍挂水珠，则可用洗液泡洗，或用装有洗涤液的超声波仪洗涤，最后再用自来水和蒸馏水淋洗。

2. 润洗　移取溶液前，先用少量待吸溶液润洗 3 次。方法是：用左手持洗耳球，将示指或拇指放在洗耳球上方，其他手指自然地握住洗耳球；右手拇指和中指拿住移液管或吸量管标线以上部分，无名指和小指辅助拿住移液管，将洗耳球排气后对准移液管口，如图 2－13 所示。将管尖伸入溶液中吸取溶液（注意：管尖不触及容器底部），当待吸液吸至移液管或吸量管约 1/4 处（注意：勿使溶液回流，以免稀释待吸溶液）时，右手示指堵住管口，移出，将移液管横置，左手托住没沾溶液部分，右示指松开，平移并转动移液管，使溶液润湿管内壁（注意：溶液不要超过管上部黄线或红线），润洗过的溶液，应从管尖放尽，不得从上口倒出。

为了确保待吸溶液的准确浓度不被插入的移液管影响，也可将待吸溶液倒出适量于干净的小烧杯中，移液管在小烧杯中吸取溶液润洗，剩余的溶液将小烧杯内壁也润洗。如此重复 3 次。再将待吸溶液倒入润洗过的小烧杯中，在小烧杯中移取溶液。

3. 吸液　将润洗后的移液管管尖插入待吸液液面下 1～2cm 处，保持管垂直，吸取溶液。注意管尖不应伸入太浅，以免液面下降后造成吸空；也不应伸入太深，以免管外壁附着过多溶液。吸液过程中，应注意容器中液面和管尖的位置，使管尖随液面下降而下降，以免吸空。当洗耳球缓慢放松时，管中液面则徐徐上升。当液面上升至移液管刻度标线以上时，迅速移去洗耳球，同时右手示指紧堵管口。将移液管提离液面，管尖紧靠容器口内壁（或另一个洁净的小烧杯内壁），将管下端原伸入溶液部分沿容器内壁轻转两圈，以除去管外壁附有的溶液。然后将容器倾斜约 30°，使管垂直，管尖紧贴容器内壁，稍松右手示指，使液面缓慢稳定下降，直至视线平视时，液体凹月面最低点与刻度标线相切，此时示指立即按紧。

4. 放液　左手改拿接收溶液的容器，并将容器倾斜，将移液管移入容器中，保持管垂直，使内壁紧贴管尖，成 30°左右，如图 2－14 所示。然后放松右手示指，使溶液垂直自然顺壁流下。待溶液流尽，继续停靠 15 秒左右，移出移液管。这时，尚可见管尖部位仍留有少量溶液，除有特别注明有“吹”字的移液管外，否则管尖部位残留的溶液不能吹入接收容器中。

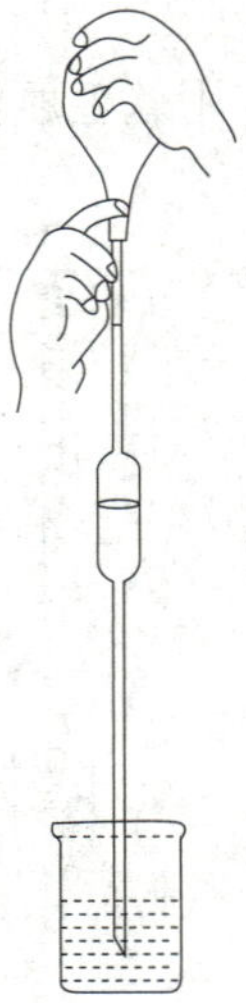

图 2-13　用洗耳球吸液操作

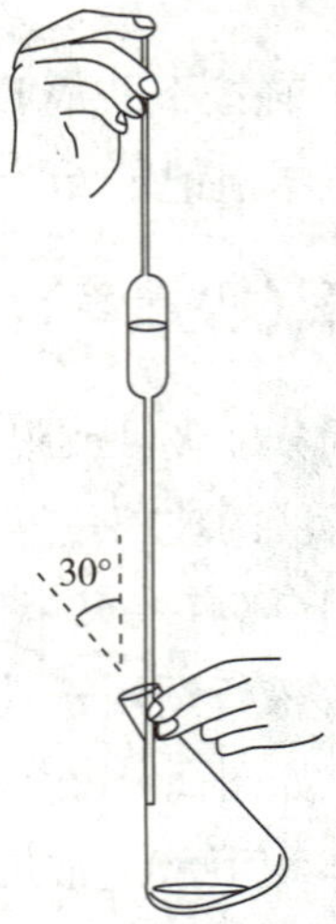

图 2-14　移液管放液操作

用吸量管吸取溶液时，与上述操作相同。但吸量管上有些标有“吹”字，放完溶液后，须将管尖残留的溶液吹入接收容器中。

注意：在同一实验中，尽量使用同一支吸量管的同一段，且尽量使用上面部分，而不用末端收缩部分。如用 5ml 吸量管移取 3ml 溶液，通常使溶液从 0 刻度处流至 3ml，而避免从 2ml 刻度处流至管末端。

三、容量瓶的使用 微课 4

容量瓶是一种细颈梨形的平底玻璃瓶，用于将准确称量的物质配成准确浓度准确体积的溶液，或将准确体积准确浓度的浓溶液稀释成准确浓度准确体积的稀溶液。常用规格有 10ml、25ml、50ml、100ml、250ml、500ml、1000ml 等。容量瓶带有磨口玻璃塞，用绳固定在瓶颈上。容量瓶的使用方法如下。

1. 检漏　加自来水到刻度标线附近，盖好瓶塞后，左手用示指按住塞子，其他手指拿住瓶颈标线以上部分，右手用指尖托住瓶底边缘，如图 2-15（a）所示。将瓶倒立 2 分钟，如不漏水，将瓶直立，转动瓶塞 180°后，再倒立 2 分钟检查，如不漏水，方可使用。

2. 洗涤　容量瓶先用自来水涮洗内壁，倒出水后，内壁如不挂水珠，即可用蒸馏水涮洗，备用，否则必须用洗液洗。用洗液洗之前，先将瓶内残余水倒出，装入适量洗液，转动容量瓶，使洗液润洗内壁后，稍停一会，将其倒回原瓶，再用自来水冲洗，淋洗液统一回收处理，最后用少量蒸馏水涮洗内壁 3 次以上，内壁不挂水珠即可。

3. 溶解　将已准确称量的固体置于洗净的小烧杯中，加入适量溶剂，搅拌溶解。注意：用玻璃棒搅拌时，使溶液作均匀圆周运动，不要使玻璃棒碰到容器边缘和底部；玻璃棒转速不宜太快，以免使液体溅出或击破小烧杯。如果固体不易溶解，可适当加热促使其溶解，但应注意冷却至室温后，方可转移入容量瓶中。

4. 定量转移　将溶解后的溶液定量转移至容量瓶时，玻璃棒倾斜，烧杯口应紧靠玻璃棒，玻璃棒下端紧靠瓶颈内壁，玻璃棒上部不要触碰瓶口，使溶液沿玻璃棒和内壁流入瓶内，如图 2-15（b）所示。烧杯中溶液流完后，将烧杯嘴沿玻璃棒稍微向上提起，同时使烧杯直立，再将玻璃棒放回烧杯中。用洗瓶吹洗玻璃棒和烧杯内壁，如前法将洗涤液转移至容量瓶中，重复 3 次，以保证定量转移。当加水至容量瓶约 3/4 容积时，用手指夹住瓶塞，将容量瓶拿起，旋转摇动几周，使溶液初步混匀（注意：

此时不能加塞倒立摇动）。

5. 定容　继续加水至距离标线约 1cm 时，等 1 ~2 分钟，待附着在瓶颈内壁的液体流下后，改用胶头滴管加水至溶液弯月面最低点与标线相切为止（有色溶液亦同）。

6. 混匀　盖紧瓶塞，按检漏的操作方法倒转容量瓶，反复摇动 10 次，如图 2 -15（c）所示。放正容量瓶，打开瓶塞，使瓶塞周围溶液流下，重新盖好塞子后，再倒转容量瓶，摇动两次，使溶液全部混匀。注意：定容完毕后，如瓶内液面低于标线，不能补加水至标线。

如用容量瓶稀释溶液，则用吸量管移取一定体积浓溶液，在烧杯中稀释，冷却后，定量转移至容量瓶中，加水稀释至标线。当浓溶液稀释不放热时，可将浓溶液直接放入在容量瓶中，加水稀释，操作同前。配好的溶液，一般应转移至试剂瓶中，贴上标签，注意：不能把容量瓶当作试剂瓶，长期储存溶液。

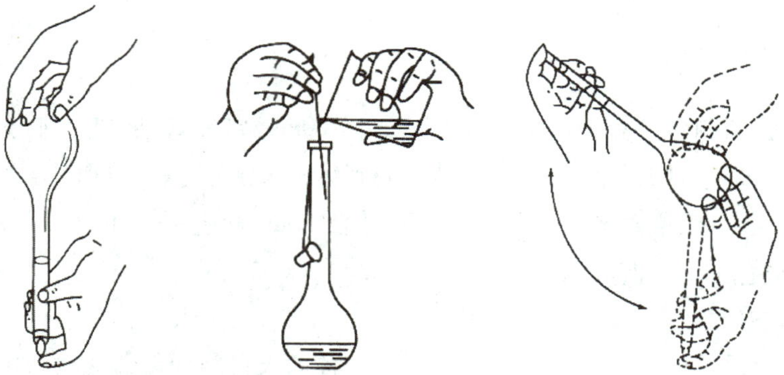

（a）试漏　　（b）溶液转移　　（c）溶液混匀

图 2 -15　容量瓶的操作

容量瓶使用完毕后，应立即用水冲洗干净。如长时间不用，应用纸片将玻璃塞与磨口隔开，以免玻璃塞将来可能不易打开。

实验三　胶体溶液的制备和性质

PPT

一、目的要求

1. 掌握胶体溶液的制备方法，验证胶体溶液的主要性质。
2. 熟悉溶胶的聚沉作用和高分子溶液对溶胶的保护作用。

二、实验原理

制备溶胶的方法一般有分散法和凝聚法。本实验采用化学凝聚法，利用 $FeCl_3$溶液在沸水中进行水解反应制备 $Fe(OH)_3$溶胶。反应式如下

$$FeCl_3 + 3H_2O \xlongequal{\text{煮沸}} Fe(OH)_3 + 3HCl$$

根据胶粒电泳的方向可以确定胶粒带有何种电荷。

溶胶稳定的主要因素是胶粒带电和水化膜的存在。溶胶的稳定性是相对的，当稳定性因素遭到破坏时，胶粒就会相互聚集成较大的颗粒而聚沉。引起溶胶聚沉的因素很多，如加入少量电解质、加反电荷溶胶以及加热，其中最重要的是电解质的作用。与胶粒带相反电荷的离子称为反离子，反离子的价数越高，聚沉能力越强。

丁达尔现象是胶粒对光的散射作用产生的。利用丁达尔现象可区分溶胶和其他分散系。

高分子溶液的分散相是单个的大分子，属均相体系。当把足量的高分子溶液加入溶胶中时，可在胶粒周围形成高分子保护层，提高溶胶的稳定性，使溶胶不易发生聚沉。

三、实验内容

（一）准备仪器和试剂

1. 仪器 试管及试管架、烧杯（100ml）、三脚架、石棉网、酒精灯、表面皿、量筒（10ml，50ml）、丁达尔效应装置、电泳装置（U形管、直流电源、电极）等。

2. 试剂 1mol/L $FeCl_3$、Na_2SO_4、NaCl、$AlCl_3$、0.05mol/L KI、0.05mol/L $AgNO_3$、硫酸铜溶液、明胶溶液、硫化砷溶胶、酚酞等。

（二）操作步骤

1. 胶体的制备

（1）$Fe(OH)_3$溶胶的制备　在洁净的小烧杯中加入30ml蒸馏水，加热至沸腾，在搅拌下逐滴加入1mol/L $FeCl_3$溶液1ml（每毫升约20滴），继续煮沸，直到生成深红色的Fe（OH）$_3$溶胶。制得的溶胶备用。

（2）AgI溶胶的制备　用量筒量取0.05mol/L KI溶液20ml置于小烧杯中，边振摇边滴加0.05mol/L $AgNO_3$，直到产生微黄色的AgI溶胶。

2. 胶体溶液的聚沉

（1）加入少量电解质　取两支试管（编号1、2），各加入自制的氢氧化铁溶胶1ml。在一支试管里逐滴滴加1mol/L Na_2SO_4直至出现沉淀为止，记录滴加的Na_2SO_4溶液的滴数。在另一支试管里逐滴加入相同滴数的1mol/L NaCl溶液，观察有无沉淀生成？试解释之。

取两支试管（编号3、4），各加入硫化砷溶胶1ml。然后，在一支试管中逐滴加入1mol/L NaCl溶液，在另一支试管里逐滴加入1mol/L $AlCl_3$溶液，直到它们分别出现沉淀为止。比较两支试管中溶胶聚沉所需电解质的量。试解释之。

（2）加入带相反电荷的溶胶　取一支试管（编号5），加入氢氧化铁溶胶和硫化砷溶胶各1ml，振荡，观察有何现象发生？试解释之。

（3）加热　取一支试管（编号6），加入2ml氢氧化铁溶胶，加热至沸腾，观察有何现象。

3. 胶体的丁达尔现象　将制备的氢氧化铁溶胶放入试管中，置于达尔效应装置内观察有无丁达尔现象。改用硫酸铜溶液做同样的实验，观察有无丁达尔现象。

4. 胶体的电泳　如图2-16所示，将制得的$Fe(OH)_3$溶胶放入U形管中，在管的左右两边沿管壁小心滴入2~3ml电解质溶液（作导电用），使电解质与溶胶之间保持清晰的界面，两边的分界面要高度一致。然后插入电极，通直流电后，观察现象。

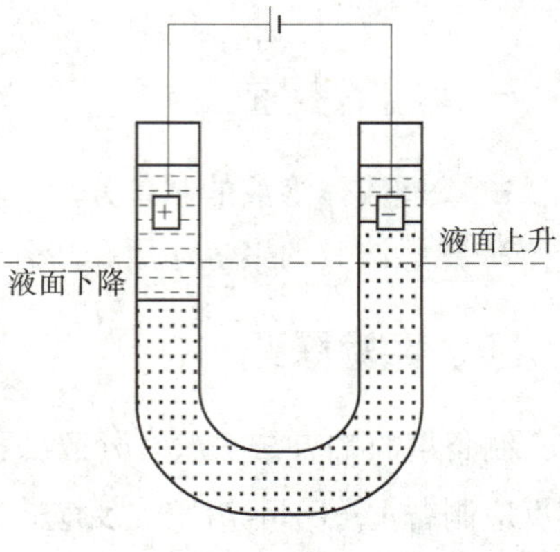

图2-16　电泳现象

5. 高分子化合物对溶胶的保护作用

（1）取两支试管（编号7、8），在一支试管中加入1ml明胶溶液，另一支试管中加入1ml蒸馏水，然后在两支试管中分别加入1mol/L NaCl溶液5滴，振荡。再在两支试管中分别滴加2滴0.1mol/L $AgNO_3$溶液，观察两试管中的现象有什么不同？

（2）取两支试管（编号9、10），分别加入1mol/L NaCl溶液5滴，再各加2滴0.1mol/L $AgNO_3$溶液，振荡。然后，在一支试管中加入1ml明胶溶液，在另一支试管中加入1ml蒸馏水，观察两试管中的现象。

四、实验注意事项

1. $Fe(OH)_3$溶胶的制备时小烧杯一定要清洁干净，加入蒸馏水，不能用自来水。蒸馏水沸腾，在搅拌下逐滴加入$FeCl_3$后继续煮沸，生成深棕色的$Fe(OH)_3$溶胶，煮沸时间不宜过长。制得的溶胶不能长时间存放，若底部有沉淀物应除去。

2. 可以使用激光笔检验胶体是否生成，激光笔不可直射眼睛。

五、实验思考

1. 制备$Fe(OH)_3$溶胶时，如何才能避免生成$Fe(OH)_3$沉淀？

2. 为什么使等量的硫化砷溶胶聚沉时所需$AlCl_3$和NaCl的量不同？

3. 在高分子化合物对溶胶的保护作用实验中，为什么加入明胶的先后不同会产生不同的现象？

答案解析

目标检测

一、填空题

1. 胶体分散系是分散相粒子直径在______________的分散系。乳浊液是液体以微小液滴分散在另一种______________的液体中形成的分散体系。

2. 市售浓硫酸密度为1.84g/ml，质量分数为0.98，则其物质的量浓度为__________mol/L。欲配制0.1mol/L稀H_2SO_4溶液500ml，需此浓H_2SO_4溶液__________ml。

3. 从结构上看表面活性物质的分子由______________、______________两部分组成。

4. 渗透现象得以进行的基本条件是______________和______________。

5. 临床上规定渗透浓度在______________mmol/L之间的溶液为生理等渗溶液。如生理氯化钠溶液的浓度为______________mmol/L，葡萄糖的浓度为______________g/L。

6. 使胶体溶液相对稳定的因素是__________、__________、__________。

7. 溶胶是________相体系，高分子溶液是________相体系，高分子溶液的稳定性________溶胶的稳定性。

8. 丁达尔现象是胶体粒子对光的________而形成的。

二、计算题

1. 浓盐酸密度为1.19g/cm，质量分数为0.365，计算其物质的量浓度。

2. 在100ml水中，溶解有11.1g氯化钠，该溶液的密度为1.07g/ml，计算该溶液含NaCl的质量分数和物质的量浓度。

3. 配制$c_{Cu^{2+}}$ = 0.0100mol/L的溶液200ml，需用$CuSO_4 \cdot 5H_2O$多少克？

4. 配制c_{NaOH} = 0.1000mol/L的溶液300.0ml，需用固体NaOH多少克？取这种溶液20.00ml，恰好与25.00ml的盐酸完全中和，求此盐酸的物质的量浓度。

5. 过氧化氢消毒液密度为1.0g/ml，质量分数为3.0%，计算该溶液中含过氧化氢的质量浓度和物质的量浓度。

6. 1L 糖水溶液中含糖（$C_{12}H_{22}O_{11}$）7. 18g，问在 298. 15K 时此溶液的渗透压是多少？

三、综合应用题

1. 乳酸钠林格注射液处方如下

乳酸钠（$C_3H_5NaO_3$）	3. 10g
氯化钠（NaCl）	6. 00g
氯化钾（KCl）	0. 30g
氯化钙（$CaCl_2 \cdot 2H_2O$）	0. 20g
注射用水	适量
全量	1000ml

求此注射液的渗透浓度。此溶液是否为人体的生理等渗溶液？

2. 将 0. 02mol/L KCl 溶液 100ml 与 0. 05mol/L $AgNO_3$ 溶液 100ml 混合制得 AgCl 溶胶，电泳时，胶粒向哪一极移动？写出胶团结构式。

3. 什么是丁达尔现象？产生这种现象的原因是什么？

4. 溶胶和高分子化合物溶液具有稳定性的原因各是什么？用什么方法可分别破坏其稳定性？

5. 表面活性剂有哪些共同的结构特征？乳化作用在生理上有何重要意义？

（叶国华）

书网融合……

重点回顾　微课 1　微课 2　微课 3　微课 4　习题

第三章　物质结构基础

学习目标

知识目标：

1. 掌握　原子的组成；核外电子运动状态和排布规律；元素周期律和元素周期表；共价键的形成和特点；σ 键、π 键的形成和特点；氢键的形成条件及其对物质性质的影响。

2. 熟悉　同位素及其应用；电子云、原子轨道的概念；键参数；杂化轨道理论要点和杂化轨道的类型；电负性的概念及其应用。

3. 了解　化学键的分类；现代价键理论；共价键极性；范德华力。

能力目标：

1. 运用杂化轨道理论和分子间作用力解释分子的空间构型及某些性质。
2. 具备一定地从"微观"上认识物质结构及其性质的能力。

素质目标：

1. 认识同位素的放射性及其在医学中的应用。
2. 引导学生透过宏观现象认识事物的本质。

导学情景

情景描述：患者，男，12 岁。左大腿及左膝间歇性肿痛一个多月，近期加重并持续性疼痛，入院就诊。体格检查：体温 39.4℃（发热）；血常规检查：白细胞 13.2×10^9/L（增高）；X 线检查：骨密度不均匀，骨皮质增厚，骨髓腔密度增高；核磁共振成像（nuclear magnetic resonance imaging，NMRI）检查：骨髓充血、水肿、渗出和坏死，肌肉水肿和脓肿。诊断：尤文氏肉瘤。

情景分析：尤文氏肉瘤是一种未分化的小圆形细胞瘤，是儿童和青少年常见的恶性原发性骨肿瘤。NMRI 能绘制人体器官内部结构和组织图像，在诊断尤文氏肉瘤中能较好地判断肿瘤的范围及侵犯骨髓的情况。

讨论：NMRI 是一种生物磁自旋成像技术，它利用原子核（atomic nucleus）自旋运动特点，在外加磁场作用下，经射频脉冲激发后产生信号，用探测器检测并输入计算机，经过处理转换为图像。NMRI 是较新的医学诊断工具，避免人体接触放射线和造影剂，可获得高对比度的清晰图像，能从分子中原子内部原子核反映出器官失常和病变，全面优于 X 线检查和电子计算机断层扫描（computed tomography，CT）检查。原子、分子是什么？原子由什么组成？

学前导语：物质结构主要包括原子结构和分子结构。物质结构知识的学习，为医学从分子、原子水平上阐述人体结构和功能、生理和病理规律，寻求防病、治病、诊断的最佳途径，奠定了重要的基础。

PPT

第一节　原子结构与元素周期律

1803 年，英国科学家道尔顿（J. Dalton）建立了“原子说”，为物质结构的研究奠定了理论基础。随后经过众多科学家的研究探索，终于揭示了原子的内部结构，并进一步证实原子（atom）是化学反应中的最小微粒，化学变化是原子的重新组合以及原子核外电子数量和运动状态的改变，所以原子核外电子的排布和运动状态是影响元素化学性质的主要因素。熟悉原子的组成、结构和性质是理解化学变化本质的前提条件，是学好医用化学的必由之路。

一、原子的组成和同位素

（一）原子的组成

1911 年，英国物理学家卢瑟福（E. Rutherford）根据 α 粒子散射实验证实了原子核的存在，建立了原子结构的行星模型，即原子的中心是带正电荷的原子核，核外是带负电荷的电子，电子绕原子核高速运动。原子内绝大部分是空的，原子核和电子在整个原子中所占空间极小，原子的质量几乎全部集中在原子核上，电子的质量相对很小。

原子核是由质子（proton）和中子（neutron）组成，质子带一个单位正电荷，中子不带电，因此，核电荷数等于核内质子数。电子带一个单位的负电荷，而原子核外的电子数与核内的质子数是相等的，所以整个原子不显电性，故有

核电荷数 = 核内质子数 = 核外电子数

由表 3 – 1 可知，质子和中子的质量都很小，为了方便表示通常用其相对质量。质子和中子的相对质量分别为 1.007 和 1.008，取近似整数值为 1。将原子核内所有质子和中子的相对质量相加就得到了该原子的质量数。

表 3 – 1　构成原子的微粒及其性质

构成原子的微粒	原子核		电子
	质子	中子	
电性和电量	+1	0	–1
质量（kg）	1.6726×10^{-27}	1.6749×10^{-27}	9.1094×10^{-31}
相对质量①	1.007	1.008	1/1836②

注：①指与 ^{12}C 原子（原子核内有 6 个质子和 6 个中子的碳原子）质量的 1/12（1.6606×10^{-27} kg）相比较所得的数值。

②指电子质量与质子质量之比。

若用符号 A 表示质量数，N 表示中子数，Z 表示质子数，则质量数（A）= 质子数（Z）+ 中子数（N）。

若以 $^{A}_{Z}X$ 代表一个质量数为 A、核电荷数为 Z 的原子，则构成原子的粒子间的关系可表示为

$$\text{原子}\ (^{A}_{Z}X)\begin{cases}\text{原子核}\begin{cases}\text{质子（Z 个）}\\ \text{中子（A – Z）个}\end{cases}\\ \text{核外电子　Z 个}\end{cases}$$

例如，氧原子 $^{16}_{8}O$ 的质量数为 16，核电荷数和原子序数均为 8，原子核带 8 个单位正电荷，核内含有 8 个质子和 8 个中子，核外有 8 个电子。

（二）同位素

元素是具有相同质子数的一类原子的总称。同种元素的原子，质子数一定相同，但中子数不一定

相同。这种质子数相同而中子数不同的同一元素的不同原子，互称为同位素（isotope）。如氢元素有三种不同的原子，分别为${}_{1}^{1}H$、${}_{1}^{2}H$、${}_{1}^{3}H$，它们的原子核内都有1个质子，但中子数分别为0、1、2，质量数分别为1、2、3。同位素的化学性质基本相同，涉及到原子核的物理性质不尽相同。

大多数元素都有同位素，碘元素的同位素有${}_{53}^{127}I$和${}_{53}^{131}I$，碳元素的同位素有${}_{6}^{12}C$、${}_{6}^{13}C$和${}_{6}^{14}C$，钴元素的同位素有${}_{27}^{59}Co$、${}_{27}^{60}Co$等。在自然界中，同一元素的各种同位素所占的比例基本是恒定的。某元素的相对原子质量是按该元素各种天然同位素所占百分比计算出来的平均值。

根据同位素的性质不同，将其分为放射性同位素和稳定性同位素。能自发地放射出α、β或γ射线而蜕变为其他元素的同位素，称为放射性同位素；不能放出射线的同位素，称为稳定性同位素。用人工方法制造出的放射性同位素，称为人造放射性同位素。放射性同位素在科学研究和医学领域有着重要的用途。如通过测定${}_{6}^{14}C$的含量来推算文物或化石的年龄；用${}_{1}^{3}H$代替非放射性氢原子，用于核糖核酸（RNA）和脱氧核糖核酸（DNA）形成过程的研究。在临床上，常用${}_{27}^{60}Co$的射线杀伤肿瘤细胞；用${}_{53}^{131}I$诊断甲状腺的功能等。

二、核外电子的运动状态和排布

宏观物体的运动遵从经典力学的规律，如高铁在轨道上飞驰，神舟飞船围绕地球运动等，都可以准确地测出或算出它们在某一时刻的速度和位置，并描绘出它们的运动轨迹。

电子是微观粒子，质量和体积都很小，且不停的高速运动，经典力学不能揭示其运动规律。1924年法国物理学家德布罗意（L. V. de Broglie）提出电子、原子等微观粒子具有和光一样的波粒二象性，随后被实验证实。具有波粒二象性的电子，不能同时准确测定其速度和位置，这就是1927年德国科学家海森堡（W. K. Heisenberg）提出的不确定原理。

（一）电子云和原子轨道

虽然不确定原理指出不能同时准确测定某个电子的速度和位置，但可以用统计方法判断电子在某一区域出现的概率。为了形象的描述电子在某一区域出现概率的大小，将单位体积内电子出现的概率，称为概率密度，并用小黑点的疏密表示各区域概率密度的大小。电子如一团带负电的云雾笼罩在原子核的周围，因此习惯称之为电子云（electron cloud）。氢原子的1s电子云示意图，如图3-1（a）所示。

除了用小黑点表示电子云外，也常用电子云的界面图来表示，如图3-1（b）所示。电子云的界面是一等密度面，电子在此界面内出现的概率占90%以上，这个界面所包含的空间范围称为原子轨道（atomic orbital）。因此，原子轨道实际上就是电子经常出现的区域，与宏观物体运动的轨迹是有完全不同的含义。

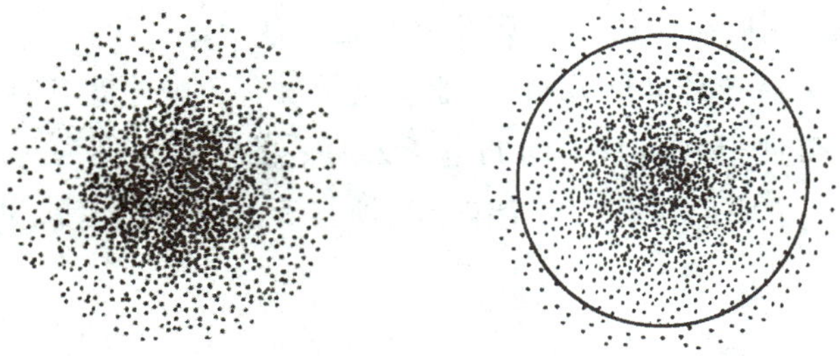

（a）氢原子1s电子云　　（b）氢原子1s界面图

图3-1　氢原子的1s电子云示意图

（二）核外电子运动状态的描述

核外电子运动状态可从以下四个方面来描述。

1. 电子层　在多电子原子中，每个电子的能量并不相同，能量低的电子在离核较近的区域运动，能量高的电子在离核较远的区域运动。电子出现概率较大的区域，称为电子层，用“n”表示。能量最低的电子层，称为第1电子层，用$n=1$表示，能量稍高、离核稍远的为第2电子层，用$n=2$表示，依次类推，分别用$n=1$、2、3、4、5、6、7或K、L、M、N、O、P、Q表示。

显然，n的数值越小，表示电子运动的区域离原子核越近，电子的能量越低；n的数值越大，表示电子运动的区域离原子核越远，电子的能量越高。因此，n值的大小不仅决定着电子离核远近，还是决定电子能量高低的主要因素。在氢原子中，因为核外只有一个电子，其能量大小完全由电子层n数值大小来决定，即$E_{1s}<E_{2s}<E_{3s}<E_{4s}<\cdots$。

2. 电子亚层和电子云的形状 在多电子原子中，同一电子层中的电子能量略有差别，电子云形状也不同。通常情况下把一个电子层分成一个或者多个电子亚层，分别用s、p、d、f等符号表示。电子层与电子亚层，共同决定电子能量的高低。

常见电子层与电子亚层的情况，如表3-2所示。

表3-2 电子层与电子亚层

电子层 n	电子亚层
1	1s
2	2s，2p
3	3s，3p，3d
4	4s，4p，4d，4f

在同一电子层中，不同亚层电子的能量，按s、p、d、f的顺序递增，即$E_{ns}<E_{np}<E_{nd}<E_{nf}$。

在不同亚层中的电子其电子云形状不同，s亚层的电子云为球形，p亚层的电子云为哑铃形，d亚层、f亚层的电子云形状非常复杂。s、p亚层电子云的形状，如图3-2所示。

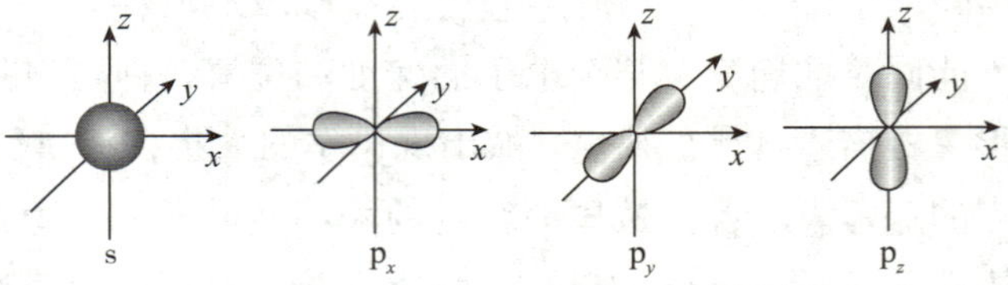

图3-2 s、p亚层电子云的形状和伸展方向

3. 电子云的伸展方向 s亚层电子云是球形对称的，在空间各个方向上的伸展程度相同。在其他同一亚层中的不同电子，虽然它们电子云的形状相同，但它们的电子云却处于不同的空间位置，以不同的伸展方向同时存在于该亚层中。如图3-2所示为p亚层电子云在空间有3种相互垂直的伸展方向，即p_x、p_y和p_z。d亚层电子云有5种伸展方向，f亚层电子云有7种伸展方向。

一定的电子层上具有一定形状和伸展方向的电子云所占的空间，称为一个原子轨道。因此，s、p、d、f亚层分别有1、3、5、7个原子轨道，每个电子层所具有的原子轨道数为n^2个。常见电子层的最多轨道数如表3-3所示。

表3-3 电子层与原子轨道数

电子层 n	电子亚层	原子轨道数
1	1s	$1=1^2$
2	2s，2p	$1+3=2^2$
3	3s，3p，3d	$1+3+5=3^2$
4	4s，4p，4d，4f	$1+3+5+7=4^2$

4. 电子的自旋　电子除了在原子核周围的空间不停地运动外，本身还在做自旋运动。电子的自旋有两个相反的方向，即顺时针和逆时针方向，通常用向上的箭头“↑”和向下的箭头“↓”表示。

综上所述，电子在原子核外的运动状态由四个方面决定，它们分别是电子层、电子亚层、电子云伸展方向和电子自旋状态。

（三）核外电子的排布

在多电子原子中，每个电子的运动状态都不相同，它们在原子核外排布遵循三个原理。

1. 能量最低原理　通常状况下，核外电子总是首先占据能量最低的原子轨道，然后依次进入能量稍高的原子轨道，这种排布方式可使整个原子处于能量最低状态，也是最稳定的状态，这一规律称为能量最低原理。

原子轨道能量的高低，通常用鲍林近似能级图表示，如图 3－3 所示。

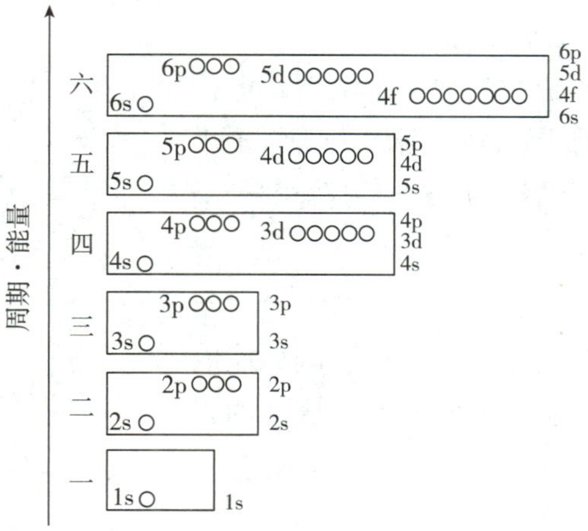

图 3－3　多电子原子轨道近似能级图

图中向上的方向代表能量和周期增大的方向。方框内的原子轨道能量比较接近，称为一个能级组。方框内的每个小圆圈代表一个原子轨道，其位置的高低表示其能量的高低。

2. 泡利不相容原理　1925 年，奥地利物理学家泡利（W. Pauli）根据研究结果指出，在同一原子里，每个原子轨道最多容纳两个电子，且这两个电子自旋方向相反，也就是说，同一原子里的两个电子不可能同时具有相同的电子层、电子亚层、电子云伸展方向和电子自旋状态。这一规律称为泡利不相容原理。

3. 洪特规则　1925 年，德国科学家洪特（F. Hund）根据大量实验得出结论，当电子排布到同一电子亚层的不同轨道上时，其总是尽可能占据不同的原子轨道，且自旋方向相同。这样排布，原子的能量最低，这就是洪特规则。原子中同一电子亚层的不同原子轨道，能量相同，称为简并轨道或等价轨道。s 亚层只有一个轨道，p、d、f 亚层分别有 3、5、7 个简并轨道。

例如，碳原子根据洪特规则，其电子排满 1s 和 2s 轨道后，在 2p 亚层 3 个简并轨道上的电子排布为[↑][↑][ ]，不是[↑↓][ ][ ]，也不是[↑][↓][ ]。

根据上述核外电子排布规律，可以列出元素基态原子中电子的排布情况，通常以电子排布式表示。表示方法如下：

以电子层和电子亚层表示电子的排布情况，依据能级由低到高的顺序，确定电子的填充顺序。先写电子层，再写电子亚层，亚层右上角的数字表示该亚层中电子数目。如基态碳原子电子排布式为：$1s^2 2s^2 2p^2$。

练一练

根据原子核外电子排布的规律，16 号硫元素的基态原子电子排布式为（　）。

A. $1s^22s^22p^53s^23p^5$　　B. $1s^22s^22p^53s^23p^4$

C. $1s^22s^22p^63s^23p^4$　　D. $1s^22s^22p^73s^23p^3$

答案解析

三、元素周期律和元素周期表

（一）元素周期律

元素的性质随着核电荷数的递增而呈现周期性变化的规律，称为元素周期律，决定元素性质的主要因素是原子价电子构型。因此，原子核外电子排布的周期性变化是元素周期律的本质原因。元素性质主要包括原子半径、电离能、电负性等。

1. 原子半径　具有相同电子层数的原子，随着核电荷数的增加，原子核对外层电子的吸引力逐渐增大。原子半径逐渐变小；具有相同价电子层结构的原子，随着电子层数增多，原子半径明显增大，如图 3－4 所示。

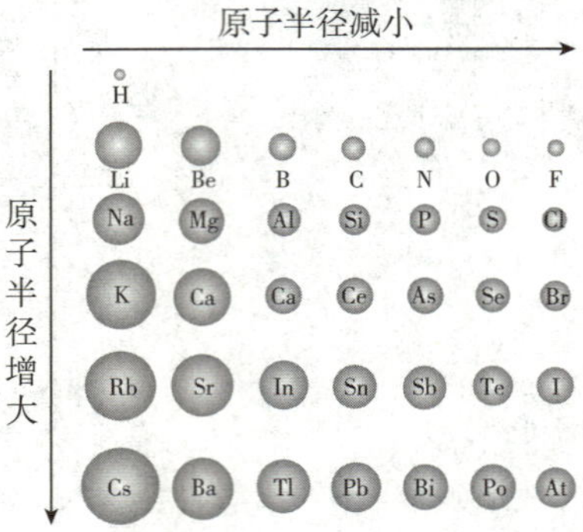

图 3－4　主族元素原子半径变化规律示意图

2. 电离能　使基态的一个气态中性原子失去一个电子形成气态正离子时，所消耗的能量称为电离能。电离能的大小表示原子失去电子的倾向，从而说明元素金属性的强弱。通常电离能越小表示原子失去电子所需要的能量越小，越容易失去电子，金属性越强。

具有相同电子层数的原子，随着核电荷数的增加，原子核对外层电子的吸引力逐渐增大，电离能逐渐增大，元素金属性逐渐变弱；具有相同价电子层结构的原子，随着电子层数增多，电离能逐渐减小，元素金属性逐渐增强。

某些元素原子，由于电子亚层的简并轨道全充满或半充满电子，原子稳定性高，其电离能比左右相邻元素都高。如第二周期中氮元素原子的电离能比碳和氧都高。

3. 电负性　1932 年，美国化学家鲍林（L. C. Pauling）提出电负性（electronegativity）的概念，即分子中原子吸引电子能力，称为元素的电负性。并指定氟的电负性为 4.0，依此为基准，得出其他元素的电负性。电负性是一个相对数值，所以没有单位。

电负性综合反映原子得失电子的倾向，是元素金属性和非金属性强弱的度量标准。电负性大，表示原子得到电子的能力强，元素的非金属性强，金属性弱；电负性小，表示原子失去电子的能力强，元素的金属性强，非金属性弱。通常情况下，金属元素的电负性在 2.0 以下，非金属元素的电负性在 2.0 以上，但它们之间没有严格的界限。

具有相同电子层数的原子，随着核电荷数的增加，电负性增大；具有相同价电子层结构的原子，随着电子层数增多，电负性减小。

（二）元素周期表

根据元素周期律，将元素中电子层数目相同的各种元素，按核电荷数递增的顺序，从左到右排成一行；将最外电子层的电子数相同的元素，按电子层数递增的顺序，从上到下排成一列，即得到元素周期表。元素周期表是元素周期律的具体表现形式。

1. 周期　现代元素周期表有 7 行，每一行组成一个周期，分别为第 1 至第 7 周期。周期的序数，即是该周期元素原子具有的电子层数。例如，第2周期元素的原子，核外有2个电子层；反之，若核外有2个电子层，则该元素位于元素周期表的第2周期。除第一周期外，每一周期元素的原子最外层电子数从1个递增到8个，呈现周期性变化。

各周期中元素的数目不完全相同。第1周期有两种元素，称为特短周期；第2、3周期各有8种元素，称为短周期；第4、5周期各有18种元素，称为长周期；第6、7周期各有32种元素，称为特长周期。

2. 族　元素周期表中有18列，分为16个族，其中有8个A族和8个B族。除第ⅧB族占据3列外，其他每个族占据一列。A族也称主族，既有长周期元素，也有短周期元素，一般在族序数（用罗马数字表示）后加“A”字表示，如ⅠA、ⅡA、ⅢA等；B族也称副族，只包含长周期元素，一般在族序数后加“B”字表示，如ⅠB、ⅡB、ⅢB等；第ⅧA族为稀有气体元素。

由于同族元素的原子具有相似的最外层电子排布，所以，同一族元素具有相似的化学性质。

3. 元素的分区　根据各元素的电子层结构特征，将周期表中的元素划分为5个区，如图3－5所示。

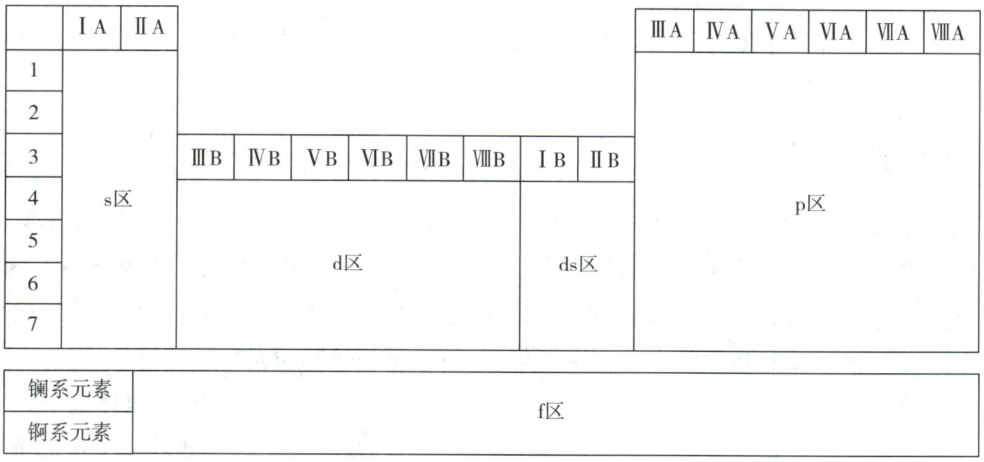

图3－5　元素周期表中元素的分区

s区元素：最后一个电子填充在s能级上的元素（不包括氦）。包括ⅠA和ⅡA，价电子较少，容易失去，除氢元素外，均为活泼金属元素。

p区元素：最后一个电子填充在p能级上的元素（其中氦填充在s能级上）。包括ⅢA～ⅧA，p区元素包含除氢以外所有非金属元素和少量金属元素。

d区元素：最后一个电子填充在d能级上的元素，包括ⅢB～ⅧB，d区元素皆为金属元素。

ds区元素：包括ⅠB和ⅡB，皆为金属元素。

d区和ds区元素统称为过渡元素，因其均为金属元素，所以又称过渡金属元素，它们的金属性弱于s区的金属元素。

f区元素：包括镧系和锕系元素，又称为内过渡金属元素。

看一看

门捷列夫的故事

德米特里·伊万诺维奇·门捷列夫（Д. И. Менделéев）是19世纪享誉世界的俄国化学家，他发现元素周期律，并发表世界上第一份元素周期表。他的名著《化学原理》被国际化学界公认为标准著作，影响了一代又一代的化学家。

元素周期表的诞生充满了戏剧性。有一次，门捷列夫在睡梦中，脑海里突然出现了一张他日思夜想的元素表，每一行、每一列都那么清晰而有规律；原子量依次增大，元素性质相互类似，中间没有任何的空缺。他醒来后找出笔和纸，把刚才梦到的那张表记录下来，并经过反复验算，终于得到梦寐以求的成果。

元素周期表的发现是一项划时代的成就，因为门捷列夫在梦中得到的灵感，所以人们都说“天才的发现，实现在梦中”。门捷列夫却说：“在做那个梦以前，我一直盯着目标，不断努力、不断研究，梦中的景象只不过是我十五年努力的结果。”

PPT

第二节　化学键与分子间作用力

元素的性质主要取决于该元素原子的核外电子排布，物质的性质主要取决于组成该物质的分子性质。分子的性质由分子的内部结构决定，因此，探索原子如何形成分子，分子如何构成宏观物质，对深入了解物质性质具有重要意义。

化学上将分子中相邻原子或离子间存在的较强烈的相互作用，称为化学键（chemical bonding）。根据化学键性质和特征的不同，将其分为离子键、共价键和金属键。

一、离子键的形成及特征

1. 离子键的形成　1916 年，德国化学家科塞尔（W. Kossel）根据稀有气体的最外层电子排布规律，提出了离子键理论。该理论认为，易失去电子的金属原子，将电子传递给易得电子的非金属原子，形成最外层具有八电子结构的正离子和负离子，两者通过静电引力结合成离子型分子。这种由正负离子间通过静电引力结合而成的化学键，称为离子键（electrovalent bond）。

以氯化钠为例，当金属钠在氯气中燃烧时，钠原子失去电子形成带正电荷的钠离子，其最外层电子排布为 $2s^22p^6$；氯原子得到电子形成带负电荷的氯离子，其最外层电子排布为 $3s^23p^6$。金属钠与氯气反应生成氯化钠的过程中，离子键的形成过程可简单表示为：

$$Na^{\times} + \cdot\ddot{\underset{..}{Cl}}: \longrightarrow Na^{+}[\overset{..}{\underset{..}{{}_{\times}^{\cdot}Cl}}:]^{-}$$

像氯化钠这样由离子键结合而成的化合物，称为离子化合物，如绝大部分的盐类、碱类和部分金属氧化物等都是离子化合物，如 KCl、Na_2SO_4、MgO 等。

2. 离子键的特征　离子键既无方向性又无饱和性。因为离子电荷分布可以近似认为是球形对称，因此在空间各个方向等同地吸引带异性电荷的离子，这就决定了离子键无方向性。离子键没有饱和性是指在离子晶体中，只要空间位置许可，每个离子总是尽可能多地吸引带异性电荷的离子，使体系处于尽量低的能量状态。

二、共价键的形成及特征

（一）共价键的形成

1916 年，美国化学家路易斯（G. N. Lewis）建立了经典的共价键理论。他认为 H_2、O_2、N_2 中两个原子间是共用了一对或多对电子，从而使每个原子均达到稳定的稀有气体原子的最外层电子层结构，这种分子中原子间通过共用电子对形成的化学键，称为共价键（covalent bond）。如 2 个氧原子共用 2 对电子形成氧气分子，而两个氮原子共用 3 对电子形成氮气分子。经典共价键理论初步揭示了共价键不同于离子键的本质，对分子的认识前进了一步，但是依然存在着局限性，如它不能解释两个带负电荷的电子为什么不相互排斥而相互配对成键；也不能解释原子间共用电子对如何导致生成的分子具有一定空间构型。1927 年，德国化学家海特勒（W. H. Heitler）和伦敦（F. London）首先将量子力学理论应用于分子结构中，后来鲍林和斯莱特（J. C. Slater）在此基础上建立了现代价键理论。

现代价键理论认为：

1. 若 A、B 两个原子各有一个未成对电子且自旋方向相反，则当 A、B 原子相互靠近时，电子云发生重叠，核间电子云密度增大，体系能量降低，形成稳定的共价单键，如氢气分子的形成；若 A、B 两个原子各有两个或三个未成对电子且自旋方向相反，可以形成共价双键或叁键，如氧气分子和氮气分子；若 A 有两个未成对电子，B 有一个未成对电子，则形成 AB_2型分子，如水分子。总之，原子有几个未成对电子，就可以和几个自旋方向相反的电子配对成键，这称为电子配对原理。

2. 两个原子形成共价键时，原子轨道重叠部分必须符号相同，且重叠部分越多，两个原子核间的电子云密度越大，体系能量越低，形成的共价键越牢固。因此，原子轨道总是尽可能采用最大重叠的方向形成共价键，这称为原子轨道最大重叠原理。

（二）共价键的特征

1. 共价键的饱和性　两个原子自旋方向相反的单电子配对形成共价键后，不能再与其他原子的电子配对成键，也就是说原子有几个未成对的电子，就能与几个自旋相反的未成对电子配对成键。这就是共价键的饱和性。如氢原子只有 1 个未成对电子，只能形成 1 个共价键。氦原子没有未成对电子，原子间不能成键，常以单原子形式存在。

2. 共价键的方向性　除 s 轨道呈球形对称外，p、d、f 轨道在空间都有特定的伸展方向，根据原子轨道最大重叠原理，在形成稳定的共价键时，原子间总是沿着电子云密度最大的方向（即原子轨道对称轴的方向）重叠，这就是共价键的方向性。如在氢原子和氟原子形成氟化氢分子的过程中，氢原子的 1s 轨道和氟原子的一个 2p 轨道可以有很多重叠方式，如图 3－6 所示。其中只有氢原子的 1s 轨道沿着氟原子 2p 轨道的对称轴方向靠近时，电子云重叠程度最大，形成的共价键最稳定，如图 3－6（a）所示。其他方式重叠程度较小，不能形成稳定的共价键，如图 3－6（b）所示。

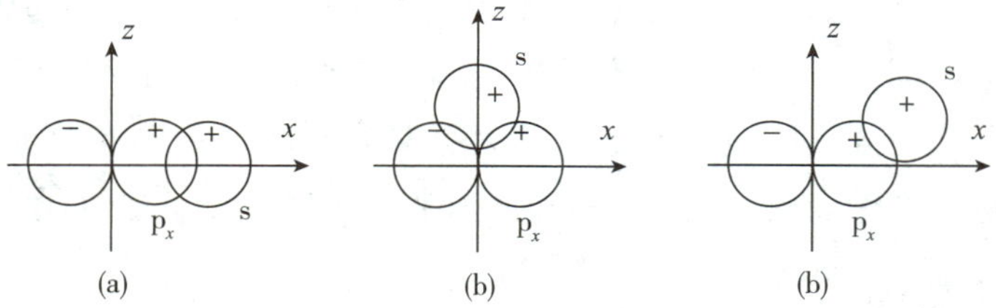

图 3－6　H 原子与 F 原子成键示意图

（三）共价键的类型

根据成键时原子轨道重叠方式不同，共价键分为两种基本类型：σ 键和 π 键。

1. σ 键　原子轨道沿着键轴（即两个成键原子的核间连线）方向以“头碰头”方式重叠形成的共价键，称为 σ 键。如图 3－7 所示，如 H_2分子中 s－s 重叠，HF 分子中 s－p_x重叠，F_2分子中的 p_x－p_x重叠等。σ 键的特点是轨道重叠部分集中于两个原子核之间，且沿键轴呈圆柱形对称，可绕键轴任意旋转，轨道重叠程度最大，成键电子云集中在键轴处，

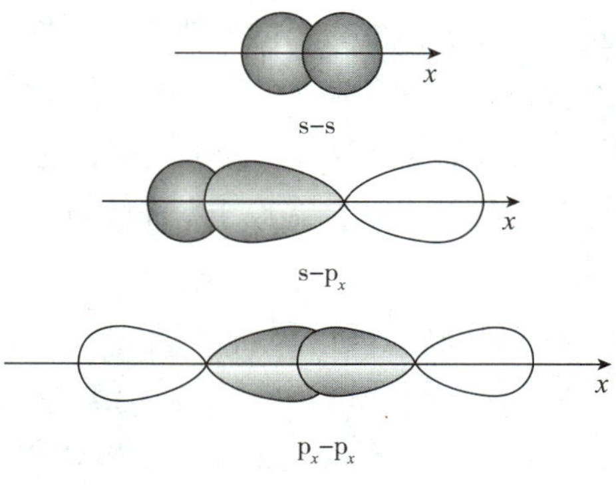

图 3－7　σ 键示意图

对原子核的吸引力较强，较稳定，不易断裂，化学性质不活泼，可单独存在于两个原子之间。

2. π 键 两个成键原子轨道沿着键轴方向以“肩并肩”方式重叠形成的共价键，称为 π 键，如图 3－8所示。π 键的特点是原子轨道重叠部分垂直于键轴，电子云在键轴的上、下方呈镜面对称分布，π 键不能绕着键轴自由旋转，轨道重叠程度较小，容易断裂，化学性质活泼，不能单独存在。

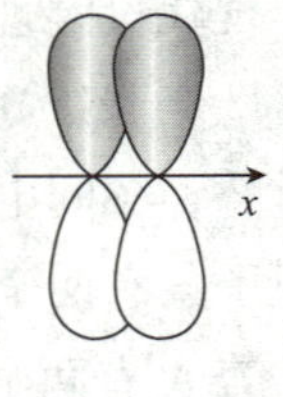

图 3－8　π 键示意图

3. 配位键 除常见的 σ 键和 π 键以外，还有一类特殊的共价键，其成键的电子对由一个原子单方提供，另一个原子仅提供空原子轨道，这种共价键称为配位共价键，简称配位键（coordinate bond）。配位键用“→”表示，箭头方向由提供电子对的原子指向接受电子对的原子。如 NH_4^+ 由三个 σ 键和一个配位键构成，其中配位键是 N 原子提供一对孤对电子与 H^+ 共用形成。配位键与普通共价键的区别在于共用电子对由一个成键原子单方提供，成键后两者没有区别。如 NH_4^+ 中的四个 N—H 键完全相同。

（四）键参数

表征共价键性质的物理量称为键参数。共价键的参数主要有键长、键能、键角、键的极性等。键参数可以由理论计算得到，也可以由实验测得。根据共价键的参数能够判断分子的几何构型、热稳定性等性质。

1. 键长 分子中两个成键原子的原子核之间的平均距离称为键长（bond length）。一般共价键的键长越长，共价键越弱，形成的共价键越不牢固。相同原子间的键长由长到短顺序为单键 > 双键 > 叁键。

2. 键能 用于描述化学键强弱的物理量，常用单位是 kJ/mol。在 101. 325kPa，298. 15K 标准状态下，将 1mol 气态双原子分子解离为两个气态原子时所需要的能量称为键能。一般情况下，键能越大，共价键越牢固。

3. 键角 分子中键与键之间的夹角称为键角（bond angle），它是反映分子空间结构的一个重要因素。如 H_2O 分子中两个 O—H 键之间的键角为 104. 5°，这就决定了 H_2O 分子为 V 形结构；NH_3 分子中三个 N—H 键之间的键角为 107. 3°，表明 NH_3 分子的构型为三角锥形。一般来说，根据分子的键角和键长可以确定分子空间构型。

4. 键的极性 共价键的极性取决于两个成键原子电负性的差值。若两个成键原子电负性相同，则对共用电子对的吸引能力相同，共用电子对不发生偏移，这种共价键称为非极性共价键，简称非极性键。若两个成键原子电负性不同，则对成键电子的吸引能力不同，共用电子对会发生偏移，这种共价键称为极性共价键，简称极性键。成键原子间的电负性相差越大，键的极性越大。

（五）杂化轨道理论 e 微课 1

价键理论简明地阐明共价键的形成过程和本质，成功解释了共价键的方向性和饱和性，但在解释一些分子空间结构方面遇到了困难。如 CH_4 分子，实验测得该分子的四个 C—H 键完全相同，键角均为 109. 5°，分子构型为正四面体。按照价键理论，碳原子仅有两个未成对电子，只能与两个氢原子形成两个共价键，且键角应为 90°，显然与事实不符。对于水分子而言，根据价键理论，两个 O—H 键的键角应为 90°，而实验测得水分子的键角为 104. 5°，这些价键理论都无法解释。

为了更好地解释多原子分子实际空间构型和性质，1931 年鲍林提出杂化轨道理论，丰富和发展了现代价键理论。

1. 杂化轨道理论要点

（1）在同一原子中，若干个能量相近的不同类型的原子轨道进行线性组合，重新分配能量和改变空间伸展方向，形成能量相同、形状相同、伸展方向不同的新原子轨道，这个过程称为轨道杂化，简称杂化（hybridization）。杂化后形成的新原子轨道，称为杂化轨道（hybrid orbitals）。

（2）形成的杂化轨道的数目与参与杂化的原子轨道的数目相等。轨道杂化后能量重新分配，轨道空间伸展方向采用最大夹角分布，从而使新形成的化学键之间排斥力最小，体系能量最低，分子更稳定。

（3）杂化轨道一头大一头小，大的一头能与其他原子轨道更大程度重叠，故成键能力增强。

（4）杂化过程从能量上来说是合理的。轨道杂化时，一般是成对电子其中一个被激发到能级更高的空轨道上形成单电子，其激发时所需的能量从成键时放出的能量予以补偿。

2. 杂化轨道的类型　杂化轨道通常是根据参与杂化的原子轨道种类和数目不同进行分类，常见的杂化轨道类型有以下几类。

（1）sp 杂化　能量相近的一个 *n*s 轨道和一个 *n*p 轨道杂化，形成两个等价的 sp 杂化轨道，每个 sp 杂化轨道都含有 1/2 的 s 轨道成分和 1/2 的 p 轨道成分，两个 sp 杂化轨道呈一头大一头小，对称轴之间的夹角为 180°，如图 3－9（a）所示。两个 sp 杂化轨道分别与其他原子轨道形成的分子空间构型呈直线形。

例如，$BeCl_2$分子的形成。基态铍原子的最外层电子排布为 $2s^2$，没有未成对电子，按价键理论不能形成共价键，但铍的一个 2s 电子被激发进入 2p 轨道上，通过 sp 杂化形成两个等价的 sp 杂化轨道，分别与氯原子的 3p 轨道以“头碰头”的方式重叠，形成两个 σ 键，$BeCl_2$分子的空间构型为直线形，如图 3－9（b）所示。

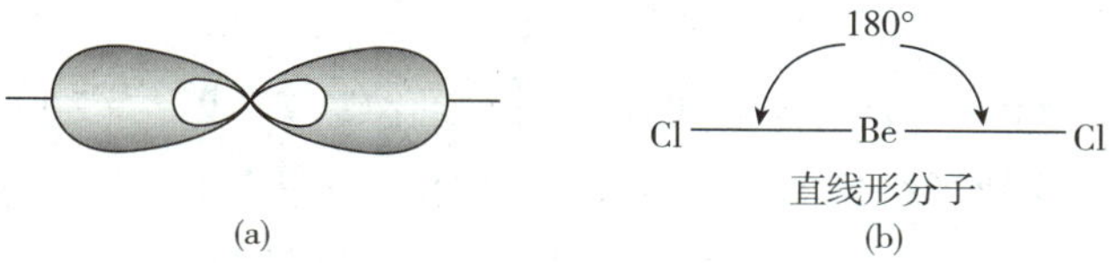

图 3－9　$BeCl_2$分子示意图

（2）sp^2杂化　能量相近的一个 *n*s 轨道和两个 *n*p 轨道杂化，可形成三个等价的 sp^2杂化轨道，每个 sp^2杂化轨道都含有 1/3 的 s 轨道成分和 2/3 的 p 轨道成分，三个 sp^2杂化轨道对称轴的夹角为 120°，如图 3－10（a）所示。三个 sp^2杂化轨道分别与其他原子轨道形成的分子空间构型呈平面三角形。

例如，BF_3分子的形成。基态硼原子的最外层电子排布为 $2s^22p^1$，似乎只能形成一个共价键。根据杂化轨道理论，成键时硼原子的一个 2s 轨道中的电子被激发到 2p 轨道上，此时硼原子的最外层电子排布为 $2s^12p^2$，通过 sp^2杂化，形成三个等价的 sp^2杂化轨道，杂化轨道对称轴之间的夹角为 120°。三个 sp^2杂化轨道分别与氟原子的 2p 轨道以“头碰头”的方式重叠，形成三个 σ 键，BF_3分子的空间构型为平面三角形，如图 3－10（b）所示。

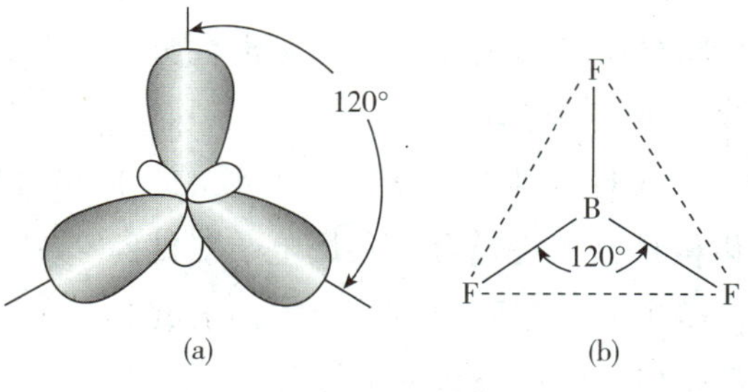

图 3－10　BF_3分子示意图

（3）sp^3杂化　能量相近的一个 *n*s 轨道和三个 *n*p 轨道杂化，形成四个等价的 sp^3杂化轨道。每个 sp^3杂化轨道都含有 1/4 的 s 轨道成分和 3/4 的 p 轨道成分，轨道对称轴之间的夹角为 109.5°，如图 3－

11（a）所示。三个 sp^2 杂化轨道分别与其他原子轨道形成分子的空间构型为四面体。

例如，CH_4 分子的形成。基态碳原子的最外层电子排布为 $2s^22p^2$，成键时，碳原子一个 2s 轨道中的电子被激发到 2p 轨道，此时碳原子的最外层电子排布为 $2s^12p^3$，发生 sp^3 杂化后形成四个 sp^3 杂化轨道，新形成的四个 sp^3 杂化轨道分别与氢原子的 1s 轨道以“头碰头”的方式重叠，形成四个 σ 键，CH_4 分子的空间构型为正四面体，键角为 109.5°，如图 3－11（b）所示。

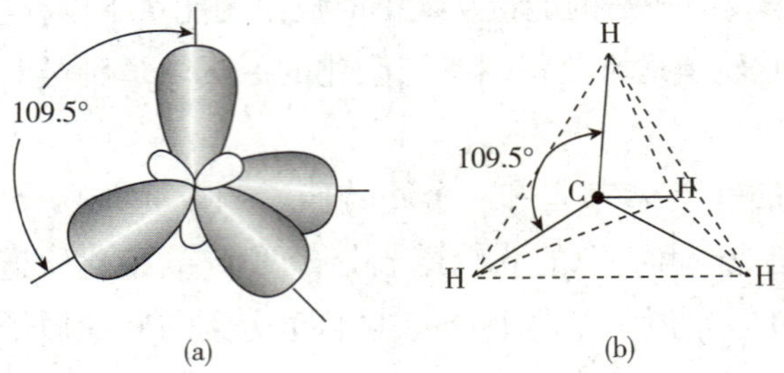

图 3－11 CH_4 分子示意图

（4）不等性杂化 如果在杂化轨道中有不参加成键的孤对电子，使得各杂化轨道的成分和能量不完全相同，这种杂化称为不等性杂化（nonequivalent hybridization）。如 NH_3 和 H_2O 中的 N 和 O 原子属于此类杂化。

以 NH_3 分子的形成为例，基态 N 原子的最外层电子排布为 $2s^2 2p^3$，成键时四个原子轨道发生 sp^3 杂化，形成四个 sp^3 杂化轨道。四个 sp^3 杂化轨道中三个 sp^3 杂化轨道分别有未成对电子，分别与三个 H 原子的 1s 电子形成三个 σ 键，还有一个 sp^3 杂化轨道有一对孤对电子，不参与成键。该孤对电子更靠近 N 原子，其电子云密集于 N 原子周围，挤压其他三对成键电子，导致三个 N—H 键之间的键角压缩为 107.3°，如图 3－12（a）所示。

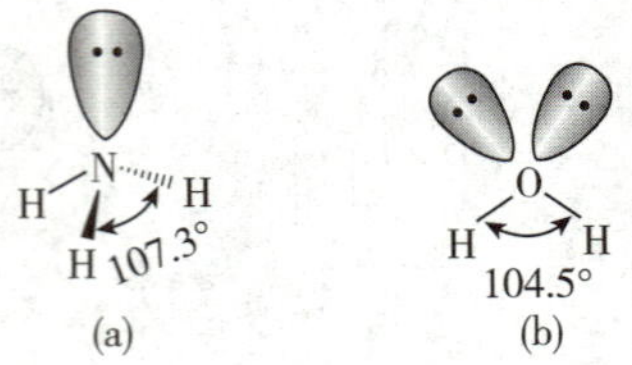

图 3－12 NH_3 和 H_2O 分子示意图

H_2O 分子的形成类似于 NH_3 分子，O 原子采取 sp^3 不等性杂化形成四个 sp^3 杂化轨道，其中两个 sp^3 杂化轨道的未成对电子与氢的 1s 电子成键，两个 sp^3 杂化轨道被孤对电子占据，挤压两对成键电子，使 H_2O 分子中两个 O—H 键之间的键角压缩为 104.5°。故 H_2O 分子的空间构型为 V 形，如图 3－12（b）所示。

三、范德华力与氢键

1. 分子的极性 虽然分子从整体上看是不显电性的，但分子内部的电荷分布是不均匀的。根据分子中正负电荷重心是否重合，可将分子分为极性分子和非极性分子。若分子中的正负电荷重心不重合，则该分子为极性分子，反之则为非极性分子。

（1）双原子分子 双原子分子极性与化学键极性是一致的。以极性键结合的双原子分子都是极性分子，如 HCl 分子，两个原子以极性共价键结合，共用电子对偏向 Cl 原子，使 Cl 原子一端带部分负电荷，H 原子一端带部分正电荷，整个分子电荷分布不均匀，正负电荷重心不重合，所以，HCl 分子是极性分子。又如 HF、HBr 和 HI 都是以极性键结合的极性分子。

以非极性共价键结合而成的双原子分子都是非极性分子。如 H_2 分子，两个氢原子是以非极性共价键结合的，共用电子对不偏向任何一个氢原子，整个分子正负电荷重心重合，所以，H_2 是非极性分子。又如 O_2、Cl_2、N_2 和 I_2 等都是以非极性共价键结合的非极性分子。

（2）多原子分子　对于多原子分子，如果分子中的化学键均是非极性键，那该分子一般为非极性分子；如果分子中有极性键，分子是否有极性取决于分子的空间构型，空间构型对称的分子为非极性分子。如 AB_2 型的直线形分子 CO_2；AB_3 型的平面正三角形分子 BF_3；AB_4 型的正四面体分子 CH_4，它们都是空间对称的构型，各共价键极性相互抵消，所以，都是非极性分子。分子中有极性键，且分子空间构型不对称，各共价键极性不能完全抵消，则该分子为极性分子。如三角锥形的 NH_3，V 形的 H_2O，它们是极性分子。

2. 范德华力　分子间作用力是 1873 年荷兰物理学家范德华（van der Waals）首先提出，所以又称范德华力。分子间作用力的强度只有化学键的 1%~10%，作用范围在 300~500pm，没有饱和性和方向性。当原子结合成分子后，分子之间主要是通过分子间作用力结合成物质。这种作用力对物质的聚集状态、溶解度和表面张力等有重要影响。根据作用力产生的原因和特点，可分为取向力、诱导力和色散力。微课 2

（1）取向力　存在于极性分子与极性分子之间。由于极性分子的电荷分布不均匀，一端带正电，另一端带负电，形成偶极。因此，当两个极性分子相互靠近时，由于同性相斥，异性相吸，两个分子将发生相对转动。这种偶极分子通过相互转动而使相反电性的极靠近的运动，称为“取向”。这种由于极性分子的取向而产生的分子间作用力，称为取向力（dipole - dipole forces）。

（2）诱导力　存在于极性分子之间或极性分子与非极性分子之间。在极性分子和非极性分子之间，由于极性分子的影响，使非极性分子电子云与原子核发生相对位移，产生诱导偶极，与原极性分子的固有偶极相互吸引。这种由于诱导偶极产生的分子间作用力，称为诱导力（dipole - induced dipole forces）。极性分子之间既有取向力，也有诱导力。

（3）色散力　存在于任何分子之间。当非极性分子相互靠近时，由于分子的电子不断运动，原子核不断振动，经常发生电子云和原子核之间瞬时相对位移，产生瞬时偶极。这种瞬时偶极会诱导相邻分子产生与它相互吸引的瞬时偶极。由于瞬时偶极之间的不断重复作用，使分子之间始终存在着引力，因其计算公式与光色散公式相似，故称为色散力（dispersion forces）。

综上所述，分子间作用力的来源是取向力、诱导力和色散力。其中，取向力只存在于极性分子之间，诱导力存在于极性分子之间、极性分子和非极性分子之间，色散力存在于所有分子之间。对绝大多数分子来说，色散力是主要的。通常，分子的相对分子质量越大，越容易变形，色散力越大，从而范德华力越大，物质的熔点、沸点越高。据此可以解释一些物质物理性质的递变规律，如 F_2、Cl_2、Br_2、I_2 相对分子质量逐渐增大，熔点、沸点依次升高。

3. 氢键　H_2O、H_2S、H_2Se 和 H_2Te 是同族氢化物，分子量依次增大，按照分子间作用力对物质性质的影响，它们的沸点理论上应该依次升高，但实验发现 H_2O 的沸点高于另外三种氢化物，说明 H_2O 分子之间还存在其他作用力，这种作用力就是氢键（hydrogen bond）。

（1）氢键的形成和特点　当氢原子与电负性大、半径小的原子（如 F、O、N）形成强极性的共价键后，由于电负性相差很大，共用电子对强烈地偏向电负性大的原子，使氢原子几乎成为裸露的质子，带有密度很高的正电荷。当另一个电负性大、半径小且外层有孤对电子的原子接近该氢原子时，会产生定向静电吸引力，该吸引力称为氢键。

氢键通常用 X—H…Y 表示，虚线表示氢键，X、Y 分别代表 F、O、N 等电负性大、原子半径小的原子。X 与 Y 可以不同，也可相同。形成 X—H…Y 氢键的条件是：第一，必须含有 H 原子；第二，H 原子必须与电负性很大、半径很小的原子形成强极性的共价键；第三，与 H 能形成氢键的原子必须电负性大、半径小且有孤对电子。

如 H_2O 分子中，氧的电负性比氢大很多，共用电子对强烈地向氧原子偏移，O—H 键的极性很强，使氢原子几乎变成裸露的质子，氢原子容易与另一个氧原子接近，并产生强烈的静电作用形成氢键，如图 3－13 所示。

氢键具有类似共价键的特点，既有饱和性，又有方向性。氢键的饱和性是指一个氢原子只能形成一个氢键。氢键的方向性是指形成氢键 X—H⋯Y 时，三个原子尽量在一条直线上，使原子之间的排斥力最小。氢键比化学键弱得多，但强于范德华力，键能一般在 42kJ/mol 以下。

（2）氢键的类型及其对物质性质的影响　氢键分为分子间氢键和分子内氢键。分子之间形成的氢键称为分子间氢键，如图 3－13 所示，水分子之间存在分子间氢键。同一分子内形成的氢键称为分子内氢键，如图 3－14 所示，邻羟基苯甲酸存在分子内氢键。形成分子内氢键的三个原子虽然不在同一条直线上，但由于形成环状结构，分子的稳定性增加。

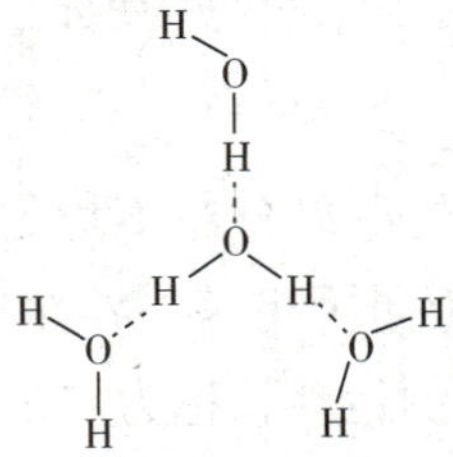

图 3－13　H_2O 分子间氢键

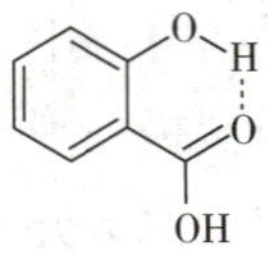

图 3－14　邻羟基苯甲酸分子内氢键

氢键存在于许多化合物中，若形成分子内氢键，一般会使物质的熔沸点降低，这是因为分子内形成了氢键，影响了分子间再形成氢键，同时分子内形成了氢键会使有关极性基团的极性降低，削弱了分子间的作用力。分子间氢键的形成会使物质的熔沸点升高，如 H_2O、HF 和 NH_3 分子都能形成分子间氢键，所以其熔沸点比同族元素的氢化物都高。氢键的形成对物质的溶解度也有影响，若溶剂与溶质形成分子间氢键，则溶质的溶解度增大。若溶质存在分子内氢键，则该物质在极性溶剂中溶解度减小，而在非极性溶剂中溶解度增大。

氢键广泛存在于人体的各个组织中，常见的蛋白质和核酸等生物大分子都存在氢键。重要的遗传物质 DNA 分子就是通过碱基之间的氢键维系其双螺旋结构的稳定性，一旦 DNA 分子的双螺旋结构遭到破坏，生物功能就会丧失。譬如很多抗肿瘤的药物，其作用靶点就是肿瘤细胞内的 DNA，通过氢键改变 DNA 的内在结构，抑制肿瘤细胞的生长。因此，了解氢键在医药学上具有重要的意义。

想一想

指出下列各组分子之间存在的作用力或氢键：Br_2 与 N_2，CO_2 与 HCl，HF 与 H_2O。

答案解析

看一看

氢键在生物活性分子中的作用

蛋白质是生物体内含量最丰富的一类生物大分子物质，其分子的基本组成单元是氨基酸。参与合成蛋白质的氨基酸有 20 种，且绝大部分都属于 α－氨基酸。蛋白质是具有三维空间结构的生物大分子，它的空间构象与其功能密切相关。如牛胰核糖核酸酶是一种具有球蛋白性状的蛋白质，是催化核糖核酸水解的一种核酸内切酶，它的分子中含有 124 个氨基酸结构单元，其单链中约有 1/5 为螺旋结构。核糖核酸酶分子的空间结构依靠氢键及四对二硫键维系。如果这些氢键断裂，该分子的空间构象就会被破坏，分子中肽链变为无规则卷曲，其生物活性就会完全丧失。所以说蛋白质的空间结构在其功能中起着决定性作用，维系其空间结构的重要因素就是氢键。

目标检测

答案解析

一、填空题

1. $^{127}_{53}I$ 和 $^{131}_{53}I$ 两种原子的原子核内__________相同，__________不同，两者互称__________。

2. 原子核外电子的排布遵循__________、__________、__________。

3. 化学键可分为__________、__________、__________三种基本类型，其中大部分化合物以__________结合而成。

4. 共价键根据电子云的重叠方式不同分为__________和__________。

二、问答题

1. 指出下列两种原子 $^{39}_{19}X$ 和 $^{80}_{35}X$ 的质子数、中子数和电子数。

2. 现代价键理论中，共价键的轨道重叠方式有哪几种？

（王红波）

书网融合……

重点回顾　　微课 1　　微课 2　　习题

第四章　化学反应速率和化学平衡

学习目标

知识目标：

1. **掌握**　化学反应速率及其影响因素；化学平衡及其影响因素。
2. **熟悉**　基元反应和反应机制；可逆反应和化学平衡；化学平衡常数。
3. **了解**　碰撞理论和过渡状态理论的主要观点；活化能的概念。

能力目标：

1. 能利用一级反应数学模型计算药物半衰期、有效期和给药时间。
2. 能判断化学平衡移动方向。

素质目标：

1. 认识药品的有效期、保存条件和给药时间等；体温对生化系统功能的影响；体内生物催化剂——酶。

2. 认识尿酸引起痛风、寒冷诱发关节疼痛、含氟牙膏中氟离子有效地预防龋齿、一氧化碳中毒等医学知识的理论依据。

导学情景

情景描述：复方阿司匹林为解热镇痛药，每片含阿司匹林0.22g，非那西丁0.15g，咖啡因35mg，口服，成人1次1~2片，1日3次，饭后服；复方磺胺甲噁唑为抗菌药，每片含磺胺甲噁唑0.4g、甲氧苄啶80mg，口服，成人1次2片，每12小时1次；阿奇霉素是抗菌药，每片含阿奇霉素0.25g，口服，成人1日1次，在餐前1小时或餐后两小时服1片。

情景分析：给药时间可影响药效，临床用药时，需视具体药物和病情而定。每日给药次数，除根据病情外，药物的半衰期是给药间隔的基本参考依据。一般来说，半衰期较短的药物，每日给药次数较多；半衰期较长的药物，每日给药次数较少。复方阿司匹林半衰期短，每日给药3次，必要时可每4小时服1次；复方磺胺甲噁唑半衰期为10~12小时，每日给药2次；阿奇霉素半衰期为35~48小时，每日只需给药1次。

讨论：药物的半衰期是指药物在血液中浓度从最高值下降一半所需的时间，是反映药物在体内发生化学反应速率的快慢。许多药物在体内的吸收、分布、代谢和排泄过程，可近似地看作一级反应。通过一级反应的数学模型，可以计算药物的半衰期。什么是一级反应？

学前导语：化学反应进行快慢用反应速率表示，化学反应进行程度用化学平衡表示。研究反应速率、化学平衡，对于工农业生产、日常生活、医药卫生等具有重要意义。

第一节　化学反应速率

PPT

一、概述

不同化学反应，快慢不相同，有的反应瞬间即可完成，如火药的爆炸、中和反应等；有的化学反应，在短时间内从宏观上几乎觉察不出来，如塑料的老化、石油的形成等。即使是同一化学反应，在不同条件下其反应速率也不相同。化学反应的快慢用化学反应速率来表示。

（一）化学反应速率及其表示

化学反应速率是指在一定条件下反应物转化为产物的速率，常用单位时间内反应物浓度的减少或生成物浓度的增加来表示。浓度单位常用 mol/L，时间单位可用 s（秒）、min（分钟）、h（小时）、d（天）或 a（年）等。化学反应平均速率（average velocity）可表示为

$$\bar{v} = \pm\frac{\Delta c}{\Delta t} = \left|\frac{\Delta c}{\Delta t}\right| \qquad (4-1)$$

式中，Δc 表示 Δt 时间内某组分浓度的变化；Δt 表示反应时间变化；$\bar{v}$ 为平均速率，表示在单位时间间隔内反应中物质浓度的变化量，单位一般用 mol/(L · s)、mol/(L · min) 或 mol/(L · h) 等表示。为了确保反应速率为正值，以反应物浓度表示时，取“－”，以生成物浓度表示时，取“＋”。

现以一定条件下合成氨反应为例，说明反应速率的表示方法及与之相关的概念。

在某条件下，合成氨反应过程中，各物质浓度变化情况如下。

	$N_2(g)$	$+3H_2(g)$	$\rightleftharpoons 2NH_3(g)$
起始浓度（mol/L）	1.0	3.0	0
2s 后浓度（mol/L）	0.8	2.4	0.4

若用反应物 N_2、H_2的浓度变化来表示反应速率，有

$$\bar{v}_{N_2} = -\frac{0.8-1.0}{2} = 0.1\text{mol/(L · s)}$$

$$\bar{v}_{H_2} = -\frac{2.4-3.0}{2} = 0.3\text{mol/(L · s)}$$

若用生成物 NH_3的浓度变化来表示反应速率，有

$$\bar{v}_{NH_3} = \frac{0.4-0}{2} = 0.2\text{mol/(L · s)}$$

必须注意以下几点：

（1）同一化学反应，用不同物质表示反应速率，数值可能不同，反应速率之比等于化学方程式中各物质前化学计量数之比。各物质都可表示该反应的反应速率，但必须指明。若将各物质表示的速率除以各自反应计量数，可得统一的反应速率。

$$\bar{v} = \bar{v}_{N_2} = \frac{1}{3}\bar{v}_{H_2} = \frac{1}{2}\bar{v}_{NH_3} = 0.1\text{mol/(L · s)}$$

（2）以上所得的反应速率只是平均速率，但实际生产中需要了解某一时刻的反应速率即瞬时速率。当 Δt 趋近于 0 时，平均速率的极限，即为瞬时速率，用 v 表示。

$$v = \lim_{\Delta t \to 0}\left|\frac{\Delta c}{\Delta t}\right| = \left|\frac{\mathrm{d}c}{\mathrm{d}t}\right|$$

对于一般的化学反应 $a\text{A} + b\text{B} \rightleftharpoons c\text{C} + d\text{D}$

反应的平均速率

$$\bar{v} = -\frac{1}{a}\frac{\Delta c_A}{\Delta t} = -\frac{1}{b}\frac{\Delta c_B}{\Delta t} = \frac{1}{c}\frac{\Delta c_C}{\Delta t} = \frac{1}{d}\frac{\Delta c_D}{\Delta t} \quad (4-2)$$

反应的瞬时速率

$$v = -\frac{1}{a}\frac{dc_A}{dt} = -\frac{1}{b}\frac{dc_B}{dt} = \frac{1}{c}\frac{dc_C}{dt} = \frac{1}{d}\frac{dc_D}{dt} \quad (4-3)$$

如上述合成氨反应瞬时速率

$$v = -\frac{dc_{N_2}}{dt} = -\frac{1}{3}\frac{dc_{H_2}}{dt} = \frac{1}{2}\frac{dc_{NH_3}}{dt} \quad (4-4)$$

(3) 化学反应具有可逆性，实验测得的反应速率实际上是正向速率和逆向速率之差，即净反应速率。

(二) 基元反应和反应机制

当温度一定时，对于某一化学反应，反应速率与反应进行的具体途径有关。化学反应进行时所经过的具体途径，称为反应机制。要了解反应机制，研究反应物浓度与反应速率之间的定量关系，必须先了解基元反应和非基元反应。

基元反应（elementary reaction）是指反应物的微粒（分子、原子、离子或自由基等）一步直接转化为产物的反应。如

$$NO_2 + CO = NO + CO_2$$

在反应中反应物 NO_2分子和 CO 分子经过一次碰撞转变成产物 NO 分子和 CO_2分子，是一步完成，是基元反应。

基元反应是最简单的反应，因为在反应过程中没有任何中间产物。许多化学反应，尽管反应方程式很简单，但不是基元反应。例如，反应 $H_2(g) + I_2(g) = 2HI(g)$。

实验研究表明，该反应历程是按如下两个基元反应进行。

第一步　$I_2 \longrightarrow I + I$　（快）

第二步　$H_2 + 2I \longrightarrow 2HI$　（慢）

第一步基元反应速率快，第二步基元反应速率慢。其中速率慢的步骤决定整个反应速率。通常把决定整个反应速率的基元反应，称为定速步骤（rate - determining step）。

实际上基元反应并不多，大多数化学反应要经过若干步骤才能实现，即由若干个基元反应组成，这类反应称为非基元反应，又称为复杂反应。

一般非基元反应是由两个或两个以上的基元反应所组成。如碘酸与亚硫酸反应。

第一步　$HIO_3 + H_2SO_3 \longrightarrow HIO_2 + H_2SO_4$　（慢）

第二步　$HIO_2 + 2H_2SO_3 \longrightarrow HI + 2H_2SO_4$　（快）

第三步　$HIO_3 + 5HI \longrightarrow 3H_2O + 3I_2$　（快）

总反应　$2HIO_3 + 5H_2SO_3 = 5H_2SO_4 + H_2O + I_2$

(三) 化学反应速率理论简介

为了探讨化学反应速率内在规律，化学家们提出了多种揭示化学反应内在联系的模型，形成了两种最主要的速率理论——碰撞理论和过渡状态理论。

1. 碰撞理论　1918 年，英国化学家路易斯（G. N. Lewis）在研究气相双分子反应的基础上，提出了碰撞理论，该理论主要观点如下。

(1) 反应物分子间相互碰撞是发生化学反应的必要条件。反应物分子必须相互碰撞才有可能发生反应。碰撞的频率越高，反应速率越快。反应速率快慢与单位时间内碰撞次数（碰撞频率）成正比。

碰撞频率与反应物浓度成正比。

（2）能够发生化学反应的碰撞称为有效碰撞。能够发生有效碰撞的分子，称为活化分子。活化分子必须具备足够的能量，以克服分子接近时电子云之间的排斥力，从而使分子中的原子重组，即发生化学反应。活化分子在全部分子中所占有的比例与分子能量关系，符合玻尔兹曼分布，如图 4 - 1 所示。活化分子所具有的最低能量（E^*）与反应物分子的平均能量（$E_{平}$）之差，称为活化能（activation energy），用 E_a 表示。

$$E_a = E^* - E_{平}$$

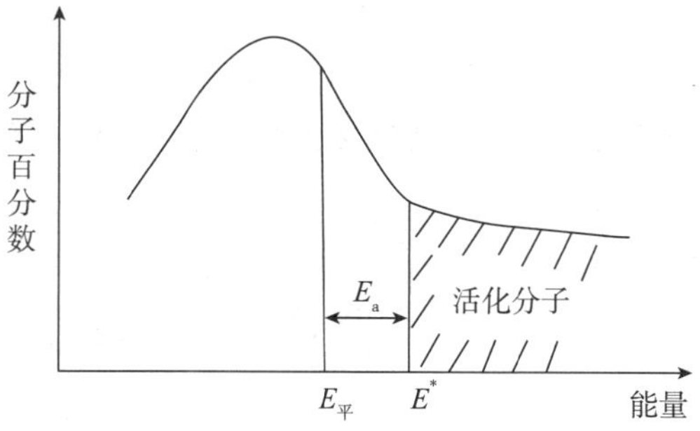

图 4 - 1　玻尔兹曼分子能量分布

反应是通过反应物分子间的碰撞实现的，反应速率正比于碰撞频率。在一定条件下反应 E_a 越大，活化分子所占百分数越小，有效碰撞频率越低，反应速度越慢；反之，反应 E_a 越小，活化分子所占百分数越大，有效碰撞频率越高，反应速度越快。

活化能大小取决于反应物分子本性，不同化学反应活化能不同。一般反应活化能为 60 ~ 250kJ/mol，当 E_a 小于 40kJ/mol 时，反应速率很快，瞬间完成；当 E_a 大于 400kJ/mol 时，反应速率很慢，有时可以认为未发生化学反应。

有效碰撞还取决于分子碰撞的取向。活化分子必须在适当方位上碰撞才有可能发生化学反应。例如，$HI(g) + HI(g) = I_2(g) + H_2(g)$，HI 和 HI 分子间有不同取向的碰撞。只有当碘原子与碘原子、氢原子与氢原子同时相撞时，才有可能发生原子重新组合，发生化学反应，如图 4 - 2 所示。

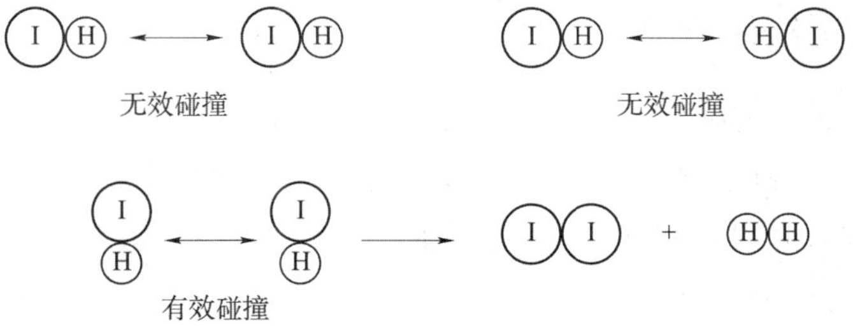

图 4 - 2　不同取向的分子碰撞

碰撞理论比较直观地解释一些简单气体双分子反应速率与活化能的关系，但没有从分子内部结构及运动本质揭示活化能的意义，因而具有一定局限性。

2. 过渡态理论　1930 年，美国物理化学家艾林（H. Eying）将统计力学和量子力学应用于化学，建立了过渡态理论。该理论认为，化学反应不是反应物分子间通过碰撞直接生成产物，而是在反应物到产物转变过程中，必须通过一种过渡状态，即形成活化配合物，再转变成产物。

$$A + B-C \rightleftharpoons [A\cdots B\cdots C] \rightarrow A-B + C$$

过渡态（活化配合物）

[A…B…C] 为 A 和 B - C 处于过渡状态时，所形成的一个类似配合物结构的物质，称为活化配合

物。这时原有的化学键（B—C 键）被削弱但未完全断裂，新的化学键（A—B 键）开始形成但尚未完全形成。活化配合物的势能较高，不稳定，它既可分解为原来的反应物（A 和 B—C），又可分解成产物（A—B 和 C）。反应速率取决于活化配合物浓度、分解百分率以及分解速率等因素。

在过渡状态理论中，活化配合物最低能量与反应物分子平均能量之差，即是活化能（正反应），如图 4－3 中 $E_{a正}$。$E_{a正}$是使正反应进行所必须克服的势能垒，只有反应物分子吸收足够能量“爬越”过这个能垒，反应方可进行。如图 4－3 中 $E_{a逆}$是逆反应的活化能。$E_{a正}$与 $E_{a逆}$之差，即为化学反应热，可用焓变ΔH 或热 Q 表示。

$$\Delta H = E_{a正} - E_{a逆}$$

当 $E_{a正} > E_{a逆}$时，$\Delta H > 0$，反应吸热（$Q < 0$）；当 $E_{a正} < E_{a逆}$时，$\Delta H < 0$，反应放热（$Q > 0$）。

若正反应为放热，则逆反应为吸热。无论是放热反应还是吸热反应，反应物分子都必须先越过过渡态能垒，反应才能进行。

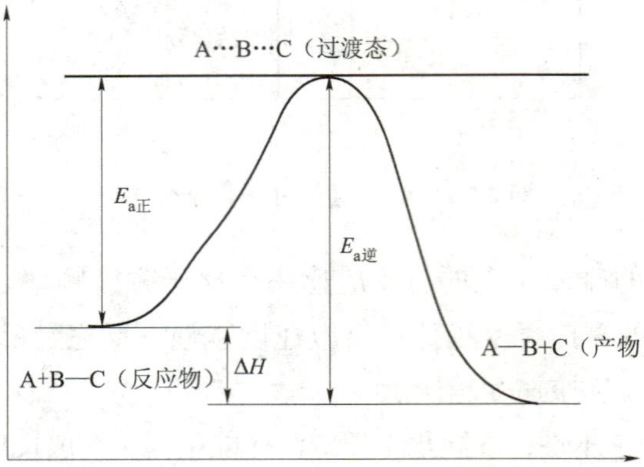

图 4－3　反应历程－能量图

过渡态理论远未成熟，主要原因在于活化配合物不仅难以分离，甚至难以用仪器检测。但过渡态理论把反应速率与反应物分子的微观结构联系起来，因此，为研究反应机制的化学家广泛采用，对于处理复杂分子间的反应更有实际意义。

二、影响化学反应速率的因素

化学反应千差万别，反应速率各不相同。主要影响因素有：①内在因素，反应物本身的组成、结构和性质；②外界因素，如温度、浓度、压强、催化剂等。外因需要通过内因起作用，以下讨论外因对化学反应速率的影响以及外因如何通过内因起作用。

（一）浓度对化学反应速率的影响

1. 质量作用定律和速率方程　表示反应速率和反应物浓度之间定量关系的数学表达式，称为速率方程式。当温度一定时，基元反应的反应速率与各反应物浓度系数次方的乘积成正比，这一规律称为质量作用定律。对于一般的基元反应

$$aA + bB = cC + dD$$

其速率方程式为

$$v = kc_A^a c_B^b \qquad (4-5)$$

式中，k 为速率常数；各浓度乘积项的幂指数之和（$a+b$）称为该反应的总反应级数。反应级数也可以对某一反应物而言，上述反应对于反应物 A 来说是 a 级，对于反应物 B 来说是 b 级。

例如，基元反应 $2NO(g) + O_2(g) = 2NO_2(g)$，速率方程式为 $v = kc_{NO}^2 c_{O_2}$，此反应对于 NO 来说是

二级反应，对于 O_2 来说是一级反应，总反应级数为（2+1），即三级反应。

质量作用定律只适用于基元反应。速率常数 k 不随反应物浓度的变化而变化，它是温度的函数，其单位随反应级数不同而异。在多相反应中，固态反应物浓度不写入速率方程。如

$C(s) + O_2\ (g) = CO_2\ (g)$，速率方程式为 $v = kc_{O_2}$。

非基元反应的速率方程式必须以实验为依据进行确定，不能直接写出来。如果知道该非基元反应的基元步骤，可以根据其最慢的一步，即定速步骤来确定。例如，前面举例的非基元反应碘酸与亚硫酸的反应中定速步骤为第一步 $HIO_3 + H_2SO_3 = HIO_2 + H_2SO_4$，因此其速率方程式为 $v = kc_{HIO_3}c_{H_2SO_3}$。

反应级数表示反应速率与反应物浓度的方次成正比关系。对于基元反应，反应级数即是反应物的化学计量数。对于复杂反应，反应级数由实验测得，可以是整数，也可以是分数或小数，甚至为零。

例如，$2HIO_3 + 5H_2SO_3 = 5H_2SO_4 + H_2O + I_2$ 是复杂反应，其速率方程式为 $v = kc_{HIO_3}c_{H_2SO_3}$，对于 HIO_3 来说是一级反应，对于 H_2SO_3 来说也是一级，总反应级数为2，而不是7。又如，$H_2(g) + Cl_2\ (g) = 2HCl\ (g)$，其速率方程式为 $v = kc_{H_2}c_{Cl_2}^{\frac{1}{2}}$，是 $1\frac{1}{2}$ 级反应。

2. 简单级数反应

(1) 零级反应　如 $2Na\ (s) + 2H_2O\ (l) = 2NaOH\ (aq) + H_2\ (g)$，其反应速率与反应物浓度的零次方成正比，即其反应速率与反应物浓度无关。

若反应　　A → 产物

其速率方程式

$$v = -\frac{dc_A}{dt} = kc_A^0 = k \qquad (4-6)$$

速率方程积分表达式（即反应物浓度与时间的关系）

$$c_A = c_{A,0} - kt \qquad (4-7)$$

式中，t 为反应时间，k 为速率常数，c_A 为 t 时刻的浓度，$c_{A,0}$ 为初始浓度。

反应物消耗一半所需要的时间，称为半衰期（half-life），用 $t_{\frac{1}{2}}$ 表示。对于零级反应，当 $c_A = \frac{1}{2}c_{A,0}$ 时，有

$$t_{\frac{1}{2}} = \frac{c_{A,0}}{2k} \qquad (4-8)$$

从式（4-8）可见，零级反应半衰期 $t_{\frac{1}{2}}$ 与速率常数 k 和反应物初始浓度 $c_{A,0}$ 都有关。

许多难溶药物，如 α-氨基苄青霉素、阿司匹林等，与水形成悬浮液。由于制剂的浓度一般远大于该药在水中的溶解度，所以悬浮液的降解表现为恒浓度的降解，即为零级反应。

[例4-1] α-氨基苄青霉素在 pH 为5.8时最稳定，35℃时它的溶解度为11g/L，而悬浮液的浓度为25g/L，悬浮液的零级降解反应速率常数为 2.2×10^{-6} g/(L·s)，求该悬浮液的有效期 $t_{0.9}$ 和降解反应的半衰期（药品的有效期一般是指在规定储存条件下药品有效成分浓度降至原来90%所经历的时间）。

解：由式（4-7）可得 $0.9 \times c_{A,0} - c_{A,0} = -kt_{0.9}$

$$t_{0.9} = \frac{0.9 \times c_{A,0} - c_{A,0}}{-k} = \frac{-0.1 \times 25}{-2.2 \times 10^{-6}} = 1.1 \times 10^6(\text{秒}) \approx 13(\text{天})$$

由式（4-8）可得 $$t_{\frac{1}{2}} = \frac{c_{A,0}}{2k} = \frac{25}{2 \times 2.2 \times 10^{-6}} = 5.7 \times 10^6(\text{秒}) \approx 66(\text{天})$$

（2）一级反应　特点是反应速率与反应物的浓度成正比。

若用反应 A→ 产物，表示一级反应，则其速率方程式

$$v = -\frac{dc_A}{dt} = kc_A^1 \tag{4-9}$$

式中 k 的量纲为时间$^{-1}$。

反应时间为 0 和 t 时，反应物的浓度分别为 $c_{A,0}$ 和 c_A，将式（4－9）定积分有

$$\int_{c_{A,0}}^{c_A} -\frac{dc_A}{c_A} = \int_0^t k dt$$

得

$$\ln\frac{c_A}{c_{A,0}} = -kt$$

即

$$\ln c_A - \ln c_{A,0} = -kt \quad 或 \ln c_A = \ln c_{A,0} - kt \tag{4-10}$$

当 $c_A = \frac{1}{2}c_{A,0}$ 时，代入（4－10），可得一级反应的半衰期

$$t_{\frac{1}{2}} = \frac{\ln 2}{k} = \frac{0.693}{k} \tag{4-11}$$

从式（4－11）可见，一级反应的半衰期只取决于 k，与反应物浓度无关。因此，一级反应只要知道 k 即可计算半衰期，同理知道半衰期即可求 k。

许多药物在体内的吸收、分布、代谢和排泄过程，常近似地被看作一级反应。

［例 4－2］阿司匹林（即乙酰水杨酸）水溶液在 pH 等于 2.5 时最稳定，且失效过程符合一级反应，25℃时速率常数为 $5\times10^{-7}s^{-1}$。已知阿司匹林含量降至 90% 即失效。求此条件下该药的半衰期与有效期。

解：一级反应的半衰期

$$t_{\frac{1}{2}} = \frac{\ln 2}{k} = \frac{0.693}{k} = \frac{0.693}{5\times10^{-7}} = 1.39\times10^6(秒) \approx 16(天)$$

一级反应药物浓度降至初始浓度的 90% 所需要时间，即有效期

$$t_{有效} = \frac{\ln\frac{0.9\times c_{A,0}}{c_{A,0}}}{-k} = \frac{-0.105}{-5\times10^{-7}} = 2.1\times10^5(秒) \approx 2.4(天)$$

［例 4－3］药物进入人体后，一方面在血液中与体液建立平衡，另一方面又由肾脏或肝脏代谢排除。药物从血液中移出的速率可用一级反应速率方程表示。以四环素为例，在人体内注射 0.5g 四环素，在不同时间测定其在血液中的浓度，数据如下：

t (h)	4	8	12	16
四环素血药浓度 c［mg/(100ml)］	0.48	0.31	0.24	0.15

求四环素在血液中的半衰期；若使血液中四环素的浓度不低于 0.37mg/（100ml），需要间隔几小时注射第二次？

解：以 $\ln c$ 对时间 t 作线性回归，如下。

线性方程为 $\ln c = -0.09363\,t - 0.37100$，$k = 0.09363$，四环素在血液中的半衰期为

$$t_{\frac{1}{2}} = \frac{0.693}{k} = \frac{0.693}{0.09363} \approx 7.4(小时)$$

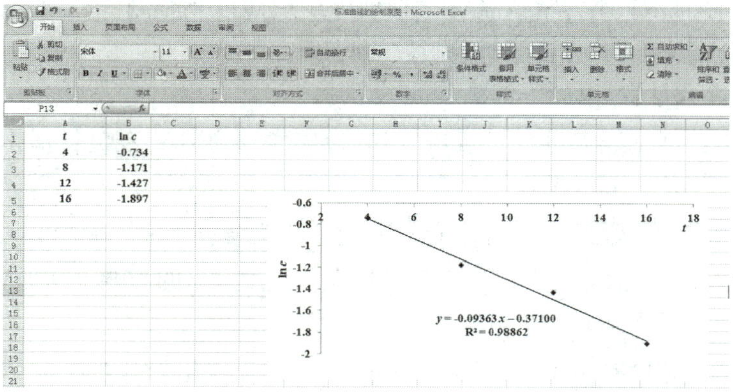

若使血液中四环素的浓度不低于0.37mg/（100ml），代入线性方程，所对应的时间为

$$t = \frac{0.37100 + \ln c}{-k} = \frac{0.37100 + \ln 0.37}{-0.09363} \approx 6.7(\text{小时})$$

因此，需要在约6小时注射第二次。

（3）二级反应　通常二级反应有两种类型。

第一种只有一种反应物，反应速率与该物质浓度的平方成正比。

$$2A \rightarrow \text{产物}$$

第二种有两种反应物，反应速率与两种物质浓度的一次方的乘积成正比。

$$A + B \rightarrow \text{产物}$$

若 $c_{A,0} = c_{B,0}$，两种反应速率均可表示为

$$v = -\frac{dc_A^2}{dt} = kc_A^2 \qquad (4-12)$$

将式（4-12）定积分

$$\int_{c_{A,0}}^{c_A} -\frac{dc_A}{c_A^2} = \int_0^t k\mathrm{d}t$$

得

$$\frac{1}{c_A} - \frac{1}{c_{A,0}} = kt \qquad (4-13)$$

由式（4-13）可以推出二级反应半衰期

$$t_{\frac{1}{2}} = \frac{1}{kc_{A,0}} \qquad (4-14)$$

即二级反应半衰期与反应物初始浓度 $c_{A,0}$ 成反比。

（二）温度对化学反应速率的影响

温度对化学反应速率的影响特别显著。一般来讲，温度升高，反应速率加快，其原因可用反应速率理论来解释。当温度升高时，一些普通分子获得能量变成活化分子，使活化分子百分数增大，并且分子运动的速率加快，有效碰撞次数显著增加，从而反应速率大大加快。实验证明，反应温度每升高10K，反应速率一般增大到2～4倍。

1890年，瑞典物理化学家阿仑尼乌斯（S. Arrhenius）在总结大量实验事实的基础上，总结出反应速率常数与温度、活化能之间的经验关系为

$$k = Ae^{-\frac{E_a}{RT}} \qquad (4-15)$$

若以对数关系表示

$$\ln k = -\frac{E_a}{RT} + \ln A \qquad (4-16)$$

式中，k 为反应速率常数；A 为常数（称为指前因子或碰撞频率因子）；E_a为反应活化能；R 为摩尔气体常数；T 为热力学温度；e 为自然对数函数的底数。

从阿仑尼乌斯方程中可以得出如下结论。

(1) 在同一温度下，活化能 E_a越大的反应，其速率常数 k 较小；反之，活化能 E_a越小，反应速率常数 k 越大。

(2) 对于同一个给定的化学反应，活化能 E_a一定，则温度 T 越高，k 越大。由于速率常数 k 与热力学温度 T 之间呈指数关系，故温度升高时 k 显著增大。温度对 k 的影响，在低温范围内比在高温范围内显著。

(3) 当升高温度数值相同时，对不同化学反应，E_a大的反应比 E_a小的反应，k 增加倍数大。

[例 4-4] 某酶催化反应的活化能为 50kJ/mol，若忽略温度对酶的影响，请估算发烧至 40℃的病人体内该反应速率是正常人（37℃）的倍数。

解：
$$\lg k_1 = -\frac{E_a}{2.303RT_1} + \lg A \qquad \lg k_2 = -\frac{E_a}{2.303RT_2} + \lg A$$

两式相减得
$$\lg\frac{k_2}{k_1} = \frac{E_a}{2.303R}\left(\frac{1}{T_1} - \frac{1}{T_2}\right) = \frac{E_a}{2.303R}\left(\frac{T_2 - T_1}{T_1 T_2}\right)$$

代入数据得
$$\lg\frac{k_2}{k_1} = \frac{50 \times 10^3}{2.303 \times 8.314}\left(\frac{313 - 310}{313 \times 310}\right) = 0.0807$$

因此
$$\frac{k_2}{k_1} = 1.2$$

（三）压强对化学反应速率的影响

对于有气体参加的化学反应，在一定温度下，改变压强会影响体积的变化，从而引起气体浓度变化，影响化学反应速率。在温度不变情况下，气体的单位体积与所受的压强成反比，压强增大，气体体积缩小，单位体积内的分子数增加。所以，对于气体反应，增大压强，相当于增大反应物浓度，可增大反应速率；反之，减小压强，即减小反应速率。

值得提醒的是，对于固体和纯液体或在溶液中进行的反应，由于改变压强对体积的影响不大，因此，可以认为压强与反应速率无明显关系。

（四）催化剂对化学反应速率的影响

催化剂在现代化学、制药工业、医药卫生中非常重要。催化剂（catalyst）是指能够显著改变反应速率，而在反应前后自身组成、质量和化学性质基本保持不变的物质。这种能够改变化学反应速率的作用，称为催化作用（catalysis）。能加快反应速率的催化剂，称为正催化剂；能减慢反应速率的催化剂，称为负催化剂。

催化剂加快反应速率的机制是由于加入催化剂与反应物之间形成一种势能较低的活化配合物，改变反应历程，与无催化反应历程相比，所需活化能显著降低，如图 4-4 所示。催化反应具有以下特征。

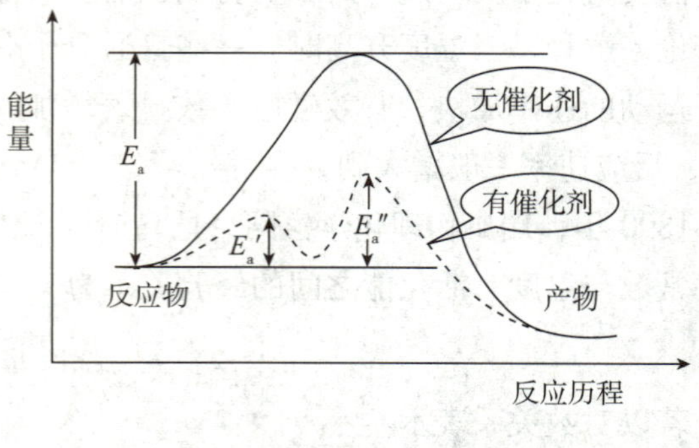

图 4-4　催化剂作用机制

(1) 催化剂通过改变反应途径改变反应速率，但不改变反应热效应、反应方向和限度。

(2) 在反应速率方程中，催化剂对反应速率的影响主要是对反应速率常数 k 的影响。所以对确定的反应，反应温度一定时，采用催化剂不同，一般有不同的 k 值。

（3）催化剂具有选择性。某种催化剂只对某一反应或某一类反应起催化作用。

（五）其他因素对化学反应速率的影响

除了浓度、温度、压强、催化剂等外因对化学反应速率有影响外，溶剂、光、紫外线、超声波、反应物颗粒的大小、扩散速度等因素也会影响化学反应速率。尤其是反应物颗粒越小，反应物分子之间碰撞的机会越大，反应速率越大。

PPT

第二节　化学平衡

一、化学平衡的意义和特点

（一）不可逆反应与可逆反应

在一定条件下，化学反应一旦发生就不断进行，反应物基本上能全部转变成生成物，这种只能单向进行的反应，称为不可逆反应（irreversible reaction）。例如，氢气和氧气在点燃的条件下化合生成水是不可逆反应。

若在同一条件下能向正反两个方向进行的反应，称为可逆反应（reversible reaction）。也就是说在同一条件下，反应物能转变成生成物，同时生成物也可转变成反应物。为了表示反应的可逆性，通常用可逆符号“$\rightleftharpoons$”。在可逆反应中，一般把从左到右进行的反应称为正反应，而从右往左进行的反应称为逆反应。

例如，二氧化硫和氧气生成三氧化硫的反应是可逆反应，反应式如下。

$$2SO_2(g) + O_2(g) \rightleftharpoons 2SO_3(g)$$

可逆反应的特点是，在密闭容器中反应不能进行到底，无论反应进行多久，反应物和生成物总是同时存在，反应物永远不会完全转变成生成物，反之亦然。

（二）化学平衡及其特征

可逆反应在一定条件下随着反应进行，反应物不断被消耗，浓度不断减少，正反应速率随之减慢，与此同时生成物浓度在不断增大，逆反应速率随之加快。随着时间推移，将会出现正反应速率等于逆反应速率，此时体系中反应物和生成物浓度不随时间变化而改变。

在一定条件下，可逆反应正反应速率等于逆反应速率，反应物和生成物的浓度不随时间而改变的状态，称为化学平衡（chemical equilibrium），如图 4－5 所示。

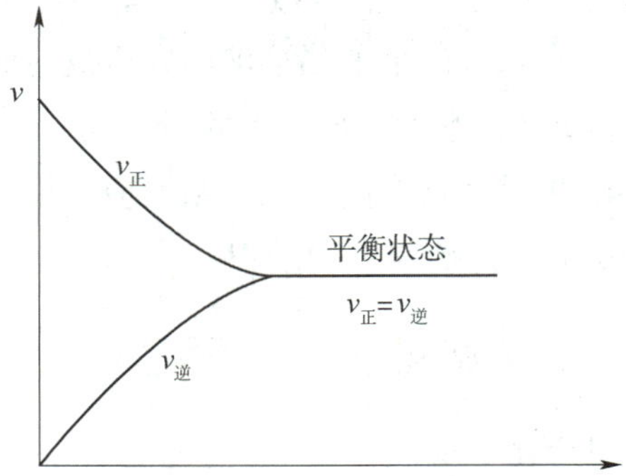

图 4－5　可逆反应的正逆反应速率变化示意图

化学平衡是动态平衡，达到平衡时可逆反应依然在进行，只不过是正逆反应速率相等而已。化学平衡是一定条件下可逆反应进行的最大限度，反应混合物中各组分浓度或分压保持不变。化学平衡是暂时的、有条件的，反应条件（浓度、温度、压强等）一旦改变，化学平衡将发生移动，反应又将在新的条件下达到新的化学平衡。

化学平衡状态属于热力学概念，它是指封闭系统在恒温条件下发生化学反应，既没有正方向进行的自发性，又没有逆方向进行的自发性的一种状态。宏观上动态平衡是由于微观上持续进行着的正反应、逆反应的效果相互抵消所致，即净反应为零。

（三）化学平衡常数

可逆反应达到平衡时，反应体系中各物质浓度不再改变，反应到达最大限度。不同化学反应可逆程度不同，可用化学平衡常数进行描述。

对于任何一个可逆反应

$$a\mathrm{A}+b\mathrm{B} \rightleftharpoons g\mathrm{G}+h\mathrm{H}$$

在一定温度下反应达到平衡时，各生成物浓度以反应式中化学计量数为指数次方的乘积与各反应物浓度以反应式中化学计量数为指数次方的乘积之比为一个常数，这个常数称为化学平衡常数，用 K 表示。即

$$K=\frac{[\mathrm{G}]^{g}[\mathrm{H}]^{h}}{[\mathrm{A}]^{a}[\mathrm{B}]^{b}} \tag{4-17}$$

[A]、[B]、[G]和[H]分别为 A、B、G、H 的平衡浓度，a、b、g、h 分别为 A、B、G、H 的化学计量数。

书写化学平衡常数的规则如下。

1. 平衡常数表达式的写法与反应计量方程式写法有关，因此，平衡常数的表达式必须与化学反应式“配套”。例如

$$\mathrm{N_2(g)}+3\mathrm{H_2(g)} \rightleftharpoons 2\mathrm{NH_3(g)} \qquad K_1=\frac{[\mathrm{NH_3}]^2}{[\mathrm{N_2}][\mathrm{H_2}]^3}$$

$$\frac{1}{2}\mathrm{N_2(g)}+\frac{3}{2}\mathrm{H_2(g)} \rightleftharpoons \mathrm{NH_3(g)} \qquad K_2=\frac{[\mathrm{NH_3}]}{[\mathrm{N_2}]^{1/2}[\mathrm{H_2}]^{3/2}}$$

$$2\mathrm{NH_3(g)} \rightleftharpoons \mathrm{N_2(g)}+3\mathrm{H_2(g)} \qquad K_3=\frac{[\mathrm{N_2}][\mathrm{H_2}]^3}{[\mathrm{NH_3}]^2}$$

显然，$K_2=\sqrt{K_1}$，$K_3=\frac{1}{K_1}$。由此可见，反应式各物质化学计量数同时乘以 n，则平衡常数为原来的 n 次方；化学反应正反应和逆反应的平衡常数互为倒数关系。

2. 在反应中如果有固体或者纯液体参加反应时，可以认为它们的浓度在反应过程中没有变化，在表达的时候可以看成常数 1，不写入平衡常数表达式中。

3. 在水为溶剂的稀溶液中发生反应时，如果反应体系中有水参加反应或产生，则可以把水的浓度看成常数 1，不写入平衡常数表达式中。

4. 多重平衡规则。如果某反应可以表示为两个或者多个反应的总和，则总反应的平衡常数等于各分步反应的平衡常数的乘积。

二、影响化学平衡的因素

对于化学反应

$$a\mathrm{A}+b\mathrm{B} \rightleftharpoons g\mathrm{G}+h\mathrm{H}$$

在任意状态下，生成物浓度幂的乘积与反应物浓度幂的乘积之比，称为反应商（reaction quotient），用 Q 表示。

即
$$Q=\frac{c_{\mathrm{G}}^{g}c_{\mathrm{H}}^{h}}{c_{\mathrm{A}}^{a}c_{\mathrm{B}}^{b}} \tag{4-18}$$

某化学反应处于平衡状态时，$Q=K$，当外界条件如浓度、压强、温度等发生改变时，致使 $Q \neq K$，平衡被破坏，则会发生平衡移动。

当外界条件改变使 $Q<K$ 时，化学平衡向正方向移动，直至 $Q=K$，重新建立新的平衡；当外界条件改变使 $Q>K$ 时，化学平衡向逆方向移动，直至 $Q=K$，建立新的平衡。

（一）浓度对化学平衡的影响

在平衡体系中，若增大反应物的浓度，则反应商 Q 的数值因其分母增大而减小，致使 $Q<K$，此时平衡向正方向移动；若增大生成物的浓度，则反应商 Q 的数值因其分子增大而增大，致使 $Q>K$，此时平衡向逆方向移动。

在工业生产中，常增大一种廉价反应物的浓度，可使另一种反应物的利用率增大。这是在工业产生中节省原材料成本，提高经济效率的重要手段之一。

（二）温度对化学平衡的影响

温度对化学平衡的影响，是因为温度可改变平衡常数 K，使 $Q\neq K$，因而引起化学平衡移动。

对于吸热反应，当温度升高时，平衡常数随温度的升高而增大（导致 $Q<K$），化学平衡向正反应方向移动（即向吸热反应方向移动），直至 $Q=K$，建立新的化学平衡。当温度降低时，平衡常数随温度降低而减小（导致 $Q>K$），化学平衡向逆反应方向移动（即向放热反应方向移动），直至 $Q=K$，建立新的化学平衡。对于可逆反应，正反应为吸热反应，则逆反应为放热反应，且放出热量和吸收热量相等。

对于放热反应，则升高温度，化学平衡向逆方向移动；降低温度，化学平衡向正方向移动。

综上所述，在其他条件不变的情况下，升高体系温度，平衡向吸热反应方向移动；而降低体系温度，则平衡向放热方向移动。

想一想

对于可逆反应

$$2NO_2(g) \rightleftharpoons N_2O_4(g)$$，正反应为放热反应

（红棕色）（无色）

升高温度，反应体系颜色有何变化？降温，情况有如何？

答案解析

看一看

化学平衡在人类健康生活中的应用

化学平衡是重要的化学反应原理之一，在工业生产中应用于提高产品质量、产量和原料转化率等，在人类健康生活中提供重要指导作用。例如，牙齿表面有一层坚硬的羟磷灰石，具有保护牙齿作用，在唾液中存在如下化学平衡：

$$Ca_5(OH)(PO_4)_3\text{（羟磷灰石）} \rightleftharpoons 5Ca^{2+} + OH^- + 3PO_4^{3-}$$

酸性物质可使该化学平衡正方向移动，使牙齿受到腐蚀。人们利用含氟牙膏中的氟离子与羟磷灰石反应生成更坚硬的氟羟磷灰石，可有效地预防龋齿。

又如，痛风性关节炎是由于关节滑液中形成了尿酸钠晶体而引起，其化学反应如下：

$$(1)\ HUr\text{（尿酸）} + H_2O \rightleftharpoons Ur^- + H_3O^+$$

$$(2)\ Ur^- + Na^+ \rightleftharpoons NaUr\text{（晶体）}$$

以上两步反应均为可逆反应，在一定条件下均可达到化学平衡。反应（2）是放热反应，升温有利于尿酸钠晶体分解，降温有利于尿酸钠晶体的生成。因此，预防痛风性关节炎方法，除了改变饮食习惯，少吃动物内脏、海鲜、啤酒等食物，减少体内嘌呤（因为嘌呤代谢后生成尿酸）产生外，冬天保暖或热敷也能促进尿酸钠晶体分解，预防或减轻关节疼痛。

（三）压强对化学平衡的影响

压强变化，对固态物质或液态物质体积影响很小，通常忽略不计。

压强变化，对于有气体参与且反应前后气体的物质的量有变化的反应的化学平衡有影响。对于有气体参加的可逆反应，在其他条件不变的时候，增大压强，平衡向气体分子数减少的方向移动；减小压强，平衡向气体分子数增加的方向移动。

1885 年法国化学家勒夏特列（H. L. Le Chatelier），根据以上结论，总结了一个普遍适用的规律：在任何已经达到平衡的体系，改变影响平衡的一个条件（浓度、温度、压强等），反应平衡将会朝着减弱或者消除这种改变的方向移动。这个原理称为勒夏特列原理，又称化学平衡移动原理。

值得注意的是催化剂虽然对化学反应速率影响很大，但是并不影响化学平衡，不影响反应的转化率，因为催化剂同时改变了正反应速率和逆反应速率，不会改变反应的化学平衡常数和反应商，Q 与 K 依然相等。但催化剂可以改变反应到达平衡的时间。

看一看

生物催化剂——酶

人体的生命活动和各种生理功能，例如肌肉的收缩、神经冲动的传导、对食物的消化吸收、生育等无不以有酶参与的化学反应为基础。酶是一种蛋白质，有特殊空间构型，主要是使生物体内各种代谢反应处于正常运作，维持机体生命活动。被酶催化的物质称为底物（S）。底物与酶可根据响应的空间构型，相互嵌合形成中间活性配合物（ES），发生催化作用，然后生成产物（P）并释放出酶。目前已知的酶有数千种。对酶的深入研究，将可使人类对于疾病病因和新陈代谢机制获取更多知识。酶具有以下特征。

（1）高度专一性。一种酶只对一种（或一类）物质起催化作用。例如，氢离子作为一般催化剂，对淀粉、蛋白质、脂肪等水解都能起催化作用；而淀粉酶只对淀粉水解起催化作用，对脂肪和蛋白质水解则完全不起催化作用。

（2）高度催化活性。对同一反应，酶的催化能力常常比非酶催化高 $10^6 \sim 10^7$ 倍。例如，在 273.15K 下过氧化氢分解反应，用过氧化氢酶催化的分解速率是用铁离子催化的 10^{10} 倍。

（3）酶在高温、紫外线、强酸、强碱等条件下都会因为蛋白质发生变化，从而失去催化活性。因此，酶需在一定 pH 范围和一定温度范围内才能发挥有效作用。

目标检测

答案解析

一、填空题

1. 化学反应速率的影响因素有＿＿＿＿＿＿、＿＿＿＿＿、＿＿＿＿＿、＿＿＿＿＿＿；化学反应速率常数 k 与＿＿＿＿＿有关，与＿＿＿＿＿无关；影响化学平衡的因素有＿＿＿＿＿、＿＿＿＿＿、＿＿＿＿＿＿。

2. 反应式 A → B ＋ C，在某条件下 A 最后有 40% 分解，现保持条件不变，反应采用催化剂催化，则 A 最后分解＿＿＿＿＿＿ 40%（大于、等于、小于）。

3. 化学平衡是＿＿＿＿＿＿平衡。当体系达到平衡时，正反应与逆反应始终在进行，由于正逆反应速率＿＿＿＿＿＿，故各物质浓度保持＿＿＿＿＿＿。

4. 在一定条件下，可逆反应正反应与逆反应速率＿＿＿＿＿＿，反应物和生成物浓度不随

__________变化而变化的状态，称为__________。

5. 对于 N_2O_4(无色) $\rightleftharpoons$ $2NO_2$(红棕色) $-Q$（注意，$-Q$ 表示吸热）的平衡体系，降低温度，体系颜色__________，说明平衡向__________移动。

6. 对于可逆反应 $2A(g) + 2B(g) \rightleftharpoons 3C(s) + 2D(g) + Q$，减小体系压强，平衡向__________移动。

二、问答题

1. 反应 $A(g) + B(g) \rightleftharpoons C(g)$ 是放热反应，当然反应达到平衡时，如果改变下列反应条件，C 的平衡浓度如何变化？（1）增大压强；（2）加入 A（g）；（3）加入催化剂；（4）移去 B（g）；（5）升高温度。

2. 已知一氧化碳中毒反应机制如下：

$$HbO_2(\text{氧合血红蛋白}) + CO \rightleftharpoons HbCO + O_2$$

请问如果发现有人一氧化碳中毒，如何利用化学平衡相关知识做急救和现场处理？

（吴梦瑛）

书网融合……

重点回顾　　习题

第五章　电解质溶液

学习目标

知识目标：

1. **掌握**　弱电解质解离平衡及同离子效应；缓冲溶液的概念、组成和原理。
2. **熟悉**　酸碱质子理论和酸碱反应实质；缓冲溶液 pH 的计算。
3. **了解**　缓冲容量及其影响因素，缓冲范围。

能力目标：

1. 通过实验学会缓冲溶液的配制方法，酸度计的使用。
2. 具备依据缓冲作用机制，解释酸中毒、碱中毒等医学现象的能力。

素质目标：

1. 认识机体能够维持 pH 相对稳定的原因。
2. 认识体内电解质平衡、酸碱平衡对人体健康的重要性。

导学情景

情景描述：患者，男，44 岁，阵发性腹痛、呕吐、腹胀 3 天，以急性肠梗阻入院。患者感口渴、心慌、四肢无力。体格检查：体重 59kg，精神萎靡、眼窝凹陷、口唇黏膜干燥、皮肤弹性差、浅静脉瘪陷，心率 112 次/分，脉弱，血压 80/58mmHg，呼吸深快，30 次/分。实验室检查：血红细胞计数、血红蛋白含量和血细胞比容均增高，血清 Na^+ 138mmol/L，K^+ 3.0mmol/L，HCO_3^{-1} 3.3mmol/L，尿量 20ml/h。诊断：重度等渗性脱水。建议药物治疗，首选用药：等渗生理氯化钠溶液。

情景分析：等渗性脱水是指人体内水和钠成比例地丧失。它造成细胞外液量（包括循环血量）迅速减少，细胞内液将逐渐外移，随同细胞外液一起丧失，以致引起细胞缺水，从而引起机体物质代谢障碍，严重时将危及生命。

讨论：水和电解质广泛分布于细胞内外，参与体内许多重要的功能和代谢活动，对正常生命活动起着重要作用。什么是电解质？水是否属于电解质？

学前导语：生命过程与电解质溶液密切相关。在临床护理中对患者补充电解质溶液是重要的治疗手段之一。电解质溶液知识，对于从事医学实践活动，尤其重要。

第一节　弱电解质的解离平衡

PPT

一、解离平衡和解离平衡常数

弱电解质解离是可逆反应，存在解离平衡。解离平衡是化学平衡的一种，弱电解质解离平衡的化学平衡常数，称为解离平衡常数，简称解离常数（dissociation constant）。例如，一元弱酸，如醋酸（CH_3COOH，简写为 HAc），在水溶液中存在如下解离平衡。

$$HAc \rightleftharpoons H^+ + Ac^-$$

其化学平衡常数表达式为

$$K_a = \frac{[H^+][Ac^-]}{[HAc]} \quad (5-1)$$

式中，K_a为弱酸的解离常数，$[H^+]$、$[Ac^-]$、$[HAc]$分别为醋酸解离达到平衡时 H^+、Ac^-和 HAc 的平衡浓度，单位为 mol/L。

假设 HAc 初始浓度为 c，平衡时$[H^+]=[Ac^-]$，$[HAc]=c-[H^+]$，代入式（5－1）得

$$K_a = \frac{[H^+]^2}{c-[H^+]} \quad (5-2)$$

当弱酸解离常数较小，即弱酸解离程度较弱，初始浓度c较大时，因$c \gg [H^+]$，$c-[H^+] \approx c$，式（5－2）可简化为

$$K_a = \frac{[H^+]^2}{c} \text{ 即 } [H^+] = \sqrt{K_a c} \quad (5-3)$$

一般来说，一元弱酸当 $c > 500\,K_a$（即$\frac{c}{K_a} > 500$）时，可用式（5－3）近似计算$[H^+]$。

［例 5－1］计算 0.10mol/L HAc 水溶液中的$[H^+]$。

解：查附录六，HAc 的 $K_a = 1.75 \times 10^{-5}$，因为$\frac{c}{K_a} = \frac{0.10}{1.75 \times 10^{-5}} = 5.71 \times 10^3 \gg 500$，故也可直接用式（5－3）计算

$$[H^+] = \sqrt{K_a c} = \sqrt{1.75 \times 10^{-5} \times 0.10} = 1.32 \times 10^{-3}\ (\text{mol/L})$$

对于一元弱碱，如 $NH_3 \cdot H_2O$，同理存在如下解离平衡和解离常数。

$$NH_3 \cdot H_2O \rightleftharpoons NH_4^+ + OH^-$$

$$K_b = \frac{[NH_4^+][OH^-]}{[NH_3 \cdot H_2O]} \quad (5-4)$$

式中，K_b为弱碱的解离常数，$[NH_4^+]$、$[OH^-]$、$[NH_3 \cdot H_2O]$分别为氨水解离达到平衡时 NH_4^+、OH^-和 $NH_3 \cdot H_2O$ 的平衡浓度，单位为 mol/L。

若 $NH_3 \cdot H_2O$ 初始浓度为 c，平衡时$[OH^-]=[NH_4^+]$，$[NH_3 \cdot H_2O]=c-[OH^-]$，则式（5－4）可表示为

$$K_b = \frac{[OH^-]^2}{c-[OH^-]} \quad (5-5)$$

与一元弱酸情况相似，当 $c > 500\,K_b$（即$\frac{c}{K_b} > 500$）时，可用如下公式近似计算$[OH^-]$。

$$[OH^-] = \sqrt{K_b c} \quad (5-6)$$

K_a、K_b都是化学平衡常数，分别表示弱酸、弱碱的解离程度。解离常数越大，表示弱酸或弱碱解离程度越大。K与一般化学平衡常数一样，与浓度无关，只与温度有关。但因弱电解质解离过程热效应不大，所以温度对解离常数影响不大，通常可以忽略不计。

同类型弱酸、弱碱的相对强弱，可通过比较 K_a（或 K_b）大小来确定。如，$K_{a,HF} = 6.3 \times 10^{-4}$，$K_{a,HAc} = 1.75 \times 10^{-5}$，$K_{a,HCN} = 6.3 \times 10^{-10}$，酸性 HF > HAc > HCN。

二、解离度

弱电解质解离程度，还可用解离度 α 表示。解离度是指弱电解质在溶液中达到解离平衡时，已经解离的电解质分子数占原有总分子数之比，即解离转化率。

对于一元弱酸如醋酸来说，解离度 α 是指醋酸在解离平衡时已解离的醋酸浓度与醋酸初始浓度之比。即

$$\alpha = \frac{[H^+]}{c} \approx \frac{\sqrt{K_a c}}{c} = \sqrt{\frac{K_a}{c}} \quad 或 \quad K_a \approx c\alpha^2 \qquad (5-7)$$

同理，对于一元弱碱 $NH_3 \cdot H_2O$ 来说，其解离度

$$\alpha = \frac{[OH^-]}{c} \approx \frac{\sqrt{K_b c}}{c} = \sqrt{\frac{K_b}{c}} \quad 或 \quad K_b \approx c\alpha^2 \qquad (5-8)$$

式（5-7）、（5-8）表明，在一定温度下，弱电解质解离度 α 与解离常数的平方根成正比，与溶液浓度的平方根成反比，即浓度越稀，解离度越大。这种规律称为稀释定律。

三、同离子效应和盐效应

（一）同离子效应

其他电解质的存在对弱电解质解离度有影响。如，在 HAc 溶液中加入 NaAc 后，因为 HAc－NaAc 溶液中存在着下列解离关系：

$$HAc \rightleftharpoons H^+ + Ac^-$$

$$NaAc = Na^+ + Ac^-$$

加入 NaAc 后，因为 NaAc 是易溶于水的强电解质，相当于溶液中加入了 Na^+ 和 Ac^-，HAc 溶液中 Ac^- 浓度增加，使 HAc 解离平衡向左移动，溶液中 H^+ 减小，HAc 解离度降低。

这种在弱电解质溶液中加入一种与该弱电解质具有相同离子的易溶强电解质，使弱电解质解离度降低的现象，称为同离子效应（common ion effect）。

（二）盐效应

若在弱电解质溶液中加入不含相同离子的强电解质，如在 HAc 溶液中加入 NaCl 时，因 NaCl 中 Cl^- 和 Na^+ 与 HAc 解离出来的 H^+ 和 Ac^- 相互吸引，这样会降低 H^+ 和 Ac^- 结合成 HAc 的速度，使 HAc 的解离度略有增大。这种在弱电解质溶液中加入不含相同离子的易溶强电解质，使弱电解质解离度增大的现象，称为盐效应（salt effect）。

事实上，发生同离子效应同时，也伴随着盐效应发生，但与同离子效应相比，盐效应影响很小，因此有时不考虑盐效应的影响。

看一看

生物学中重要小分子——磷酸和磷酸盐

磷酸和磷酸盐属于小分子物质，与生物的起源、延续和发展有密切关系，广泛存在于动植物中。在人体中约含有0.5kg 的磷元素，其中大部分以磷酸盐的形式存在，以维持人们骨骼和牙齿的强壮。核酸是由许多核苷酸聚合成的生物大分子，分布于所有动物、植物和微生物体内。根据核糖的种类不同，核酸可分为脱氧核糖核酸（DNA）和核糖核酸（RNA），其中 DNA 是储存、复制和传递遗传信息的主要载体，而 RNA 则在生物体重要活动——蛋白质合成中发挥重要作用。核苷酸之间由磷酸二酯键相连，许多核苷酸聚合形成核酸。自然界选择磷作为遗传物质的骨架是有一定优势的。磷酸二酯稳定性强，不易水解，在一个生物体内，数以亿计的磷酸二酯键需要保持稳定，以确保生命的活动和延续，除了磷以外的其他元素都不具备这种优势。磷酸作为遗传物质的骨架，既是大自然的鬼斧神工，也是生物进化过程的必然。磷脂属于细胞膜的主要成分，是一种由甘油、脂肪酸和磷酸盐组成的分子，包裹着细胞质和细胞的其他组分。磷脂是非常重要的分子，它帮助细胞膜和细胞周围形成灵活、流动的

环境，增进物质和信息的传递。磷元素通过对蛋白质磷酸化来调节蛋白质的功能，进而参与调节一系列生命活动和行为。在人体中，约有 30% 的蛋白质被磷酸化。蛋白质磷酸化除了调节生物体的生命活动，还与一系列疾病的发生有关，如阿尔茨海默病和缺血性脑卒中的发病等。因此，磷酸和磷酸盐在人类的发展过程中扮演着不可或缺的角色。

第二节　酸碱质子理论

PPT

一、酸碱的定义

人类对酸碱本质的认识是不断深化的，在此过程中化学家通过对酸碱的性质与组成、结构关系的研究，提出过众多酸碱理论，其中最重要的是酸碱解离理论、酸碱质子理论和酸碱电子理论。

酸碱解离理论于 1887 年由瑞典化学家阿仑尼乌斯（S. A. Arrhenius）提出，该理论认为，在水溶液中能解离出 H^+ 的是酸，能解离出 OH^- 的是碱，酸碱反应实质是 H^+ 与 OH^- 生成盐和水。显然该理论把酸碱还有酸碱反应局限在水溶液中，不能解释物质在非水溶液中的酸碱性，也不能解释诸如 Na_2CO_3、NaAc、NH_3 等物质，虽不解离 OH^- 却在反应中显碱性的事实。为此，1923 年丹麦化学家布朗斯特（J. N. Brønsted）与英国化学家劳莱（T. M. Lowry）共同提出了酸碱质子理论。

酸碱质子理论认为，凡能给出质子（H^+）的物质都是酸，又称为质子酸（protonic acid），如 HCl、HNO_3、HAc、和 NH_4^+ 等都是酸；凡能接受质子的物质都是碱，又称为质子碱（proton base），如 NH_3、NaOH、Ac^-、CO_3^{2-} 和 Cl^- 等都是碱。质子酸是质子的给予体，质子碱是质子的接受体。

判断一种物质是质子酸，还是质子碱，要结合可逆反应来分析，例如

$$\text{质子酸} \rightleftharpoons \text{质子} + \text{质子碱}$$

$$HCl \rightleftharpoons H^+ + Cl^-$$

$$HNO_3 \rightleftharpoons H^+ + NO_3^-$$

$$HAc \rightleftharpoons H^+ + Ac^-$$

$$NH_4^+ \rightleftharpoons H^+ + NH_3$$

上式中，左边的物质都是质子酸。这些质子酸在反应中给出质子后，形成的 Cl^-、NO_3^-、Ac^-、NH_3 都是质子碱，因为它们都能结合质子。

既能给出质子，又能接受质子的物质，称为两性物质。例如，H_2O、HCO_3^-、HPO_4^{2-} 等。

$$H_2O \rightleftharpoons H^+ + OH^- \qquad H_2O\text{ 是酸}$$

$$H^+ + H_2O \rightleftharpoons H_3O^+ \qquad H_2O\text{ 是碱}$$

$$HCO_3^- \rightleftharpoons H^+ + CO_3^{2-} \qquad HCO_3^-\text{ 是酸}$$

$$H^+ + HCO_3^- \rightleftharpoons H_2CO_3 \qquad HCO_3^-\text{ 是碱}$$

质子理论认为，酸和碱不是孤立的，酸给出质子以后余下的部分是碱；反之，碱接受质子后成为酸，这种对应关系称为酸碱共轭关系。

$$\text{共轭酸} \rightleftharpoons \text{共轭碱} + \text{质子}$$

根据酸碱共轭关系，若酸越强，即越易给出质子，则其共轭碱越难结合质子，其碱性越弱；反之，酸越弱，则其共轭碱越强。例如，HCl 是强酸，则共轭碱 Cl^- 是很弱的碱；HAc 的酸性比 HCN 强，则 Ac^- 的碱性比 CN^- 弱。

酸碱质子理论，扩充了酸和碱的范围，没有盐的概念，实际上盐已经包含在酸和碱之中。从酸碱质子理论的要点，可以看出：

1. 酸和碱可以是分子，可以是离子，也可以是气态、液态或固态。

2. 同一种物质在不同反应中，有时是酸，有时是碱，这样的物质就是两性物质。

3. 共轭酸和共轭碱是只差一个质子的相互依存关系。

4. 酸碱质子理论有一定的局限性，无法解释无质子参与的酸碱反应。例如，Na_2O 与 SO_3 反应生成 Na_2SO_4，显然属于酸碱反应，Na_2O 是碱，SO_3 是酸，但 Na_2O 没有接受质子，SO_3 也没有提供质子。

为此，1923 年美国化学家路易斯（G. N. Lewis）考虑了酸碱的电子结构，从电子对给予和接受出发，提出了酸碱电子理论。该理论认为，凡是能够接受电子对的物质称为酸（路易斯酸）；凡是能够给出电子对的物质称为碱（路易斯碱）。酸是电子对的接受体，碱是电子的给予体。酸碱反应的实质是形成配位键生成酸碱配合物的过程。例如，BCl_3 是路易斯酸，因 BCl_3 中 B 原子有一个空轨道，能够接受电子对；NH_3 中 N 原子有一对孤对电子对，是电子对的给予体，是路易斯碱。BCl_3 与 NH_3 反应是通过 N→B 配位键生成配合物 $BCl_3 \cdot NH_3$。

二、酸碱反应的实质

根据酸碱质子理论，酸碱反应的实质是酸碱之间的质子传递过程，即

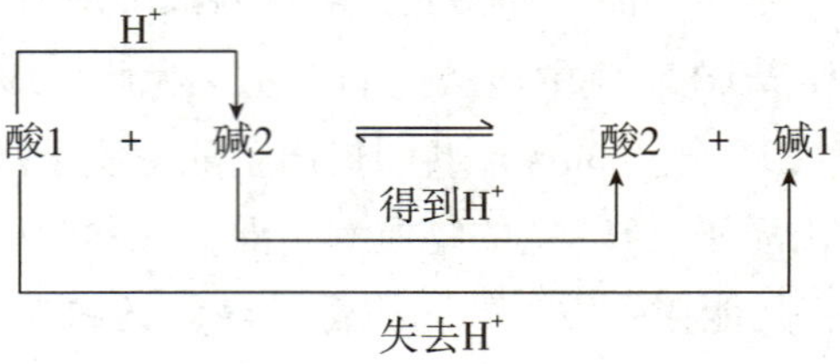

酸碱反应质子的传递不一定在水溶液中才能进行，产物也不一定生成水，而是生成另外的酸和碱。实际上酸碱中和反应、酸碱在水中解离、盐的水解、水的质子自递等，都是质子转移过程，都可以看成酸碱反应。

例如：

1. HCl 与 NH_3 中和反应

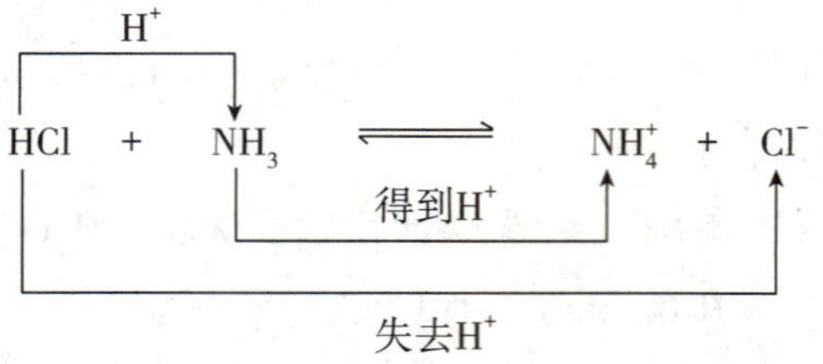

2. CH_3COOH（简写为 HAc）在水中解离

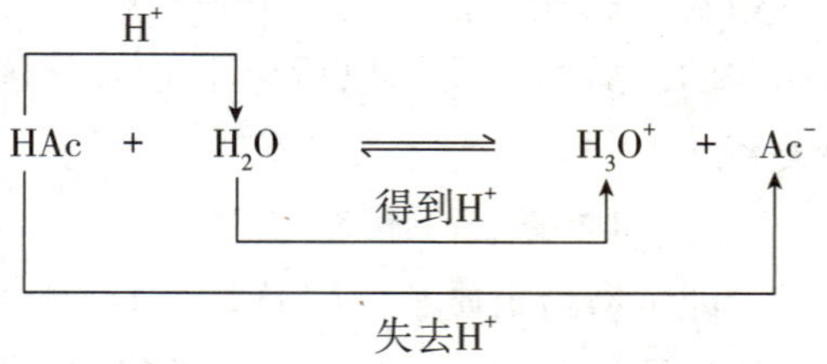

3. Ac^-的水解

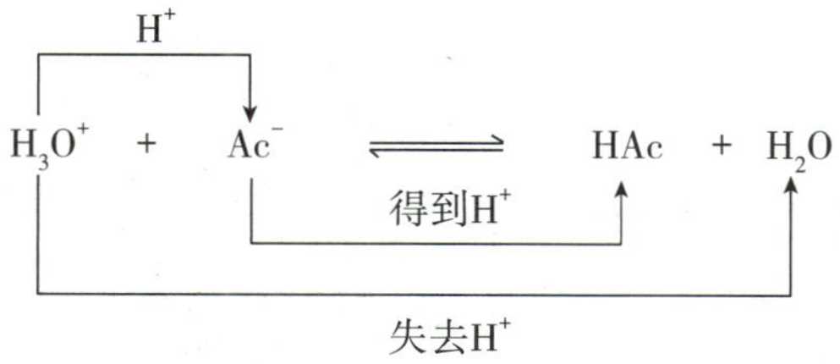

HAc 在水中解离与 Ac^-的水解，互为可逆反应。

三、水的质子自递平衡和溶液 pH

（一）水的质子自递平衡

水是一种酸碱两性物质，在水分子之间能发生质子的传递，一个 H_2O 分子能从另一个 H_2O 分子中得到质子形成 H_3O^+，而失去质子的 H_2O 分子则转化为 OH^-。

$$H_2O + H_2O \rightleftharpoons H_3O^+ + OH^-$$

或简写成

$$H_2O \rightleftharpoons H^+ + OH^-$$

这种发生在同种溶剂分子之间的质子传递反应，称为质子自递反应。水的质子自递反应也称水的解离反应，在一定温度下达到平衡，则有

$$K_a = \frac{[H^+][OH^-]}{[H_2O]} \quad 即 \quad K_a[H_2O] = [H^+][OH^-]$$

由于水的解离极弱，22℃时达到解离平衡时，1L 水仅有 10^{-7}mol 水分子解离，因此 $[H_3O^+] = [OH^-] = 10^{-7}$mol/L。忽略已电离的水分子数，$[H_2O] = \frac{1000/18.02}{1} = 55.49$mol/L，因此得

$$[H^+][OH^-] = 10^{-7} \times 10^{-7} = 10^{-14} = K_a[H_2O] = K_a \times 55.49$$

在一定温度下，水的解离平衡常数 K_a是一个常数，因此，$[H^+]$ $[OH^-]$ 为一个常数，称为水的离子积常数，简称为水的离子积，通常用 K_w表示。

即，当温度为 22℃时

$$K_W = [H^+][OH^-] = 1 \times 10^{-14} \tag{5-9}$$

式（5－9）表明，在一定温度下，纯水中 H^+平衡浓度与 OH^-平衡浓度的乘积为一常数。此关系式也适用于任何水溶液。

水的质子自递反应是吸热反应，温度升高，水的离子积常数增大，表 5－1 列出了不同温度下水的离子积常数。

表 5－1　不同温度下水的离子积常数

温度（℃）	0	18	22	25	50	100
水的离子积常数 K_w	1.3×10^{-15}	7.4×10^{-15}	1×10^{-14}	1.27×10^{-14}	5.6×10^{-14}	7.4×10^{-14}

由于温度对水的离子积常数影响较小，在室温下可认为 $K_w = 1.0 \times 10^{-14}$。

水的离子积常数不仅适用于纯水，也适用于所有水溶液，它表明在一定温度下所有水溶液中 $[H^+]$ 和 $[OH^-]$ 的乘积是一个常数。已知溶液中 $[H^+]$，即可求 $[OH^-]$，反之，已知溶液中 $[OH^-]$，即可求 $[H^+]$。

在共轭酸碱对中，共轭酸 K_a 和共轭碱 K_b 的乘积，经过推算也是一个常数，在室温下在水溶液中，该常数即为水的离子积常数 K_w。

$$K_aK_b = K_w = 1.0 \times 10^{-14} \qquad (5-10)$$

在共轭酸碱对中，酸愈强，其共轭碱愈弱；反之，碱愈强，其共轭酸愈弱。

（二）溶液 pH

溶液酸碱性可用 $[H^+]$ 来表示，但对于一些 $[H^+]$ 很小的溶液，如果直接使用 $[H^+]$ 表示溶液酸碱性，使用和记忆都不方便。为了简便起见，常采用 pH 来表示溶液酸碱性。人们把溶液中 $[H^+]$ 的负对数，称为 pH。

$$pH = -\lg[H^+] \qquad (5-11)$$

p 代表一种数学运算，表示对某个数值取负对数的意思。pOH、pK_a、pK_b、pK_w 的意义分别为

$$pOH = -\lg[OH^-]、pK_a = -\lg K_a、pK_b = -\lg K_b、pK_w = -\lg K_w$$

室温下在水溶液中，$K_w = [H^+][OH^-] = 1 \times 10^{-14}$，因此

$$pK_w = pH + pOH = 14$$

实际上用 $[OH^-]$ 或 pOH 也可以表示溶液酸碱性。

在室温下，酸性溶液 $[H^+] > 10^{-7}$ mol/L，pH < 7，pOH > 7；中性溶液 $[H^+] = 10^{-7}$ mol/L，pH = pOH = 7；碱性溶液 $[H^+] < 10^{-7}$ mol/L，pH > 7，pOH < 7。溶液中 $[H^+]$ 越大，即溶液酸性越强，pH 越小；反之，溶液中 $[H^+]$ 越小，即溶液碱性越强，pH 越大。pH 使用范围一般为 0 ~ 14。对于 $[H^+]$ > 1mol/L 的溶液，用物质的量浓度来表示酸度更方便。

练一练5-1

HS^- 的共轭酸是（　）。

A. H^+　　B. H_2S　　C. S^{2-}　　D. H_2SO_4

答案解析

练一练5-2

$H_2PO_4^-$ 的共轭碱是（　）。

A. OH^-　　B. H_3PO_4　　C. HPO_4^{2-}　　D. PO_4^{3-}

答案解析

练一练5-3

下列物质属于质子酸的是（　）。

A. H_2CO_3　　B. Cl^-　　C. NH_4^+　　D. CO_3^{2-}　　E. HAc

答案解析

看一看

食物的酸碱性

在日常生活中，人们都有一个误解，认为吃起来酸酸的物质，如酸奶、柠檬、食醋等，是酸性食物，这种判断是错误的。在食品化学中，酸碱性食物的划分，不是按直接测试食物的 pH 大小来分类，

而是依据食物在体内经消化后在留在体内的无机盐的酸碱性来划分。在体内分解代谢后，最终产生酸性物质，这类食物称为酸性食物（acid－forming food），又称成酸食物。常见的酸性食物有：猪肉、牛肉、鸡肉、鸭肉、鱼类、奶酪、奶油、各种畜禽类、各种蛋及蛋制品、大米、面粉、酒类、甜食类等。在体内经过分解代谢后，最终产生碱性物质，这类食物称为碱性食物（base－forming food），又称成碱食物。常见的碱性食品有：蔬菜、水果、豆类及其制品，其中包括杏仁、椰子、海带、柠檬、洋葱、豆腐等。人们通常认为人体环境主要是弱碱性，食用碱性食物更健康，其实酸性食物和碱性食物之间，不存在谁优谁劣的问题，制定一个科学健康的食谱才是最重要的。

第三节　缓冲溶液

PPT

一、缓冲溶液的组成和作用机制

（一）缓冲溶液的组成

对于 HAc－NaAc 这种混合溶液，能抵抗外加少量酸碱，并保持溶液 pH 相对稳定的溶液，称为缓冲溶液（buffer solution）。缓冲溶液这种能抵抗外加少量酸碱影响，保持溶液 pH 相对稳定的作用，称为缓冲作用。

缓冲溶液一般是由弱酸及其弱酸盐、弱碱及其弱碱盐或酸式盐及其次级盐组成。构成缓冲溶液的这一对物质，称为缓冲对，如 HAc－NaAc、$NH_3 \cdot H_2O$－NH_4Cl 等。缓冲对即为共轭酸碱对。

根据缓冲对的组成成分不同，可以将缓冲溶液分为以下三种类型，如表 5－2 所示。

表 5－2　缓冲溶液组成

缓冲溶液类型	组成成分	抗碱成分	抗酸成分
弱酸及其盐	HAc/NaAc	HAc	Ac^-
	$H_2CO_3/NaHCO_3$	H_2CO_3	HCO_3^-
	H_3PO_4/NaH_2PO_4	H_3PO_4	$H_2PO_4^-$
弱碱及其盐	$NH_3 \cdot H_2O/NH_4Cl$	NH_4^+	NH_3
酸式盐及其次级盐	$NaHCO_3/Na_2CO_3$	HCO_3^-	CO_3^{2-}
	NaH_2PO_4/Na_2HPO_4	$H_2PO_4^-$	HPO_4^{2-}
	Na_2HPO_4/Na_3PO_4	HPO_4^{2-}	PO_4^{3-}

（二）缓冲溶液的作用机制

以 HAc－NaAc 缓冲对为例说明。

HAc 属于弱电解质，解离度较小。NaAc 属于强电解质，在溶液中几乎完全解离，由于 Ac^- 的同离子效应，使 HAc 解离度变小，HAc 基本以分子状态存在。

$$NaAc = Na^+ + Ac^-$$

$$HAc \rightleftharpoons H^+ + Ac^-$$

在缓冲溶液中加入少量强酸，如 HCl、H_2SO_4 等。由于溶液中有大量的 Ac^-，强酸的 H^+ 几乎全部与 Ac^- 反应转化为 HAc，因 HAc 为弱酸，所以溶液中 pH 改变不大。

$$HCl = H^+ + Cl^-$$

$$Ac^- + H^+ \rightleftharpoons HAc$$

由于 Ac^- 主要来自于 NaAc，故通常把 NaAc 称为抗酸成分。在由共轭酸碱对组成的缓冲溶液中，共轭碱为抗酸成分。

如果在缓冲溶液中加入少量强碱，如 NaOH、KOH 等，溶液中有大量 HAc，强碱的 OH^- 几乎全部与 HAc 反应转化为 Ac^- 和 H_2O，因 Ac^- 为弱碱，所以溶液中 pH 改变也不大。

$$NaOH \rightleftharpoons Na^+ + OH^-$$

$$HAc + OH^- \rightleftharpoons Ac^- + H_2O$$

通常把 HAc 称为抗碱成分。在由共轭酸碱对组成的缓冲溶液中，共轭酸为抗碱成分。

综上所述，弱酸及其弱酸盐的缓冲作用是由于溶液中存在大量能消耗 H^+ 的共轭碱（即抗酸成分）和大量能消耗 OH^- 的共轭酸（即抗碱成分）。

二、缓冲溶液 pH 计算和配制

（一）缓冲溶液 pH 计算

缓冲对即共轭酸碱对，HB 表示共轭酸，B^- 表示共轭碱，其质子关系为

$$HB \rightleftharpoons H^+ + B^-$$

由 $K_a = \dfrac{[H^+][B^-]}{[HB]}$，得

$$[H^+] = \frac{K_a[HB]}{[B^-]} \quad (5-12)$$

两边取负对数，得

$$pH = pK_a + \lg\frac{[B^-]}{[HB]} \quad (5-13)$$

在缓冲溶液中，由于共轭酸 HB 为弱酸，解离度较小，而共轭碱 B^- 产生同离子效应，使 HB 的解离度更小。故平衡时，$[HB] \approx c_{HB}$，$[B^-] \approx c_{B^-}$，代入式（5－12）得

$$pH = pK_a + \lg\frac{c_{B^-}}{c_{HB}} \quad (5-14)$$

从（5－13）可以看出，影响缓冲溶液 pH 因素有两个：一是缓冲对中共轭酸的解离常数（K_a），二是共轭碱与共轭酸的浓度之比（$\dfrac{c_{B^-}}{c_{HB}}$），即缓冲比。

［例 5－2］将 0.10 mol/L HAc 溶液和 0.10 mol/L NaAc 溶液等体积混合配成 50ml 缓冲溶液，计算该缓冲溶液 pH。

解：HAc－NaAc 缓冲溶液，共轭酸是 HAc，共轭碱是 NaAc，等浓度等体积混合后的初始浓度

$$c_{HAc} = c_{NaAc} = \frac{0.10 \times 25}{50} = 0.05\ (mol/L)，即缓冲比 \frac{c_{NaAc}}{c_{HAc}} = 1$$

查附录六，HAc 的 $pK_a = 4.76$，代入式（5－13）得该缓冲溶液

$$pH = pK_a + \lg\frac{c_{NaAc}}{c_{HAc}} = 4.76 + \lg 1 = 4.76$$

（二）缓冲溶液配制

在实际生产和科学研究中，经常要配制一定 pH 的缓冲溶液，配制步骤如下。

1. 选择的组成缓冲对的物质，应稳定无毒，除与 H^+ 和 OH^- 反应外，不能与反应体系中其他物质发生化学反应。如硼酸－硼酸盐缓冲对，有毒性，不能配制用作注射液和口服液的缓冲溶液。

2. 选择合适的缓冲对，使弱酸 pK_a 或弱碱（$pK_w - pK_b$）与所配的缓冲溶液 pH 相近或在缓冲范围（即 $pK_a \pm 1$）之内。如 HAc－NaAc 缓冲对，HAc 的 $pK_a = 4.76$，能用于配制 pH 范围在 3.7～5.6 的缓

冲溶液。表 5－3 列举常用缓冲对共轭酸 pK_a 及其缓冲范围。

表 5－3　常用缓冲对共轭酸 pK_a 及其缓冲范围

缓冲溶液组成	共轭酸 pK_a	缓冲范围
HAc－NaAc	4.76	3.7～5.6
KH_2PO_4－Na_2HPO_4	7.21	5.8～8.2
$NH_3 \cdot H_2O$－NH_4Cl	9.26（NH_4^+ 的 pK_a，即 pK_w 减去氨水的 pK_b）	8.2～10.2
$NaHCO_3$－Na_2CO_3	10.33（H_2CO_3 的 pK_{a_2}）	9.2～11.0

3. 为了使所配缓冲溶液具有较大缓冲能力，缓冲对浓度应适当大一些，但也应注意浓度过高会引起渗透浓度过高或试剂浪费，一般情况下缓冲对总浓度控制在 0.05～0.2mol/L 为宜。

4. 根据所需配制溶液 pH，由式（5－13）计算所需缓冲对的浓度比或体积比。为简便起见，常用相同浓度的共轭酸碱对配制缓冲溶液。

［例 5－3］ 如何配制 1000ml pH 为 5.0 的缓冲溶液？

解：

（1）选择缓冲对。由于 HAc 的 $pK_a = 4.76$，接近所要配制的缓冲溶液 pH 5.0，因此可选用 HAc－NaAc 缓冲对。

（2）确定缓冲对浓度。为了方便计算及配制，根据实际经验选取浓度为 0.1mol/L HAc 和 0.1mol/L NaAc。

由式（5－13）得

$$pH = pK_a + \lg\frac{c_{HAc}}{c_{HAc}} = pK_a + \lg\frac{\dfrac{0.1 \times V_{NaAc}}{1000}}{\dfrac{0.1 \times V_{HAc}}{1000}} = pK_a + \lg\frac{V_{NaAc}}{V_{HAc}}$$

代入数据　$5.0 = 4.76 + \lg\dfrac{V_{NaAc}}{V_{HAc}}$，$\lg\dfrac{V_{NaAc}}{V_{HAc}} = 0.24$，$\dfrac{V_{NaAc}}{V_{HAc}} = 10^{0.24} = 1.738$

又因为　$V_{NaAc} + V_{HAc} = 1000$，则有 $\dfrac{V_{NaAc}}{1000 - V_{NaAc}} = 1.738$

解得　$V_{NaAc} = 635\ (ml)$，$V_{HAc} = 1000 - 635 = 365\ (ml)$

因此，量取 365ml 0.1mol/L HAc 溶液和 635ml 0.1mol/L NaAc 溶液混合均匀，即得 1000ml pH 为 5.0 的缓冲溶液。

5. 如需配制比较准确 pH 的缓冲溶液，应用酸度计（配套复合电极）对所配溶液 pH（精确到 ±0.01个 pH 单位）加以校正。若 pH 偏低，则应加适量共轭碱调节；pH 偏高，则应加适量共轭酸调节。常用缓冲溶液 pH 及其配制方法，见附录五。

三、缓冲容量及其影响因素

缓冲溶液的缓冲作用是有一定限度的，当缓冲溶液中抗酸成分或抗碱成分消耗殆尽时，缓冲溶液即失去缓冲作用。缓冲溶液的缓冲能力常用缓冲容量（buffer capacity）来表示。

使 1L 或 1ml 缓冲溶液 pH 改变一个单位，所需加入的强酸或强碱的物质的量 n（mol 或 mmol），称为缓冲容量，用符号 β 表示。即

$$\beta = \frac{n}{|\Delta pH|} \qquad (5-15)$$

影响缓冲容量的主要因素是缓冲对的总浓度和缓冲比。

表 5－4　缓冲溶液缓冲容量的影响因素

缓冲溶液组成	0.10M HAc－0.10M NaAc	0.01M HAc－0.01M NaAc	0.003M HAc－0.017M NaAc
缓冲对浓度总和（M）	0.20	0.02	0.02
缓冲比（$\frac{c_{B^-}}{c_{HB}}$）	1	1	$\frac{17}{3}$
加少量 HCl，$\lvert\Delta pH\rvert$	0.02	0.18	0.27
加少量 NaOH，$\lvert\Delta pH\rvert$	0.02	0.18	0.53

说明：表中 M 是 mol/L 的简写。

从表 5－4 中数据，可得以下结论。

1. 缓冲对总浓度越大，抗酸抗碱成分越多，缓冲容量越大，缓冲能力越强。

2. 当缓冲对总浓度一定时，缓冲比（$\frac{c_{B^-}}{c_{HB}}$）为 1（即缓冲溶液 $pH = pK_a$），缓冲容量最大，缓冲能力最强；反之，缓冲比越悬殊，缓冲容量越小，缓冲能力越弱。

3. 当缓冲对总浓度一定时，缓冲比（$\frac{c_{B^-}}{c_{HB}}$）大于 1，即缓冲对抗酸成分多一些，其抗酸能力强一些；反之，缓冲比小于 1，其抗碱能力强一些。

在实际工作中，一般缓冲对总浓度控制在 0.05～0.2mol/L，缓冲比（$\frac{c_{B^-}}{c_{HB}}$）控制在 0.1～10，缓冲溶液 pH 在 $pK_a \pm 1$ 为宜。$pH = pK_a \pm 1$ 称为缓冲范围。

四、缓冲溶液在医学上的意义

（一）缓冲溶液对生命体有十分重要的意义

人体血液是一个缓冲体系。体内生化反应必须在一定 pH 条件下进行。表 5－5 列出一些人体内溶液的 pH 和主要成分。人体血液 pH 应维持在 7.35～7.45，微小变化对人体生理功能将产生很大影响，如变化过大，马上会引起人体许多功能失调，小于 6.8 或大于 8.0，立即危及生命。

表 5－5　一些人体内溶液的 pH 和主要成分

体液	pH	主要成分
胃液	0.9～1.5	HCl、胃蛋白酶原、黏液等
乳汁	6.0～6.9	氨基酸、乳清蛋白、无机盐等
唾液	6.6～7.1	水、唾液淀粉酶等
汗液	4.2～7.5	水、少量尿素、乳酸、脂肪酸
尿液	5.5～7.4	水、尿素及多种代谢产物
泪水	6.5～7.4	无机盐、蛋白质、溶菌酶等
血液	7.35～7.45	碳酸－碳酸氢钠缓冲体系等
脑脊液	7.35～7.45	氯化物、碳酸－碳酸氢钠缓冲体系等
胆汁	7.8	胆盐、胆色素、无机盐等
胰液	7.8～8.4	水、碳酸氢根、各种消化酶
小肠液	4.8～8.2	胃酸、肠液、胰液、胆汁
大肠液	8.3～8.4	大肠黏液、碳酸氢盐等

（二）缓冲溶液在药物制剂生产中十分重要

如维生素 C 水溶液（5mg/ml）pH 为 3.0，若直接用于局部注射会产生难受刺痛，常用 $NaHCO_3$

（$NaHCO_3$为两性物质，即是缓冲溶液）调节其 pH 在 5.5～6.0，可以减轻注射时刺痛，并能增加其稳定性。有些注射液经高温灭菌后，pH 会发生较大变化，一般可采取适当缓冲溶液调整 pH，加温灭菌后其 pH 仍保持恒定。

（三）缓冲溶液在医学实验中发挥重要作用

许多医学实验需要使溶液 pH 保持在一定范围内，才能使反应正常进行，这需要使用相关的缓冲溶液，医学实验室常用缓冲溶液有磷酸盐、有机酸（醋酸、柠檬酸、醋酸等）、硼酸盐、氨基酸、碳酸、Tris（三羟甲基氨基甲烷）等。如血清丙氨酸氨基转移酶（ALT）的测定，要用到磷酸盐缓冲溶液；血清酸性磷酸酶（ACP）的测定，要用到醋酸缓冲溶液；蛋白电泳要用到巴比妥缓冲溶液等。

看一看

在生物体中主要的 pH 缓冲体系

人体新陈代谢会产生大量的酸性物质或碱性物质，但是这些物质对正常人的血液 pH 改变不大，这是因为血液中含有多种缓冲对，具有很强的缓冲能力。再加上肺和肾的生理调节作用，使得血液能够抵抗来自代谢过程以及食品、药物的酸性或碱性物质对 pH 的影响。

血浆中的缓冲对包括 $H_2CO_3-NaHCO_3$、$NaH_2PO_4-Na_2HPO_4$、H－蛋白质－Na－蛋白质。

细胞中的缓冲对包括 $H_2CO_3-KHCO_3$、$KH_2PO_4-K_2HPO_4$、H－氧合血红蛋白－K－氧合血红蛋白。其中，$H_2CO_3-NaHCO_3$浓度最高，缓冲能力最大，是血浆中最主要的缓冲对。

血浆中 H_2CO_3存在下列平衡：

$$H_2CO_3 \rightleftharpoons H^+ + HCO_3^-$$

当体内各种组织和细胞在代谢中产生的酸进入血浆时，上述化学平衡向左移动，致使缓冲对中 H_2CO_3的量增多，HCO_3^- 的量减少。此时机体通过加快呼吸速率将增多的 H_2CO_3以 CO_2的形式呼出，同时通过肾脏调节，延长 HCO_3^- 的停留时间，使血浆中 HCO_3^- 和 H_2CO_3浓度没有明显变化，从而维持血浆的 pH 基本不变。当体内碱性物质增多并进入血浆中时，上述化学平衡右移，缓冲对中 H_2CO_3减少的量及 HCO_3^- 增多的量，通过机体降低肺部的 CO_2的呼出量及加快肾脏对 HCO_3^- 排泄来调节，使血浆中 HCO_3^- 和 H_2CO_3浓度也基本不变，进而维持血浆 pH 正常。

实验四　缓冲溶液的配制和性质

PPT

一、目的要求

1. 掌握缓冲溶液 pH 的计算和配制方法。
2. 学会使用酸度计和复合电极测定溶液 pH。
3. 理解缓冲溶液的性质。

二、实验原理

缓冲溶液具有抵抗少量强酸、强碱或稍加稀释仍保持其 pH 几乎不变的能力。

缓冲溶液一般是由共轭酸碱对组成，其中，共轭酸（弱酸）为抗碱成分，其共轭碱为抗酸成分。当共轭酸碱的浓度相等时，缓冲溶液 pH 计算公式为

$$pH = pK_a + \lg \frac{V_{B^-}}{V_{HB}}$$

根据上式可计算出配制一定 pH 的缓冲溶液所需的共轭酸 HB 及其共轭碱 B^- 的体积。在配制缓冲溶液时，将所需体积的一定浓度的共轭酸 HB 溶液和所需体积的相等浓度的共轭碱 B^- 溶液混合，即得。

缓冲溶液的缓冲能力用缓冲容量来衡量，缓冲容量越大，其缓冲能力越强。缓冲容量与总浓度及缓冲比有关，当缓冲比一定时，总浓度越大，缓冲容量越大；当总浓度一定时，缓冲比越接近 1，缓冲容量越大（缓冲比等于 1 时，缓冲容量最大）。

按上式所需体积的共轭酸碱混合所得的缓冲溶液 pH 只是近似值。若需要得到精确 pH 的缓冲溶液，则需用酸度计和复合电极测定其 pH（可精确到 ±0.01pH 单位），再用相应的共轭酸酸碱调整其 pH。

三、实验内容

（一）仪器和试剂

1. 仪器 试管（6 支）、试管架、玻璃棒、滴管、洗瓶、吸量管（10ml，20ml）、烧杯（100ml）、量杯（5ml）、pHS－3C 型酸度计、复合电极、温度计、洗耳球、塑料烧杯（50ml，3 个）、精密 pH 试纸、点滴板等。

2. 试剂 HAc（2mol/L、1mol/L、0.1mol/L）、NaAc（1mol/L、0.1mol/L）、NaH_2PO_4（2mol/L、0.2mol/L）、Na_2HPO_4（0.2mol/L）、HCl（1mol/L、0.1mol/L）、NaOH（2mol/L、1mol/L、0.1mol/L）、邻苯二甲酸氢钾标准缓冲溶液（0.05mol/L）、混合磷酸盐标准缓冲溶液（0.025mol/L）、溴酚红指示剂等。

（二）操作步骤

1. 缓冲溶液的配制 e 微课

（1）计算配制 pH＝5.00 的缓冲溶液 20ml 所需 0.1mol/L HAc（$pK_a=4.76$）溶液和 0.1mol/L NaAc 溶液的体积。分别用吸量管移取所需体积的 HAc 溶液和 NaAc 溶液，置于 50ml 塑料烧杯中，摇匀。用酸度计（配用复合电极）测定其 pH，并用 2mol/L NaOH 或 2mol/L HAc 调节 pH 为 5. 00，保存备用。

（2）计算配制 pH＝7.00 的缓冲溶液 20ml 所需 0.2mol/L NaH_2PO_4（$pK_a=7.21$）溶液和 0.2mol/L Na_2HPO_4溶液的体积。分别用吸量管移取所需体积的 NaH_2PO_4溶液和 Na_2HPO_4溶液，置于 50ml 塑料烧杯中，摇匀。用酸度计测定其 pH，并用 2mol/L NaOH 或 2mol/L NaH_2PO_4调节 pH 为 7.00，保存备用。

2. 缓冲溶液的性质

（1）抗酸作用 取三支试管，分别量取 3ml 上述配制好的 pH 为 5.00、7.00 的缓冲溶液和蒸馏水，各加入 2 滴 1mol/L HCl 溶液，摇匀，用精密 pH 试纸分别测定其 pH。

（2）抗碱作用 取三支试管，分别量取 3ml 上述配制好 pH 为 5.00、7.00 的缓冲溶液和蒸馏水，各加入 2 滴 1mol/L NaOH 溶液，摇匀，用精密 pH 试纸分别测定其 pH。

（3）抗稀释作用 取四支干燥洁净的试管，分别加入 0.5ml 配制好 pH 为 5.00、7.00 的缓冲溶液、0.1mol/L HCl 溶液、0.1mol/L NaOH 溶液，分别各加入 5ml 蒸馏水，振荡试管，用精密 pH 试纸分别测定其 pH。

解释上述实验结果。

3. 缓冲容量的比较

（1）缓冲容量与总浓度的关系 取两支试管，在一支试管中加入 0.1mol/L HAc 溶液和 0.1mol/L NaAc 溶液各 2ml，在另一支试管中加入 1mol/L HAc 溶液和 1mol/L NaAc 溶液各 2ml，测定两试管溶液的 pH 是否相同？向两试管中各滴入 2 滴溴酚红（变色范围为 5.0～6.8，pH＜5.0 呈黄色，pH＞6.8 呈红色），然后向两支试管中分别加入 0.1mol/L NaOH 溶液，边滴加边振荡试管，至溶液颜色变为红色。记录两试管所加 NaOH 溶液滴数。

（2）缓冲容量与缓冲比的关系　取两支试管，在一支试管中加入 0.1mol/L HAc 溶液和 0.1mol/L NaAc 溶液各 5ml，在另一支试管中加入 9ml 0.1mol/L NaAc 溶液和 1ml 0.1mol/L HAc 溶液。计算两缓冲溶液的缓冲比，用精密 pH 试纸测定两溶液 pH。然后向每支试管中加入 1ml 1mol/L NaOH 溶液，用精密 pH 试纸测两溶液 pH。

解释上述实验结果。

四、实训注意事项

1. 离子强度的影响会造成所配缓冲溶液 pH 与理论值偏离，需用酸度计测定其 pH，再用相应酸或碱调节其 pH。

2. 配制缓冲溶液的水应是新煮沸过并放冷的纯化水，其 pH 应为 5.5 ~ 7.0。

五、实验思考

1. 若同样程度改变共轭酸及其共轭碱浓度，溶液 pH 是否改变？
2. 配制 pH 为 9 的缓冲溶液，应选何种缓冲对？
3. 影响缓冲溶液缓冲容量的主要因素是什么？如何影响？
4. 10ml 2mol/L HAc 溶液和 10ml 1mol/L NaOH 溶液混合后所得的溶液是否具有缓冲作用，为什么？

附：实验操作指导

酸度计及其使用

（一）酸度计及其操作键盘功能

酸度计主要包括复合电极和主机（电位计）两个部分。主机部分主要有功能选择按键（旋钮）、定位按键（旋钮）、斜率按键（旋钮）、温度补偿按键（旋钮）、显示装置等。pHS－3C 型酸度计及其操作键盘功能，如图 5－1 和表 5－6 所示。

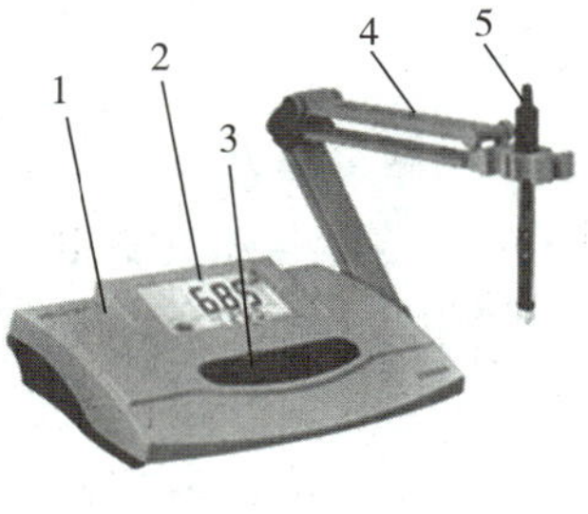

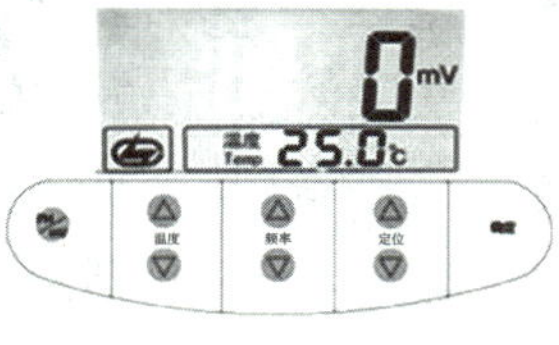

显示屏和键盘

图 5－1　pHS－3C 型酸度计及其操作键盘

1. 机箱；2. 显示屏；3. 键盘；4. 多功能电极架；5. 复合电极

表 5－6　pHS－3C 型酸度计操作键盘功能

按键	功能
pH/mV	“pH/mV”转换键，pH、mV 测量模式转换，在测量状态下，按一次进入“pH”测量模式，再按一次进入“mV”测量模式
温度	“温度补偿键”，对温度进行手动设置，补偿由于溶液温度不同对测量结果产生的影响，在测定 pH 和校正时，调节至溶液温度值

续表

按键	功能
斜率	“斜率键”，用于补偿电极转换系数。由于实际电极系统并不能达到理论上转换系数（100%），设置此键对两点校正法测量结果进行 pH 校正，使仪器测量更精确
定位	“定位键”，用于消除电极不对称电位和液接电位对测量结果所产生的误差。玻璃电极和甘汞电极（或复合电极）浸入 pH 为 7 缓冲溶液时，其电势不能达到理论上 0mV（pH 为 7），而有一定值，该电势差称之为不对称电位。其大小取决于玻璃电极膜材料的性质、内外参比体系、待测溶液性质和温度等因素。为了提高测定准确度，在测定前必须通过定位按键（或旋钮）调节消除
△	“数值上升键”，按此键为调节数值上升
▽	“数值下降键”，按此键为调节数值下降
确定	“确定键”，按此键为确认上一步操作

（二）酸度计的操作规程

不同型号酸度计的精度和操作方法有所不同，应按照仪器说明书和注意事项操作。下面以 pHS－3C 型酸度计为例，认识酸度计的操作规程。

1. 使用方法

（1）准备工作

①接通电源。将 9V 直流电源输入插头插入 220V 交流电源上，直流输出插头插入仪器后面板电源插孔。

②安装电极。将复合电极装在电极架上，拔去仪器后电极插座上的短路插头，接上电极插头。

③按下电源开关，预热 5 分钟。

（2）校正　又称定位、标定。仪器附有 0.05mol/kg 邻苯二钾酸氢钾、0.025mol/kg 混合磷酸盐和 0.01mol/kg 四硼酸钠 3 种标准缓冲溶液，可根据实际情况，选用与被测溶液 pH 较接近的缓冲溶液对仪器进行校正。三种缓冲溶液 pH 与温度关系见附录五。

酸度计的校正，分为一点校正，用一种缓冲溶液定位，一般用于粗略测量；两点校正，用两种缓冲溶液定位，一般用于精确测量；三点校正，用于精确测量。

下列为两点校正操作步骤：

①功能选择键调入 pH 测量状态，斜率默认设为 100%。

②用去离子水清洗复合电极，用软质滤纸轻轻吸干玻璃泡上水分。

③将复合电极插入标准缓冲溶液（如 0.025mol/kg 混合磷酸盐）中，将“温度△▽”调至与待测溶液温度一致，按“确定”完成设置。读数稳定后，按“定位△▽”，使仪器显示的 pH 与该标准缓冲溶液在当前温度下的 pH 一致，然后按“确定”完成。

④取出电极，用去离子水清洗电极后，用软质滤纸轻轻吸干玻璃泡上水分。

⑤将复合电极插入另一种标准缓冲溶液（如 0.05mol/kg 邻苯二钾酸氢钾或 0.01mol/kg 四硼酸钠）中，读数稳定后，按“斜率△▽”，使仪器显示的 pH 与该标准缓冲溶液在当前温度下的 pH 一致，按“确定”完成。

校正用的缓冲溶液 pH 应接近被测溶液 pH。一般来说，仪器在连续使用时，每天应校正一次。

（3）测量溶液 pH　用去离子水和被测溶液分别清洗复合电极后，将电极插入被测溶液中，用玻璃棒搅拌（或摇动）使溶液均匀，在显示屏上读出待测溶液 pH。

若被测溶液与校正时所用的标准缓冲溶液温度不同时，应将温度设置至待测溶液温度，再测量。精确测量时，被测溶液温度最好保持与校正溶液温度一致。

2. 仪器和电极的维护

（1）仪器的输入端（即电极插口）必须保持清洁，不用时用短路插头插入插座，以防灰尘和水分侵入。在环境湿度较高时，应用干净布擦干电极插口。

（2）测量时，电极的引入线须保持静止，否则会引起测量不稳定。

（3）仪器在测量前，必须用标准缓冲溶液校正，标准缓冲溶液 pH 与被测溶液 pH 越接近越好。

（4）使用复合电极时，应避免电极下部的玻璃泡与硬物或污物接触。若玻璃泡上发现玷污，可用医用棉花轻擦玻璃泡或用 0.1mol/L 盐酸清洗。

（5）复合电极外参比溶液为 3mol/L 氯化钾溶液，补充液可从电极上端小孔中加入。

（6）复合电极使用后，应清洗干净，套上保护套，保护套中加少量补充液以保持电极顶端球泡湿润。

（7）新的或长久不用的复合电极，使用前，应浸泡在 3mol/L 氯化钾溶液中活化 24 小时。

目标检测

答案解析

一、填空题

1. 在 $HClO_4$、HNO_3、H_2O、H_3PO_4、Br^-、I^-、Cl^-、$H_2PO_4^-$ 中，质子酸是__________；质子碱是__________；两性物质是__________。

2. 缓冲溶液加少量水稀释时，溶液的 pH __________；用大量水稀释时，pH __________。

3. HAc/Ac^- 缓冲溶液的 pH，取决于__________和__________。

4. 在 HCO_3^-/CO_3^{2-} 缓冲体系中，抗酸成分是__________，抗碱成分为__________。

二、计算题

1. 在 1L HAc/NaAc 缓冲溶液中，含有 0.2mol NaAc 和 0.1mol HAc，$K_a = 1.76 \times 10^{-5}$，求该溶液的 pH。

2. 将 100ml 0.10mol/L KH_2PO_4 和 50ml 0.20mol/L Na_2HPO_4，溶液混合，求此溶液的 pH（已知 H_3PO_4 的 $K_{a_2} = 6.2 \times 10^{-8}$）。

3. 欲配制 pH 为 5.00 的缓冲溶液，计算应在 100ml 0.10mol/L HAc 溶液中加入 0.10mol/L NaOH 溶液多少毫升？（假设溶液总体积为两者之和）

4. 临床检验测得三人血浆中 HCO_3^- 和 H_2CO_3 的浓度如下：甲，$[HCO_3^-] = 21.0$mmol/L，$[H_2CO_3] = 1.40$mmol/L；乙，$[HCO_3^-] = 22.0$mmol/L，$[H_2CO_3] = 1.10$mmol/L；丙，$[HCO_3^-] = 54.0$mmol/L，$[H_2CO_3] = 1.35$mmol/L。试求此三人血浆 pH，已知血浆中 HCO_3^-/H_2CO_3 缓冲系的 $pK_a = 6.10$，并判断何人为正常人，何人为酸中毒病人，何人为碱中毒病人？

（刘　起）

书网融合……

重点回顾　　微课　　习题

第六章　配位化合物和生物元素

学习目标

知识目标：

1. **掌握**　配合物的基本概念和组成；配合物化学式的书写和命名。
2. **熟悉**　配位平衡稳定常数的意义；影响配位平衡的因素。
3. **了解**　生物配体；螯合物的概念；重要的生物元素。

能力目标：

1. 能理解螯合物的稳定性及 EDTA 在分析化学中的应用。
2. 能理解重要的生物元素。

素质目标：

认识配合物、生物元素在医学中的意义。

导学情景

情景描述：患者，女，40 岁，经常腿部肌肉抽筋、痉挛、疼痛，容易情绪激动，经常冒汗，有时感觉到浑身酸痛。诊断：身体缺钙。建议药物治疗，首选用药：葡萄糖酸钙。

情景分析：钙是人体必需的含量最高的金属元素。钙，除了构成骨骼、牙齿和指甲外，还担负调节正常细胞生理功能的重要作用。如，钙与磷脂结合，维持细胞膜的通透性；与蛋白质结合，在细胞间起粘连作用；与细胞内核酸结合，维护染色体结构的完整性；Ca^{2+}、Mg^{2+}、K^+、Na^+ 维持一定比例是促进肌肉收缩、维持神经肌肉应激性所必需的；钙是人体许多酶系统的激活剂；钙是帮助血液凝固的重要因素等。当体内血钙降低时，神经兴奋性会显著增强，可出现烦躁、肌肉痉挛、腰腿疼痛、皮肤瘙痒等症状，严重时会危及生命。为了预防钙缺乏病，在生活中应注意科学合理补钙。

讨论：人体内众多金属元素含量的高低与疾病有密切关系。研究表明，这些金属元素中许多能与蛋白质、核酸及低分子配体形成配位化合物；体内的各种酶约三分之一是复杂的金属离子配合物，如 Ca^{2+}、Mg^{2+}、Cu^{2+}、Zn^{2+}、Mn^{2+} 等离子；体内能量的转化、传递、化学键的断裂和形成等过程与金属离子配合物有关等。什么是配体？什么是配位化合物？金属离子如何与配体形成配合物？

学前导语：自然界有一类组成较为复杂，在理论上和应用上都十分重要的化合物，其核心部分是以配位键相连，故称为配位化合物。

第一节　配位化合物

PPT

一、配位化合物的组成和命名

（一）配位化合物的定义

在配合物 $[Co(NH_3)_6]Cl_3$ 中，每个 NH_3 分子中的 N 原子均提供一对孤对电子给 Co^{3+} 的外层空轨道，形成6个配位键。6个NH_3分子与Co^{3+}结合牢固，$[Co(NH_3)_6]^{3+}$离子不管在水溶液中还是在晶体中都能稳定存在。像$[Co(NH_3)_6]^{3+}$这样，由一个具有空轨道的金属离子或原子（可接受电子对）与一定数目能提供孤对电子的中性分子或阴离子，通过配位键形成的具有一定空间结构的复杂离子，称为配位离子，简称配离子。如$[Cu(NH_3)_4]^{2+}$、$[Co(NH_3)_4Cl_2]^+$、$[Fe(CN)_6]^{3-}$等。配离子和其他具有相反电荷的简单离子组成的化合物，称为配位化合物（coordination compound），简称配合物。如$[Cu(NH_3)_4]SO_4$、$K_3[Fe(CN)_6]$等。配合物也可以由金属离子或原子直接与提供孤对电子的中性分子或阴离子以配位键形成，如$[Pt(NH_3)_2Cl_2]$、$[Fe(CO)_5]$等。

应该指出的是，有些化合物，例如明矾$KAl(SO_4)_2 \cdot 12H_2O$，铁铵矾$NH_4Fe(SO_4)_2 \cdot 12H_2O$，光卤石$KCl \cdot MgCl_2 \cdot 6H_2O$等，这些看似复杂的化合物，是由两种或两种以上的简单盐类组成的同晶型化合物，在水溶液中，只含K^+、Mg^{2+}、Al^{3+}、NH_4^+、Fe^{3+}、Cl^-、SO_4^{2-}等简单离子，而无复杂的配离子存在，它们不是配合物，这类化合物称为复盐。

（二）配位化合物的组成

配合物一般由内界和外界两部分组成，内界是配合物的特征部分，在化学式里以方括号括起来；外界为简单离子。如$[Co(NH_3)_6]Cl_3$的组成如下：

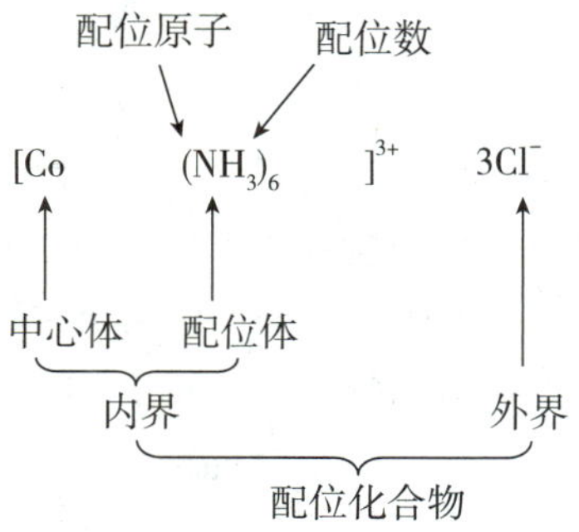

1. 中心体　也称中心离子或中心原子，通常是金属离子或原子，以过渡金属离子最常见，如Ag^+、Cu^{2+}、Fe^{3+}、Ni^{2+}等金属离子和Ni、Fe、Co等金属原子，也有少数是非金属元素，如$[BF_4]^-$中的B（Ⅲ）和$[SiF_6]^{2-}$中的Si（Ⅳ）。中心体必须有空的价电子轨道，用来接受配位体提供的孤对电子。

2. 配位体　配合物中，提供孤对电子与中心体形成配位键的阴离子或中性分子，称为配位体。常见的无机配位体有X^-、CN^-、SCN^-等阴离子和H_2O、NH_3等中性分子。配位体中提供孤对电子与中心体形成配位键的原子，称为配位原子，如NH_3中的N，H_2O中的O，X^-中的X等。

根据配位体中配位原子的数目，分为单齿配位体和多齿配位体。只含一个配位原子的配位体，称为单齿配位体，如F^-、Cl^-、H_2O、NH_3等；含两个或两个以上配位原子的配位体，称为多齿配位体，如$H_2N—CH_2—CH_2—NH_2$（乙二胺，简写为en），HOOC—COOH（乙二酸，简写为ox），$H_2N—CH_2—COOH$（氨基乙酸，简写为gly）等。

3. 配位数　直接与中心体结合成键的配位原子的数目，称为该中心体的配位数。如果配合物的配位体都是单齿配位体，则配位数等于配位体的数目，如$[Fe(CN)_6]^{3-}$中Fe^{3+}的配位数为6、$[Pt(NH_3)_2Cl_2]$中Pt^{2+}的配位数为4。如果配合物中有多齿配位体，则配位数不等于配位体的数目，而是中心体结合的配位原子的总数，如$[Pt(en)_2]Cl_2$中Pt^{2+}的配位数为4而不是2，因为一个乙二胺配位体有两个配位原子N与中心体形成配位键。

中心体的配位数一般为2、4、6、8等，其中最常见的是4和6，配位数为5和7的并不常见。

4. 配离子的电荷　配离子的电荷等于中心体与配位体总电荷的代数和。例如，在$[Cu(NH_3)_4]^{2+}$中，Cu^{2+}离子电荷为+2，NH_3是中性分子，所以配离子电荷为+2；$[AlF_6]^{3-}$配离子的电荷则为（+3）+

$6\times(-1)=-3$。另外，整个配合物是电中性的，所以配离子的电荷数与外界离子的电荷总数量相等，符号相反。因此，通常可以根据外界简单离子的电荷总数，判断出内界的电荷数，并进一步判断出中心体的电荷。例如 $K_3[Fe(CN)_6]$ 中，外界离子电荷总数为 $3\times(+1)=+3$，所以配离子 $[Fe(CN)_6]^{3-}$ 的电荷数为 -3，再根据 CN^- 的电荷数为 -1，判断出 Fe 离子为 +3 价。

（三）配合物的命名

配合物种类繁多，有些配合物的组成相对比较复杂，因此有必要进行系统命名。这里仅简单介绍配合物命名的基本原则。

1. 配离子的命名 通常配合物的命名包括两大部分，即内界与外界。内界的命名是关键，命名顺序为：

配位体数（用一、二、三、…表示）—配位体名称—“合”—中心体名称—中心体氧化数［用罗马数字（Ⅰ)、(Ⅱ)、(Ⅲ)、…表示］—“配离子”或“酸根”（通常阳离子称配离子或离子，阴离子称酸根）。例如

$[Cu(NH_3)_4]^{2+}$	四氨合铜（Ⅱ）配离子
$[Co(NH_3)_6]^{3+}$	六氨合钴（Ⅲ）配离子
$[Fe(CN)_6]^{3-}$	六氰合铁（Ⅲ）酸根
$[Fe(CN)_6]^{4-}$	六氰合铁（Ⅱ）酸根
$[Cu(en)_2]^{2+}$	二（乙二胺）合铜（Ⅱ）配离子

如果含有多种配位体，不同的配位体之间要用“·”隔开，命名的顺序是先阴离子（简单离子—复杂离子—有机酸根离子），再中性分子（NH_3—H_2O—有机分子）。另外，如配位体都是阴离子或中性分子，则按配位原子元素符号的英文字母顺序排列。例如：

$[Co(NH_3)_4Cl_2]^+$	二氯·四氨合钴（Ⅲ）配离子
$[Co(NH_3)_3(H_2O)Cl_2]^-$	二氯·三氨·一水合钴（Ⅲ）配离子

2. 配合物的命名 配合物的命名方法，服从一般无机物的命名原则。例如

$[Co(NH_3)_3(H_2O)Cl_2]Cl$	氯化二氯·三氨·一水合钴（Ⅲ）
$[Cu(NH_3)_4]SO_4$	硫酸四氨合铜（Ⅱ）
$H_2[SiF_6]$	六氟合硅（Ⅳ）酸
$K_3[Fe(CN)_6]$	六氰合铁（Ⅲ）酸钾
$[Cu(en)_2](OH)_2$	氢氧化二（乙二胺）合铜（Ⅱ）
$NH_4[Cr(SCN)_4(NH_3)_2]$	四硫氰·二氨合铬（Ⅲ）酸铵

无外界的配合物命名，例如

$[Fe(CO)_5]$	五羰基合铁（0）

（四）配合物的几何异构现象

配合物都有一定空间结构，如果配合物中有几种不同的配位体，配位体在中心体周围可能就有不同的空间排列方式。例如，同一化学式的 $[Pt(NH_3)_2Cl_2]$（空间构型为平面正方形），有下列两种排列方式。

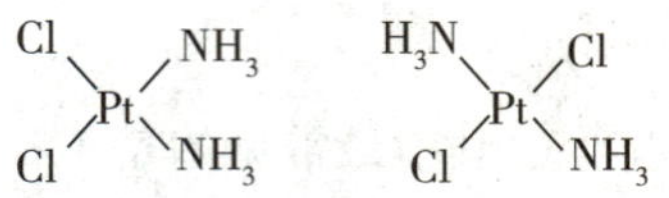

顺式　　　　反式

在 [$Pt(NH_3)_2Cl_2$] 的空间结构中，四个配位体有两种空间排列方式，同种配位体彼此相互靠近（顺式），或者彼此处于对位位置（反式）。像这种组成相同，配位体几何排列方式不同的现象，称为几何异构现象（顺反异构现象）。组成相同而配位体的几何排列方式不同所形成的异构体，称几何异构体（顺反异构体）。对于配位数为 2 或 3 的配合物或对于四面体配合物来说，不存在这类异构现象，然而对于平面正方形和八面体配合物来说，顺反异构现象是常见的。

由于结构不同，虽然配合物有相同的组成，性质却不一样。例如，[$Pt(NH_3)_2Cl_2$] 的顺式异构体为橙黄色晶状粉末，分子有极性，在水中溶解度较大，有抗癌作用；[$Pt(NH_3)_2Cl_2$] 的反式异构体为鲜黄色细八面体结晶，偶极矩为零，在水中溶解度很小，无抗癌作用。

想一想

举例说明什么是配合物？水合物和氨合物是否可认为是配合物？

答案解析

（五）配位平衡常数

在 $CuSO_4$溶液中逐渐加入过量氨水，生成 $[Cu(NH_3)_4]^{2+}$配合物，反应式为

$$Cu^{2+} + 4NH_3 \longrightarrow [Cu(NH_3)_4]^{2+}$$

当在 [$Cu(NH_3)_4$] SO_4溶液中加入 Na_2S 溶液，则有黑色 CuS 沉淀生成。说明溶液中有少量的 Cu^{2+}，所以能生成 CuS 沉淀。这说明溶液中既存在 Cu^{2+} 和 NH_3的配位反应，又存在 $[Cu(NH_3)_4]^{2+}$ 的离解反应。即

$$Cu^{2+} + 4NH_3 \underset{\text{离解}}{\overset{\text{形成}}{\rightleftharpoons}} [Cu(NH_3)_4]^{2+}$$

当正、逆反应速率相等时，体系达到平衡状态，这种平衡称为配位平衡，平衡常数为

$$K_{稳} = \frac{[Cu(NH_3)_4]^{2+}}{[Cu^{2+}][NH_3]^4}$$

配位平衡的平衡常数，称为配位平衡常数，又称稳定常数，用符号 $K_{稳}$表示。它表示配离子的稳定程度，对于相同类型（配位比相同）的配离子来说，$K_{稳}$越大，配离子在溶液中越稳定，越不容易离解。例如，$[Ag(NH_3)_2]^+$和 $[Ag(CN)_2]^-$的配位比均为 2∶1，$K_{稳}$分别为 1.7×10^7和 6.3×10^{21}，故后者比前者稳定得多。实际上，在上述两溶液中分别加入 I^-，前者有黄色 AgI 沉淀生成，而后者不能生成 AgI 沉淀。这是因为 $[Ag(CN)_2]^-$配离子非常稳定，非常难解离，解离产生的 Ag^+浓度极小，不足与 I^-生成 AgI 沉淀。

表 6－1 列举一些常见配离子的稳定常数。

表 6－1　一些配离子的稳定常数

配离子	$[Ag(NH_3)_2]^+$	$[Cu(NH_3)_4]^{2+}$	$[Cu(en)_2]^{2+}$	$[Fe(C_2O_4)_3]^{3-}$	$[Fe(CN)_6]^{3-}$
$K_{稳}$	1.1×10^7	2.1×10^{13}	1.0×10^{20}	1.6×10^{20}	1.0×10^{42}

二、螯合物和生物配体

配合物在自然界中广泛存在，根据其结构特征，主要分为以下两类。

1. 简单配合物 由单齿配位体与中心体配位形成的配合物，称为简单配合物。在简单配合物中只有一个中心体，且与中心体相结合的配位体只有一个配位原子。因此，这类配合物即使有多个配位体，在分子中也不会形成环状结构。例如，[$Cu(NH_3)_4$] SO_4、[$Co(NH_3)_3(H_2O)Cl_2$] Cl 等。

2. 螯合物 由多齿配位体与中心体配位形成的具有环状结构的配合物，称为螯合物（chelate）。例如，乙二胺（en）是双齿配位体，它与 Cu^{2+} 可形成两个五元环结构的二（乙二胺）合铜（Ⅱ）配离子，其结构如下：

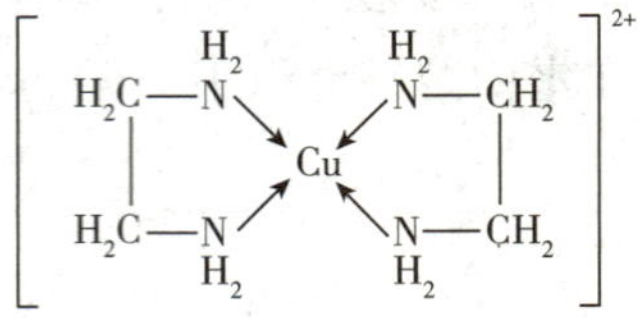

每个乙二胺（en）中的两个 N 原子分别提供一对孤对电子与 Cu^{2+} 形成配位键，犹如螃蟹以双螯钳住中心体，螯合物的名称由此而得。依据螯合物环状结构中环上的原子总数相应称该环为几元环。

螯合物稳定性远高于简单配合物，这是由于螯合物具有环状结构的。螯合物的环一般为五元环或六元环（空间张力较小），且环数越多越稳定，因为环越多，破坏螯合物需要断的键越多。这种由于螯合物的生成使配合物稳定性显著增加的现象，称为螯合效应。

能和中心体形成螯合物的多齿配位体，称为螯合剂。一般是含有 N、O、S、P 等配位原子的有机化合物。螯合剂的结构应有以下特点。

（1）螯合剂必须含有两个或两个以上能给出孤对电子的配位原子。

（2）每两个配位原子之间最好间隔两个或三个其他原子，以便形成稳定的五元环或六元环。

（3）螯合物的中心体必须有空轨道，能接受配位原子提供的孤对电子。

常见的螯合剂除乙二胺外，还有氨基乙酸、乙二胺四乙酸等。例如，乙二胺四乙酸（ethylenediamine tetraacetic acid，EDTA）分子中共有 6 个配位原子，两个 N 原子和四个 O 原子，其结构式如下：

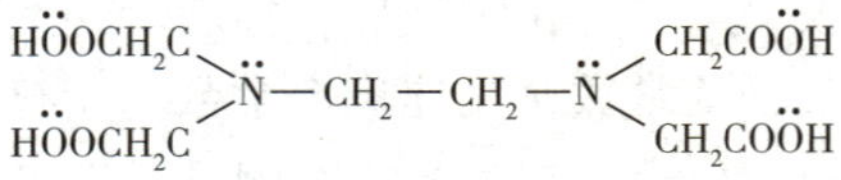

乙二胺四乙酸的 6 个配位原子能与中心体形成具有五个五元环的螯合物，这种结构具有非常高的稳定性。例如，它与 Cu^{2+} 生成的螯合物的结构式如下：

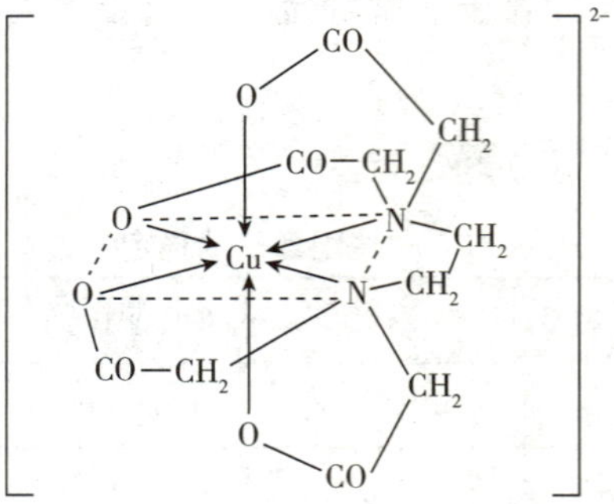

乙二胺四乙酸为白色晶体，无毒，不吸潮，在水中溶解度很小，难溶于酸和一般有机溶剂，易溶于氨水和氢氧化钠等碱性溶液，生成相应的盐溶液。由于它在水中的溶解度很小（室温下，每 100ml 水中只能溶解 0.02g），在配位滴定中常用其二钠盐（$Na_2H_2Y \cdot 2H_2O$），也简称为 EDTA。EDTA 二钠盐是白色粉末状结晶，其溶解度较大（室温下，每 100ml 水中能溶解 11.2g），饱和水溶液的浓度可达

0.3mol/L。由于 EDTA 二钠盐水溶液中主要是 H_2Y^{2-}，为弱酸性溶液。在配制其溶液时，可先用温热水溶解。

一般中心原子或离子最常见的配位数为 4 和 6，其次为 2 和 8，因此，EDTA 能满足大多数金属离子对配位数的要求，其与金属离子形成的配位化合物的配位比一般情况下都是 1∶1。EDTA 与金属离子的配位反应一般速度快，生成的配合物水溶性好，且大多数配合物是无色的，便于指示剂指示终点。

由此可见，EDTA 与金属离子配合反应符合配位滴定的反应条件，广泛用于滴定分析。

看一看

药物的螯合作用

动物体内大多数的金属离子是可以同蛋白质结合的。当然也可以同氨基酸、肽、核酸、外加的药物配体结合。每个金属离子可以受到许多配体的竞争。药物分子作为金属离子的竞争配体，首先是同金属离子作用形成配合物。例如，抗结核菌的药物异烟肼可与几十种金属离子形成稳定的配合物，抗病毒药物吗啉胍在溶液中也能同许多金属离子发生配合作用形成稳定的配合物。许多药物分子与金属离子形成配合物之后能使它的许多性质发生变化并有可能提高药效。如异烟肼与金属离子形成配合物后改变其溶解性，导致其抗菌活性提高。药物分子也可以与金属离子或其他配体（蛋白质、核酸等）一起形成混配的多元配合物，金属离子作为桥梁作用，促进了药物分子当作底物的作用，从而可以更好地发挥其药效。

三、配合物在医学上的意义

近年来，配合物在排毒解毒、杀菌抗病毒、癌症治疗、生化检验和营养健康等方面越来越受到人们的关注。

（一）排毒解毒作用

环境污染和特殊职业可能引起体内 Cd、Cr、Pb、As 等重金属积累甚至中毒。人体自身无法将这些有毒离子转变为无毒形式排出体外。目前，对于体内有毒或过量的金属离子，一般可选择合适的配体（或螯合剂）与其结合而排出体外，这种方法称为螯合疗法，所用的螯合剂称促排剂（或解毒剂）。例如，铅被人体吸收后经体循环以不溶性磷酸盐 $Pb_3(PO_4)_2$ 的形式沉积于骨骼。柠檬酸钠能溶解 $Pb_3(PO_4)_2$ 使之成为稳定性更高的柠檬酸铅配离子 $[Pb(C_6H_5O_7)]^-$，从肾脏排出。所以柠檬酸钠可以有效地防治职业性铅中毒。另外，二巯基丁二酸钠可以与 Hg、As 等离子形成螯合物而解毒。

（二）杀菌抗病毒作用

某些金属配合物有抗病毒的活性。它们能以病毒的核和蛋白质为配体，使之与金属离子配合，或占据细胞表面防止病毒的吸附，抑或防止病毒在细胞内再生，从而阻止病毒的繁殖。多数抗微生物的药物属于配体，和金属配位后往往活性增加。如丙基异烟酰肼与一些金属生成的配合物的抗结核杆菌能力比纯配体强。

（三）治疗癌症作用

癌症和微量金属离子有密切关系。缺乏碘地区易患甲状腺肿瘤；土壤中 Zn 和 Cr 含量高的地区多发肠胃癌；Mo、Fe、Cu 的缺乏易引起食道癌；白血病患者体内 Cu 偏高而 Mg 偏低。随着人们对金属配合物的药理作用的认识，许多高效、低毒的抗癌性金属配合物不断涌现，如新型铂配合物、有机锡配合物、茂钛衍生物等。金属配合物作为抗癌药物虽然有的已经应用于临床，并且显示出较好的临床效果，但是大多数仍处于实验阶段，抗癌机制仍然不是十分清楚。

（四）生化检验

由于大多数配离子都有特殊的颜色，常在临床上用于定性和定量测定。例如在测尿糖时，配制班氏试剂，加入枸橼酸钾钠，将难溶性 $Cu(OH)_2$变为可溶性深蓝色螯合物，再与还原性糖的醛基反应根据试剂颜色改变来测定尿糖含量。如检验人体是否有机汞中毒，取检验液酸化后，加入二苯胺基脲醇溶液，若出现紫色或蓝紫色，说明有 Hg^{2+} 存在。

第二节　生物元素

PPT

人类早已认识到生命机体的构成和活动与生物元素息息相关，生物元素在生物体内含量超标或者不足以及失去平衡，是引起各种疾病的主要原因。随着人类对生命奥秘探索的不断深入，也认识到生物元素对人类健康的重要性。

一、生物元素的分类

生物体内广泛参与生理活动的，以有机化合物形式存在的 C、H、O、N、S、P 等元素被称为生物非金属元素。此外，生物体液中的电解质含有 K^+、Na^+、Ca^{2+}、Mg^{2+} 等离子；各种酶、辅酶、结合蛋白质的辅基中含有 Fe、Mn、Co、Cu、Zn、Mo 等元素，这些元素被称为生物金属元素。生物元素在生物体内维持其正常的生物功能，是生物体内不可缺少的化学元素。

（一）生物必需元素的分类

必需元素通常是指构成生物体组织，维持生命正常活动的元素。判断某一元素是否属于必需元素，要遵循三个原则：①若无该元素存在，生物将停止生长或不能完成其生命周期；②该元素在生物体内的功能不能由其他元素完全代替；③该元素具有一定的生物功能或对生物功能产生直接影响，并参与其代谢过程。

根据元素在生物体内的含量和生物效应可分为必需宏量元素、必需微量元素、非必需元素和有害元素。

（1）必需宏量元素　是指参与生物体的各种生理活动，占生物体总质量0.01%以上的元素，如碳、氢、氧、氮、磷、硫、氯、钠、钾、钙和镁等11种元素。

（2）必需微量元素　凡含量只占生物体总质量0.01%以下的元素均称为必需微量元素或必需痕量元素，如铁、铜、锌、铬、锰、钴、镍、锡、钼、钒、锶、硒、硅、硼、碘、氟、砷等17种元素。

（3）非必需微量元素　目前既没有明显的生物作用，也未发现毒性的元素。主要有铷、钡、钛、氖、锆等。

（4）有害元素　对人体生命功能产生侵害的元素，主要是重金属元素以及部分非金属元素，如砷、汞、镉、铅、铋、锑、铍、铊、镓、铟、铊等。这些元素过量存在于生物体中会威胁到生物体的健康与存在。

不过必需元素和有害元素间并无明确的界限，许多元素在一定浓度内对人体有益，超过这一定浓度范围就对人体有害，如铜、氟、硒、碘等。元素对人体是否有害，还与元素的价态有关，例如铁，高价态铁对身体有害。

看一看

必需微量元素与常见地方疾病的关系

微量元素的状况	地方病	主要症状
碘缺乏、碘中毒	地方性甲状腺肿	甲状腺肿大，功能亢进
碘缺乏	地方性克汀病	呆（傻）、小（矮）、聋、哑、瘫
锌缺乏	侏儒症、先天性畸形	厌食，生长障碍，骨畸形
硒缺乏	克山病	心律不齐、心脏扩大、心率衰竭
慢性砷中毒	黑皮（脚）病	皮肤色素沉着，神经性皮炎，脚趾自发性坏死，致癌
慢性甲基汞中毒	水俣病	感觉、语言障碍，共济失调，眼运动异常，智力障碍，震颤
慢性镉中毒	骨痛病	易骨折，骨质疏松，软化变形，全身疼痛
水中铊中毒	鬼剃头	脱发，头晕，乏力，食欲不振，视物模糊
水中氟过量	地方性氟中毒	氟斑釉齿，氟骨病，心脏病

（二）生物元素的存在形式

生物元素在生物体内的化学形式多样。有些以水合离子形式存在于细胞内外液中，并维持一定浓度梯度，如 Na、Mg、K、Ca、Cl 等元素；有些以难溶无机化合物形式存于硬组织中，如 SiO_2、$CaCO_3$ 等；Mo、Mn、Fe、Cu、Co、Ni、Zn 等则形成生物大分子，如血红蛋白中的 Fe、维生素 B_{12} 中的 Co 等；有些以小分子形式存在；有些元素的存在形式还有待进一步研究确定。

二、生物元素的生理功能

生物元素在生物体内起到的生理和生化现象称为生物元素的生理功能。生物元素不仅是生命体的重要组成部分，而且不同元素具有不同特异性的功能，在人体内的生理功能主要有以下几个方面。

1. 构成了生命体　生物元素中 Ca、P 可以构成硬组织，C、H、O、N、S 构成有机大分子，如糖类、蛋白质、核酸等。

2. 参与运载作用　生物体中某些元素和营养物质的吸收、输送、传递，不是简单的扩散或渗透过程，金属离子或它们所形成的一些配合物在这个过程起着载体的作用。例如，血红蛋白中 Fe^{2+} 能把氧携带到每一个细胞中去供代谢需要。

3. 调节体液的物理、化学特性　体液主要是由水和溶解于其中的电解质所组成。生物体的大部分生命活动是在体液中进行的。例如，Na^+、K^+、Cl^- 等为维持体液中水、电解质和酸碱平衡，保证体内正常的生理、生化功能，起着重要的作用。

4. 作为酶的活性因子　人体约有四分之一酶的活性与金属离子有关。酶是生物体内具有催化作用、结构复杂的蛋白质。金属酶是指金属离子参与酶的固定组成。例如，酪氨酸酶是含铜的金属酶，属于黑素代谢酶。Cu^{2+} 作为细胞色素氧化酶的中心离子，若缺失它，酶便失去活性；Fe^{2+} 是许多酶的活性中心。有些酶需要有金属离子存在才能被激活并发挥催化功能，这些酶称为金属激活酶。例如，金属锌不仅是碳酸酐酶、DNA 聚合酶、RNA 聚合酶等几十种酶的必需成分，而且也是近百种酶的激活剂；Zn^{2+}、Mn^{2+}、Fe^{2+}、Co^{2+}、Ni^{2+} 等均可以作为酶的激活剂。

5. 维持核酸的正常代谢　核酸是由许多单核苷酸组成。核酸和核苷酸作为配体，与生命金属元素形成配合物。核酸中的微量元素（如 Zn、Co、Cr、Fe、Mn、Cu、Ni、V 等）在稳定核酸构型、性质及 DNA 的正常复制等方面起着重要的作用。

6. 充当“信使”作用 生物体需要不断协调机体内各种生物过程，需要有传递各种信息的完善体系。细胞间信号的传递需要有接收器，化学信号的接收器是蛋白质。例如，Ca^{2+} 是细胞中功能最多的“信使”，当钙媒介蛋白质与 Ca^{2+} 结合被激活后，可调节多种酶的活性。因此，Ca^{2+} 起到传递某种生命信息的作用。

7. 参与激素和维生素的生理作用 激素是人体生长代谢过程中不可缺少的物质，某些微量元素直接参与激素的组成或影响激素的功能。例如，胰岛素中含有铬，甲状腺中含有碘，使其生理功能得到正常发挥。

现将一些常见生物元素及微量元素的主要功能分述如下。

（1）钠和钾　体液的重要组成成分。它们特异地分布在细胞外液和细胞内液，主要功能是维持细胞内外液的容量和渗透压，对调节体液酸碱平衡起着重要作用。在细胞膜两侧 Na^+ 和 K^+ 的浓度梯度是膜电位的主要来源，这种膜电位对神经传递信号等起着支配作用。

（2）钙　骨骼和牙齿的主要成分。它主要以磷酸盐形式镶嵌在蛋白质框架里，Ca^{2+} 离子对肌肉收缩、调节心律和血液凝固等都有影响。

（3）镁　在体内除以 $Mg_3(PO_4)_2$ 形式参与骨盐组成外，Mg^{2+} 还是许多酶的激活剂，并且对蛋白质合成和对 DNA 复制起着重要作用。

（4）铁　正常人体中含铁 3～5g，几乎所有组织都含有铁。铁在体内大部分是和蛋白质结合形成配合物，这些含铁蛋白发挥以下重要功能：①载氧、贮氧功能。如血红蛋白在体内起载氧作用，从肺部把氧运送到各组织细胞，同时又把细胞代谢产生的 CO_2 运到肺部排出体外。肌红蛋白则具有贮氧作用。②铁硫蛋白参与体内复杂的氧化还原反应，在生物氧化过程中传递电子。③运铁蛋白和铁蛋白起着转运贮存和调节铁的吸收平衡作用。

（5）铜　成年人体内含铜 100～200mg，大部分以结合态存在。铜主要参与造血过程，影响着铁的吸收、运送和利用，还参与细胞色素、酪氨酸等的合成。如体内缺铜，影响酪氨酸酶的活性，则酪氨酸转变成黑色素的过程缓慢或停止，因此，缺铜是引起白癜风的重要原因。

（6）锌　它在人体内的含量为 1.4～2.3g，分布在人体器官组织内，主要以金属酶的形式存在，对机体的正常生长发育有重要作用。近几年研究发现，正常人血清中 Cu/Zn 比值为 0.8～1.2。在很多病理情况下，该比值发生变化。在恶性肿瘤活动和复发期间，该比值均增大，这对研究恶性肿瘤发病机制有一定意义。

（7）钴　在人体中含量很少，一般仅含 1.1～1.5mg，它对铁的代谢、血红素的合成、红细胞的发育成熟有重要作用，特别是钴作为维生素 B_{12} 的主要成分，起着高效生血作用。近年来有人认为，心血管疾病同钴的含量有关，钴含量越少，病情越严重。

（8）硒　硒的生物作用和它的浓度有密切关系，质量分数在 10^{-6} 以下时能抑制癌症，而在 10^{-5} 以上时则会导致癌症。硒是谷胱甘肽过氧化酶的必要组成，这种酶保护血红蛋白免受过氧化物的氧化。

（9）锰、钼、钒　锰在人体内参与许多酶促反应，它是精氨酸酶和丙酮酸羧化酶的必要组成，前者促进脲的生成，后者与丙酮酸代谢有关。锰离子还是一些酶的激活剂，如对异柠檬酸脱氢酶、聚合酶及半乳糖转移酶的激活作用。钼元素也是体内某些酶的组分之一，例如黄嘌呤氧化酶，它的生物功能在于促进嘌呤的利用，因此，钼是嘌呤代谢的必需元素。钼又是某些生物固氮作用必不可少的元素。钒能抑制胆固醇的合成，降低血清中胆固醇的含量，有抗动脉粥样硬化的作用。此外，钒还可能参与脂类代谢和起防止龋齿作用。

综上所述，人类在地球上繁衍生息，与地球外围的地圈自然体间必定有着本质的联系，而这种联系的物质基础就是自然体中的化学元素。可以相信，人们在分子水平上认识化学元素和生物配体的生理功能、揭示致病机制和探索治疗途径的研究在不断深入，这必将推动医学和生命科学的进步，给人类的健康带来更多的福音。

目标检测

答案解析

一、填空题

1. 配合物一般是由______________和______________组成。

2. 在配合物中，与中心离子（或原子）以______________键结合的______________或______________称为配体；配体分为______________和______________两类。

3. 由中心原子与______________配体形成的具有环状结构的配合物，称为______________。

二、简答题

1. 命名下列配离子或配合物。

(1) $[Ag(NH_3)_2]OH$　　(2) $[Cu(en)_2]^{2+}$

(3) $Na_4[Fe(CN)_6]$　　(4) $[Co(NH_3)_2(en)_2]Cl_3$

2. 写出下列配离子或配合物的化学式。

(1) 四氨合铜（Ⅱ）配离子　　(2) 六氰合铁（Ⅲ）配离子

(3) 四羰基合镍（0）　　(4) 二氯·二氨合铂（Ⅱ）

（蓝林欣）

书网融合……

重点回顾　　习题

第七章　有机化合物概述

PPT

学习目标

知识目标：

1. **掌握**　有机化合物的概念、特征和分类。
2. **熟悉**　碳原子杂化方式与有机物分子空间构型的关系。
3. **了解**　共价键的断裂方式和有机反应类型。

能力目标：

1. 通过碳原子杂化方式，解释有机物分子空间构型。
2. 学会用常压蒸馏法测定有机物沸点和分离提纯有机物。

素质目标：

1. 培养学生透过现象看本质的能力。
2. 培养学生团队合作意识和实事求是的科学态度。

导学情景

情景描述：地球上现存有记载的生物种类大约200多万种，包括动物、植物和微生物，虽然它们的大小、形态、特性、生命周期各异，但都具有共同的物质基础——蛋白质和核酸。

情景分析：蛋白质是由氨基酸聚合而成的生物大分子，是生命的物质基础。组成蛋白质的主要元素有碳、氢、氧、氮、硫，此外还有一些微量元素。核酸是由核苷酸聚合而成的生物大分子，在生物体的生长、发育、繁殖、遗传和变异等过程中起决定性作用。核苷酸由含氮碱基、核糖和磷酸组成。组成核酸的主要元素有碳、氢、氧、氮、磷。

讨论：碳是组成生命物质基础的最重要元素之一，是地球生命的基石。由于碳原子能自我结合或与其它元素的原子结合而形成数量庞大的有机化合物，其中包括大量的生物分子，如糖类、脂类、蛋白质和核酸。这些生物分子是构成生命的基础物质，在生物体内发挥重要的生理功能。碳元素有何特点？碳是如何组成数量庞大的有机化合物？这些有机化合物有什么特性和结构特点？

学前导语：有机化学研究的对象是有机化合物，即含碳的化合物。学习有机化学就是学习有机化合物的来源、组成、结构、性质及其变化规律。

一、有机化合物及其特点

有机化合物，简称有机物，其数量巨大、结构复杂、种类繁多，与人类的生活关系密切。人体除了含有水分和无机盐外，绝大多数是有机物。人体的各种生理活动，从本质上看是各种有机物在体内进行的一系列复杂而有序的化学反应过程。

（一）有机化合物的概念

人类很早就接触有机物，涉及有机化学反应，如酿酒、酿醋、制糖、制药、染色等。“有机物”一词，原意是来自于动植物体的物质。然而1828年德国化学家维勒（F. Wöhler）在实验室里加热无机物氰酸铵（NH_4CNO）制得有机物尿素［$CO(NH_2)_2$］，以及此后醋酸、油脂、糖类等有机物相继在实验室被合成出来，证明了有机物并非都来自于生物体，也可从无机物合成得到。由于人们习惯的原因，“有机”一词一直沿用至今。

19世纪初，随着元素分析方法的建立，人们测定了有机物的组成，发现有机物中都含有碳元素，绝大多数还含有氢元素。人们把含有碳、氢两种元素的化合物，称为碳氢化合物，又称为烃。后来，人们又发现有机物除了含有碳、氢以外，还有氧、氮、卤素、硫、磷等元素，这些有机物可以看作是碳氢化合物中氢原子被其他原子或原子团所取代而衍变而来的。因此，有机物是指碳氢化合物及其衍生物。有机化学是研究有机物的组成、结构、性质以及变化规律的科学。对于少数含碳的化合物，如CO、CO_2、H_2CO_3、碳酸盐等，虽然含有碳元素，但它们的性质与无机化合物相似，通常把这些化合物归类为无机物。

看一看

有机物与人类生活、生老病死密切相关

人类的身体、衣食住行、求医问药都离不开有机物。人体除了由水分和无机盐组成外，其他绝大多数是由有机物组成，人体的各种生理活动，从本质上看是各种化合物在体内进行的一系列复杂而有序的化学反应过程。人体所需的营养物质，如糖类、脂肪、蛋白质、维生素等都是有机物。人们日常生活所需的食物和调料，如米、面、油、淀粉、牛奶、鸡蛋、肉类、酒、醋、酱等都是有机物。人们穿着所需衣物、鞋袜、帽子、纽扣等，所用塑料制品、洗漱用品、化妆品、包装用品等，交通所需的汽油、煤油、天然气、轮胎、润滑油等都是有机物。人类居住所需的保温层、有机玻璃、PVC管、家具、家电等都离不开有机物。人们用来预防、治疗及诊断疾病的药物，包括天然来源和人工合成的，大部分都是有机物，这些药物在诊断疾病、治疗疾病、强身健体、延年益寿中发挥着重要的作用。有机物与人类生活、生老病死密切相关。

（二）有机化合物的特点

有机物分子中都含有碳原子。碳的原子序数为6，在周期表中位于第二周期第ⅣA族，价电子数为4。碳原子的特征是能与许多非金属元素原子以共价键结合；碳原子之间也能以共价键结合，除了形成碳链或碳环外，还可以通过单键、双键或叁键相连。碳原子的结构特征导致了有机物具有许多区别于无机物的特点。

1. 普遍存在同分异构现象 有机物的结构主要包括分子的组成、分子中原子相互结合的顺序和方式、原子相互间的立体位置等。同分异构现象（isomerism）是指具有相同的分子组成而结构和性质不同的现象。如乙醇（CH_3CH_2OH）和甲醚（CH_3OCH_3）是两个不同的化合物，它们的理化性质不同，但它们的分子式都是C_2H_6O，两者差别在于分子中原子相互结合的顺序不同。乙醇和甲醚互为同分异构体。在有机物中，普遍存在同分异构现象，且碳原子数目越多，同分异构体的数目也越多。同分异构现象是有机物种类繁多的根本原因。

2. 一般稳定性差，且具有可燃性 大多数有机物没有无机物稳定，容易受水分、氧气、温度、光照等因素的影响而发生变化。绝大多数有机物都可以燃烧，如乙醇、石油、天然气、油脂等都容易燃烧。而多数无机物如酸、碱、盐等不能燃烧。因此，根据物质的可燃性，可初步辨别有机物和无机物。

3. 一般熔点较低 许多有机物在常温下是气体或液体，在常温下为固体的有机物，熔点一般也较低。如甲烷、甲醛在常温下是气体，乙醇、乙酸在常温下是液体，淀粉、蛋白质在常温下是固体，它们的熔点都较低。

4. 一般难溶于水，易溶于有机溶剂 有机物一般为弱极性或非极性物质，水是强极性物质，根据相似相溶原理，有机物一般难溶于水，易溶于有机溶剂。但也有少数极性较强的有机物具有较好的水溶性，如乙醇、丙酮、乙酸，易溶于水。

5. 反应速率缓慢，产物一般比较复杂 无机物之间反应一般较快，如酸、碱中和反应能在瞬间完成。有机物之间反应一般比较缓慢，有些反应需要数小时、数天甚至更长时间才能完成。有机物参与的反应，常常需要加热、光照或加催化剂来加速反应。

有机物的反应产物一般比较复杂，在同一反应条件下，反应物可以同时进行若干不同的反应，发生主反应的同时，常伴随着副反应发生，产物常常是比较复杂的混合物。

想一想7-1

以下哪些是有机物？

CO_2、H_2CO_3、CH_4、$CH_3CH_2CH_3$、CO、C_2H_5OH、CH_3COOH。

答案解析

（三）有机化合物的表达

对于无机物，通常用分子式即可表达一种物质，但对于有机物，由于普遍存在同分异构现象，分子式只能表示其元素组成，不能确切表达一定结构的有机物。为了在二维纸平面上准确表达有机物，通常采用构造式、构造简式和键线式等几种书写方法。

构造式用一根短线表示一个共价键，将有机分子中所有原子的成键情况都表示出来；构造简式在构造式的基础上，省去碳氢键和碳碳单键，合并相同部分；键线式省去碳、氢原子（其他原子不能省），用一根短线表示一个碳碳键（双线表示双键，三线表示叁键）以及与碳相连的其他原子或基团，键线式每个拐点和端点均表示一个碳原子。几种有机物的表达，如表 7-1 所示。

表 7-1 几种有机物的表达

名称和分子式	构造式	构造简式	键线式
戊烷（C_5H_{12}）	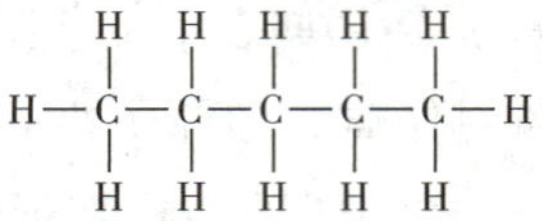	$CH_3(CH_2)_3CH_3$	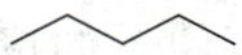
2-戊烯（C_5H_{10}）	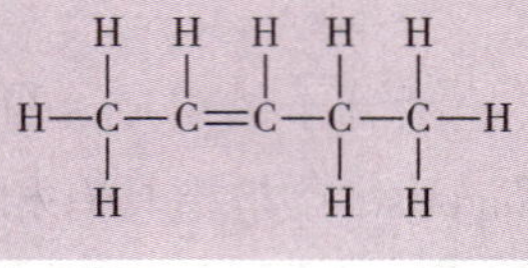	$CH_3CH=CHCH_2CH_3$	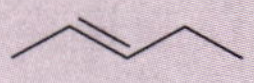
2-戊炔（C_5H_8）	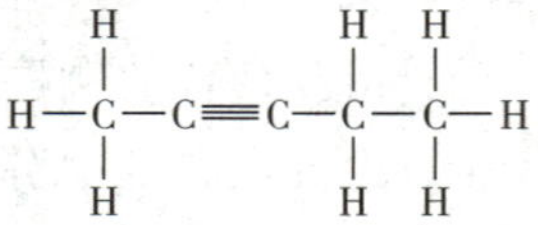	$CH_3C\equiv CCH_2CH_3$	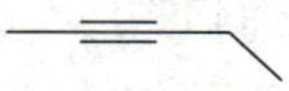
戊酸	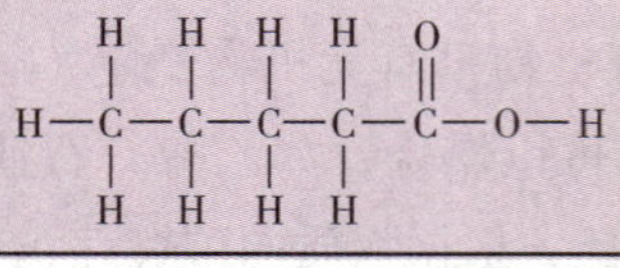	$CH_3(CH_2)_3COOH$	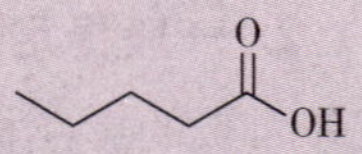

想一想7-2

碳原子核外电子排布为$1s^22s^22p^2$，最外层只有两个成单电子，为何甲烷分子中碳原子能形成四个共价键？

答案解析

二、碳原子的杂化方式和有机物分子空间构型

微课1

有机物分子具有一定的空间构型，常用球棍模型、斯陶特（Stuart）模型和楔线式表示。球棍模型采取不同颜色的小球代表不同原子，小球之间以短棍相连代表原子之间形成的共价键；斯陶特模型，又称比例模型，是按照各原子半径、键长和键角数据设计的实际比例模型；楔线式是在平面上表示中心原子（碳、氮、氧等原子）各个共价键的空间立体结构，用细实线“—”表示在纸平面的键，用楔线实线“◀”表示伸向纸平面前方的键，用楔线虚线“┅”表示伸向纸平面后方的键。

有机物分子空间构型取决于碳原子的杂化方式。碳原子的杂化方式有sp^3杂化、sp^2杂化和sp杂化。

（一）碳的sp^3杂化及甲烷的分子空间构型

甲烷的分子空间构型为正四面体，其分子空间构型如图7-1（a）所示，究其原因是其碳原子发生sp^3杂化。甲烷的分子形成过程如下：基态碳原子的一个2s电子激发到同一电子层、能量相近的2p轨道上，转变为激发态。

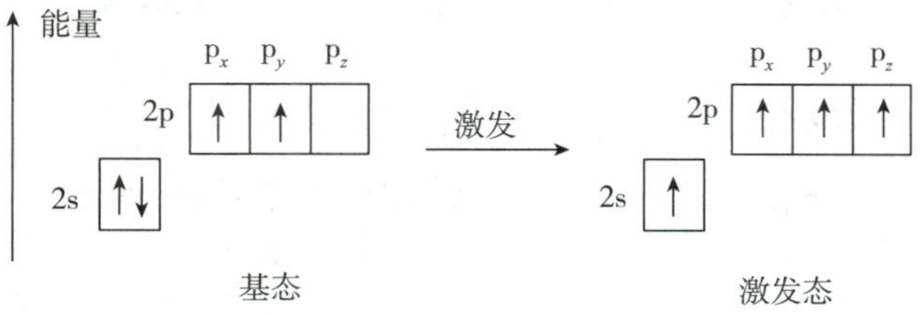

激发态碳原子的一个2s轨道和三个2p轨道发生sp^3杂化，形成四个能量、形状完全相同，但空间伸展方向不同的sp^3杂化轨道。四个sp^3杂化轨道对称轴之间的夹角为109.5°，分别与四个氢原子的1s轨道形成四个完全等同的C—H σ键，C—H之间键角也为109.5°，如图7-1（b）（c）所示。

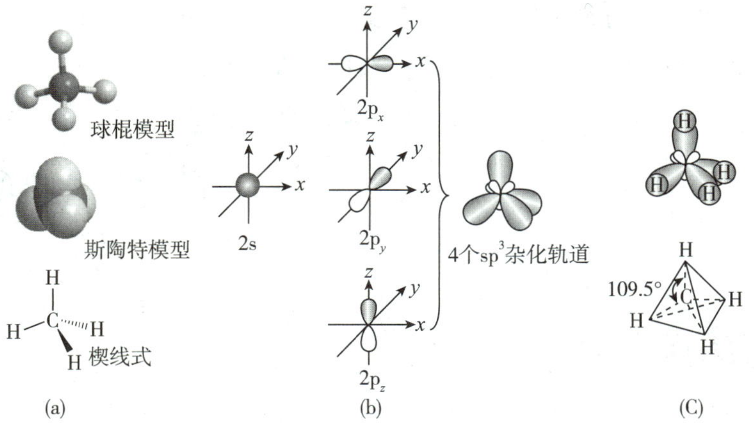

图7-1　碳原子的sp^3杂化及甲烷的分子空间构型

（二）碳的sp^2杂化及乙烯的分子空间构型

乙烯的分子空间构型为平面三角形，其分子空间构型如图7-2（a）所示，究其原因是其两个碳原

子均发生 sp^2 杂化。

乙烯的分子形成过程如下：激发态碳原子的一个 2s 轨道和两个 2p 轨道发生 sp^2 杂化，形成三个能量、形状完全相同，但空间伸展方向不同的 sp^2 杂化轨道。三个 sp^2 杂化轨道对称轴之间的夹角为 120°。两个碳原子分别以一个 sp^2 杂化轨道沿对称轴方向“头碰头”重叠形成一个 C—C σ 键。两个碳原子剩余两个 sp^2 杂化轨道分别与两个氢原子的 1s 轨道形成四个 C—H σ 键。两个碳原子形成的五个 σ 键都在同一平面上，两个碳原子未参与杂化的 $2p_z$ 轨道都垂直于该平面，对称轴相互平行，从侧面“肩并肩”重叠形成 π 键，如图 7-2（b）（c）所示。

C—C 键与 C—H 键之间，C—H 键之间，键角接近 120°。两个碳原子之间的 σ 键和 π 键，构成双键（C═C）。

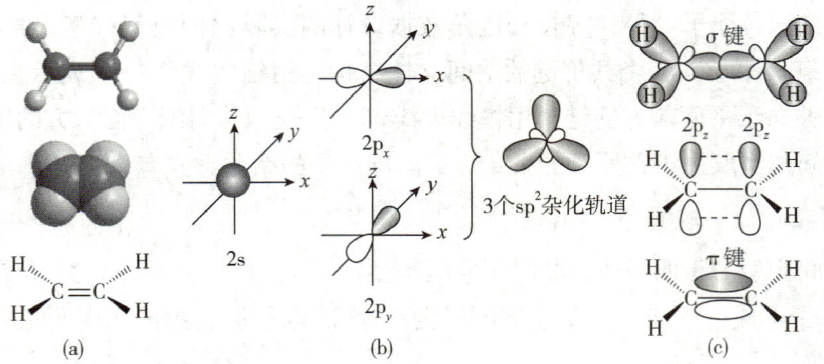

图 7-2　碳原子的 sp^2 杂化及乙烯的分子空间构型

（三）碳的 sp 杂化及乙炔的分子空间构型

乙炔的分子空间构型为直线形，其分子空间构型如图 7-3（a）所示，究其原因是其两个碳原子均发生 sp 杂化。

乙炔的分子形成过程如下：激发态碳原子的一个 2s 轨道和一个 2p 轨道发生 sp 杂化，形成两个能量、形状完全相同，但空间伸展方向不同的 sp 杂化轨道。两个 sp 杂化轨道对称轴之间的夹角为 180°。两个碳原子分别以一个 sp 杂化轨道沿对称轴方向“头碰头”重叠形成一个 C—C σ 键。每个碳原子另一个 sp 杂化轨道与一个氢原子的 1s 轨道形成 C—H σ 键。两个碳原子形成的三个 σ 键在一条直线上。两个碳原子分别还有两个未参与杂化的 p 轨道（$2p_y$、$2p_z$），它们彼此相互垂直。两个 $2p_y$ 轨道，两个 $2p_z$ 轨道，分别从侧面以“肩并肩”重叠，形成两个彼此垂直的 π 键。两个 π 键的电子云围绕在 C—C σ 键周围，呈圆筒形，如图 7-3（b）、（c）所示。两个碳的两个 π 键与一个 σ 键，构成叁键（C≡C）。

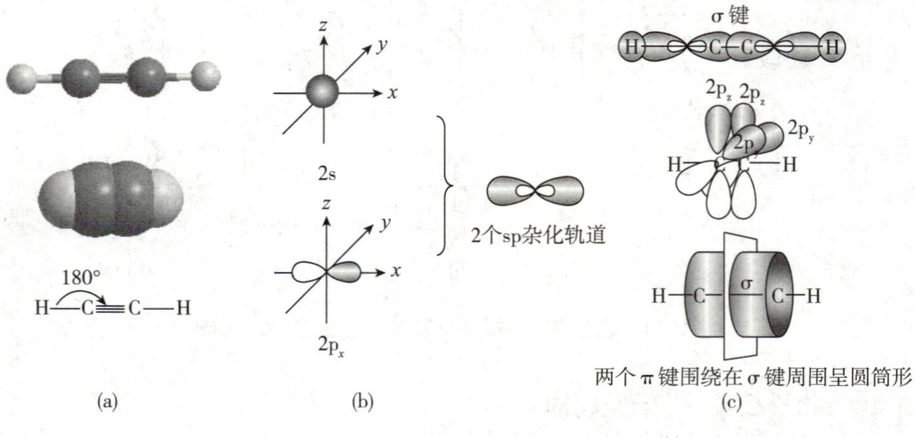

图 7-3　碳原子的 sp 杂化及乙炔的分子空间构型

练一练7-1

请指出下列化合物中碳原子的杂化类型。

1. CH_3CH_3　　2. $CH_3CH=CH_2$　　3. $CH_3C\equiv CH$

答案解析

三、有机化合物的分类和反应类型

（一）有机化合物的分类

有机物尽管数目众多，结构复杂，但研究发现，结构相似的有机物，其性质也相似。为了便于学习和研究，常根据有机物的结构特点或性质对有机物进行分类。一般有碳链和官能团两种分类方法。

1. 按碳链分类

（1）开链化合物　是指碳原子与碳原子或其他原子之间结合形成链条状的有机化合物。由于此类化合物最初发现于油脂中，故又称为脂肪族化合物。

$CH_3CH_2CH_3$	CH_3CH_2COOH	$CH_3CH_2CH_2CH_2OH$	$H_2C=CHCH_3$	$HC\equiv CCH_3$
丙烷	丙酸	1－丁醇	丙烯	丙炔

（2）闭链化合物

1）碳环化合物　是碳原子相互连接成环状的化合物。根据环的结构不同，分为脂环族化合物和芳香族化合物。

脂环族化合物，除碳原子相互连接成环外，其他结构类似于脂肪族化合物，性质也类似于脂肪族化合物。芳香族化合物，通常是指含有苯环结构的一类化合物，其性质与脂肪族化合物相距甚远。此类化合物最初是从具有芳香气味的植物中得到，故又称为芳香化合物。

脂环族化合物：

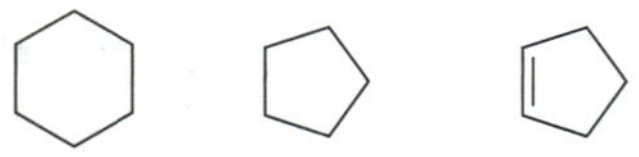

环己烷　环戊烷　环戊烯

芳香族化合物：

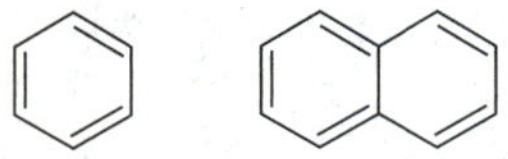

苯　萘

2）杂环化合物　是碳原子与其他原子（氧、氮、硫等，通常称为杂原子）共同组成的环状的化合物。

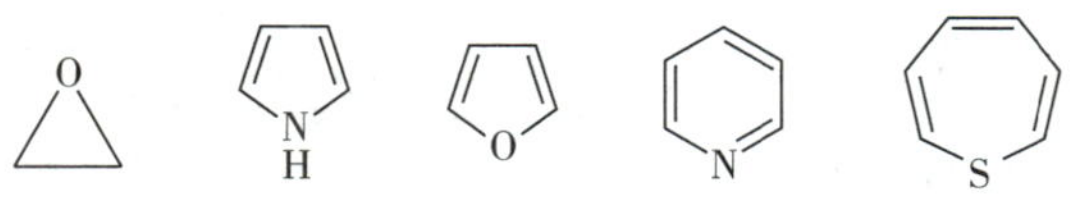

环氧乙烷　吡咯　呋喃　吡啶　硫杂䓬

2. 按官能团分类　官能团（functional group）是决定一类有机物化学性质的原子或原子团。官能团是有机分子中比较活跃的部位，是容易发生化学反应的部位。含有相同官能团的有机物，化学性质基本相似。根据官能团的不同，可将有机物进行分类。一些有机物中常见的官能团及其有关化合物类别见表7－2。

表 7-2　常见官能团及其有关化合物类别

官能团名称	官能团结构	化合物类别	实例	
碳碳双键	$>C=C<$	烯烃	$H_2C=CH_2$	乙烯
碳碳叁键	$-C\equiv C-$	炔烃	$HC\equiv CH$	乙炔
卤素	$-X$	卤代烃	CH_3CH_2Cl	氯乙烷
羟基	$-OH$	醇	CH_3CH_2OH	乙醇
		酚	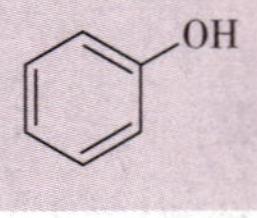	苯酚
醚键	$-\overset{\vert}{\underset{\vert}{C}}-O-\overset{\vert}{\underset{\vert}{C}}-$	醚	CH_3OCH_3	甲醚
醛基	$-\overset{O}{\overset{\Vert}{C}}-H$	醛	CH_3CHO	乙醛
酮基	$-\overset{O}{\overset{\Vert}{C}}-$	酮	CH_3COCH_3	丙酮
羧基	$-\overset{O}{\overset{\Vert}{C}}-OH$	羧酸	CH_3COOH	乙酸
酯基	$-\overset{O}{\overset{\Vert}{C}}-O-$	酯	$CH_3COOCH_2CH_3$	乙酸乙酯
酰胺基	$-\overset{O}{\overset{\Vert}{C}}-\overset{H}{N}-$	酰胺	$CH_3CONHCH_3$	*N*-甲基乙酰胺
酰卤基	$-\overset{O}{\overset{\Vert}{C}}-X$	酰卤	$H_3C-\overset{O}{\overset{\Vert}{C}}-Cl$	乙酰氯
硝基	$-NO_2$	硝基化合物	CH_3NO_2	硝基甲烷
氨基	$-NH_2$	胺	CH_3NH_2	甲胺
磺酸基	$-\overset{O}{\overset{\Vert}{\underset{\underset{O}{\Vert}}{S}}}-OH$	磺酸	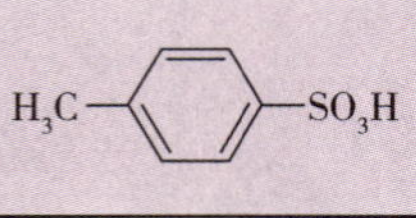	对甲苯磺酸

练一练7-2

请将下列化合物进行分类。

1. $CH_3CH_2CH_2CH_3$　2. 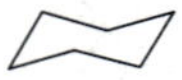　3. 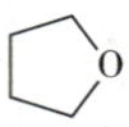　4. 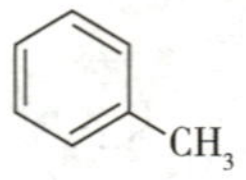　5. CH_3COOH

6. C_2H_5OH　7. $CH_3CH_2CH_2COOH$　8. 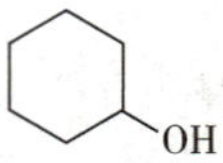　9. $CH_3CH=CH_2$　10. $CH_3C\equiv CH$

答案解析

（二）有机化合物的反应类型

有机物化学反应的本质是旧的共价键断裂，新的共价键生成。共价键断裂方式有两种，一种是均裂（homolysis），另一种是异裂（heterolysis）。

1. 均裂　是指共价键断裂时，原来两个成键电子平分给两个原子或基团。均裂得到的两个带单个电子的原子或基团，称为自由基或游离基（free radical）。单电子用小黑点表示。

$$A \vdots\!\cdot B \longrightarrow A\cdot + \cdot B$$

自由基呈电中性，非常活泼，寿命很短，是活性中间体的一种。这种通过共价键均裂产生自由基，相互碰撞或与其他分子碰撞所进行的反应，称为自由基反应，又称游离基反应，如甲烷的氯代反应就属于自由基反应。自由基反应一般在光照、加热或过氧化物条件下进行，其反应机制一般分为链引发、链增长和链终止三个阶段。在高分子化学中自由基反应是一类重要反应，生物体内生理或病理过程中也涉及自由基反应。

2. 异裂　是指共价键断裂时，原来两个成键电子归属成键原子或基团的一方。异裂得到的是正、负离子。

$$A \vdots : B \longrightarrow A^{+} + :B^{-}$$

正、负离子非常活泼，寿命很短，也是反应中间体。这种通过共价键异裂所发生的反应，称为离子型反应，如乙烯的加成反应就属于离子型反应。离子型反应一般在酸、碱性或极性溶剂等条件下进行。根据反应机制不同，离子型反应分为亲电加成反应、亲电取代反应、亲核加成反应、亲核取代反应等。具体反应将在后续章节逐一学习。

实验五　常压蒸馏和沸点的测定

PPT

一、目的要求

1. 掌握常压蒸馏装置的搭建和拆卸操作。
2. 熟悉常压蒸馏法的原理。
3. 学会用常压蒸馏法测定有机物的沸点和分离有机物。

二、实验原理

液态有机物受热时，其饱和蒸气压随温度升高而升高，当其饱和蒸气压与外界压力相等时，液体沸腾，此时温度即为该液态有机物在此外界压力下的沸点。通常所说的沸点，是指在一个大气压（101.325kPa）下液体沸腾时的温度。外界压力降低时，液态有机物沸腾时所需的蒸气压下降，沸点降低。

液态有机物受热达到沸点时，开始沸腾，有机物蒸气上升，从蒸馏头支管流出，经冷凝管冷凝后流出的液体称为馏出液。馏出液从开始滴出到液体几乎全部蒸出时的温度范围，称为沸程。纯净液体的沸程很短，一般在0.5～1.0℃。混合物没有固定的沸点，沸程也较长。因此，可以通过测定沸点来判断有机物的纯度。但应注意具有恒定沸点的液体，不一定都是纯净物，有些有机物可与其他组分可形成共沸混合物，也有恒定沸点。测定沸点常用的方法有蒸馏法和沸点管法，本实验采用常压蒸馏装置测定液体混合物的沸点。

三、实验内容

（一）准备仪器和试剂

1. 仪器　温度计（100℃）、温度计套管1支、圆底烧瓶1个（50ml）、蒸馏头1个、直型冷凝管1

支、尾接管1个、接收瓶3个、铁架台1个、烧瓶夹1个、十字夹1个、四爪夹1个、电热套1个、三角漏斗1个、量筒1个、橡皮管2根、升降台2个。

2. 试剂 95%乙醇溶液、沸石。

（二）操作步骤 微课2

（1）安装加热装置。

（2）固定圆底烧瓶，添加药品。

（3）按如图7－4所示，安装蒸馏装置。

（4）检查装置气密性。

（5）通冷凝水，下支管口进水，上支管口出水。

（6）加热。

（7）观察记录，收集蒸馏液。

（8）停止加热。

（9）停止通冷凝水。

（10）拆卸装置。

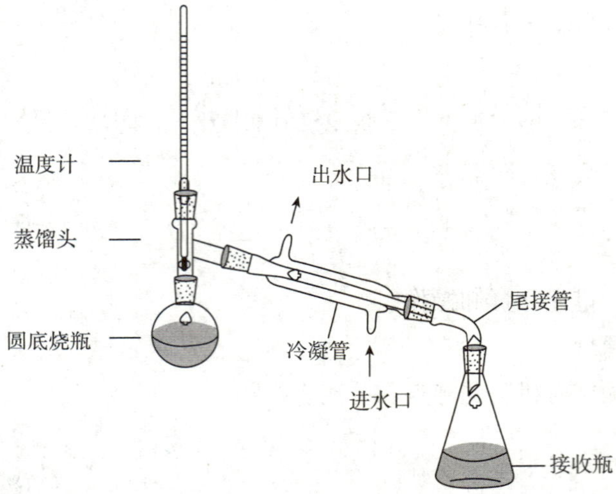

图7－4 常压蒸馏装置图

仪器安装顺序，先下后上，先左后右（水槽在左边时，先右后左）。温度计通过温度计套管插入蒸馏头上口，其水银球上缘与蒸馏头支管的下缘在同一水平线上。冷凝水通水方向，从冷凝管下支管口进上支管口出。蒸馏完毕，先停止加热，后切断冷凝水，再拆卸仪器。拆卸仪器的顺序与安装的程序相反，先右后左，先上后下。

（三）实验记录和结果分析

常压蒸馏实验记录

实验时间	实验现象（温度计读数、蒸馏液情况、馏液滴速等）	结果及分析

四、实验注意事项

1. 选择蒸馏瓶的原则是蒸馏物的量不超过蒸馏瓶容量的2/3，不少于1/3。

2. 为了防止“暴沸”，蒸馏前应加入少量助沸物（玻璃珠、沸石、毛细管、素瓷片等）。如果蒸馏前未加入助沸物，必须待液体冷却后再补加，以免引起暴沸。如果中断蒸馏，每次蒸馏前都要重新加入助沸物。

3. 搭建蒸馏装置时，要做到装置端正，连接处紧密不漏气，接收器必须与外界大气相通。如果蒸馏易挥发和易燃物质时，不能用明火加热。

4. 蒸馏速度以馏出液每秒1～2滴为宜。如果维持加热温度，不再有馏液蒸出，同时温度计读数突然明显升高或降低，应停止蒸馏。如果蒸馏物杂质很少，一直未出现温度计读数突然明显升高或降低的情况下，蒸馏瓶中的液体也不能蒸干，以免发生事故。

五、实验思考

1. 具有恒定沸点的液体一定是纯净物吗？为什么？
2. 冷凝管通水方向是否可以上口进下口出？为什么？
3. 蒸馏易挥发和易燃物质时，为什么不能用明火加热？
4. 蒸馏时加热的快慢对实验结果是否有影响？请分析原因。
5. 为什么蒸馏液体不能全部蒸干？

目标检测

答案解析

填空题

1. 有机物多数都含有__________、__________、__________元素。
2. 有机化合物分子中主要的化学键是________________。
3. 有机物结构表达式有__________，其中三维结构式包括__________、__________、__________。
4. 有机反应的基本类型有__________、__________。
5. 有机物的分类方法有__________、__________。
6. 碳原子的杂化方式主要有__________、__________、__________、__________、__________。
7. 官能团是指________________。
8. 在二维纸平面上表达有机物，通常采用__________、__________等几种书写方法。
9. 表示有机物分子空间构型有__________、__________、__________。

（肖春芬）

书网融合……

重点回顾　微课1　微课2　习题

第八章　烃和卤代烃

学习目标

知识目标：

1. 掌握　脂肪烃、脂环烃、芳香烃和卤代烃的结构特点、系统命名和主要化学性质。

2. 熟悉　各类烃的碳链异构；烯烃的顺反异构；诱导效应和共轭效应。

3. 了解　烃和卤代烃的物理性质；脂环烃的分类和命名；环烷烃的稳定性；稠环芳香烃的概念。

能力目标：

1. 用化学方法鉴别烯烃、炔烃、环烷烃和芳香烃。
2. 用硝酸银乙醇溶液鉴别不同类型的卤代烃。

素质目标：

1. 培养学生从生命现象提出问题—用所学知识分析问题—用所学技能解决问题的能力。
2. 通过知识迁移，将烃和卤代烃的知识应用于其他有机物的学习以及医学、生活实践。

导学情景

情景描述：天然气水合物是天然气与水在长期高压低温条件下形成的结晶物质，因其外观像冰，且遇火即燃烧，所以又称为“可燃冰”。可燃冰的储藏量非常巨大，其含碳量是已探明的石油和天然气总量的两倍。我国已将可燃冰列为新矿种，并在我国南海神狐海域试采成功。

情景分析：形成可燃冰的主要气体为甲烷，占80%以上，在海底沉积物或陆地永久冻土中，甲烷与水形成水合物（$CH_4 \cdot nH_2O$）。在甲烷水合物晶体中，甲烷藏在由若干个水分子（冰）构成的笼中，故称为笼形化合物。在笼形化合物中，水分子之间以氢键结合，甲烷与水之间存在范德华力，甲烷与水没有固定化学计量关系。

讨论：可燃冰能量密度高，燃烧污染远小于煤和石油，是一种清洁高效的能源和化工原料。但开采可燃冰技术难度大、成本高，且易诱发环境和地质灾害。天然气、石油的主要成分是什么？为什么说可燃冰是比较清洁高效的能源？

学前导语：甲烷是最简单的烷烃，烷烃又是最简单的一类有机化合物。烷烃的主要来源是石油和天然气。为了科学合理利用烷烃，需要学习其相关的知识。

第一节　烷烃和环烷烃

PPT

一、烷烃的结构和同分异构现象

（一）烷烃的结构

碳原子以单键连接成链，其余价键为氢原子所饱和的链烃，称为饱和链烃，又称烷烃（alkane）。最简单的烷烃是甲烷，分子式为CH_4。随着碳原子数逐渐增加，烷烃的分子式依次是乙烷（C_2H_6）、丙烷（C_3H_8）、丁烷（C_4H_{10}）、戊烷（C_5H_{12}）……。比较这些烷烃可以看出，从甲烷（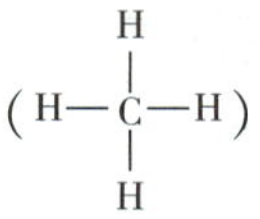）开始，每增加一个碳原子就增加两个氢原子。因此，烷烃的通式为 C_nH_{2n+2}，n 为碳原子数。

在有机物中，将这种结构相似，分子组成上相差一个或若干个 CH_2 的一系列化合物，称为同系列。同系列中的各个化合物，互称为同系物（homolog）。CH_2称为同系列差。由于同系物的结构相似，所以它们具有相似的化学性质。同系物的物理性质随着碳原子数的增加呈现出有规律的变化。因此，在同系物中只要深入研究一个或几个有代表性的化合物，即可推测出其他化合物的性质。

在烷烃分子中，所有的碳均为 sp^3杂化，所有的 C—C 键和 C—H 键均为 σ 键，如图 8－1 为乙烷的原子轨道重叠示意图和分子空间构型。

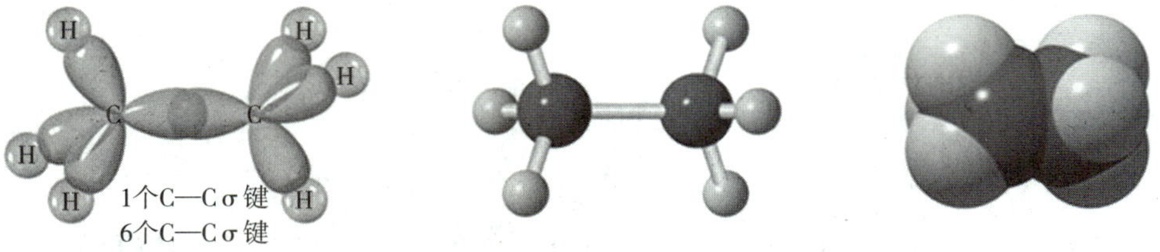

乙烷的原子轨道重叠示意图　　乙烷的球棍模型　　乙烷的斯陶特模型

图 8－1　乙烷的原子轨道重叠示意图和分子空间构型

由于烷烃分子中碳的价键都是四面体结构，C—C σ 键可围绕键轴自由旋转，不改变电子云形状，不改变电子云重叠程度，不改变 σ 键强度和键角。因此，三个碳以上的烷烃分子中碳链，并不是直线形，而是呈锯齿形。如图 8－2 所示为三个碳以上部分烷烃的球棍模型。

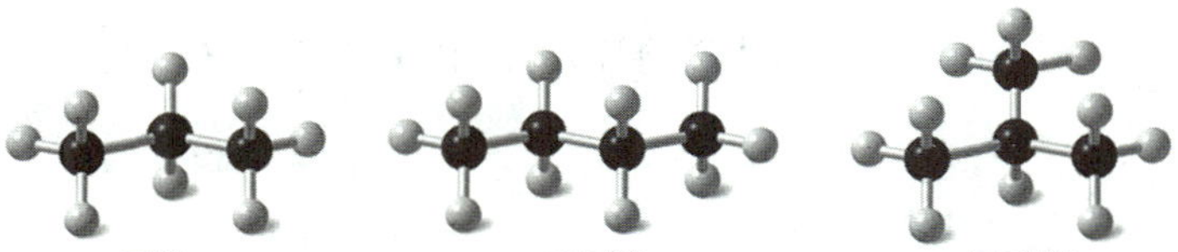

丙烷　　正丁烷　　异丁烷

图 8－2　三个碳以上部分烷烃的球棍模型

（二）烷烃的同分异构现象

分子中原子相互连接的次序和方式，称为构造（constitution）。分子式相同而构造不同的化合物，称为构造异构。在烷烃系列中，从四个碳原子的烷烃开始就存在构造异构。如，正丁烷和异丁烷，具有相同的分子式 C_4H_{10}，但它们的碳原子的连接次序不同，即构造不同，互为构造异构体。

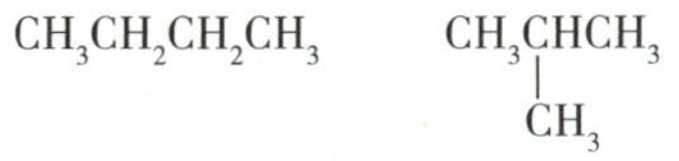

正丁烷　　异丁烷

因此，丁烷（C_4H_{10}）存在两种构造异构体。

又如，戊烷（C_5H_{12}）有三种构造异构体，分别为正戊烷、异戊烷和新戊烷。

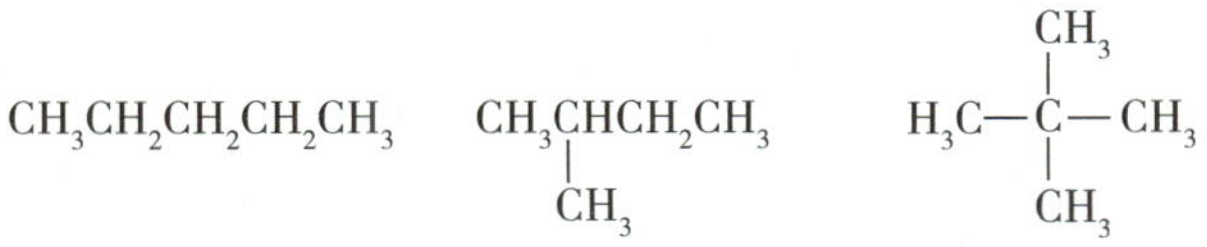

正戊烷　　异戊烷　　新戊烷

具有相同分子式，仅由于碳链构造不同而产生的异构，称为碳链异构，又称碳架异构。碳链异构是构造异构的一种。实际上烷烃的构造异构，就是碳链异构。随着烷烃分子中碳原子个数的增加，碳链异构体的数目随之剧增。如己烷、辛烷、癸烷，分别有5种、18种、75种碳链异构体，20个碳的烷烃有多达366319种碳链异构体。

从碳链异构体中可以看出，碳原子在碳链中所处的位置并不完全相同，它们所连接的碳原子和氢原子数目也不完全相同。为了区别，人们将碳原子分为以下四类：①只与一个碳原子直接相连的碳，称为伯碳或一级（primary）碳原子，可用1°表示；②直接与两个碳原子相连的碳，称为仲碳或二级（secondary）碳原子，可用2°表示；③直接与三个碳原子相连的碳，称为叔碳或三级碳（tertiary）原子，可用3°表示；④直接与四个碳原子相连的碳，称为季碳或四级（quaternary）碳原子，可用4°表示。如

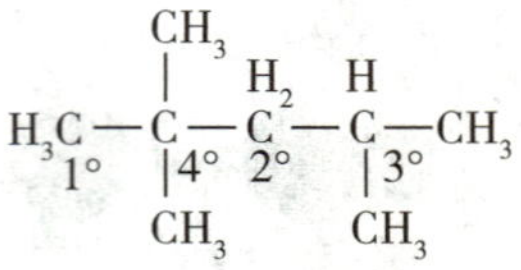

在上述四种碳原子中，除了季碳不连接氢原子外，其他碳原子都连接有氢原子。所以把连在伯、仲、叔碳原子上的氢原子，分别称为伯氢原子（1°H）、仲氢原子（2°H）、叔氢原子（3°H）。由于四种碳原子和三种氢原子所处的位置不同，受其他原子的影响也不同，因而它们在反应活泼性上会有差异。

二、烷烃的命名

有机物种类繁多，数目庞大，结构复杂，为了便于识别，必须有合理的命名方法来命名。烷烃的命名是其他各类有机物命名的基础，一般采用普通命名法和系统命名法两种。

（一）普通命名法

又称为习惯命名法，只适用于结构比较简单的烷烃，命名原则如下。

（1）按烷烃分子中碳原子数目称为“某烷”。含1～10个碳原子的直链烷烃，依次用天干，即甲、乙、丙、丁、戊、己、庚、辛、壬、癸，再加“烷”字命名；从11个碳原子数起，用中文数字，再加“烷”字命名。

（2）由于存在同分异构现象，为了区别异构体，常把直链烷烃称为“正”某烷；链端第二个碳原子上连有一个甲基（$—CH_3$），且无其他侧链的烷烃，称为“异”某烷；链端第二个碳原子上连有两个甲基（$—CH_3$），且无其他侧链的烷烃，称为“新”某烷。如

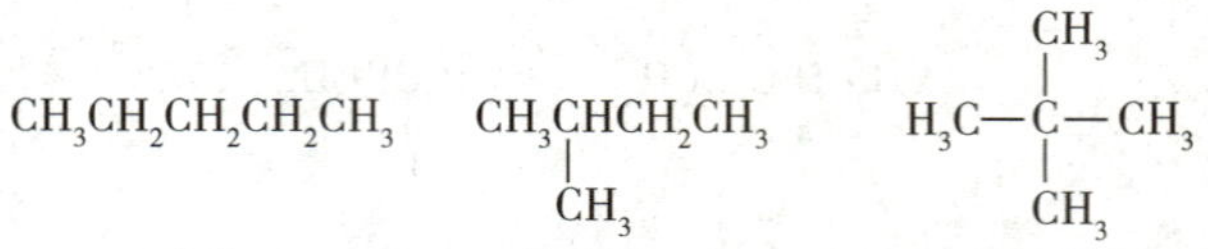

正戊烷　　异戊烷　　新戊烷

通常，人们把烃分子中去掉一个氢原子所剩下的原子团，称为烃基，烷烃分子中去掉一个氢原子所剩下的原子团，称为烷烃基，简称烷基，通常用（—R）表示，其通式为$C_nH_{2n+1}—$。

常见的烷基有

甲基　　$CH_3—$

乙基　　$CH_3CH_2—$

正丙基　　$CH_3CH_2CH_2—$

异丙基　　$(CH_3)_2CH—$

正丁基　　$CH_3CH_2CH_2CH_2—$

异丁基　　$(CH_3)_2CHCH_2—$

仲丁基　　$CH_3CH_2(CH_3)CH—$

叔丁基　　$(CH_3)_3C—$

（二）系统命名法

系统命名法是根据国际纯粹与应用化学联合会（IUPAC）制定的命名原则，结合我国文字特点而制定的。在系统命名法中，直链烷烃的名称和普通命名法相同，但不加正字。有侧链烷烃的命名原则如下。

1. 选择主链，确定母体

（1）选择含碳原子数最多的碳链作为主链，按主链所含碳原子数称为“某烷”，以此为母体。支链则作为取代基。例如

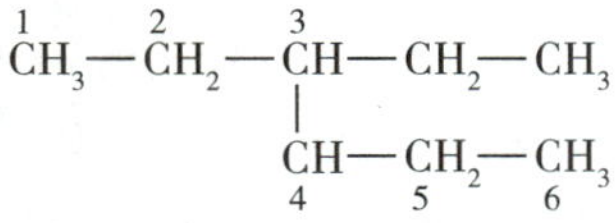

母体是己烷，不是戊烷，支链为乙基。

（2）若选择最长碳链作为主链时，若有几种可能，则应选择取代基最多的碳链为主链。

2. 主链碳原子依次编号

（1）从靠近取代基的一端开始，用阿拉伯数字给主链上碳原子依次编号，确定取代基的位置。

（2）当有几种编号可能时，应遵守最低（小）次序规则，即主链碳原子以不同方向编号时，若得到几种编号系列时，依次列出取代基在几种编号系列的位次，逐项比较，最先遇到位次最小的编号系列，定为“最低（小）系列”，取此编号系列为主链编号。例如

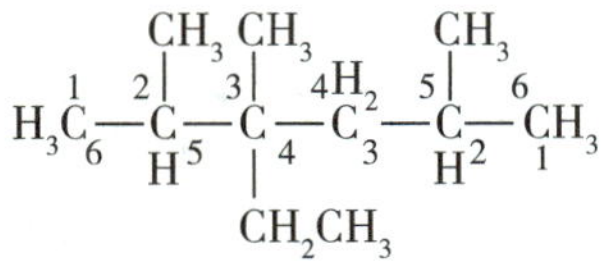

按式子上方的编号系列，取代基位次为2，3，3，5；按式子下方的编号系列，取代基位次为2，4，4，5。两种编号系列，逐项比较，最先出现差别的时第二项，位次最小者为“3”，所以应选择式子上方的编号系列为取代基位次，即2，3，3，5。

（3）取代基距链两端位次相同时，编号从次序小的基团端开始。常见烷基的排列次序：甲基 < 乙基 < 丙基 < 丁基 < 异丁基 < 异丙基 < 叔丁基。次序大的基团，称为“优先”基团。优先基团应给予较大的编号。例如

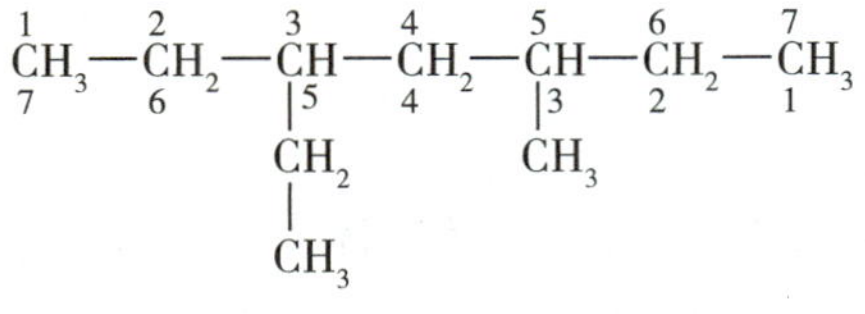

按式子上方的编号系列，3 号位为乙基，5 号位为甲基；按式子下方的编号系列，3 号位为甲基，5 号位为乙基。甲基次序小，乙基相对于甲基是“优先”基团，乙基应给予较大的编号。因此，式子下

方的编号系列为主链编号。

有关取代基的次序规则，详见本章第二节。

3. 名称的书写

(1) 将取代基的位置编号和名称写在母体之前，编号与名称中间用短线隔开。注意：取代基名称与母体名称之间不用短线隔开。

(2) 若有相同的取代基，则合并起来，在取代基前用二、三、四等数字表示相同取代基的数目。表示相同取代基位置的几个阿拉伯数字间用“，”隔开。若是不同取代基，则将简单的（即次序小的）基团写在前面，复杂的（即“较优”基团）写在后面，中间再用短线隔开。例如

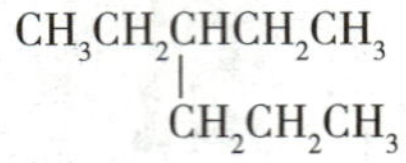
3-乙基己烷

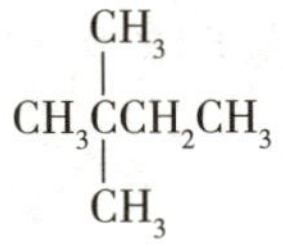
2,2-二甲基丁烷

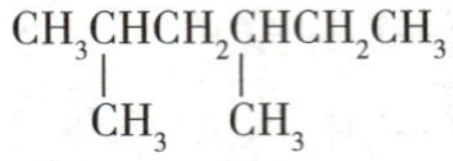
2,4-二甲基己烷

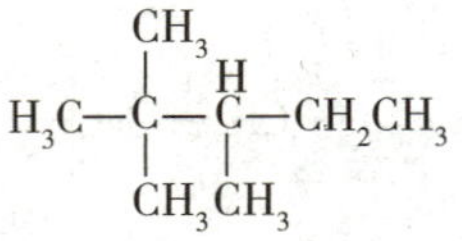
2,2,3-三甲基戊烷

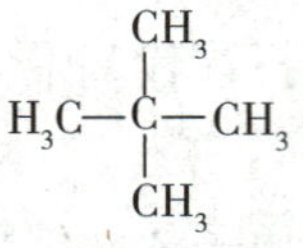
2,2-二甲基丙烷

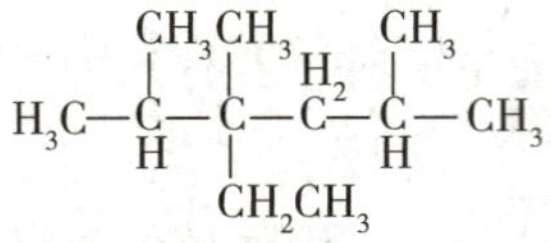
2,3,5-三甲基-3-乙基己烷

练一练8-1

下列分子式属于饱和链烃的是（　）。

A. C_3H_4　　B. C_5H_{12}　　C. C_4H_8　　D. C_7H_8

答案解析

练一练8-2

$(CH_3)_2CHCH(CH_3)CH_2CH_3$ 的名称是（　）。

A. 2,3－二甲基戊烷　　B. 2－甲基－3－甲基戊烷

C. 二甲基戊烷　　D. 2,3－甲基戊烷

答案解析

三、烷烃的性质

（一）烷烃的物理性质

常温常压下，含有1～4个碳原子的直链烷烃是气体，含有5～17个碳原子的直链烷烃是液体，含有18个碳以上的直链烷烃是固体。直链烷烃的物理性质，如熔沸点、相对密度（小于1）等，随着碳原子数目的增加而呈现规律性的变化。根据“相似相溶”原理，非极性的烷烃，不溶于水，但能溶于乙醚、四氯化碳等有机溶剂中。

（二）烷烃的化学性质

烷烃中含有较为稳定的C—C σ 键和C—H σ 键，因而在常温下，烷烃表现出较为稳定的化学性质，不易与强酸、强碱、强氧化剂及强还原剂反应。但是，在一定条件下，烷烃也能与一些试剂发生取代反应和氧化反应。

1. 氧化反应　在氧气充足的情况下，烷烃燃烧后，可完全氧化生成二氧化碳和水，同时放热。

$$CH_4 + O_2 \xrightarrow{点燃} CO_2 + 2H_2O$$

烷烃在适当催化剂等反应条件下，可部分氧化而生成醇、醛、酸等含氧衍生物，例如

$$\underset{(高级烷烃)}{RCH_2CH_2R'} \xrightarrow[锰盐]{O_2,\ 120℃} \underset{(高级脂肪酸)}{RCOOH + R'COOH}$$

2. 取代反应　烷烃分子中的氢原子被其他原子或原子团取代的反应称为取代反应。烷烃分子中的氢原子被卤素（氟、氯、溴、碘）取代的反应称为卤代反应。例如，在光照条件下，甲烷的四个氢原子可以被氯原子逐个取代，反应式为

$$CH_4 + Cl_2 \xrightarrow{光照} \underset{一氯甲烷}{CH_3Cl} + HCl$$

$$CH_3Cl + Cl_2 \xrightarrow{光照} \underset{二氯甲烷}{CH_2Cl_2} + HCl$$

$$CH_2Cl_2 + Cl_2 \xrightarrow{光照} \underset{三氯甲烷}{CHCl_3} + HCl$$

$$CHCl_3 + Cl_2 \xrightarrow{光照} \underset{四氯甲烷（四氯化碳）}{CCl_4} + HCl$$

甲烷的四种氯代物都不溶于水，常温下一氯甲烷为气体，其他三种氯代物为液体。三氯甲烷、四氯甲烷（又称四氯化碳），是一种高效率的灭火剂，它们都是常用的有机溶剂。

甲烷的卤代反应机制属于自由基反应，反应分为链引发、链增长和链终止三个阶段。在反应过程中，烷烃的C—H σ 键发生均裂，产生甲基自由基。甲基自由基是活性中间体，其碳原子为 sp^2 杂化，其未杂化的p轨道上有一个未成对电子，因此其性质十分活泼。

看一看

自由基与疾病

自由基是指化合物分子由于共价键断裂，形成的具有未成对电子的原子或原子团。自由基通常具有得到或失去电子的倾向，因此其化学性质十分活泼，易与机体的其他物质发生反应形成新的自由基或氧化物。人体内自由基主要分为两类：一类是由氧转变而成的氧自由基，也称为活性氧；另一类是体内代谢过程产生的其他自由基，如硫自由基等。人的机体具有一套抗氧化系统，可以使自由基反应被阻断在各种代谢途径之中，以此维持机体内自由基生成与清除的动态平衡。当机体处于正常状态时，自由基可以在人体内作为信息分子和调控分子，是一种具有广泛作用的多功能介质。当机体自由基稳态被打破时，自由基积累过多，此时自由基作为一种具有细胞毒性的氧化剂，会对人体内的蛋白质、核酸和脂质等造成损伤，从而引发细胞的结构被破坏，导致各类疾病的发生，严重时会引发细胞的突变，发生癌变。

经研究发现，体内自由基对细胞成分，尤其是对血管血液的有害进攻是人体衰老和多种疾病产生的根本原因，而所有这一切都是自由基对人体细胞的慢性氧化过程。大多数的抗氧化物质可以从蔬菜

和水果中获得，最常见的抗氧化物质有维生素 C、维生素 E、维生素 A 和 β 胡萝卜素。

四、环烷烃

具有环状结构的烃，称为环烃，分为脂环烃和芳香烃两类。脂环烃中碳原子连接成环状，其性质与脂肪烃相似。脂环烃及其衍生物广泛存在于自然界中，特别是石油和动植物体内，如胆固醇、前列腺素等。许多药物中也含有脂环烃的结构，如菊酸、阿托品、吗啡等。

（一）脂环烃的分类和命名

1. 脂环烃的分类

（1）根据脂环烃中是否含有不饱和键，可分为饱和脂环烃（环烷烃）、不饱和脂环烃（环烯烃和环炔烃）。为了书写方便，常用键线式来表示脂环烃的结构。例如

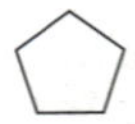

环戊烷

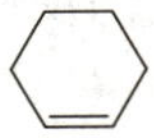

环己烯

（2）根据环中碳原子的数目，可分为小环（$C_3 \sim C_4$）、普通环（$C_5 \sim C_7$）、中等环（$C_8 \sim C_{12}$）和大环（$> C_{12}$）脂环烃，其中五元和六元脂环烃最常见。

（3）根据分子中所含环的数目，可分为单环、双环和多环脂环烃。

2. 脂环烃的命名

（1）单环脂环烃的命名　与链烃的命名相似，只是在同数目碳原子的链烃名称前加“环”字。环烷烃有多个取代基时，编号一般从次序小的取代基相连的成环碳原子开始，并使其他取代基位次或位次之和最小；不饱和脂环烃成环碳原子编号，要从不饱和键碳原子开始，并且 1，2 号位必须为不饱和键碳，使不饱和键和取代基位次最小。例如

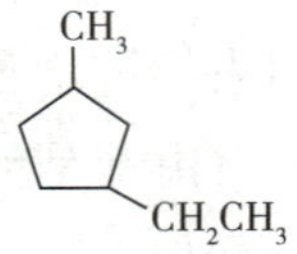

1-甲基-3-乙基环戊烷

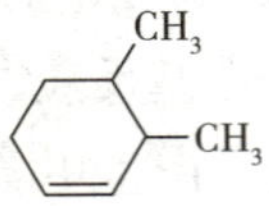

3,4-二甲基环己烯

（2）多环脂环烃的命名　多环脂环烃主要有螺环烃和桥环烃。螺环烃是两个碳环共用一个碳原子，共用的碳原子称为螺原子，根据螺原子的数目分为单螺、二螺等。单螺命名时，根据参与成环的碳原子总数称为“螺［ ］某烃”，方括号内用阿拉伯数字标出每个碳环的碳原子数目（螺原子除外），从小到大，数字之间用小圆点“.”隔开。编号从小环紧邻螺原子的碳原子开始，先编小环，再通过螺原子编到大环，并使不饱和键和取代基的位次尽可能小。例如

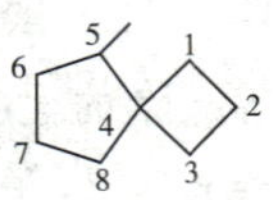

5-甲基螺[3.4]辛烷

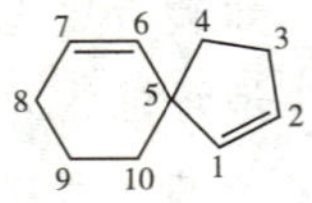

螺[4.5]癸-1,6-二烯

桥环烃是两个碳环共用两个或两个以上碳原子，碳桥交汇点的碳原子，称为桥头碳原子。两个桥头碳原子之间可以是碳链，也可以一个键，称为桥。根据桥环烃转变成链烃最少分割碳桥次数，确定环数，可分为双环、三环等。命名双环时，根据参与成环的碳原子总数称为“双环［ ］某烃”，方括号内用阿拉伯数字标出各桥所含碳原子数（桥头碳原子除外），从大到小，数字之间用小圆点“.”隔

开。编号从一个桥头碳原子开始，沿最长的桥，编到第二个桥头碳原子，再沿次长桥到第一个桥头碳原子，最短的桥最后编号。例如

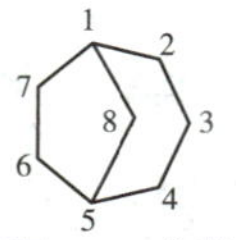

双环[3.2.1]辛烷

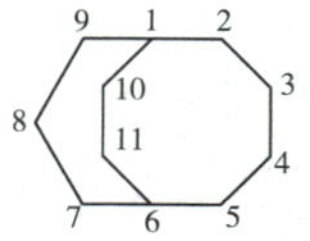

双环[4.3.2]十一烷

（二）环烷烃的性质

1. 物理性质　与烷烃类似。常温下，小环环烷烃为气态，五元、六元环烷烃为液态，大环环烷烃为固态。环烷烃不溶于水，溶于有机溶剂。环烷烃中 C—C 单键旋转受到了一定的限制，故环烷烃的熔沸点、相对密度比相应的烷烃高。

2. 化学性质　环烷烃的化学性质与烷烃类似，但也有一些特殊性质。

（1）取代反应　环烷烃与烷烃相似，能在光照的条件下发生取代反应。例如

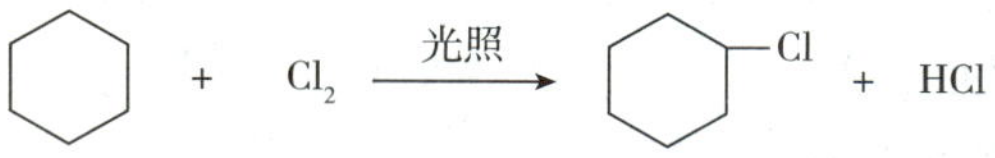

（2）开环反应　根据量子力学计算及 X 线衍射研究发现：环丙烷的相邻两个碳电子云重叠，不在相连碳原子的轴线上，而是在环外，形成一个弯曲的 C—C σ 键，如图 8－3 所示；C—C—C 键角为 105.5°，H—C—H 键角为 114°，C—C 键长（0.152nm）比一般烷烃的 C—C 键长（0.153nm）略短。这是由于环烷烃的碳原子，与烷烃一样，所有碳均为 sp^3 杂化，只有当两个键的夹角为 109.5°时，sp^3 杂化轨道之间才能最大程度重叠，但环丙烷的几何形状要求碳碳键之间夹角为 60°。因此，环碳之间只能形成一个弯曲的键，电子云重叠程度小，键的稳定性较差，整个分子像拉紧的弓一样存在张力，容易开环。

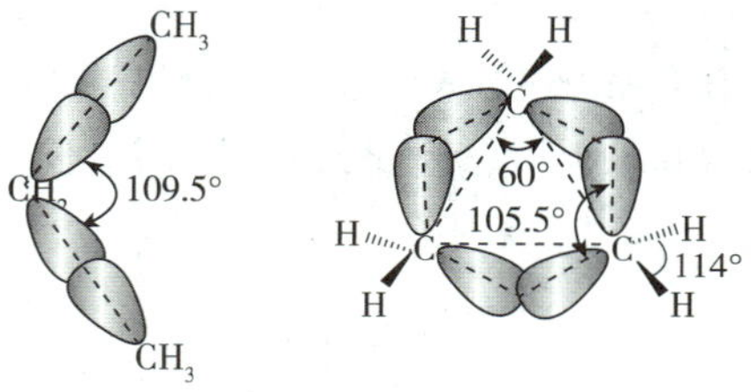

图 8－3　环丙烷分子中 C—C σ 键形成示意图

环丁烷的结构与环丙烷类似，C—C σ 键也是弯曲的，但弯曲程度没有环丙烷大，因此环丁烷比环丙烷相对稳定。随着环中碳原子个数的增加，键角逐渐增大，趋近于 109.5°时，环也就趋于稳定性。因此，脂环烃的稳定性顺序：六元环 > 五元环 > 四元环 > 三元环。

小环环烷烃，特别是环丙烷，容易发生开环反应，与烯烃的加成反应类似，即环被打开，两端各加入一个原子或原子团，转变为链烃或其衍生物，因此环烷烃的开环反应属于加成反应。如环丙烷在室温下即可与卤素分子发生加成反应，环丁烷则需在加热的条件下才能与卤素发生加成反应。

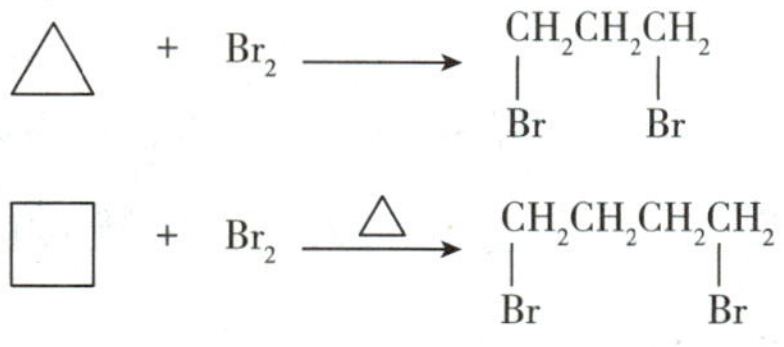

环戊烷以上的环烷烃，难与卤素发生加成反应。因此，用溴水或溴的四氯化碳溶液是否褪色，可以鉴别小环的环烷烃。此外，尽管单环环烷烃与单烯烃互为同分异构体，但环烷烃不易发生氧化反应，不能使高锰酸钾溶液褪色，因此可以用来鉴别环烷烃与烯烃。

PPT

第二节　不饱和烃

分子中含有碳碳双键和（或）碳碳叁键（—C≡C—）的烃，称为不饱和烃。其中，含有碳碳双键的不饱和烃，称为烯烃，含有碳碳叁键的不饱和烃，称为炔烃。

一、烯烃的结构和同分异构现象

（一）烯烃的结构

烯烃的官能团为碳碳双键（>C=C<）。含有一个碳碳双键的烯烃，其分子比相应的烷烃少两个氢原子，通式为 C_nH_{2n}（$n \geqslant 2$）。

形成双键的两个碳原子均采取 sp^2 杂化，它们各以一个 sp^2 杂化轨道沿键轴方向"头碰头"重叠，形成 C—C σ 键，而每个碳原子的其余两个 sp^2 杂化轨道分别与其他原子（或基团）a 和 b 的轨道重叠形成四个 σ 键。由于碳原子的 sp^2 杂化轨道同处于一个平面上，因此这五个 σ 键共平面。两个碳原子未杂化的 2p 轨道垂直于 σ 键的平面，2p 相互平行，从侧面"肩并肩"重叠形成 π 键，π 键不能旋转，如图 8-4（a）所示。因此，在碳碳双键中，一个为 σ 键，另一个为 π 键。π 键不能单独存在，只能与 σ 键共存。

在烷烃中 C—C σ 键可以自由旋转，但双键中的 σ 键不能。当 σ 键旋转时，则 π 键断裂，如图 8-4（b）所示。因此，碳碳双键不能旋转。这是烯烃产生顺反异构的结构原因，如图 8-4（c）所示。

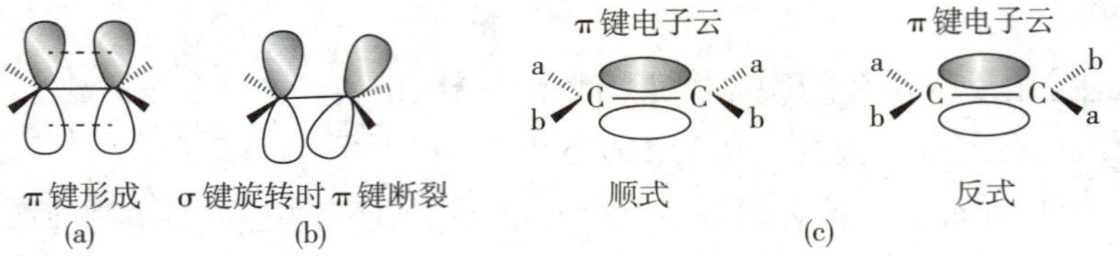

图 8-4　两个 p 轨道重叠形成 π 键及烯烃的顺反异构体

π 键的电子云不像 σ 键那样集中在两个碳原子核中间，而是分布在 σ 键平面的上方和下方，如图 8-4（c）所示，离原子核较远，受原子核的吸引力小，因此 π 键的电子云容易被极化，容易发生化学反应。这就是 π 键的化学性质活泼的原因。

由于在 C—C σ 键上又增加了一个 π 键，使碳原子间靠得更近，因而碳碳双键的键长（134pm）较烷烃的碳碳单键的键长（154pm）短，键能（C=C 的平均键能为 610.9kJ/mol）也比碳碳单键的键能（C—C 的平均键能为 347.3kJ/mol）大。碳碳双键与相邻键的夹角约 120°。

（二）烯烃的同分异构现象

1. 构造异构　烯烃的构造异构，除碳链异构外，还有位置异构和官能团异构。例如，2-己烯、2-甲基-2-戊烯、2,3-二甲基-2-丁烯，它们的碳原子的连接顺序和方式不同，属于碳链异构。

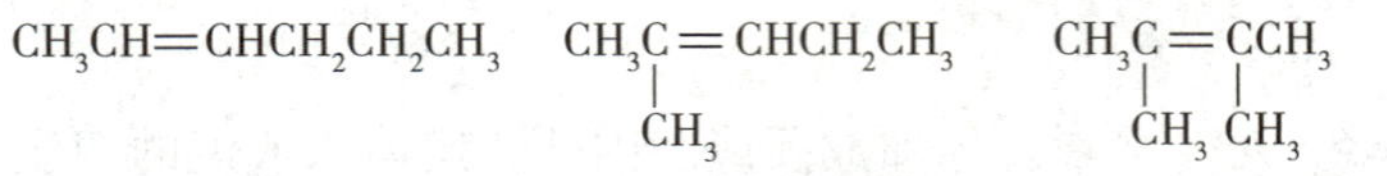

2-己烯　　2-甲基-2-戊烯　　2,3-二甲基-2-丁烯

由于官能团在碳链上位置不同而引起的异构，称为位置异构，例如，1-己烯、2-己烯、3-己烯，它们的双键在碳链上位置不同，属于位置异构。

$CH_2=CHCH_2CH_2CH_2CH_3$　　$CH_3CH=CHCH_2CH_2CH_3$　　$CH_3CH_2CH=CHCH_2CH_3$

1－己烯　　2－己烯　　3－己烯

此外，单烯烃与相同碳原子数的环烷烃互为同分异构体，例如

$CH_3CH_2CH_2CH=CHCH_3$　　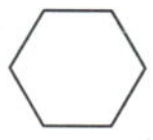

2–己烯　　环己烷

2. 顺反异构　碳碳双键不能旋转，当两个双键碳原子各自分别连接不同原子或原子团时，分子的空间排列方式不同。如 2－丁烯，两个甲基处于双键不同侧的为顺式异构体；两个甲基处于双键不同侧的为反式异构体，两个异构体物理性质不同。

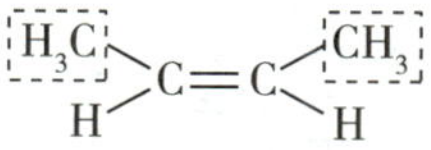

顺–2–丁烯

沸点　3.5℃

熔点　–139℃

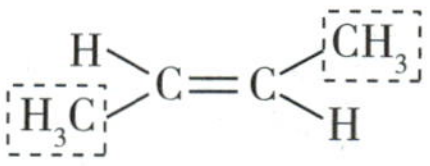

反–2–丁烯

0.9℃

–106℃

像这些由于碳碳双键（或脂环）不能旋转，导致分子中原子或基团在空间排列方式不同即构型（configuration）不同产生的异构现象，称为顺反异构现象（cis－trans isomerism）。顺反异构属于构型异构。产生顺反异构的两个条件是：

（1）分子中必须有限制旋转的因素，如碳碳双键或脂环。

（2）对于烯烃来说，每个双键碳原子必须与两个不同的原子或基团相连，如具有（Ⅰ）、（Ⅱ）、（Ⅲ）结构形式的物质均有顺反异构。若有一个双键碳原子连接两个相同基团时，如（Ⅳ），则无顺反异构。

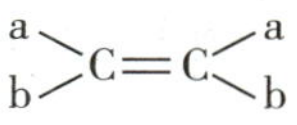

（Ⅰ）

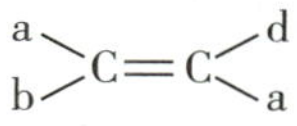

（Ⅱ）

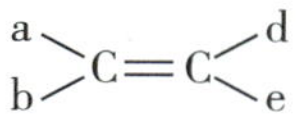

（Ⅲ）

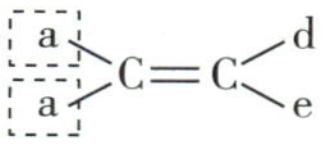

（Ⅳ）

如 1－丁烯和 2－甲基－2－丁烯，都没有顺反异构体。

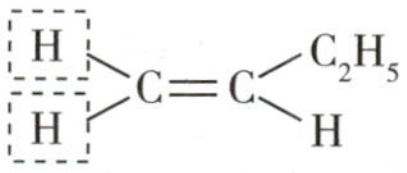

1–丁烯

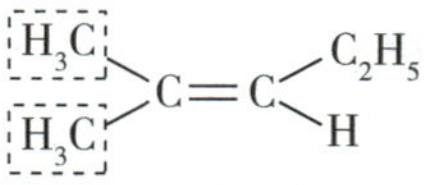

2–甲基–2–丁烯

二、烯烃的命名

烯烃很少用普通命名法，一般采用系统命名法，其命名原则与烷烃相似。

1. 选主链　选择分子中含有碳碳双键在内的最长碳链为主链，依据主链上碳原子的数目称为“某烯”，以此作为母体。超过 10 个碳的烯烃用中文数字加“碳烯”，如十五碳烯。

2. 标位次　从距离碳碳双键最近的一端开始，依次用阿拉伯数字给主链碳原子编号。如果碳碳双键正好在中间，则从靠近取代基的一端开始编号。从编号确定双键和取代基的位次。

3. 定名称　书写顺序如下：取代基的位次—数目—名称—双键位次—某烯。注意双键位次以碳碳双键中碳原子编号较小的来表示。例如

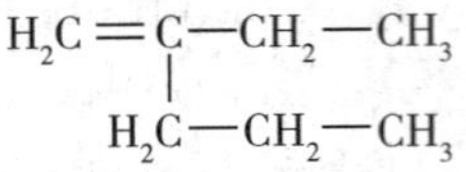

2-乙基-1-戊烯

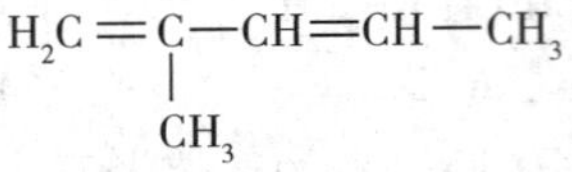

4-甲基-2-戊烯

烯烃去掉一个氢原子剩余的一价基团，称为烯基。常见的烯基有

$CH_2=CH—$ 乙烯基　　$CH_2=CHCH_2—$ 烯丙基　　$CH_3CH=CH—$ 丙烯基

对于能产生顺反异构的烯烃，需作相应标记，标记方法有顺/反标记法和Z/E标记法。

（1）顺/反标记法　两个相同的原子或基团排列在双键同一侧的称为顺式，排列在双键不同侧的称为反式。

两个a基团在双键的同侧

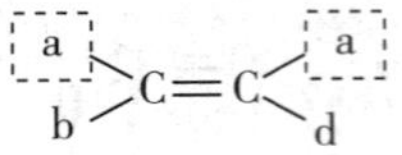

顺式

两个a基团在双键的不同侧

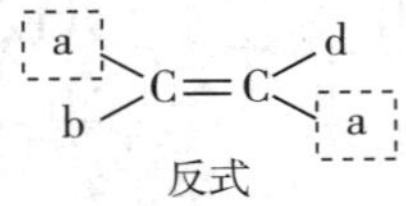

反式

只有当两个双键碳原子连有相同原子或基团时，才能用顺/反标记法表示。

（2）Z/E标记法　当C＝C上分别连有a、b及d、e四个不同基团时，其两种顺反异构体可写成

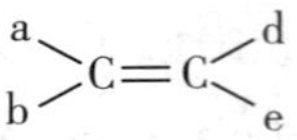

（Ⅰ）

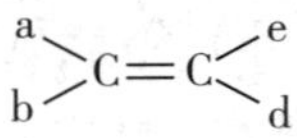

（Ⅱ）

此时，不能用顺/反标记法。对于这类烯烃，在系统命名中，采用Z/E标记法。“Z”和“E”分别来自德语Zusammen（意为“共同”）第一个字母和Entgegen（意为“相反”）第一个字母。Z/E标记法具体规则如下：按照次序规则，确定每个双键碳原子所连的原子或基团的优先次序（即大小），当两个优先基团位于双键同侧时，为Z构型；位于两侧时，为E构型。

次序规则如下：

①按照同一个双键碳原子所连原子的原子序数比较大小，原子序数较大者为“优先”基团。同位素原子以质量较高者优先。

$$I > Br > Cl > F > O > N > C > D > H$$

②若同一个双键碳原子所连原子相同，则比较与该原子相连的其他原子的原子序数，直到比出大小为止。例如 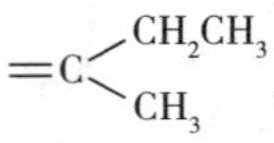，甲基、乙基的第一个原子均为碳，因此再往下比较，与甲基中碳相连的原子是H、H、H，与乙基中碳相连的是C、H、H，因此乙基优先于甲基。

又如，比较异丙基和叔丁基，异丙基 $-\overset{(1)}{C}H(CH_3)_2$，与 $C^{(1)}$ 相连的原子是C、C、H，而叔丁基 $-\overset{(1)}{C}(CH_3)_3$，与 $C^{(1)}$ 相连的原子是C、C、C，因此，叔丁基较异丙基优先。

③若所连基团中含有双键或叁键，则将双键、叁键分别看成与两个、三个相同原子相连接。

常见烃基优先次序：乙炔基＞叔丁基＞乙烯基＞异丙基＞乙基＞甲基。

例如

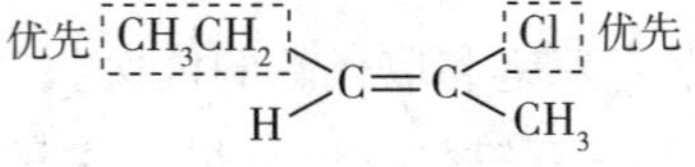

(Z)-2-氯-2-戊烯

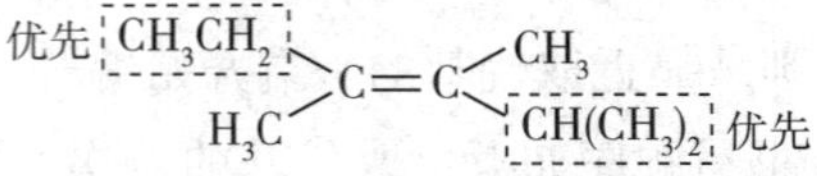

(E)-2,3,4-三甲基-3-己烯

值得注意的是，顺/反标记法和Z/E标记法是两个不同的命名体系，两者之间没有必然联系，即顺式不一定对应Z型，反式不一定对应E型。例如

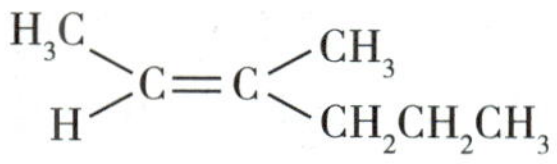

顺-3-甲基-2-己烯
（E）-3-甲基-2-己烯

顺反异构体是构型不同的异构体，在常温下不能彼此互变，它们的物理性质不同，生理活性也不同。例如，人工合成的非甾体雌激素药物己烯雌酚，存在顺反异构体，其中反式异构体生理活性较强，顺式异构体无生理活性。

练一练8-3

下列说法正确的是（　）。

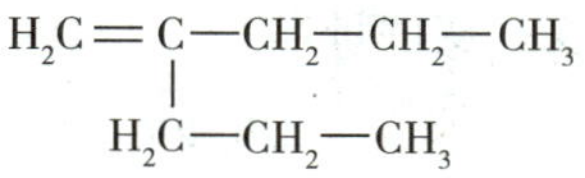

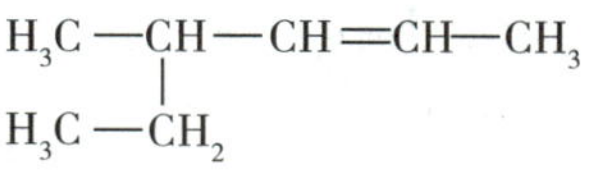

答案解析

A. 两者的分子式相同　　B. 两者互为同分异构体
C. 两者为官能团异构　　D. 两者都属于烯烃

练一练8-4

下列命名正确的是（　）。

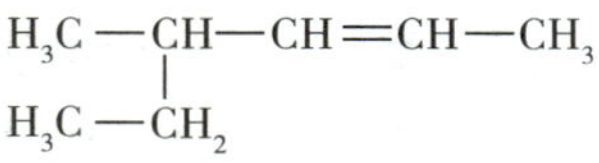

答案解析

A. 3－甲基－4－己烯　　B. 4－乙基－2－戊烯
C. 2－乙基－3－戊烯　　D. 4－甲基－2－己烯

三、烯烃的性质

（一）烯烃的物理性质

烯烃的物理性质与烷烃相似，随着碳原子数的增加而变化。在常温下，含有2~4个碳原子的烯烃为气体，含有5~16个碳原子的烯烃为液体，含有17个及以上碳原子的烯烃为固体。它们的熔沸点和相对密度（都小于1）随着碳原子数目的增加而升高。烯烃不溶于水，易溶于有机溶剂。乙烯稍带甜味，是常用的催熟剂。

（二）烯烃的化学性质

烯烃的官能团碳碳双键中含有π键，π键不稳定，容易受到外界影响而断裂。因此，烯烃的化学性质较烷烃活泼，容易发生加成、氧化、聚合反应。

1. 加成反应　即碳碳双键中π键断裂后，双键碳原子上各加一个原子或原子团，形成两个新的σ键，最后生成饱和化合物的反应。烯烃的加成主要包括与氢气、卤素、卤化氢、水等的加成。

（1）加氢　加氢反应又称为还原反应。烯烃与氢气在催化剂（如Pt、Pd、Ni等）的作用下发生加成反应，生成相应的烷烃。加氢反应是定量完成，因此可根据反应吸收氢气的量来确定分子中所含双键的数目。

$$RCH{=}CHR' + H_2 \xrightarrow{Pt} RCH_2CH_2R'$$

（2）加卤素　在常温下，烯烃能与卤素（X_2）在四氯化碳中发生加成反应，生成邻二卤代烷。

$$RCH=CHR' + X_2 \longrightarrow RCHCHR'$$

卤素的反应活性：$F_2 > Cl_2 > Br_2 \gg I_2$。室温下，溴与烯烃加成反应比较温和。溴的四氯化碳溶液为红棕色，烯烃与溴加成产物为无色。因此，实验中常以溴的红棕色褪去来鉴别烯烃（或其他不饱和烃）。

（3）加卤化氢　烯烃能与卤化氢（HCl、HBr、HI）发生加成反应生成相应的卤代烷。卤化氢的反应活性：HI > HBr > HCl。

对于乙烯等对称烯烃，加卤化氢时，只有一种产物。

$$CH_2=CH_2 + HBr \longrightarrow CH_3CH_2—Br$$

溴乙烷

对于丙烯等不对称烯烃，加卤化氢时，可有两种产物，实验证明，2－溴丙烷为主要产物。

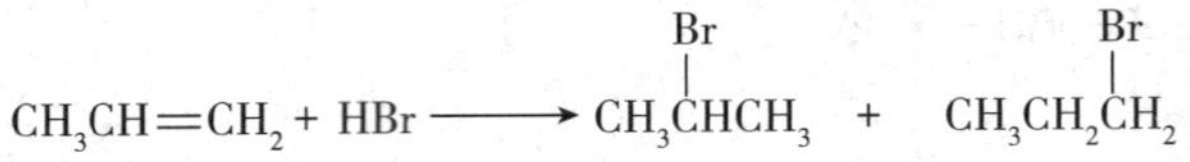

2–溴丙烷（90%）　1–溴丙烷（10%）

其他不对称烯烃与不对称试剂加成也有类似主要产物。俄国化学家马尔柯夫尼柯夫（V. V. Markovnikov）根据大量实验事实于1870年总结了不对称烯烃与卤化氢加成规律，即主要产物是氢加在含氢较多的双键碳原子上所生成的化合物。这一规律，简称为马氏规则。

利用马氏规则还可以预测其他不对称试剂与不对称烯烃的加成方向，即不对称试剂中带正电荷部分，总是加到含氢较多的双键碳原子上，而带负电荷部分则加到含氢较少或不含氢的双键碳原子上。

马氏规则可从烯烃的亲电加成反应机制和诱导效应得到较好的解释。

烯烃的加成是π键电子与试剂中带正电荷部分作用的结果。π键活泼，电子云受原子核束缚较小，可作为电子的来源，提供给试剂中缺电子（即带正电荷）部分。在化学反应中缺电子的具有亲电性的试剂，称为亲电试剂。由亲电试剂进攻而引起的加成反应，称为亲电加成反应。烯烃与卤化氢、卤素、水等物质的加成均为亲电加成反应，卤化氢、卤素、水均为亲电试剂。实验证明，烯烃的亲电加成反应是分步进行的，首先π键在亲电试剂作用下发生异裂，反应活性中间体为碳正离子，碳正离子的稳定性决定反应最终产物的多少。

诱导效应是指分子中原子或基团的电负性不同而引起相邻共价键极性发生改变的效应，用“I”表示，并用符号“→”表示电子转移方向。如氯原子取代碳链中的氢后，氯原子会对相邻键产生诱导效应，使碳链的电子云密度发生变化。

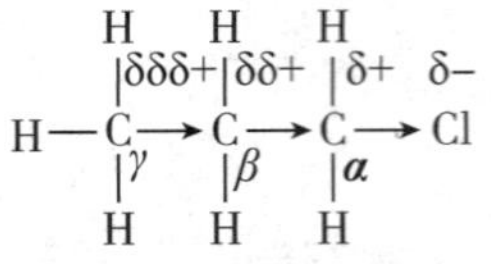

→表示电子偏移的方向

由于氯的电负性比较大，电子云沿碳链向氯原子偏移，不但使α－碳带有部分正电荷（δ^+），β－碳也带有弱一些的正电荷（$\delta\delta^+$）及γ－碳带有更弱一些的正电荷（$\delta\delta\delta^+$）。诱导效应沿碳链传递迅速减弱，一般到第三个碳原子持就很微弱，可以忽略不计。

诱导效应的方向一般以氢原子作为标准，电负性大于氢原子的原子或基团，称为吸电子基，引起的诱导效应为吸电子诱导效应，用－I表示；电负性小于氢原子的原子或基团，称为供电子基，引起的诱导效应称为供电子诱导效应，用＋I表示。

常见的吸电子基团和供电子基团及其诱导效应的相对强弱为：

吸电子基团(-I)：$—NO_2$ >—COOH >—F >—Br >—I >—C≡CH >$—OCH_3$ >$—C_6H_5$ >—CH=CH_2 >—H（标准）

供电子基团(+I)：$—C(CH_3)_3$ >$—CH(CH_3)_2$ >$—C_2H_5$ >$—CH_3$ >—H（标准）

诱导效应可以解释和预见许多有机反应，如解释马氏规则。例如，在丙烯分子中，因甲基为给电子基团，产生供电子诱导效应，使双键电子云发生偏移，结果使含氢原子较少的双键碳带部分正电荷，含氢原子较多的双键碳带部分负电荷。加成时，带正电的亲电试剂（如 H^+）首先加到含氢原子较多带部分负电荷的双键碳原子上产生碳正离子，然后带负电部分（如 Br^-）加到含氢原子较少的正碳原子上。

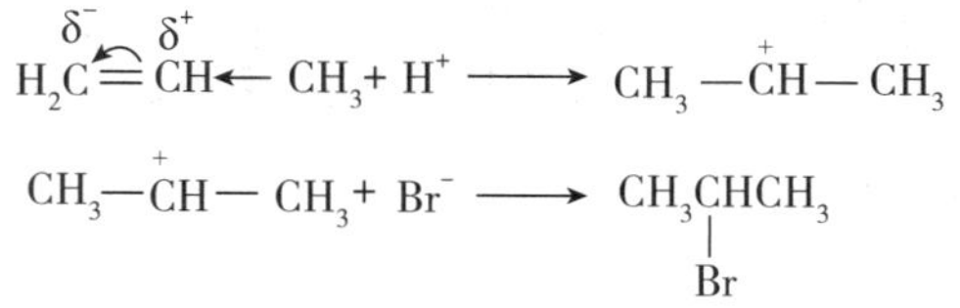

烷基为供电子基，产生供电子诱导效应，因此碳正离子连接的烷基越多，该碳正离子越稳定，由此生成的产物越多。

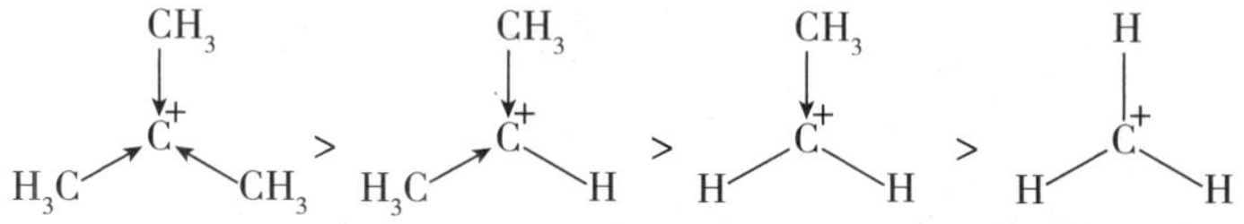

2. 氧化反应　烯烃的碳碳双键容易被氧化，反应条件温和时，π 键断裂；反应条件剧烈时，双键都断裂。因而，不同的反应条件，烯烃的氧化产物不同。常见的氧化剂为高锰酸钾。

烯烃与碱性或中性的高锰酸钾稀溶液反应时，π 键断裂，生成相应的邻二醇。

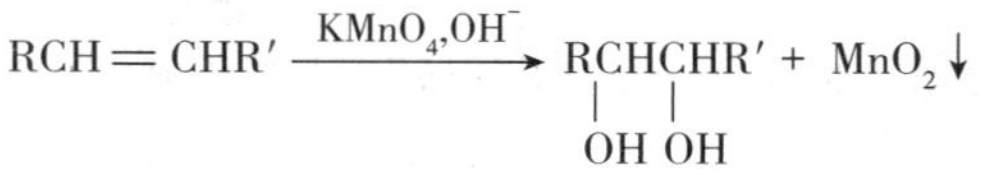

若烯烃与酸性高锰酸钾溶液在加热条件下发生氧化反应，则烯烃的碳碳双键断裂，生成二氧化碳、羧酸、酮等混合物。

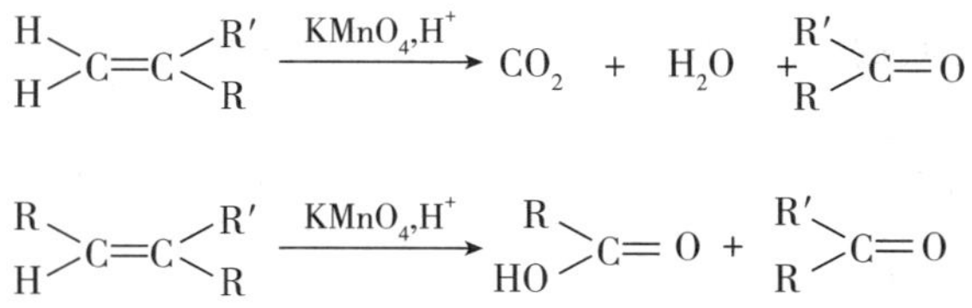

烯烃被酸性高锰酸钾氧化断键规律：双键碳含两个 H（即末端烯）变为 CO_2；双键碳含一个 H 变为—COOH（羧基）；双键碳不含氢变为 >C=O（酮基）。

烯烃与高锰酸钾反应，利用高锰酸钾溶液的紫红色褪去，常用于鉴别烯烃（或其他不饱和烃），通过产物还可推断烯烃双键的位置。

3. 聚合反应　在催化剂的作用下，烯烃的 π 键断裂，烯烃分子间发生自身加成，由小分子相互结合形成大分子，这个过程称为聚合反应。烯烃的聚合反应称为加成聚合反应，简称为加聚反应。

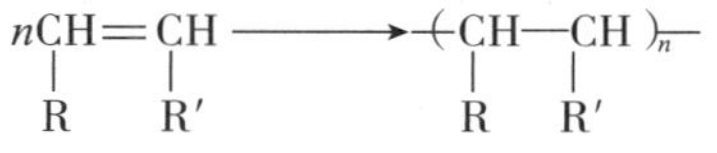

通过变换烯烃双键上的取代基，可得到各种不同结构的聚合物，从而得到性质各异的高分子材料。

看一看

植物生长调节剂——乙烯利

乙烯利，又称为2－氯乙基磷酸，纯品为白色针状结晶，具有增强细胞中核糖核酸合成的能力，促进蛋白质的合成。在植物离层区如叶柄、果柄、花瓣基部，由于蛋白质的合成增加，促使在离层去纤维素酶重新合成，加速了离层形成，导致器官脱落。乙烯利能增强酶的活性，在果实成熟时还能活化磷酸酯酶及其他与果实成熟的有关酶，促进果实成熟。乙烯利是植物生长调节剂，具有植物激素增进乳液分泌，加速成熟、脱落、衰老以及促进开花的生理效应。在一定条件下，乙烯利不仅自身能释放出乙烯，而且还能诱导植株产生乙烯。

乙烯利是优质高效植物生长调节剂，一分子乙烯利可以释放出一分子的乙烯，具有促进果实成熟、刺激伤流、调节性别转化等效应。

四、炔烃和二烯烃

（一）炔烃

含有碳碳叁键的不饱和烃，称为炔烃。炔烃较相应的烯烃少两个氢原子，因而其通式为 C_nH_{2n-2}（$n \geqslant 2$）。碳碳叁键（—C≡C—）为炔烃的官能团。

1. 炔烃的结构 形成碳碳叁键的碳原子均采取sp杂化。两个sp杂化轨道呈直线形，轨道对称轴夹角为180°。每个碳原子各以一个sp杂化轨道沿轨道对称轴方向“头碰头”重叠，形成C—C σ键，其余两个未杂化p轨道互相垂直，与sp杂化轨道也垂直，彼此之间“肩并肩”形成两个π键。一个σ键和两个π键，组成碳碳叁键。乙炔是最简单的炔烃，其分子构型为直线形。

2. 炔烃的同分异构现象 炔烃分子中叁键碳原子，只能连接一个基团，不能再有支链，且分子为直线形，因此炔烃无顺反异构现象，同分异构体比同碳原子数的烯烃少很多。如戊炔只有三种异构体。

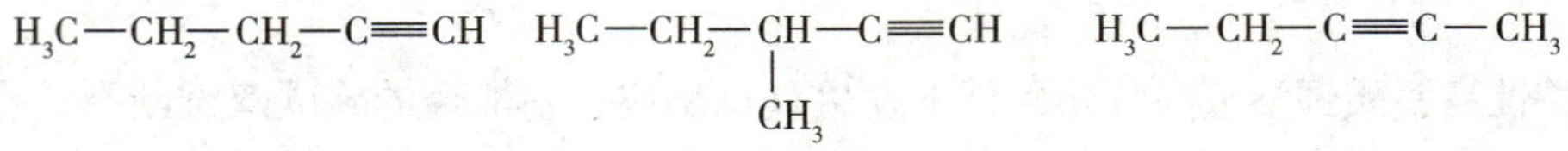

1-戊炔　　3-甲基-1-戊炔　　2-戊炔

此外，炔烃与相同碳原子数的二烯烃及环烯烃互为同分异构体。如

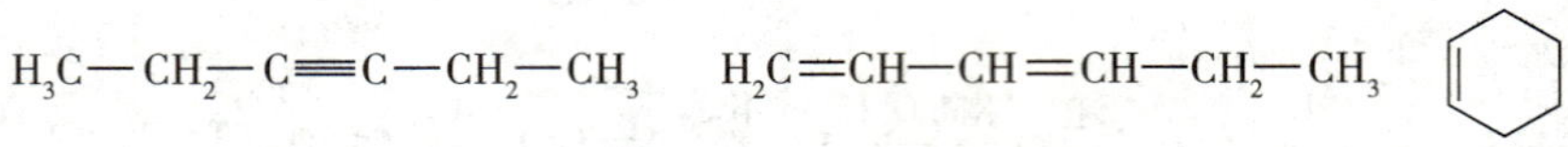

3-己炔　　1,3-己二烯　　环己烯

3. 炔烃的命名 与烯烃的命名相似，只需将“烯”字改为“炔”字即可。例如

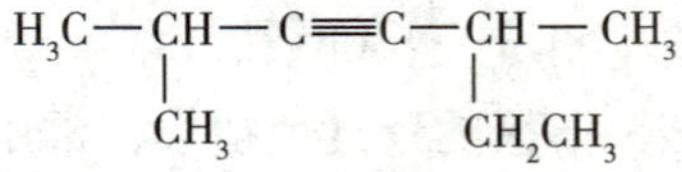

2,5-二甲基-3-庚炔

当分子中具有双键又有叁键时，应选择同时含有双键和叁键在内碳原子最长的碳链为主链，称为“某烯炔”，编号使双键和叁键的位号尽可能小，若双键和叁键处于同等位置，则以靠近双键一端开始编号。例如

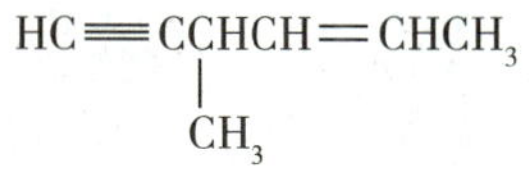

3-甲基-4-己烯-1-炔

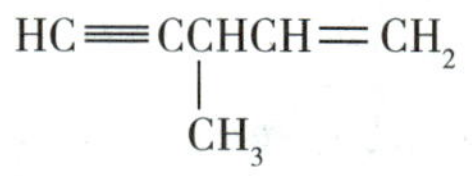

3-甲基-1-戊烯-4-炔

4. 炔烃的物理性质　炔烃的物理性质与烷烃、烯烃相似，也是随着碳原子数的增加而变化。在常温下，含有 2 ~ 4 个碳原子的炔烃为气体，含有 5 ~ 17 个碳原子的炔烃为液体，含有 18 个碳及以上的炔烃为固体。它们的熔沸点和相对密度（小于 1）都随着碳原子数目的增加而升高。炔烃均无色，难溶于水，易溶于有机溶剂。

5. 炔烃的化学性质　与烯烃类似，炔烃中也含有 π 键，可发生加成、氧化、聚合等反应。但炔烃中的碳碳叁键中含有两个 π 键，两个 π 键的电子云围绕在 C—C σ 键周围，呈圆筒形，电子云分布比一个 π 键均匀，致使碳碳叁键较碳碳双键更加稳定，故炔烃不如烯烃活泼。另外，但碳碳叁键位于末端时，炔烃能表现出一些特有的性质。

（1）加成反应　加氢。炔烃加氢反应分成两步进行，先加氢生成烯烃，烯烃再加氢生成烷烃。

$$R—C\equiv C—R' \xrightarrow[+H_2]{Pt} R—CH=CH—R' \xrightarrow[+H_2]{Pt} R—CH_2—CH_2—R'$$

加卤素。炔烃与卤素（Br_2、Cl_2）加成反应也是分两步进行。

$$R—C\equiv C—R' \xrightarrow[+Br_2]{Pt} R—CBr=CBr—R' \xrightarrow[+Br_2]{Pt} R—CBr_2—CBr_2—R'$$

加卤化氢。炔烃能与卤化氢（HCl、HBr、HI）发生加成反应生成相应的二卤代烷。反应可分成两步进行，加成方向遵循马氏规则。

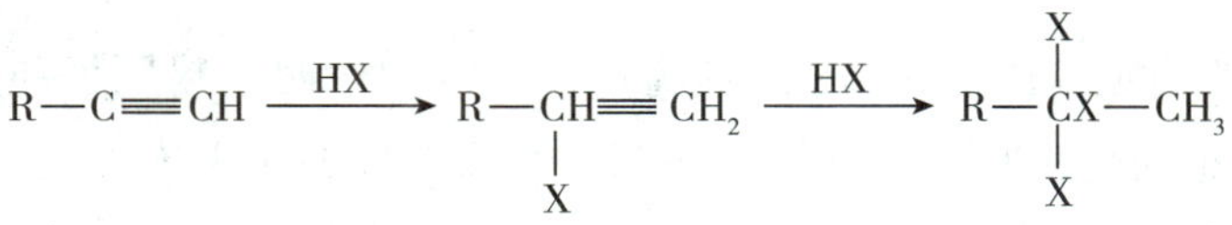

（2）氧化反应　炔烃被高锰酸钾氧化，生成的产物为羧酸或二氧化碳。反应现象是高锰酸钾溶液褪色，可用此反应鉴定炔烃，通过产物还可推断炔烃叁键的位置。

$$RC\equiv CH \xrightarrow[H_2O]{KMnO_4} RCOOH + CO_2$$

$$RC\equiv CR' \xrightarrow[H_2O]{KMnO_4} RCOOH + R'COOH$$

（3）聚合反应　二个或三个炔烃分子在催化剂的作用下也可发生聚合反应。例如

$$2HC\equiv HC \longrightarrow HC\equiv C—CH=CH_2$$

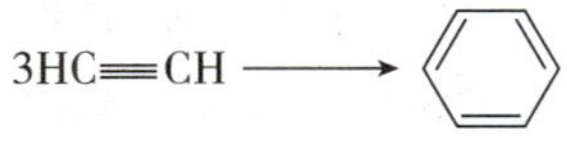

（4）端基炔的特性　碳碳叁键位于末端时的炔烃，称为末端炔烃或端基炔，能与金属发生取代反应生成金属炔化物。例如

$$HC\equiv CH \xrightarrow[NH_3]{NaNH_2} NaC\equiv CNa$$

$$HC\equiv CH + 2\,[Ag(NH_3)_2]^+ \longrightarrow AgC\equiv CAg\downarrow \text{（白色）}$$

$$RC\equiv CH + [Cu(NH_3)_2]^+ \longrightarrow RC\equiv CCu\downarrow \text{（棕红色）}$$

乙炔或端基炔与硝酸银的氨溶液或氯化亚酮的氨溶液反应，分别生成白色的炔化银或棕红色的炔化亚铜沉淀。此反应灵敏，可用来鉴定乙炔和端基炔。

（二）二烯烃

含有两个碳碳双键的不饱和烃，称为二烯烃，其通式为 C_nH_{2n-2}（$n\geqslant3$）。

1. 二烯烃的分类、命名

（1）二烯烃的分类

1）累积二烯烃。两个碳碳双键连在同一个碳原子上，即含有 C═C═C 结构的二烯烃。如

$$H_3C—CH═C═CH_2$$

1,2-丁二烯

2）共轭二烯烃。两个碳碳双键被一个单键隔开，即含有 C═C—C═C 结构的二烯烃。如

$$H_2C═CH—CH═CH_2$$

1,3-丁二烯

3）孤立二烯烃。两个碳碳双键被两个或两个以上的单键隔开的二烯烃。如

$$H_2C═CH—CH_2—CH═CH_2$$

1,4-戊二烯

（2）二烯烃的命名　二烯烃的命名规则与烯烃相似。选择含有两个双键在内的最长碳链为主链，称“某二烯”；从靠近双键的一端开始给主链碳原子编号；最后以“取代基的位号-取代基的名称-两个双键的位号-某二烯”顺序进行命名。例如

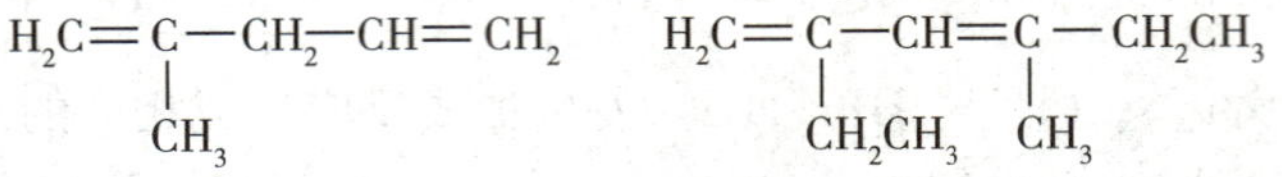

2-甲基-1,4-戊二烯　　　4-甲基-2-乙基-1,3-己二烯

2. 共轭二烯烃的结构特征　以 1,3-丁二烯为例，其结构中四个碳原子和六个氢原子处于同一平面内。四个碳原子均为 sp^2 杂化，所有键角都接近 120°。每个碳原子上未参与杂化的 $2p_z$ 轨道上均有一个未成对电子，且均垂直于四个碳原子和六个氢原子所构成的平面。四个未杂化的 $2p_z$ 轨道相互平行“肩并肩”重叠，形成了 π-π 共轭体系，如图 8-5 所示。

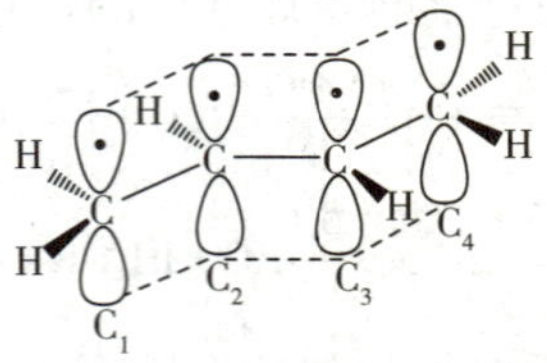

图 8-5　1,3-丁二烯分子的共轭 π 键

1,3-丁二烯的未杂化 $2p_z$ 轨道中含有的四个 π 电子不局限于两个碳原子之间，而是分布于四个碳原子之间，从而形成离域 π 键。具有离域 π 键的体系称为 π-π 共轭体系。在共轭体系中，键长趋于平均化（即碳碳单键的键长变短，而碳碳双键的键长变长），体系能量降低而稳定性增强。

3. 共轭效应　在共轭体系中，任何一个原子受到外界的影响，由于电子的离域，均会影响到分子的其余部分，这种电子通过共轭体系传递的现象，称为共轭效应（conjugation effect）。常见的共轭效应有三种类型。

（1）π-π 共轭　π-π 共轭体系的结构特征是双键、单键、双键交替连接。组成该体系的不饱和键可以是双键，也可以是叁键；组成该体系的原子也不是仅限于碳原子，还可以是氧、氮等其他原子。

（2）p－π共轭　与双键碳原子直接相连的原子上有 p 轨道，这个 p 轨道与 π 键的 p 轨道平行，从侧面重叠构成 p－π 共轭体系。能形成 p－π 共轭体系的除具有未共用电子对的中性分子外，还可以是碳正、碳负离子或自由基。

（3）σ－π超共轭　分子中的σ键（通常 C—H σ 键）与π键被一个碳碳单键隔开时，虽然它们的键轴不平行，但是也可以发生部分重叠，这样的体系称为 σ－π 超共轭体系。

4. 共轭二烯烃的化学性质　共轭二烯烃具有一般烯烃的化学通性，能发生加成、氧化、聚合反应。由于存在共轭体系，共轭二烯烃还具有某些特殊的性质。

（1）1,2－加成和 1,4－加成　当 1,3－丁二烯与溴加成时，能生成 1,2－加成和 1,4－加成两种产物。产物多少取决于反应条件。从以下反应式可以看出，温度低有利于 1,2－加成，温度高则有利于 1,4－加成。

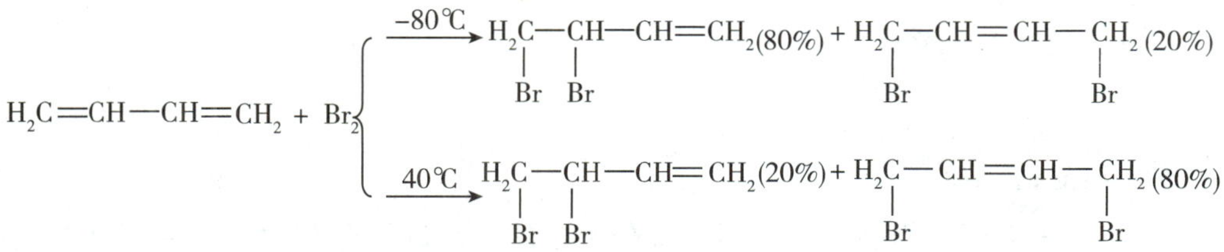

（2）双烯合成反应　共轭二烯烃可与含双键或叁键的不饱和化合物发生 1,4－加成反应，生成具有六元环结构的化合物，该反应称为双烯合成反应或狄尔斯－阿尔德（Diels－Alder）反应。

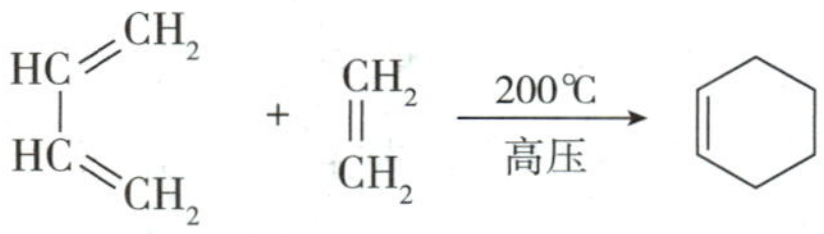

1,3–丁二烯　　乙烯　　环己烯

第三节　芳香烃

PPT

芳香烃，简称芳烃，通常是指分子中含有苯环结构的碳氢化合物。芳香族化合物最初是从树脂和香精油中提取的，大多数含有苯环结构。后来发现，大多数含苯环的化合物并没有香味，有些甚至有难闻的气味。现代芳香烃的概念是指具有“芳香性”的一类环状化合物，它们不一定具有香味，也不一定都含有苯环结构。所谓的芳香性是指环稳定、难加成、难氧化、易发生亲电取代反应的特性。

一、芳香烃的分类和苯的结构

（一）芳香烃的分类

根据芳烃是否含有苯环，可分为苯型芳烃和非苯型芳烃。非苯型芳烃是指不具备苯环结构但具有芳香性的物质，一般比较少见。

苯型芳香烃，根据分子中的苯环数目，可分为单环芳烃和多环芳烃。只含有一个苯环的芳烃称为单环芳烃；含有一个以上苯环的芳烃称为多环芳烃。多环芳烃按苯环的连接方式可分为多苯代脂肪烃、联苯和稠环芳香烃。

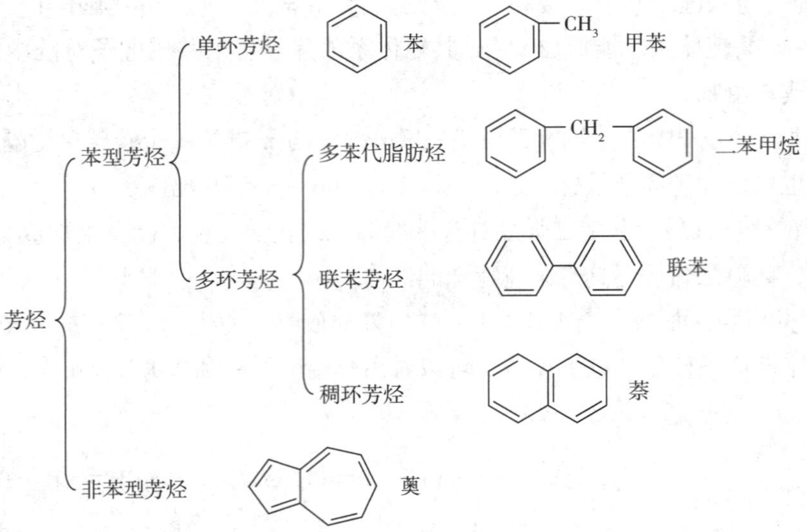

（二）苯的结构特点

苯的分子式为 C_6H_6，近代物理方法证明，苯分子中的六个碳原子和六个氢原子都在同一平面上，六个碳原子组成一个正六边形，所有碳碳键长完全相等（139.6pm，介于碳碳单键和碳碳双键之间），所有的键角都是120°。

杂化轨道理论认为，苯分子中所有碳原子均为 sp^2 杂化，每个碳原子都以三个 sp^2 杂化轨道分别与两个相邻的碳原子和一个氢原子形成三个 σ 键，这样六个碳原子形成正六边形，所有原子和 σ 键均在同一平面上。每个碳原子剩下的未杂化的 p 轨道，垂直于上述平面，且相互平行，从侧面“肩并肩”重叠形成一个闭合“大 π 键”，整个苯环构成一个闭合的共扼体系，如图 8－6 所示。

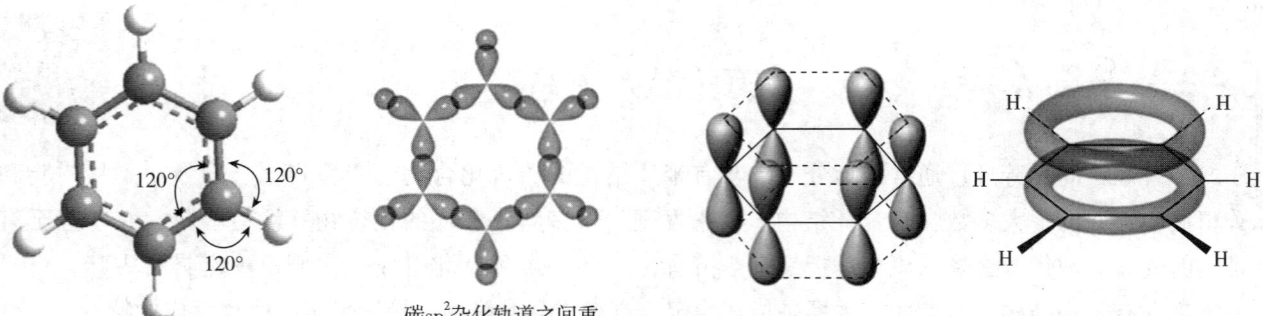

苯的球棍模型　　碳 sp^2 杂化轨道之间重叠及与氢1s轨道重叠　　六个碳未杂化的p轨道重叠　　闭合大π键电子云分布

图 8－6　苯的结构示意图

所以，苯环的表示，除了可用传统的凯库勒构造式外，还可写成正六边形中间嵌着一个圆圈，该圆圈表示闭合大 π 键。

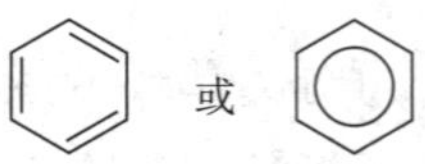

苯环 π－π 共轭效应的作用，π 电子离域到整个体系中，电子云高度平均化，环上没有单键和双键之分，这种特殊结构特点决定苯环具有特殊的稳定性，在化学性质方面表现为难加成、难氧化、易发生亲电取代反应等。

二、单环芳香烃

（一）单环芳香烃的命名

单环芳香烃是含有一个苯环的芳烃。命名时一般以苯环为母体，烷基作为取代基，称为“某烷基苯”，其中的“基”字常常省略。当苯环连接的取代基较为复杂或有不饱和键时，则以苯作为取代基进行命名。例如

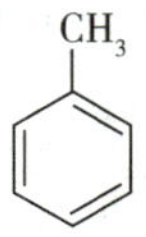
甲苯

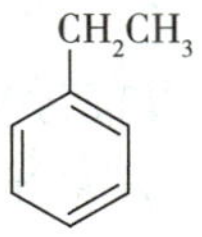
乙苯

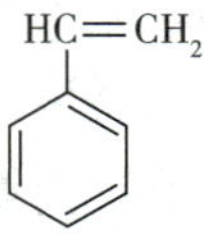
苯乙烯

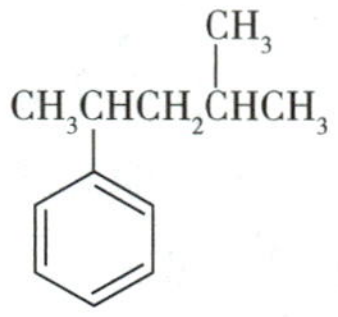
2-甲基-4-苯基戊烷

当苯环连有两个相同取代基时，由于取代基相对位置不同，三种同分异构体的命名可用阿拉伯数字表示位置，也可以用“邻”“间”“对”来表示。例如

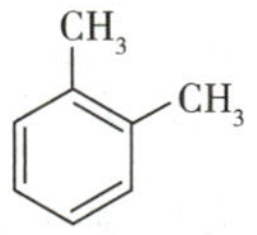
1,2-二甲苯
（邻二甲苯）

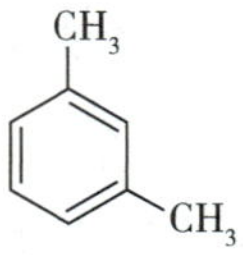
1,3-二甲苯
（间二甲苯）

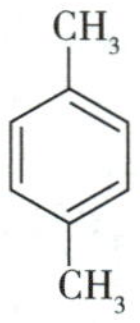
1,4-二甲苯
（对二甲苯）

当苯环连有三个相同取代基时，由于取代基相对位置不同，三种同分异构体的命名可用阿拉伯数字表示位置，也可以用“连”“偏”“均”来表示。例如

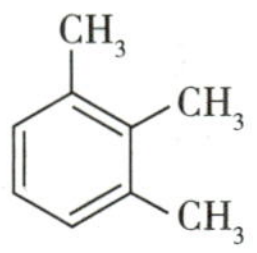
1,2,3-三甲苯
（连三甲苯）

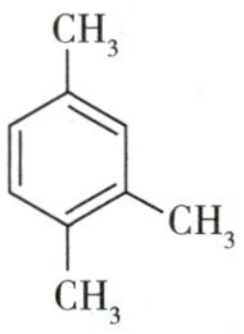
1,2,4-三甲苯
（偏三甲苯）

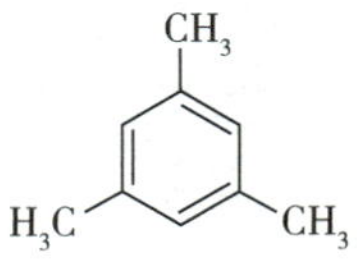
1,3,5-三甲苯
（均三甲苯）

当苯环上连有不同取代基时，一般以甲苯为母体，母体上甲基的编号为1，其他烃基为取代基，编号使取代基位次或位次之和最小，小基团优先。例如

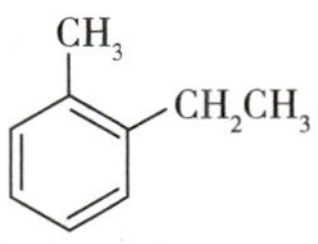
2-乙基甲苯

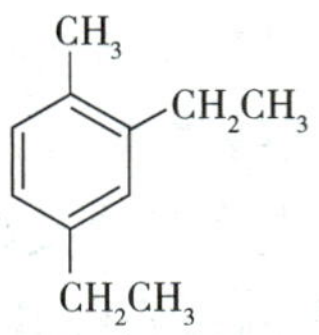
2,4-二乙基甲苯

芳香烃中少一个氢原子，剩余的基团称为芳基（Ar—）。苯去掉一个氢原子，剩余的基团称为苯基（Ph—）。甲苯分子中苯环上去掉一个氢原子，剩余的基团称为甲苯基；甲苯的甲基上去掉一个氢原子，剩余的基团称为苄基。

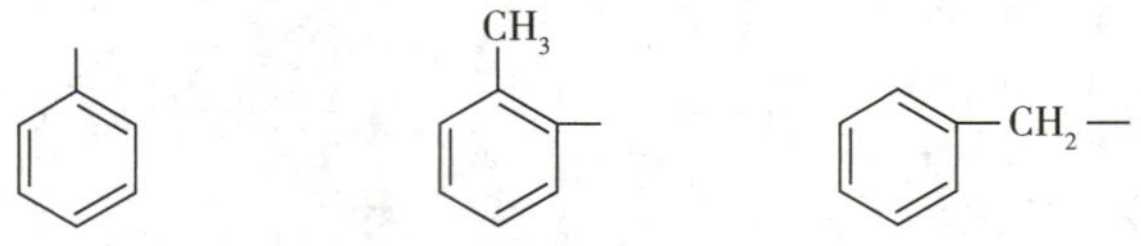

苯基　　邻甲苯基　　苄基

（二）单环芳香烃的性质

1. 单环芳烃的物理性质　苯及其低级同系物都是无色液体，相对密度0.86~0.9，不溶于水，易溶于乙醚、四氯化碳、石油醚等有机溶剂，且它们本身也是很好的溶剂。苯及其同系物有毒，长期吸入它们的蒸气，会引起肝的损伤，损坏造血器官及神经系统，并能导致白血病。

2. 单环芳烃的化学性质　苯环非常稳定，不易被氧化，不易进行加成，而易发生取代反应，这是芳香族化合物的共同特点，常把它叫作芳香性。从结构上说，具有芳香性的物质必须有环状共轭体系，共轭体系中的原子在同一个平面内，在这个平面的上下两侧有环状离域的π电子云，而且组成该π电子云的p电子数必须符合（$4n+2$）规则（n为0、1、2、3…整数），这个规则叫作休克尔（Hückel）规则。

（1）取代反应　苯环上氢原子的取代属于亲电取代反应，在一定条件下，苯能发生卤代、硝化、磺化等反应。

1）卤代反应　苯与氯、溴在铁或相应的铁盐等的催化下加热，苯环上的氢可被氯或溴取代，生成相应的卤代苯，并放出卤化氢。

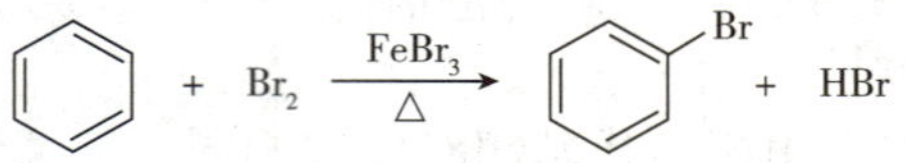

2）硝化反应　苯与浓硝酸和浓硫酸共热，苯环上的氢原子可被硝基取代，生成硝基苯。

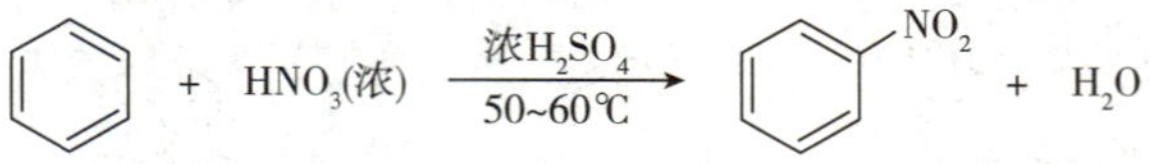

3）磺化反应　苯和浓硫酸共热，环上的氢可被磺酸基（$-SO_3H$）取代，产物是苯磺酸。

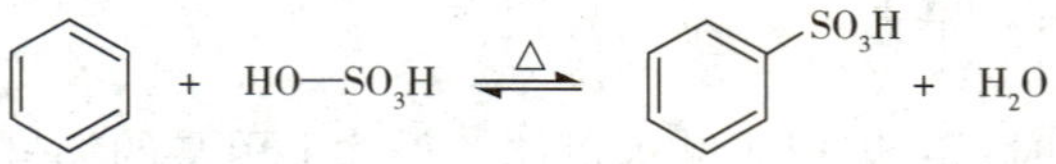

磺化反应是可逆的，苯磺酸与水共热可脱去磺酸基，又生成苯。苯磺酸可溶于水，因此常通过磺化反应在含有苯环的药物中引入磺酸基增加其水溶性。

在相同条件下，烷基苯比苯容易发生卤代、硝化和磺化反应，而硝基苯则困难很多。

（2）苯环侧链的氧化反应　与苯环直接相连的碳原子称为α-碳原子，α-碳原子上面的氢原子称为α-氢原子。α-氢原子受苯环的影响变得比较活泼，容易发生氧化反应。

苯环不容易发生，但含有α-氢原子的烷基苯，在加热的条件下，烷基可被酸性高锰酸钾氧化。无论侧链长短只要有α-氢原子均可被氧化生成苯甲酸。如甲苯、乙苯、异丙苯等均被氧化生成苯甲酸，但叔丁基苯，因侧链无α-氢，则不易被氧化。

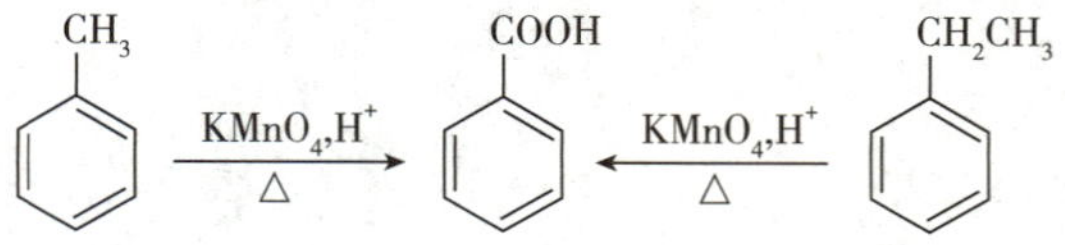

三、稠环芳香烃

稠环芳烃是指由两个或两个以上的苯环共用两个或多个相邻碳原子而形成的多环芳烃，常见的稠环芳烃有萘、蒽、菲等，它们是合成药物、染料的重要原料。

（一）萘

萘的分子式为 $C_{10}H_8$，是两个苯环共用两个邻位碳原子稠合而成。萘按如下顺序给碳原子编号，其中，1，4，5，8 位是等同的，为 α 位；2，3，6，7 位是等同的，为 β 位。萘的两个环是对称的，其所有原子都在一个平面上，萘是一个平面分子。萘分子的每个碳原子均采用 sp^2 杂化，碳原子之间以及碳氢原子之间均以 σ 键相连，每个碳原子上未杂化的 p 轨道相互平行“肩并肩”重叠形成大 π 键。萘分子的各键键长不完全平均化，电子云分布也不完全平均化，其中 α 位的电子云密度较 β 位的高。因此，萘的化学性质比苯活泼，亲电取代主要发生在 α 位。

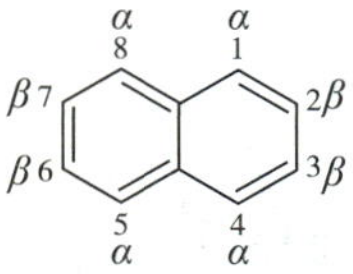

（二）蒽和菲

蒽和菲的分子式都为 $C_{14}H_{10}$，都由三个苯环稠合而成，两者互为同分异构体。分子中所有原子都在同一个平面，分子中存在着共轭体系。1，4，5，8 位是等同的，为 α 位；2，3，6，7 位是等同的，为 β 位；9，10 位是等同的，为 γ 位。蒽、菲的亲电取代主要发生在 γ 位。

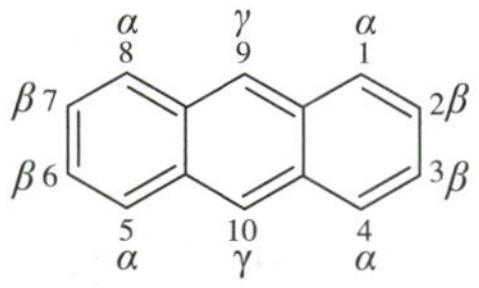

蒽

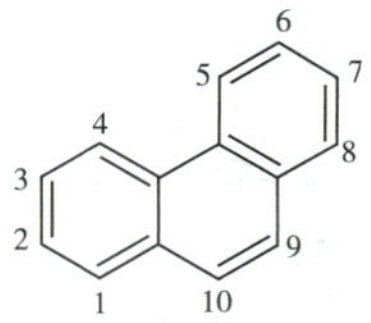

菲

萘、蒽、菲均存在于煤焦油中，为结晶体，不溶于水，溶于乙醚、苯及其同系物中，是重要的化工原料。此外，还有显著致癌的稠环芳烃，又称为致癌芳烃，它们可以看成蒽或菲的衍生物，例如

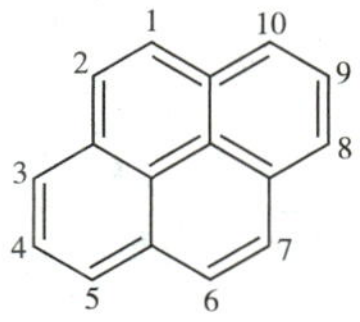

芘

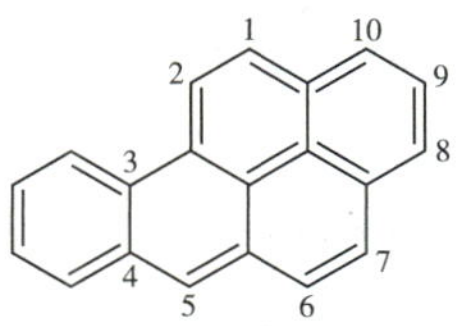

3, 4-苯并芘

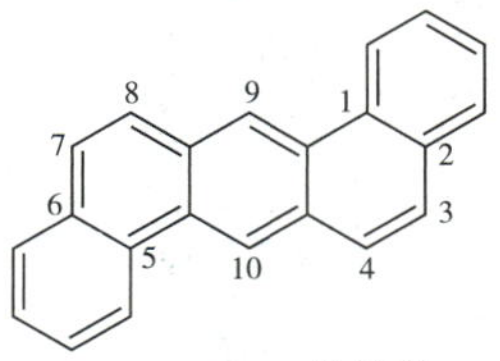

1,2,5-二苯并蒽

看一看8-2

致癌物——苯并芘

苯并芘（benzopyrene）苯与芘稠合而成的一类稠环芳烃，它是由一个苯环和一个芘分子结合而成，又称苯并芘，它可损伤 DNA，造成细胞癌变，对内脏和神经系统造成损伤，是一种致癌性很强的化合物。苯并芘是所有稠环芳烃中最具代表性的一种，其致癌作用明显高于其他稠环芳烃，小剂量就有可能引起局部组织的癌变，也可引起大鼠外周血淋巴细胞 DNA、肺细胞和肝细胞损伤，成为人们关注的

热点。我国《食品安全国家标准　食品中污染物限量》GB 2762—2017 明确规定苯并芘限量标准，食用油不超过 10mg/kg，熏烤肉不超过 5mg/kg，粮食不超过 5mg/kg，限量要求与欧盟、世卫组织制定的标准一致。

PPT

第四节　卤代烃

烃分子中的氢原子被卤原子取代所生成的化合物，称为卤代烃，简称卤烃。常用 R(Ar)—X 表示，X 代表卤原子（F、Cl、Br、I），是卤代烃的官能团。许多含有卤素的有机物具有药物的活性，而且很多有机物之间的相互转化可以借助卤代烃来完成，卤代烃是有机合成的重要中间体，是有机合成的“桥梁”。

一、卤代烃的分类、命名和性质

（一）卤代烃的分类

根据卤原子的种类不同，卤代烃分为氟代烃、氯代烃、溴代烃和碘代烃。根据卤原子所连烃基的种类不同，卤代烃分为饱和卤代烃、不饱和卤代烃和芳香族卤代烃。例如

CH_3Cl	$H_2C=CHCl$	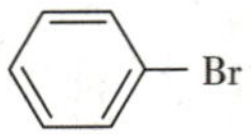
饱和卤代烃	不饱和卤代烃	芳香族卤代烃

根据卤原子直接连接的碳原子类型不同，卤代烃分为伯（1°）卤代烃、仲（2°）卤代烃和叔（3°）卤代烃。例如

CH_3CH_2Cl	$CH_3CHClCH_3$	$(CH_3)_3CCl$
伯卤代烃	仲卤代烃	叔卤代烃

根据卤原子的数目不同，卤代烃分为一卤代烃、二卤代烃和多卤代烃。例如

CH_3Cl	CH_2Cl_2	$CHCl_3$
一卤代烃	二卤代烃	多卤代烃

（二）卤代烃的命名

简单卤代烃，可根据卤素所连烃基名称来命名，称卤某烃。有时也可以在烃基之后加上卤原子的名称来命名，称某烃基卤。如

CH_3Cl	$H_2C=CHCl$	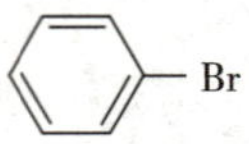
溴甲烷	氯乙烯	溴苯
$Br—CH=CHCH_3$	$H_2C=CHCH_2Br$	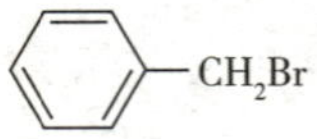
丙烯基溴	烯丙基溴	苄基溴（溴化苄）

复杂的卤代烃，采用系统命名法，以烃为母体，将卤原子作为取代基。命名时，在烃名称前标上卤原子及支链等取代基的位置、数目和名称，按照次序规则写在某烃之前。

$(CH_3)_2CHCH_2CH_2Cl$

3-甲基-1-氯丁烷

$H_2C=CHCH_2CH_2Cl$

4-氯-1-丁烯

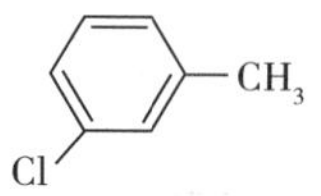

间氯甲苯

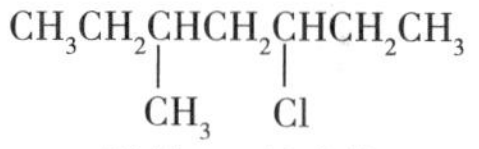

3-甲基-5-氯庚烷

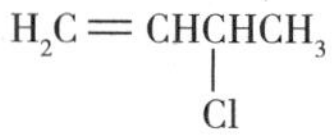

3-氯-1-丁炔

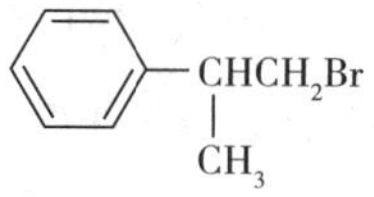

2-苯基-1-溴丙烷

（三）卤代烃的性质

1. 卤代烃的物理性质　室温下，除氯甲烷、溴甲烷和氯乙烷为气体外，其他低级的卤代烷为液体。含 15 个碳原子以上的高级卤代烷为固体。卤代烃的沸点比同碳原子数的烃高。在烃基相同的卤代烃中，沸点随卤素的原子序数增加而升高。在卤素相同的卤代烃中，沸点随碳原子数的增加而升高。

卤代烃的密度较大，除氟代烷和一氯代烷外，其他卤代烃均比水重。分子中卤素越多，密度越大。卤素相同的卤代烃中，密度随烃基增大而降低。

尽管卤代烃分子多数有极性，但它们均难溶于水，易溶于醇、醚、烃等有机溶剂。多卤代烃，如三氯甲烷和四氯化碳等，本身就是优良的有机溶剂。

许多卤代烃具有强烈的气味，蒸气有毒，应尽量避免吸入体内。纯净的卤代烷是无色的，但碘代烷由于不稳定，见光易分解产生游离碘，所以久置后的碘代烷，常呈现红棕色，因此，用棕色瓶贮存碘代烷。

2. 卤代烃的化学性质　卤原子是卤代烃的官能团。由于卤原子的电负性比碳原子大，C—X 键为极性键，容易断裂，因此卤代烃的化学性质比较活泼，而且反应主要发生在碳卤键上，易发生取代反应、消除反应等。

（1）取代反应　卤原子的电负性大于碳原子，C—X 键间共用电子对偏向于卤原子，使卤原子带有部分的负电荷，碳原子带有部分的正电荷，因此，α-碳原子（即与卤素相连的碳）易受到带负电荷的试剂或含有孤对电子的试剂进攻，C—X 键发生异裂，卤原子以负离子的形式离去。卤代烃卤原子的取代属于亲核取代。

卤代烃的取代反应是一类重要反应，可应用于各种官能团的转变，在有机合成中用途广泛。

1）水解反应　卤代烃与氢氧化钠或氢氧化钾的水溶液共热，卤原子被羟基（—OH）取代生成醇。

$$R—X + NaOH \xrightarrow[\Delta]{\text{水溶液}} \underset{\text{醇}}{R—OH} + NaX$$

2）与醇钠反应　卤代烃与醇钠在加热条件下反应，卤原子被烷氧基（—O—R）取代生成醚，此反应也称为醇解。例如

$$CH_3CH_2CH_2Br + \underset{\text{甲醇钠}}{NaOCH_3} \xrightarrow[\Delta]{} \underset{\text{甲丙醚}}{CH_3CH_2CH_2OCH_3} + NaBr$$

3）与氨反应　卤代烃与氨作用，卤原子被氨基（$—NH_2$）取代生成胺，此反应称为氨解，常用于制备胺类化合物。例如

$$CH_3Cl + NH_3 \longrightarrow \underset{\text{甲胺}}{CH_3NH_2} + HCl$$

4）与硝酸银的醇溶液反应　卤代烃与硝酸银的乙醇溶液反应生成卤化银沉淀和硝酸酯。

$$R—X + AgNO_3 \xrightarrow{\text{乙醇溶液}} \underset{\text{硝酸酯}}{R—O—NO_2} + AgX\downarrow$$

不同类型的卤代烃与硝酸银的乙醇溶液反应活性不同。常用此反应鉴别不同类型的卤代烃，如叔卤代烷、烯丙基溴（氯）、苄基溴（氯）与硝酸银的乙醇溶液能迅速生成卤化银沉淀。

5）与金属镁反应　卤代烃在无水乙醚中与金属镁作用，生成有机镁化合物，即格氏试剂。该试剂是一类重要的金属有机物，在有机合成中有重要应用。

$$R—X + Mg \xrightarrow{\text{无水乙醚}} R—MgX$$

（2）消除反应　由于卤原子的电负性比较大，卤代烃中的碳卤键的极性可以通过诱导效应影响到 β - 碳原子（即与 α - 碳相连的碳），使 β - 碳原子上的氢原子也表现出一定的活泼性。卤代烃与强碱的醇溶液共热，可脱去一分子卤化氢生成烯烃。这种在分子内脱去一个小分子，生成含有不饱和键化合物的反应，称为消除反应（elimination reaction）。例如

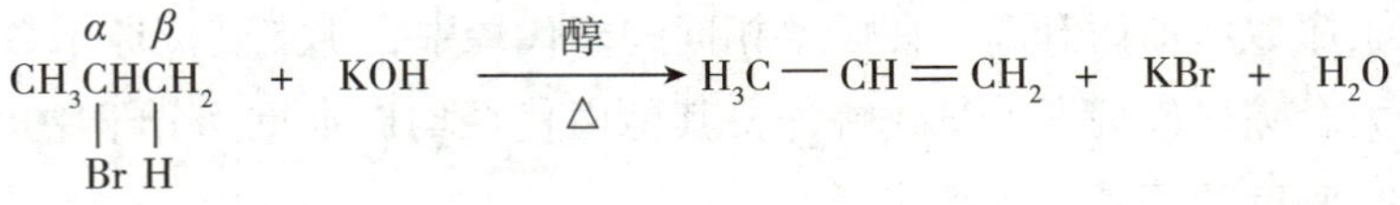

反应中卤代烃脱去卤原子的同时，脱去 β - 碳上的氢原子，因此又称为 β - 消除反应。

反应活性顺序为：叔卤代烷 > 仲卤代烷 > 伯卤代烷。当卤代烃分子中含有不止一个 β - 碳时，消除反应产物就不止一种。例如

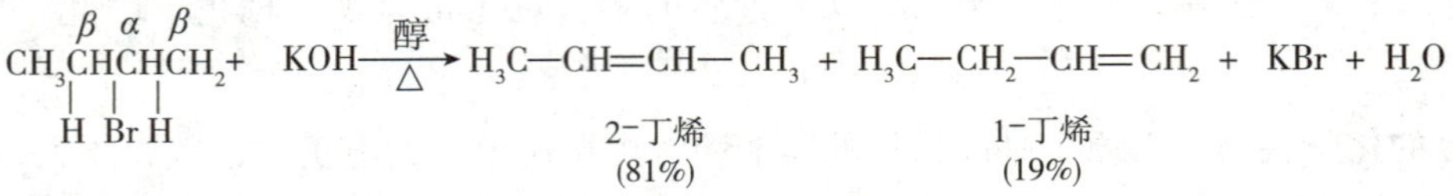

大量实验表明，卤代烷发生消除反应时，主要脱去含氢较少的 β - 碳上的氢原子，生成双键上连有烃基较多的烯烃，这一规则称为扎依采夫（Saytzeff）规则。

二、常见的卤代烃

（一）三氯甲烷

三氯甲烷，$CHCl_3$，是一种无色透明有甜味的液体，不溶于水，能与乙醇、苯、乙醚、石油醚、四氯化碳等有机溶剂混溶，沸点 61.2℃。

工业上通过甲烷氯代得到，也可以通过四氯化碳还原制得。

$$CCl_4 + 3H_2 \xrightarrow{Fe} CH_3Cl + 3HCl$$

三氯甲烷能溶解油脂、蜡、有机玻璃和橡胶等物质，是优良的有机溶剂。三氯甲烷有中等的毒性，主要作用于中枢神经系统，具有很强的麻醉作用，早在 18 世纪中期曾作为麻醉剂被广泛使用，也曾作为镇静剂用。但因其对肝脏有严重伤害，并有致癌作用，现已停止使用。

三氯甲烷遇光照会与空气中的氧作用，逐渐分解生成有剧毒的光气（碳酰氯）和氯化氢。

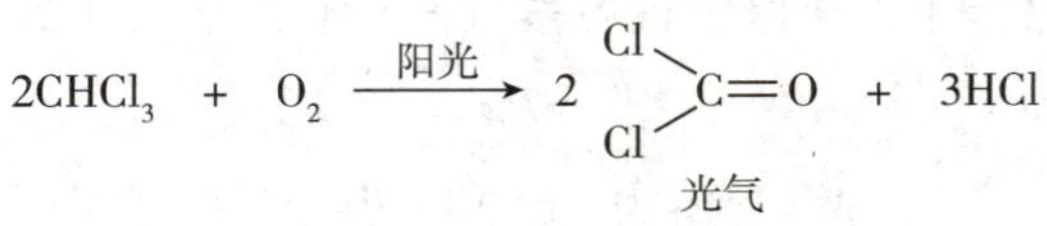

光气毒性很大，吸入肺中会引起肺水肿。所以，三氯甲烷应保存在密封的棕色瓶中，加入 1% 的乙

醇，可以增加其稳定性。

（二）四氯化碳

四氯化碳，CCl_4，是一种无色液体，能溶解脂肪、油漆等多种物质，易挥发液体，具三氯甲烷的微甜气味。与水互不相溶，可与乙醇、乙醚、三氯甲烷及石油醚等混溶。沸点 76.8℃，蒸气压 15.26kPa（25℃），蒸气密度 5.3g/L。

四氯化碳不能燃烧，其蒸汽比空气重，能隔绝燃烧物与空气的接触，所以可用作灭火剂。但因它在 500℃以上时可以与水反应，产生二氧化碳、有毒的光气和氯化氢气体，加之它会加快臭氧层的分解，所以被停用。

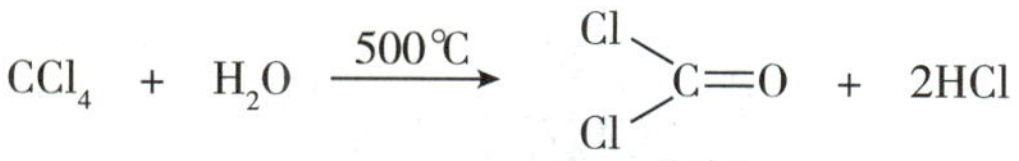

光气

（三）氯乙烯

氯乙烯，$CH_2{=}CHCl$，无色气体，沸点 -13.8℃，不溶于水，易溶于乙醇及丙酮等有机溶剂。氯乙烯容易燃烧，与空气形成爆炸性混合物，空气中允许的最高浓度为 50μg/g 。长期接触高浓度氯乙烯可引起许多疾病，并可致癌。

工业上生产氯乙烯主要采用以乙烯为原料的氧氯化法。乙烯与氧气、氯化氢在氯化铜催化下反应，先生成 1,2 - 二氯乙烷，再热解得到氯乙烯。

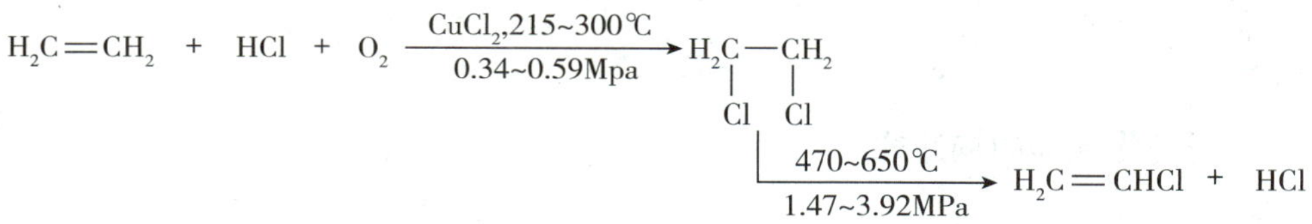

（四）四氟乙烯

四氟乙烯，$CF_2{=}CF_2$，无色气体，沸点 -76.3℃，不溶于水，易溶于乙醇、丙酮等有机溶剂。四氟乙烯主要用于合成聚四氟乙烯。聚四氟乙烯是一种用途广泛，性能优良的塑料，俗称塑料王。

工业上由三氯甲烷与干燥氟化氢在五氯化锑催化下先生成二氟一氯甲烷，再经高温裂解制得。

$$CHCl_3 + HF \xrightarrow{SbCl_5} CHClF_2 + 2HCl$$

$$\xrightarrow{600\sim800℃} F_2C{=}CF_2 + HCl$$

看一看

臭氧层的保护

臭氧层是指大气层的平流层中臭氧浓度相对较高的部分，是抵御有害紫外线的屏障。臭氧层的破坏会导致地球上的生物暴露在过量的紫外线下，引发白内障、皮肤癌等疾病，也会造成农作物减产、材料老化、浮游生物死亡等危害。科学家把破坏大气臭氧层、危害人类生存环境的化学物质称为“消耗臭氧层物质”，英文名称为 ozone depleting substances，简称 ODS。

ODS 在工业生产和日常生活中几乎无处不在。如冰箱、空调、电子产品、灭火器材、烟草、泡沫塑料、发胶、杀虫剂等产品的生产过程或使用过程中均存在 ODS。目前 ODS 来源主要包括下列几类物质：全氯氟烃主要用作制冷剂、清洗剂和发泡剂；哈龙（主要为二氟一氯一溴甲烷和三氟一溴甲烷）主要用作灭火剂；四氯化碳主要用作化工生产的助剂和清洗剂；甲基三氯甲烷主要用作清洗剂；甲基溴，主要在农业种植、粮食仓储或商品检疫中用作杀虫剂；含氢氯氟烃主要用作制冷剂、清洗剂和发泡剂。其中哈龙是破坏臭氧层能力最强的，其次为四氯化碳、全氯氟烃、甲基三氯甲烷、甲基溴以及含氢氯氟烃。

要保护臭氧层，首先就要减少这些人造化学品向大气的排放。中国颁布和实施《消耗臭氧层物质管理条例》等100多项法规和管理政策，先后实施化工生产、消防、制冷、泡沫、清洗、烟草等31个行业削减消耗臭氧层物质计划，为臭氧层保护和温室气体减排作出了积极贡献。

目标检测

答案解析

一、用系统命名法命名下列有机物

1. 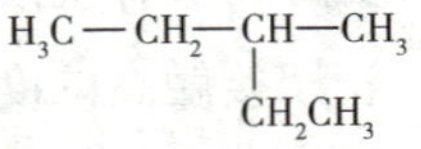

2. 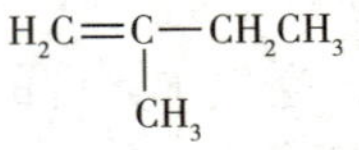

3. 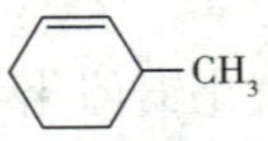

4. 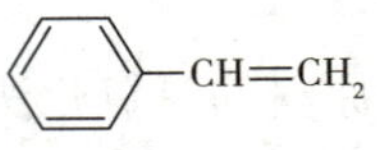

5. 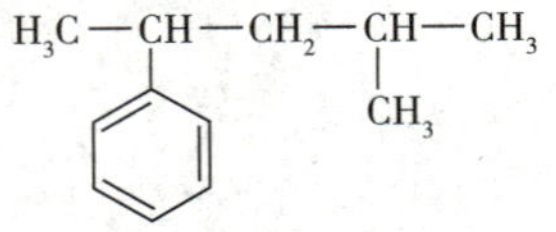

6. 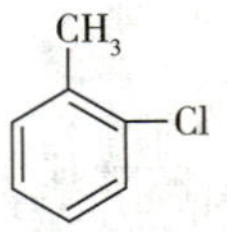

二、写出下列各化合物的构造式

1. 4－甲基－1－戊炔
2. 1,3－二乙基环己烷
3. 间二甲苯
4. 2－甲基－2－氯丁烷

三、用化学方法鉴别下列各组化合物

1. $CH_3CH_2CH_3$、$CH_3CH{=}CH_2$
2. $CH_3C{\equiv}CCH_3$、$HC{\equiv}CCH_2CH_3$
3. $CH_3CH_2CH_3$、环丙烷
4. 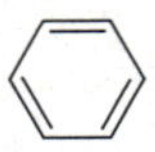、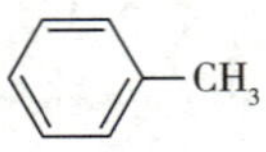

5. CH_3CH_3、CH_3CH_2Br

四、完成下列反应式

1. 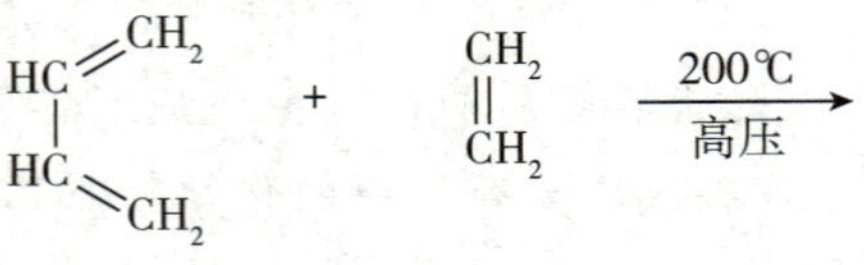

2. $HC{\equiv}CH + 2\,[Ag(NH_3)_2]^+ \longrightarrow$

3. $H_2CH_3C{-}X + NaOH \xrightarrow[\Delta]{水溶液}$

五、推断题

1. 有一分子式为 C_4H_8 的烃，被高锰酸钾酸性溶液氧化后得到乙酸。试推出该烃的结构式，并写出有关反应式。

2. 化合物 A 和 B 的分子式都为 C_8H_{10}，用高锰酸钾氧化后，A 生成苯甲酸，B 生成邻苯二甲酸，写出 A、B 的结构式和名称。

（王　丽）

书网融合……

重点回顾　　习题

第九章 醇、酚、醚

学习目标

知识目标：

1. **掌握** 醇、酚、醚的结构特点、命名和主要化学性质。
2. **熟悉** 醇、酚、醚的分类、主要物理性质。
3. **了解** 常见醇、酚、醚及其在医药学中的应用。

能力目标：

通过实验，学会用化学方法鉴别醇、酚。

素质目标：

通过醇、酚、醚结构与性质的关系，理解醇、酚、醚在医学、生活中的应用。

导学情景

情景描述：医用酒精即75%的乙醇，是常用消毒液，适用于手、皮肤、物体表面和医疗器械等的消毒，具有速效、无毒，对金属无腐蚀性等特点。比如，在日常生活中，将其装进喷壶中，喷洒到人手、电梯按钮、门把手、开关、手机、电脑键盘、电视屏幕等上，再用洁净的软抹布擦拭，既能去污又能消毒。但使用乙醇应注意安全，如远离明火或热源，不能与其他消毒液如含氯消毒液混用，对皮肤黏膜有刺激作用。

情景分析：乙醇是良好的无毒的有机溶剂，它能使病毒包膜的蛋白质变性，使RNA降解，从而杀灭病毒；侵入菌体细胞中，破坏蛋白质表面的水膜，使之失去活性，从而杀死细菌；渗透到菌体内，使细菌细胞破坏溶解，抑制细菌酶系统，阻止细菌生长。75%的乙醇消毒灭菌效果较好。

讨论：乙醇是什么？属于烃的何种衍生物？其结构式如何？有何性质？

学前导语：醇、酚、醚都属于烃的含氧衍生物，从结构上可看作是水分子中的氢被烃基取代的产物。醇、酚都含有羟基，它们是烃的含羟基衍生物。醇、酚、醚在医学、日常生活中有重要应用。

PPT

第一节 醇

醇的官能团是羟基（—OH），醇分子中的羟基与脂肪烃、脂环烃、芳香烃侧链的碳原子相连接。饱和一元醇的通式为 $C_nH_{2n+1}OH$，或简写为 R—OH。

一、醇的分类和命名

（一）醇的分类

1. 根据与羟基相连的烃基的不同，可分为脂肪醇、脂环醇和芳香醇，脂肪醇又可分为饱和醇和不饱和醇。例如

CH_3CH_2OH

乙醇（饱和醇）

$CH_2=CHCH_2OH$

烯丙醇（不饱和醇）

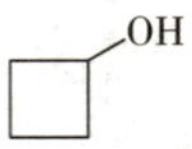

环丁醇（脂环醇）

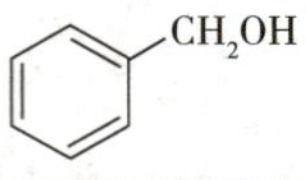

苯甲醇（芳香醇）

2. 根据与羟基相连的碳原子的类型，可分为伯、仲和叔醇。例如

$CH_3CH_2CH_2OH$

正丙醇（伯醇）

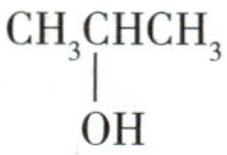

异丙醇（仲醇）

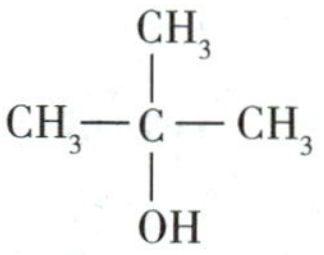

叔丁醇（叔醇）

3. 根据分子中所含羟基的数目，可将醇分为一元醇、二元醇和多元醇。例如

$CH_3CH_2CH_2OH$

正丙醇（一元醇）

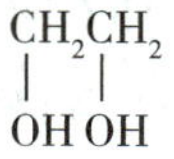

乙二醇（二元醇）

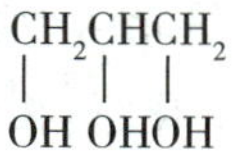

丙三醇（多元醇）

同一个碳不能同时连接两个羟基，但相邻两个碳可以。相邻两个碳原子上各有一个羟基的醇，称为邻二醇（vicinal diol），如乙二醇、丙三醇是邻二醇。

（二）醇的命名

1. 普通命名法　一般适用于结构比较简单的醇，命名时在“醇”的前面加上烃基的名称，“基”字可以省去，称为“某醇”。例如

$CH_3(CH_2)_2CH_2OH$

正丁醇

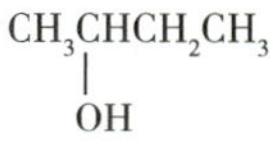

异丁醇

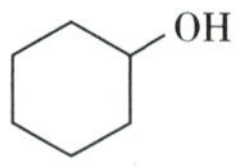

环己醇

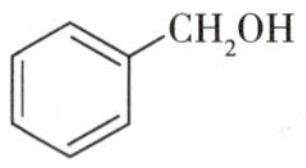

苯甲醇（苄醇）

2. 系统命名法　主要适用于结构比较复杂的醇，命名原则如下。

（1）选主链，确定母体　选择含有羟基连接的碳原子在内的最长碳链为主链，根据主链碳原子数，称为“某醇”。对于不饱和一元醇，应选择含羟基相连接的碳原子和不饱和键在内最长的碳链为主链，根据主链碳原子数，称为“某烯（炔）醇”。

（2）编号　将主链从靠近羟基的一端碳原子开始编号，对于不饱和醇，编号时，应优先羟基，其次是不饱和键。

（3）命名　将取代基的位次、数目、名称以及不饱和键和羟基的位次，写在母体前面，并在阿拉伯数字和汉字之间用半字线隔开。例如

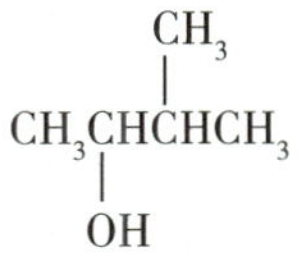

3-甲基-2-丁醇

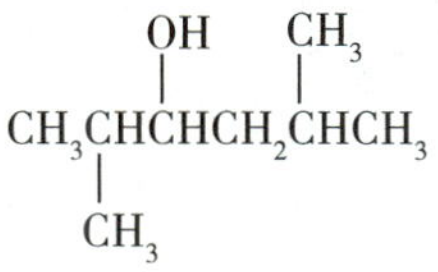

2,5-二甲基-3-己醇

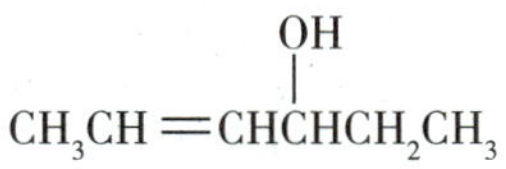

4-己烯-3-醇

脂环醇，按脂环烃基的名称加“醇”的方式命名，从羟基所连的碳原子开始编号，并使环上其他取代基位次最小；芳香醇的命名，将芳香烃基看作取代基，脂肪醇为母体。例如

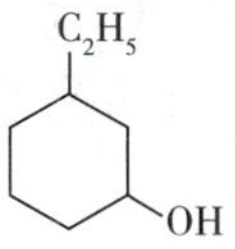

3-乙基环己醇

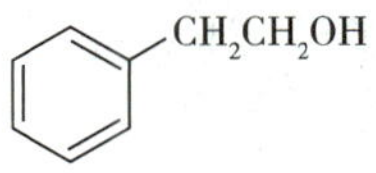

2-苯基乙醇

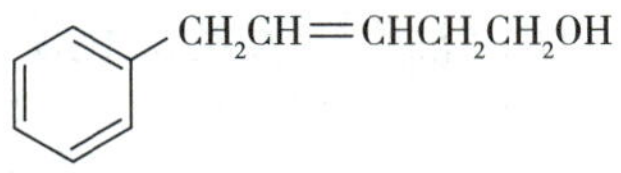

5-苯基-3-戊烯-1-醇

多元醇命名时，应尽可能选择包含多个羟基在内的最长碳链为主链，按所含羟基数目称为某二醇、某三醇等，从靠近羟基的一端碳原子开始编号，在命名时标明取代基以及羟基的位次、数目。例如

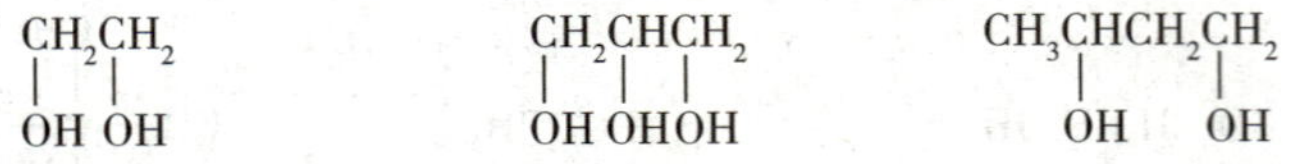

乙二醇（俗名：甘醇）　　丙三醇（俗名：甘油）　　1,3-丁二醇

二、甲醇的结构

甲醇是最简单的饱和一元醇，构造简式为 CH_3OH，碳原子为 sp^3 杂化，羟基上氧原子类似水的氧原子，为不等性 sp^3 杂化，所有化学键均为 σ 键，C—O 键、O—H 键均有强极性。甲醇部分键参数和分子空间构型，如图 9－1 所示。

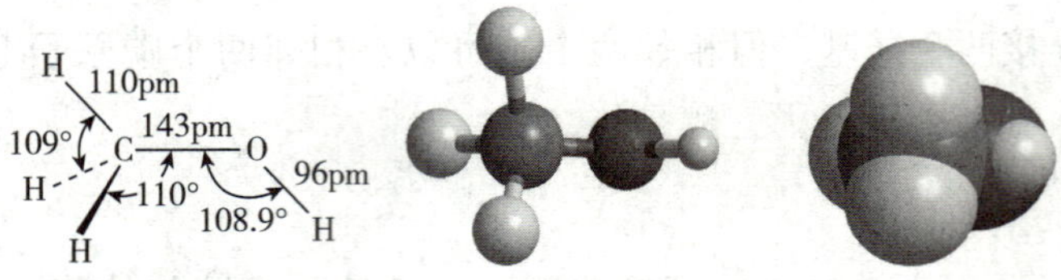

（a）楔线式和部分键参数　（b）球棍模型　（c）比例模型

图 9－1　甲醇的分子空间构型

三、醇的性质

（一）物理性质

低级饱和一元醇为无色液体，具有特殊气味。甲醇、乙醇和丙醇可与水以任意比例混溶，4～11 个碳的醇为油状液体，有一定水溶性，12 个碳原子以上的醇为蜡状固体，难溶于水，多数无臭无味。

直链饱和一元醇的沸点随碳原子数的增加而上升，相同碳原子数的醇，支链越多，沸点越低。低级醇的沸点比分子量相近的烷烃要高得多，这是由于醇分子间能形成氢键，如图 9－2 所示。例如，甲醇（分子量为 32.04）沸点为 64.7℃，乙烷（分子量为 30.07）沸点为－88.6℃。

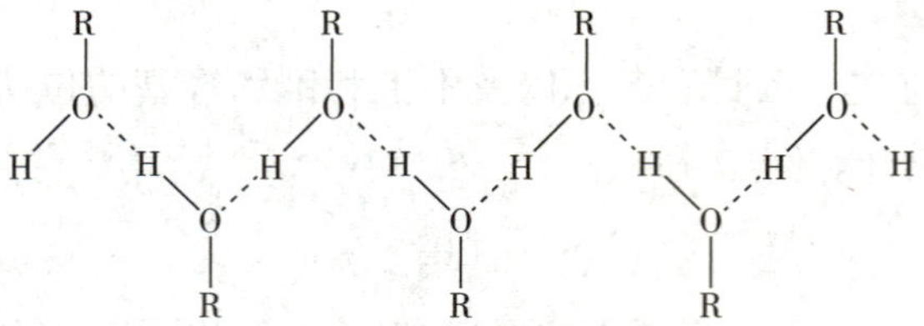

图 9－2　醇分子间的氢键示意图

脂肪醇、脂环醇的密度比相应的烃大，但仍比水轻；芳香醇的密度比水大。

（二）化学性质

醇的化学性质主要由醇羟基（—OH）官能团决定，从化学键来看，由于氧的电负性较大，C—O 键和 O—H 键都是强极性键，都可以发生断裂。醇的化学反应主要包括 C—O 键、O—H 键断裂的反应，还有由于 α－H 和 β－H 的活性引发的氧化反应、消除反应等，主要化学性质如下。

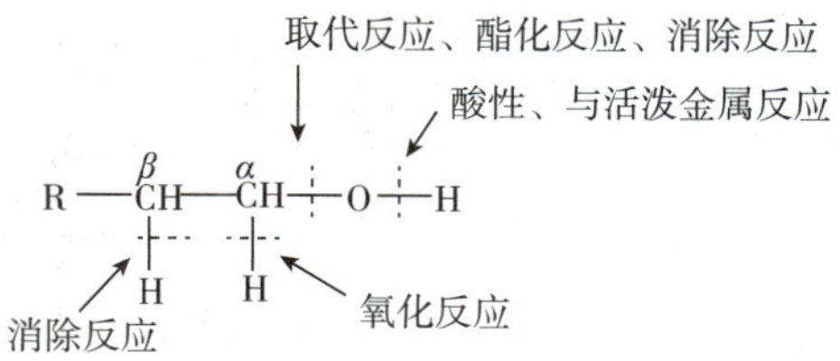

1. 与活泼金属的反应　醇与水类似，醇羟基中 O—H 是强极性键，容易断裂，氢原子比较活泼，具有一定的弱酸性，与水相似，能与活泼金属 Na、Mg、K 等反应，放出氢气。例如

$$2CH_3CH_2OH + 2Na \longrightarrow \underset{\text{乙醇钠}}{2CH_3CH_2ONa} + H_2\uparrow$$

低级醇与水反应很快，高级醇与水反应很慢，甚至难以发生。醇的酸性比水弱，醇与金属钠的反应比水与金属钠的反应要缓慢得多，放出的热量不足以使氢气燃烧。实验室中有过量金属钠时，可加少量的乙醇给予破坏，再加水溶解。

醇与金属钠反应的产物 RONa（醇钠）的碱性，比 NaOH 强。醇钠不稳定，遇水分解生成氢氧化钠和醇。例如

$$CH_3CH_2ONa + H_2O \longrightarrow NaOH + CH_3CH_2OH$$

不同的醇和水与金属 Na 反应的活性（即酸性由强到弱）顺序为

$$\underset{\text{水}}{HOH} > \underset{\text{甲醇}}{CH_3OH} > \underset{\text{伯醇}}{C_2H_5OH} > \underset{\text{仲醇}}{(CH_3)_2CHOH} > \underset{\text{叔醇}}{(CH_3)_3COH}$$

2. 与无机酸的取代反应

（1）与氢卤酸反应　醇与氢卤酸（HX）反应时，C—O 键断裂，醇羟基（—OH）被卤素(—X)取代生成卤代烃（RX）和水，这是制备卤代烃的重要方法之一。实际上这个反应是可逆反应。

$$ROH + HX \rightleftharpoons RX + H_2O \qquad X = Cl、Br、I$$

醇与氢卤酸反应的速度取决于醇的结构和氢卤酸的种类。醇的活性顺序为：烯丙醇 > 叔醇 > 仲醇 > 伯醇；氢卤酸的活性顺序为 HI > HBr > HCl。

由浓盐酸与无水氯化锌配成的卢卡斯试剂，可鉴别区分伯仲叔醇。卢卡斯试剂与叔醇反应最快，在室温时立即反应，仲醇次之，伯醇则要在加热下才能反应。六个碳以下的低级醇，可溶解在卢卡斯试剂中，但反应后生成的卤代烃不溶而出现混浊或分层。伯仲叔醇反应快慢不同，故利用此反应速度差异，可鉴别六个碳以下的伯仲叔醇。例如

叔醇		很快反应	立即浑浊
仲醇	$\xrightarrow{\text{卢卡斯试剂}}$	反应较快	数分钟内浑浊
伯醇		反应很慢	需加热才浑浊

想一想9-1

如何用化学方法鉴别 1－丁醇、2－丁醇和 2－甲基－2－丁醇？

答案解析

（2）与含氧无机酸反应　醇与含氧无机酸如硝酸、亚硝酸、硫酸和磷酸等反应时，分子间脱水，即醇脱羟基、酸脱氢生成无机酸酯。这种醇与酸作用脱水生成酯的反应，称为酯化反应。例如

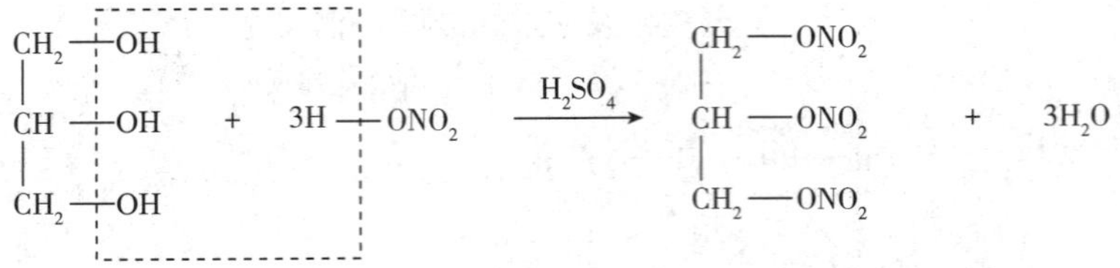

甘油　　　　　　　　　　三硝酸甘油酯

三硝酸甘油酯（简称硝酸甘油）是一种黄色油状透明液体，这种液体会因震动而爆炸，属于化学危险品。三硝酸甘油酯在医药上用作血管扩张药，制成0.3%硝酸甘油片，舌下给药，可治疗冠状动脉狭窄引起的心绞痛。

3. 脱水反应　醇在浓硫酸或无水氧化铝等的作用下加热可发生脱水反应。醇的脱水反应有两种方式，即在较高温度下发生分子内脱水生成烯烃；在较低温度下发生分子间脱水主要生成醚。

（1）分子内脱水　在较高温度下，醇分子内脱去一分子水生成烯烃。例如

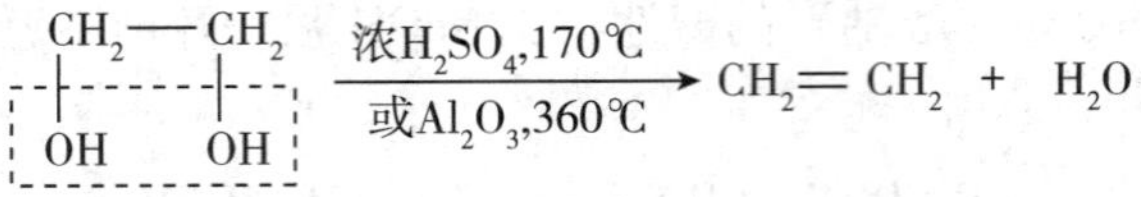

仲醇和叔醇发生分子内脱水反应时，应遵循扎依采夫规则，即氢原子从含氢较少的β－碳上脱去，生成双键上含取代基较多的烯烃为主要产物。例如

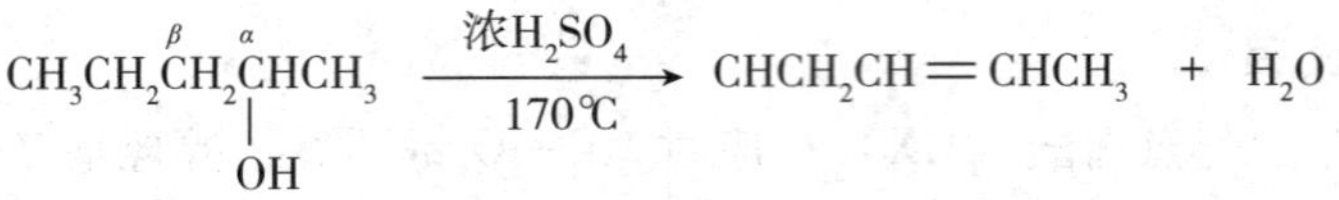

2-戊醇　　　　　　　　2-戊烯（主要产物）

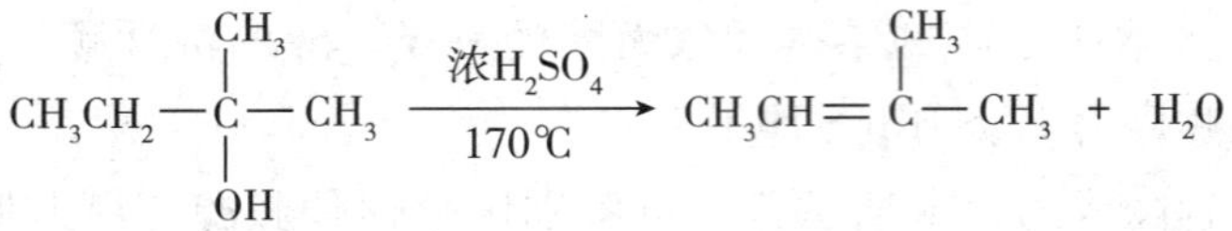

2-甲基-2-戊醇　　　　　　2-甲基-2-戊烯（主要产物）

醇分子结构不同，发生分子内脱水反应难易程度不同，反应活性顺序：叔醇＞仲醇＞伯醇。

（2）分子间脱水　在较低温度下，醇分子间脱水生成醚。例如

$$CH_3CH_2OH + H-OCH_2CH_3 \xrightarrow[140℃]{浓H_2SO_4} CH_3CH_2OCH_2CH_3 + H_2O$$

乙醚

4. 氧化反应　在有机物分子中，加入氧原子或脱去氢原子的反应，称为氧化反应。醇分子中的α－H是指与醇羟基（—OH）直接相连α－碳上的氢原子。α－H由于受到—OH的影响大，表现出一定的活性，使醇容易被氧化。但由于醇的结构不同，氧化产物不同。

（1）加氧　在高锰酸钾或重铬酸钾等氧化剂作用下，伯醇首先被氧化生成醛，醛再被氧化生成羧酸。例如

$$RCH_2OH \xrightarrow{[O]} RCHO \xrightarrow{[O]} RCOOH$$

伯醇　　　　醛　　　　羧酸

仲醇被氧化生成酮，酮比较稳定，不易继续被氧化，因此可用该方法来制备酮。

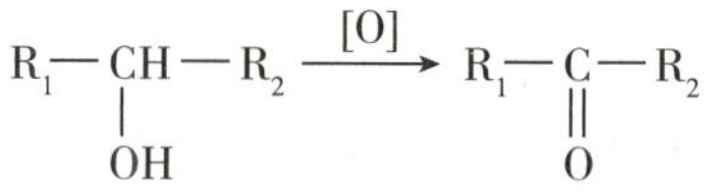

仲醇　　酮

叔醇没有 α－H 原子，难以被氧化。

伯醇和仲醇被高锰酸钾或重铬酸钾溶液氧化时，会发生明显的颜色变化，高锰酸钾褪色，重铬酸钾则由橙红色（$Cr_2O_7^{2-}$）转变为绿色（Cr^{3+}），叔醇在同样条件下不发生反应，所以无颜色变化，因此，可以用此反应可鉴别伯醇、仲醇和叔醇。

（2）脱氢　伯醇或仲醇的蒸气于高温下，在活性铜、银或镍等催化剂作用下发生脱氢反应，生成醛或酮；而叔醇分子没有 α－H，不能发生脱氢反应。例如

$$CH_3CH_2OH \xrightarrow[250\sim350^\circ C]{Cu} CH_3CHO + H_2$$

伯醇　　乙醛

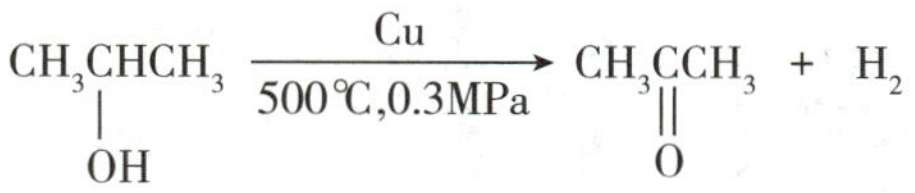

仲醇　　丙酮

乙醇进入人体后，会进行一系列氧化反应。若人饮酒后，摄入的乙醇在肝脏内脱氢酶的催化下氧化成乙醛，乙醛可进一步氧化成乙酸，乙酸可被肌体细胞同化。但如果饮酒过量，导致摄入的乙醇速率远大于其被氧化的速率则乙醇会在血液中潴留，导致乙醇中毒。

看一看

机动车驾驶员现场乙醇测试原理

对机动车驾驶员现场乙醇测试最常用的方法是，利用乙醇被强酸性重铬酸钾溶液氧化，测定呼出气体中乙醇浓度。其原理是将司机呼气中的乙醇导入测试仪器中使橙红色的重铬酸根离子（$Cr_2O_7^{2-}$）还原成绿色的铬离子（Cr^{3+}），而乙醇被氧化成乙醛（CH_3CHO），再被氧化成乙酸（CH_3COOH），反应式如下。

$$3CH_3CH_2OH + 2K_2Cr_2O_7 + 8H_2SO_4 = 3CH_3COOH + 2Cr_2(SO_4)_3 + 2K_2SO_4 + 11H_2O$$

测试仪器中电子传感元件将铬离子颜色的变化转换成电信号，从而精确标示出呼气中乙醇浓度，再乘以一个转换常数，即为血液中乙醇浓度。

5. 多元醇的特性　多元醇分子中含有多个羟基（—OH），醇分子之间、醇分子与水分子之间形成氢键，所以多元醇的沸点、在水中溶解度比同碳原子数的一元醇高得多。羟基的数目增多，会使醇具有甜味，如丙三醇具有甜味，俗称甘油；含有 5 个羟基（—OH）的木糖醇，是糖尿病患者食用的营养性食糖代替品；含有 6 个羟基（—OH）的甘露醇，是临床抢救脑部疾病患者的一种常用药，具有降低颅内压药物所要求的降压快、疗效准确的特点。

多元醇，具有一元醇相似的化学性质，但由于分子中羟基数目增多，产生一些特殊性质。例如，甘油（邻二醇）与新制的氢氧化铜溶液反应生成一种深蓝色的甘油铜配合物。此反应可以用来鉴别含有邻二羟基结构的多元醇。

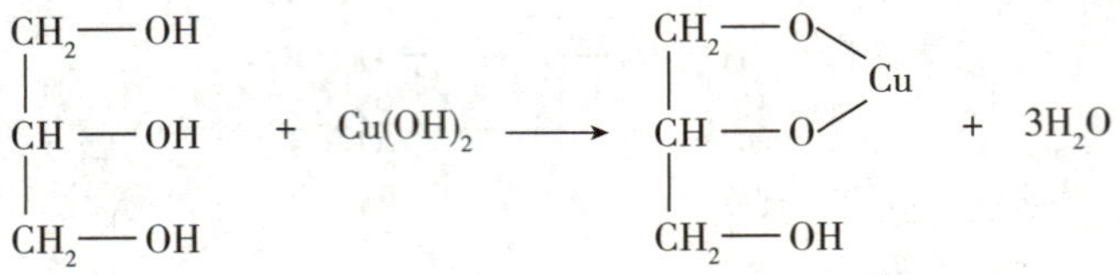

丙三醇　　　　甘油酮（深蓝色）

想一想9-2

如何用化学方法鉴别 1,4 - 丁二醇和 1,2 - 丁二醇？

答案解析

四、重要的醇

（一）甲醇

甲醇（methanol），俗称“木醇”或“木精”，是无色有乙醇气味的易挥发的液体，沸点 64.7℃，易燃，能与水及许多有机溶剂混溶。甲醇有毒，人经口入 5～10ml，致昏迷；15ml，产生视网膜炎，致盲；30～100ml，致死。

甲醇是重要的基本化工原料，用于制造农药、医药等，还是性能优良的能源和燃料。另外，甲醇是一种比乙醇更好的有机溶剂，可溶解许多无机盐；作为分析试剂，广泛用于分析测试之中。

（二）乙醇

俗称酒精（alcohol），是无色、透明、易燃、易挥发的液体，沸点 78.5℃，能与水及多种有机溶剂混溶。乙醇蒸气与空气可形成爆炸性混合物，遇明火、热源能引起燃烧爆炸，与氧化剂接触发生化学反应或引起燃烧。乙醇的用途很广，在医药上可作外用消毒剂，75% 的乙醇可用于皮肤和器械的消毒；95% 乙醇可配制酊剂及提取中草药的有效成分。工业乙醇含有少量甲醇（一般低于 1%），故工业乙醇不可饮用。乙醇是一种重要的有机溶剂，也是重要的有机化工原料。

（三）丙三醇

俗称甘油（glycerol），是无色、无臭、有甜味的黏稠液体，沸点 290℃，比水重，能以任意比例与水或乙醇混溶。它具有很强的吸湿性，当水的含量达到 20% 以上时就不再吸水。稀释后的甘油刺激性小，能润滑皮肤，在化妆品中可用作吸湿剂或保湿剂；在食品工业中用作甜味剂、吸湿剂和溶剂；在医学领域中，用于制取各种制剂、溶剂、防冻剂、配剂外用软膏或栓剂等，在临床上对便秘者，常用甘油栓剂或 50% 的甘油溶液灌肠。

（四）苯甲醇

又称苄醇（benzyl alcohol），构造简式为 $C_6H_5CH_2OH$，可看成是甲醇分子中碳上的氢原子被苯基取代的产物。苯甲醇存在于植物的香精油中，是无色、有芳香气味的液体，沸点 205℃，微溶于水，易溶于有机溶剂。苯甲醇有微弱的麻醉和防腐作用；含苯甲醇的注射剂可减轻疼痛，又称为“无痛水”，如用作青霉素钾盐的溶剂，可减轻注射时的疼痛。

（五）木糖醇

木糖醇（xylitol），别名戊五醇，构造简式为 $HOCH_2(CHOH)_3CH_2OH$，为结晶性白色粉末，味甜，易溶于水。木糖醇在体内新陈代谢不需要胰岛素参与，又不使血糖升高，并可消除糖尿病患者三多

（多饮、多尿、多食），因此是糖尿病患者安全的甜味剂、营养补充剂和辅助治疗剂。食用木糖醇不会引起龋齿，可用作口香糖、巧克力、硬糖等食品的甜味剂。此外，还可用作化妆品类产品的润湿调整剂，对人体皮肤无刺激作用。

PPT

第二节　酚

一、酚的分类和命名

酚的官能团是酚羟基（—OH）。酚是指酚羟基与芳环直接相连的化合物，通式可写为 Ar—OH。

根据酚羟基（—OH）所连接芳烃基的不同，可分为苯酚、萘酚等；根据酚羟基的数目，可分为一元酚、多元酚。

酚的命名，一般是在芳环的名称后面加上“酚”字。当芳环上连有取代基时，以酚作为母体，将取代基的位次、数目和名称写在酚之前。结构比较复杂的酚，可将酚羟基看作取代基，芳香烃作为母体来命名。

一元酚，例如

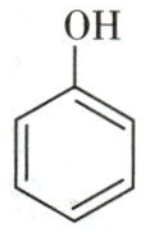

苯酚

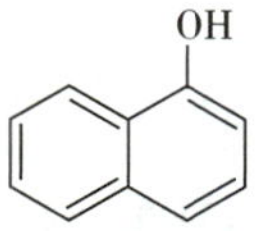

α-萘酚

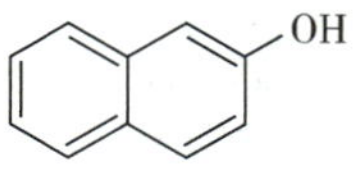

β-萘酚

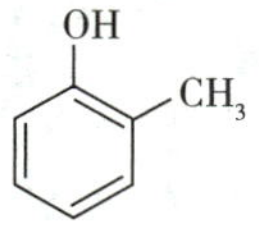

邻甲基苯酚

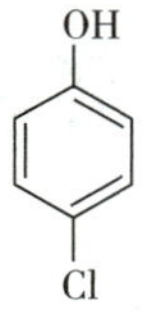

对氯苯酚

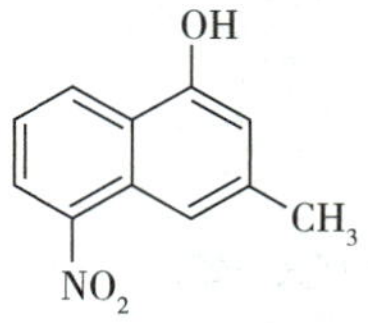

3-甲基-5-硝基-1-萘酚

多元酚，例如

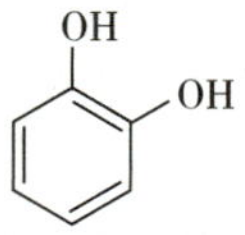

邻苯二酚（1,2-苯二酚）

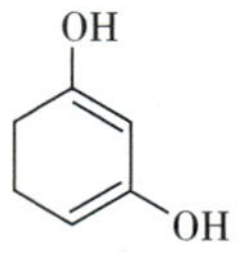

间苯二酚（1,3-苯二酚）

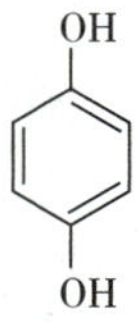

对苯二酚（1,4-苯二酚）

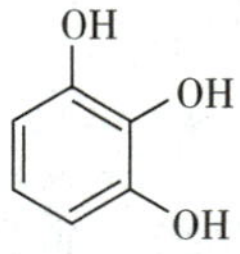

连苯三酚（1,2,3-苯三酚）

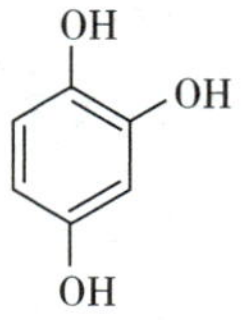

偏苯三酚（1,2,4-苯三酚）

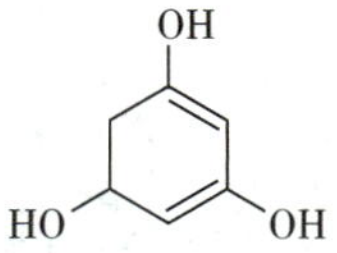

均苯三酚（1,3,5-苯三酚）

复杂酚，例如

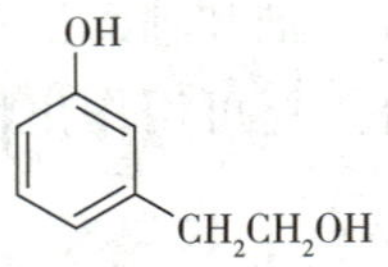

间羟基苯乙醇
或2-（3-羟基苯基）乙醇

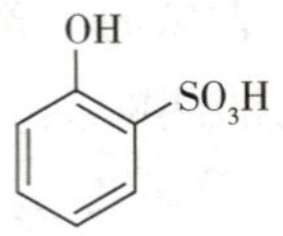

邻羟基苯磺酸

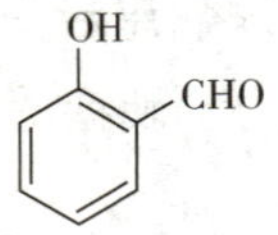

邻羟基苯甲醛

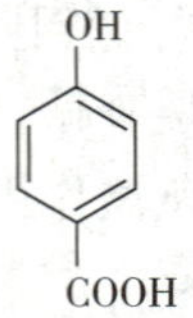

对羟基苯甲酸

当芳环上连有磺酸基（—SO_3H）、醛基（—CHO）和羧基（—COOH）等基团时，以磺酸、醛、羧酸为母体命名。

二、苯酚的结构

苯酚是芳环和酚羟基直接相连，是结构最简单的一元酚，构造简式为 C_6H_5OH。酚羟基的氧原子采用不等性 sp^2 杂化，氧原子的两对孤对电子分别占据一个 sp^2 轨道和未参与杂化的 p 轨道，p 轨道与苯环的大 π 键在侧面重叠，形成 p－π 共轭体系，氧原子的 p 电子云向苯环转移，致使苯环电子云密度升高，酚羟基氧氢键（O—H）极性增强。因此苯酚的酸性比醇强，苯酚的苯环比苯活泼。苯酚的结构，如图 9－3 所示。

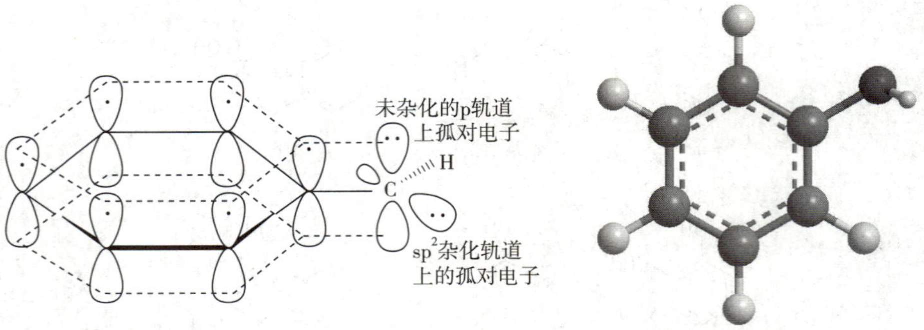

（a）p轨道与苯环大π键形成p-π共轭体系　　（b）球棍模型

图 9－3　苯酚的结构示意图

三、酚的性质

（一）物理性质

大多数酚为无色结晶固体，有特殊气味。但由于酚极易在空气中被氧化，往往呈现一定程度的黄色或红色。酚分子间由于氢键的形成，故熔点、沸点比分子量相近的芳香烃高。酚分子与水分子间也能形成氢键，因此，酚在水中有一定的溶解度，随温度的升高在水中溶解度增大；酚羟基越多，该酚在水中的溶解度越大。

（二）化学性质

酚与醇一样，均含有羟基，因此，具有很多共性，都有一定的酸性，都能生成醚、成酯等反应。但由于酚羟基中氧原子与苯环发生 p－π 共轭，其作用超过羟基的诱导效应，使氧原子的电子云向苯环偏移，使得苯酚偶极矩方向由酚羟基指向苯环。故酚表现出不同于醇的化学性质：①O—H 键极性增大，易断裂，酚羟基的氢，较醇羟基的氢活泼，酸性更强，而且比醇更容易被氧化；②苯环的电子云密度升高，更容易发生亲电取代反应；③C—O 键的极性降低，键更牢固，酚羟基不易发生取代反应和消除反应。

1. 酚羟基的反应

（1）弱酸性　苯酚的酸性比醇强。酚不仅能和活泼金属反应，还能与强碱发生反应生成盐。如苯酚能溶于氢氧化钠水溶液，生成易溶于水的苯酚钠。

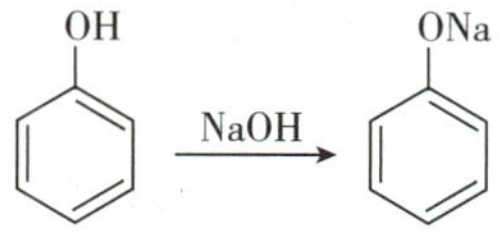

微溶于水　　易溶于水

苯酚（$pK_a=10.0$）的酸性比水（$pK_a=15.7$）、醇（$pK_a=16\sim18$）强，但比碳酸（$pK_a=6.37$）弱。因此苯酚不能溶于碳酸氢钠溶液，在苯酚钠的水溶液通入二氧化碳，能析出苯酚。

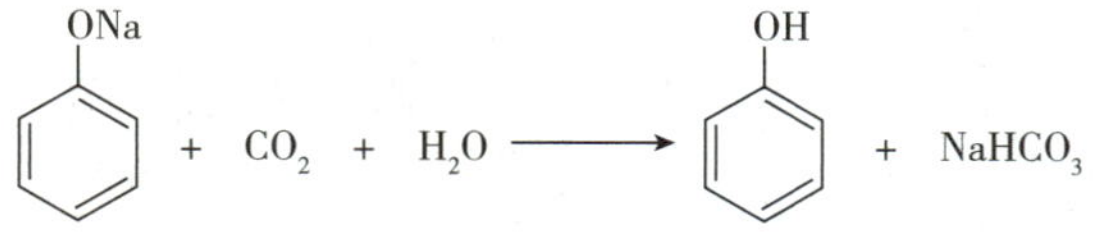

利用以上反应，可从其他物质中分离提纯酚。

酚类的酸性强弱与芳环上的取代基种类和数目有关。如果芳环上连有吸电子基（如—X、—NO_2等）时，酚的酸性增强，且吸电子基数目越多，酸性越强；如果芳环上连有供电子基（如—R 等）时，酚的酸性减弱，且供电子基数目越多，酸性越弱。如 2,4,6－三硝基苯酚，酚羟基的邻对位共连有三个硝基，硝基为强吸电子基，故其酸性大大增强，几乎和无机强酸相当，又称为“苦味酸”。

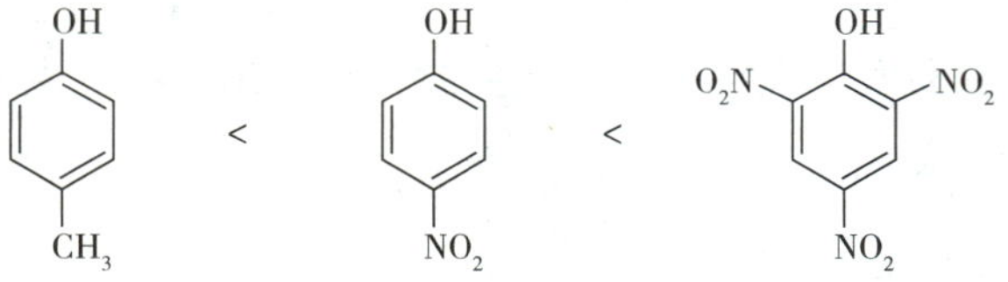

pK_a=10.17　　pK_a=8.15　　pK_a=0.38

（2）与三氯化铁的显色反应　含有酚羟基的化合物都能与三氯化铁发生显色反应，这是因为酚羟基与 Fe^{3+} 生成有颜色的配离子。

$$6C_6H_5OH + Fe^{3+} \longrightarrow [Fe(OC_6H_5)_6]^{3-} + 6H^+$$

酚的结构不同，与 Fe^{3+} 形成配离子产生的颜色不同。例如，苯酚、间苯二酚、间甲苯酚与 $FeCl_3$ 作用呈蓝紫色；对苯二酚、邻苯二酚与 $FeCl_3$ 作用呈绿色；1,2,3－苯三酚与 $FeCl_3$ 作用呈棕红色。

能与三氯化铁溶液发生显色反应的不只是酚类，凡是具有烯醇结构（$-\overset{|}{C}=\overset{|}{C}-OH$）或通过互变异构后产生烯醇结构的化合物，均可与三氯化铁发生显色反应。因此，常用三氯化铁溶液鉴别酚类及烯醇结构的化合物。

练一练9-1

下列化合物不与 $FeCl_3$ 发生显色反应的是（　）。

A. 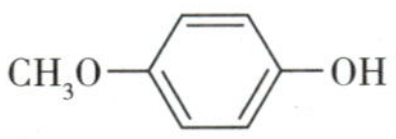

B. $CH_3COCH=CCH_3$（OH 连于 C 上）
CH₃COCH═CCH₃
　　　　　|
　　　　　OH

C. 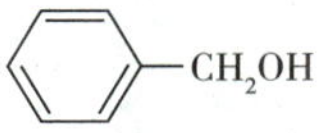

D. 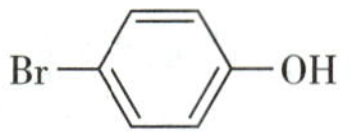

答案解析

2. 苯环上的取代反应　酚羟基是强的致活性基团，使苯环活化，尤其是酚羟基的邻对位，因此，酚比苯更容易发生亲电取代反应，而且取代酚羟基的邻位和对位。

（1）卤代反应　酚很容易发生卤代反应。苯酚与溴水在常温下立即反应，生成 2,4,6－三溴苯酚白色沉淀，反应很迅速、灵敏，现象明显，因此常用于酚类化合物的定性鉴别和定量分析。

若在低温下在非极性溶剂（如 CCl_4、CS_2）中，苯酚与适量的溴反应，可以得到对位和邻位的一溴代物。

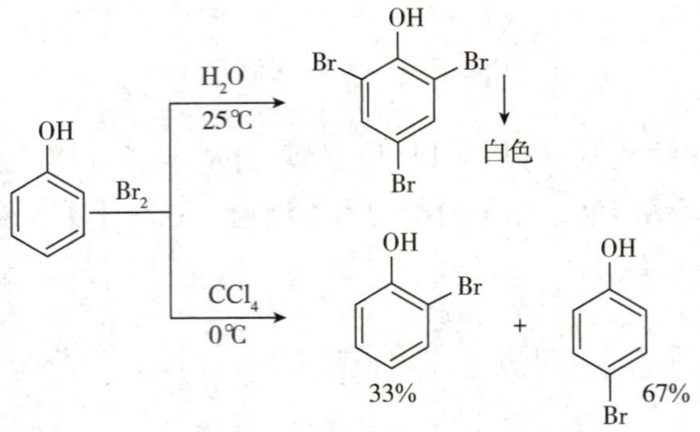

练一练9-2

下列有机物能与溴水反应产生白色沉淀的是（　）。

A. 甲苯　　B. 对甲苯酚　　C. 苯甲醇　　D. 苯乙烯

答案解析

（2）硝化反应　苯酚很容易发生硝化反应，在室温下与稀硝酸反应生成邻硝基苯酚和对硝基苯酚，由于苯酚易被氧化，故产率较低。

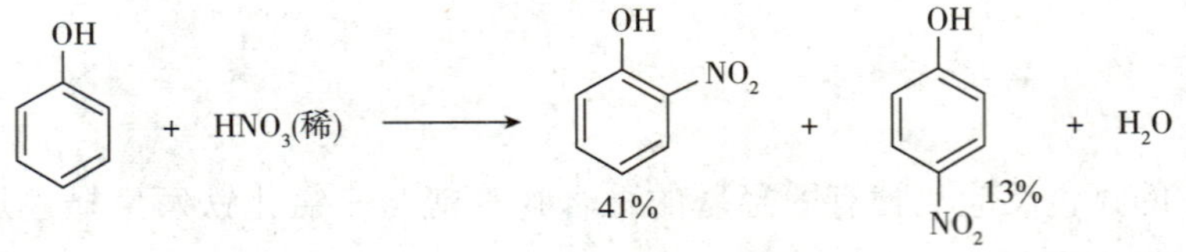

邻硝基苯酚分子内形成氢键，沸点（216℃）较低，在水中溶解度较小；对硝基苯酚分子间形成氢键，沸点（279℃）较高，在水中溶解度较大。所以，两者可用水蒸气蒸馏法分离，邻硝基苯酚可随水蒸气蒸出，对硝基苯酚不能随水蒸气蒸出。

（3）磺化反应　苯酚容易发生磺化反应。在较低温度（15～25℃）下，苯酚与浓硫酸作用，主要生成邻羟基苯磺酸；在较高温度（100℃）下，则主要生成对羟基苯磺酸。

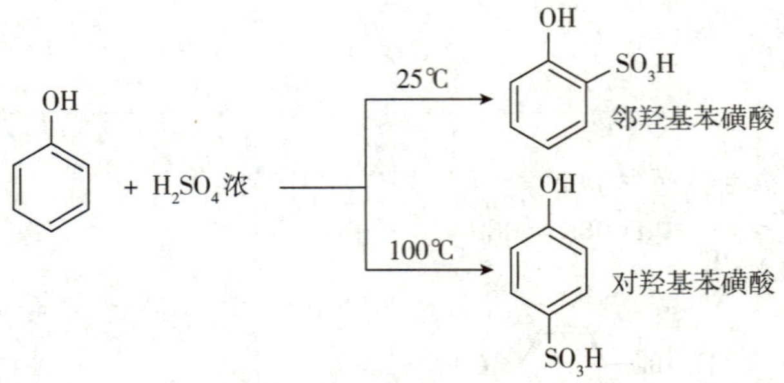

3. 氧化反应　由于酚羟基是强的供电子基团，使酚类化合物容易被氧化。除了在酸性条件下被重铬酸钾氧化外，还可被空气中的氧气氧化。酚被氧化生成醌类化合物，颜色从无色变成粉红色、红色

或暗红色。多元酚更容易被氧化，可被氧化银、溴化银等弱氧化剂氧化。例如，对苯二酚能将曝光活化了的溴化银还原成金属银，常用作照相显影剂。

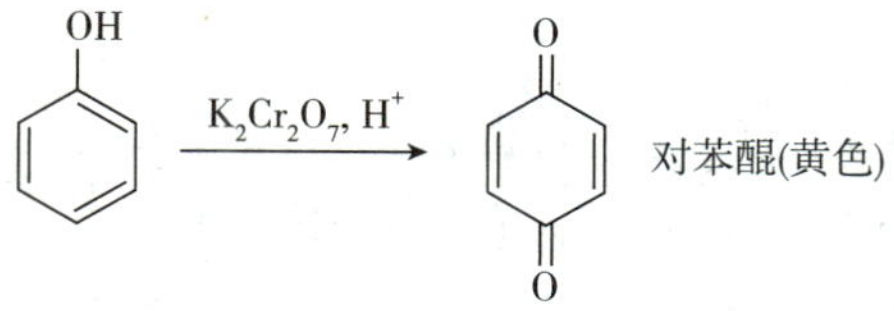

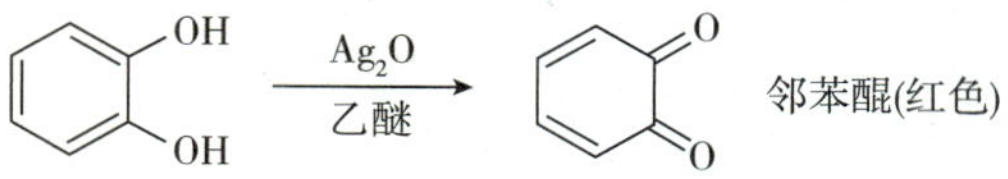

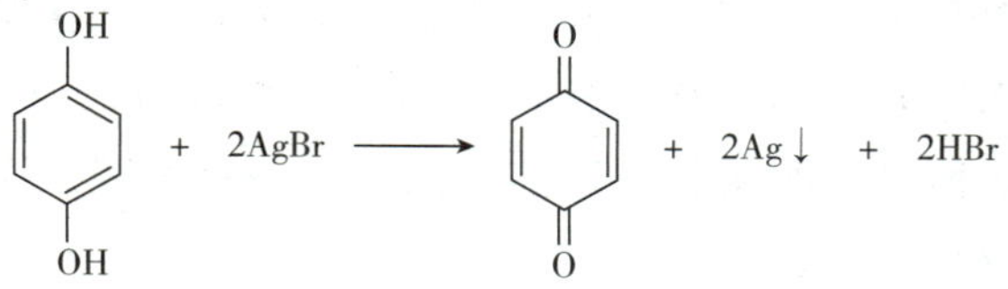

因为酚类化合物容易被氧化，可作为抗氧化剂，保护其他物质不被氧化。例如，在生物体内维生素 E 是良好的抗氧化剂，可清除体内的氧自由基，从而保护细胞膜上的类脂；人工合成的一些酚类化合物，如 2－叔丁基－4－甲氧基苯酚（BHA）、4－甲基－2,6－二叔丁苯酚（BHT）在食品工业中常用作抗氧化剂和防腐剂。

看一看

体内重要的抗氧化剂——维生素 E

人体内氧气在新陈代谢过程中转化为水时会产生自由基，如羟基自由基（HO·）、过氧化自由基（HOO·）等。这些自由基具有高度的活泼性与极强的氧化能力，作用于体内生物分子引起自由基链锁反应，损伤机体组织，加快机体衰老，引发各种疾病。研究发现，自由基是引起人体衰老、疾病乃至最终死亡的重要因素之一。

维生素 E 是体内重要的抗氧化剂，包括生育酚和三烯生育酚两类共 8 种化合物，即 α、β、γ、δ 生育酚和 α、β、γ、δ 三烯生育酚，其中 α－生育酚是分布最广泛，含量最丰富，活性最高，其结构如下。

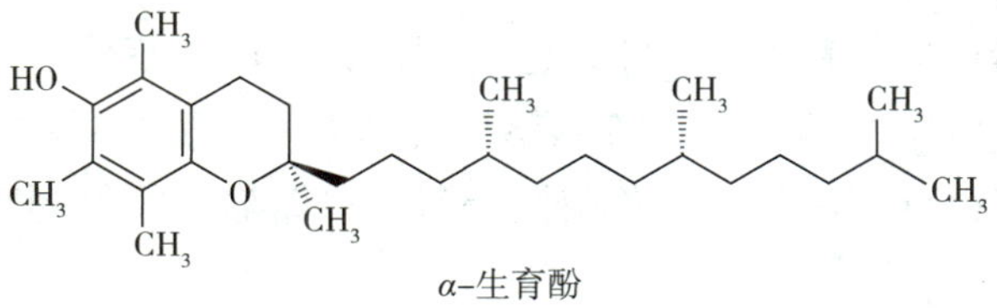

α-生育酚

维生素 E，具有类似对苯二酚的结构和很长的烷基链，是天然的亲脂性还原剂。维生素 E 的抗氧化作用，是由于它失去酚羟基上的质子后，生成酚氧负离子能提供一个电子还原体内生物分子自由基，如类脂自由基，从而终止生物分子的自由基链锁反应，而维生素 E 自身产生的酚氧自由基，与苯环形成 p－π 共轭体系，具有较高的稳定性。维生素 E 的酚氧自由基，被体内的维生素 C 还原，得到一个电子，维生素 E 再生，继续又发挥其抗氧化作用。

四、重要的酚

（一）苯酚

俗称石炭酸，纯净苯酚为无色针状结晶，有毒，有特殊气味，熔点 43℃，沸点 181.84℃。苯酚易被氧化，暴露在空气中，容易被空气氧化呈粉红色。由于易被氧化，应装于棕色瓶中避光保存。苯酚能凝固蛋白质，有杀菌作用，但对皮肤有腐蚀性。当温度高于 65℃时，能跟水以任意比例互溶，其溶液沾到皮肤上时可用乙醇洗涤。在医药上用作消毒剂和防腐剂，苯酚微溶于水，3%~5% 的苯酚水溶液，可用于手术器械消毒。

（二）甲苯酚

简称甲酚，有邻、间、对三种异构体，其沸点相近，不易分离，在实际中常使用它们的混合物。由于它们来源于煤焦油，又称煤酚。甲酚难溶于水，易溶于肥皂溶液，在医药上常用的消毒水，即甲酚皂溶液，含 47%~53% 的三种甲苯酚的肥皂溶液，称为煤酚皂溶液，又称“来苏儿”，加水稀释为 2%~5% 的溶液供消毒用。

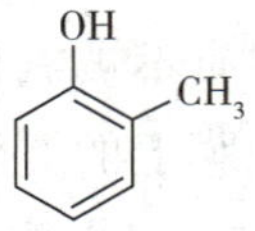

邻甲酚（沸点191℃）

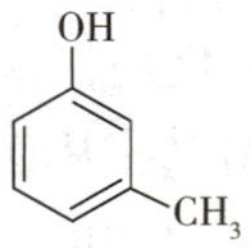

间甲酚（沸点202℃）

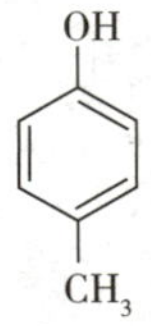

对甲酚（沸点202℃）

（三）苯二酚

有邻、间、对三种异构体。邻苯二酚，又名儿茶酚，为无色结晶体，熔点 105℃，沸点 246℃，存在于许多植物中，其重要的衍生物肾上腺素有收缩血管、扩张支气管和兴奋心肌作用，常用作制备黄连素、升压药、平喘药和心肌兴奋药等。间苯二酚，又称雷锁辛，为白色针状结晶，熔点 110.7℃，沸点 276.8℃，具有杀灭细菌和真菌的能力，在医药上用于治疗皮肤病。对苯二酚，又名氢醌，为白色结晶，熔点 170.5℃，沸点 285℃，是一种强还原剂，主要用作摄影胶片的黑白显影剂，还用于制备涂料清漆的稳定剂和抗氧剂等。

（四）萘酚

萘酚的化学性质与苯酚相似，有苯酚气味，遇光颜色会变深。萘分子中有两种不同的氢，所以萘酚有两种异构体，1－萘酚（即 α－萘酚）和 2－萘酚（即 β－萘酚）。萘酚是制备药物、染料、香料、合成橡胶抗氧剂等的原料，也可用作驱虫和杀菌剂。萘酚与局部皮肤接触可引起脱皮，甚至产生永久性色素沉着。

PPT

第三节　醚

醚可看成是醇或酚分子中羟基上氢原子被烃基取代的产物，其官能团为醚基或醚键（C—O—C），通式可表示为 R—O—R′、Ar—O—Ar′或 Ar—O—R。

一、醚的分类和命名

在醚分子中，若两个烃基相同，这种醚称为简单醚，不同则称为混合醚；两个烃基都是脂肪烃基时，称为脂肪醚，其中至少有一个芳香烃基的醚，称为芳香醚；具有环状结构的醚，称为环醚。

简单醚，常用普通命名法命名，即氧两边相连烃基的名称，后面再加上“醚”字，一般可省略“基”和“二”字。脂肪混合醚命名时，将较小的烃基名称放在前；芳香混合醚命名时，将芳香基名称放在烃基前；环醚的命名，通常称为环氧某烷。

简单醚，例如

CH_3OCH_3 甲醚

$CH_3CH_2OCH_2CH_3$ 乙醚

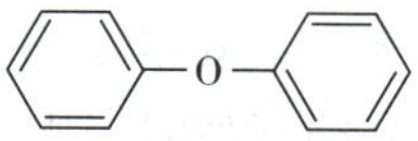

苯醚

混合醚，例如

$CH_3OCH_2CH_3$ 甲乙醚

$CH_3CH_2OCH(CH_3)_2$ 乙异丙醚

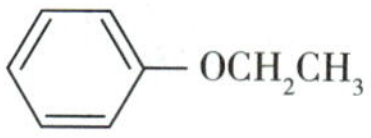

苯乙醚

环醚，例如

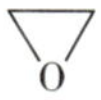

环氧乙烷

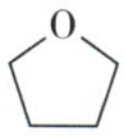

四氢呋喃

复杂混醚的命名。对于复杂结构的醚，取碳链最长的烃基为主链，以烃为母体，以烷氧基（RO—）作为取代基，采用系统命名法命名。

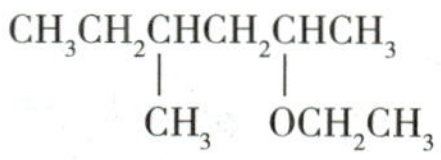

4-甲基-2-乙氧基己烷

$CH_2{=}CHCH_2CH_2OCH_3$ 4-甲氧基-1-丁烯

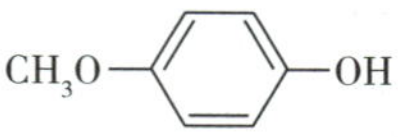

对甲氧基苯酚

二、醚的性质

（一）物理性质

甲醚和甲乙醚在常温下是气体，大多数的醚类化合物在常温下是液体，有特殊气味，比水轻。醚分子间不能形成氢键，无缔合现象，其沸点比相同碳原子数的醇要低得多。例如，乙醇的沸点为 78℃，而甲醚的沸点为 -29.5℃，正丁醇的沸点为 117℃，乙醚的沸点为 34.5℃。但醚分子中的氧原子仍能与水分子中的氢原子形成氢键，低级醚在水中有一定的溶解度，易溶于许多有机物，因此，醚常用作有机溶剂。

（二）化学性质

醚的化学性质很不活泼，因为醚分子中氧原子与两个烃基相连，醚的极性很小，醚键稳定不易断裂（环氧乙烷除外），通常情况下不与氧化剂、还原剂及碱作用。但醚的稳定性是相对的，在一定条件下，还是能发生特殊的反应。

1. 鎓盐的生成 醚键的氧原子上有孤对电子对，可作为电子给予体（即路易斯碱），与强酸如 HCl、H_2SO_4作用，以配位键结合生成鎓盐。鎓盐与铵盐相似，可溶于浓酸，在低温时稳定，加水稀释则分出醚层。

$$R-\ddot{\underset{..}{O}}-R + H^+Cl^- \longrightarrow \left[R-\overset{H}{\ddot{\underset{..}{O}}}-R\right]^+Cl^- \xrightarrow{H_2O} R-\ddot{\underset{..}{O}}-R + H_3O^+ + Cl^-$$

利用醚形成𬭩盐后溶于浓酸的特性，可鉴别醚或将醚从烷烃或卤代烃等混合物中分离出来。

2. 醚键的断裂反应 醚键的断裂必须在浓酸和高温下才能发生。使醚键断裂的有试剂是氢卤酸，其中以氢碘酸的作用最强，生成醇（或酚）和卤代烃。脂肪混醚，醚键断裂时，一般是小的烃基形成卤代烃；芳基烷基醚，醚键断裂时，则生成酚和卤代烃。例如

$$CH_3CH_2OCH_3 + HI \longrightarrow CH_3CH_2OH + CH_3I$$

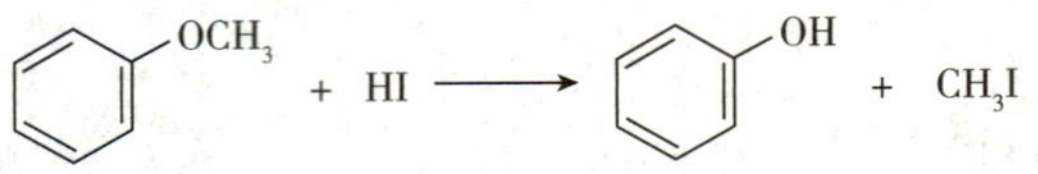

如果醚分子中含有甲氧基，可用此反应测定醚分子中甲氧基的含量。即利用此反应将醚的甲氧基定量转化为一碘甲烷，并从反应混合物中蒸馏出来，通入硝酸银的醇溶液中形成碘化银沉淀，通过碘化银的量计算醚分子中甲氧基的含量。此方法称为蔡塞尔（Zeisel）法。

3. 过氧化物的生成 醚对氧化剂较稳定，但与空气长期接触，逐渐会氧化生成过氧化物。过氧化反应发生在 α－H 上。过氧化物沸点比醚高，不稳定，受热易分解，发生爆炸。为免于发生危险，蒸馏乙醚时不能蒸干。醚类化合物应保存在密闭的棕色瓶中，同时加入一些抗氧化剂，如苯二酚等，以防止过氧化物的生成。

$$CH_3CH_2OCH_2CH_3 + O_2 \longrightarrow \begin{array}{l} CH_3CH-O-CH_2CH_3 \\ \qquad\qquad\ | \\ \qquad\qquad O-OH \end{array}$$

蒸馏醚前必须检验是否有过氧化物存在。常用检查方法是用淀粉－碘化钾试纸，如有过氧化物，则碘化钾被氧化成碘，遇淀粉试纸显蓝色；也可用 $FeSO_4$和 KSCN 的混合溶液与乙醚一起振摇，如果有过氧化物，则将亚铁离子氧化成铁离子，铁离子与 SCN^-生成血红色配离子。除去过氧化物的方法是向其中加入适量还原剂（如 $FeSO_4$或 Na_2SO_3）振摇，过氧化物即可被分解破坏。

三、重要的醚

（一）乙醚

无色易挥发有特殊气味的液体，沸点 34.5℃，易燃，遇明火会引发剧烈爆炸，故制备和使用乙醚时应注意远离火源。乙醚微溶于水，能溶解多种有机物，其性质稳定，无水乙醚是药物合成、分离提取中草药有效成分的常用有机溶剂。

乙醚有麻醉作用，早在 1850 年在临床上有用作全身吸入性麻醉剂，连续使用了 110 年，但后来人们发现其有比较大的毒性作用，对呼吸和循环有抑郁作用。目前，已被新型麻醉剂卤代醚类代替。

（二）环氧乙烷

无色有毒的气体，沸点 10.7℃，易于液化。环氧乙烷能与水混溶，也能溶于乙醇、乙醚等有机溶剂。环氧乙烷是一种广谱灭菌剂，可在常温下杀灭各种微生物，常用于医疗器械、内镜、透析器和一次性使用的诊疗用品的消毒，也是常用的杀虫剂和气体灭菌剂。

环氧乙烷分子的环状结构不稳定，其性质很活泼，容易发生开环加成反应，利用其开环加成反应能够合成多种化合物，在有机合成中是非常重要的试剂。

PPT

实验六　酚和醇的性质

一、目的要求

1. 加深对醇和酚主要化学性质的理解。
2. 学会鉴别伯、仲、叔醇，以及具有邻二醇结构的多元醇和苯酚等物质。
3. 学会水浴加热操作和使用点滴板。

二、实验原理

醇的官能团是醇羟基，其化学反应主要发生在羟基及与羟基相连的碳原子上，主要化学性质有：断 O—H 键显示弱酸性，断 C—O 键发生取代反应，α-H 原子的氧化反应。具有邻二醇结构的多元醇能与新制的氢氧化铜作用生成深蓝色物质。

酚的官能团是酚羟基，由于酚的 p-π 共轭效应使酚具有一些不同于醇的化学性质。酚的酸性比醇强，易发生芳环上的取代反应，能与溴水作用生成白色沉淀。酚难溶于水，能溶于 NaOH 溶液，但不溶于 $NaHCO_3$。酚和具有烯醇结构化合物，能与三氯化铁溶液发生显色反应。酚类很容易被氧化。

三、实验内容

（一）仪器和试剂

1. 仪器　试管、试管架、烧杯、水浴箱、点滴板等。

2. 试剂　无水乙醇、正丁醇、异丁醇、叔丁醇、金属钠、酚酞指示剂、5% $K_2Cr_2O_7$ 溶液、稀 H_2SO_4、卢卡斯试剂、5% NaOH 溶液、10% $CuSO_4$ 溶液、甘油、苯酚、苯酚饱和溶液、2% 苯酚溶液、2% 甲苯酚溶液、2% α-萘酚溶液、2% 苯甲醇溶液、溴水、$FeCl_3$ 溶液、2% $KMnO_4$ 溶液、纯化水、pH 试纸等。

（二）操作步骤

1. 醇的性质

（1）醇与金属钠反应　在干燥试管中，加入 1ml 无水乙醇，再加入新切的绿豆大小的金属钠一颗，观察现象并解释。待冷却后，向试管中加入纯化水 2ml，并滴入 2 滴酚酞指示剂，观察现象并解释。

（2）与卢卡斯试剂反应　在三支干燥试管中，分别加入 10 滴正丁醇、异丁醇和叔丁醇，立即各加入 1ml 卢卡斯试剂，试管口塞上塞子，振荡后静置，温度最好保持在 26~27℃，观察其变化，注意在起初 5 分钟及 1 小时后，混合物有何变化？记录下混合液变浑浊和出现分层的时间。

（3）醇的氧化　在四支试管中，分别加入正丁醇、仲丁醇、叔丁醇、纯化水 5 滴。各加入 5 滴 5% $K_2Cr_2O_7$ 溶液和 5 滴稀 H_2SO_4，振摇，观察四支试管中溶液颜色的变化，并解释之。

（4）多元醇与 $Cu(OH)_2$ 反应　在两支试管中，各加入 2ml 5% NaOH 溶液及 5 滴 10% $CuSO_4$ 溶液，摇匀，观察现象。其中一支试管加 5 滴乙醇，另一支加 5 滴甘油，振摇，观察现象，并解释之。

2. 酚的性质

（1）酚的溶解性　取一支试管，加入 0.4g 苯酚和 2ml 纯化水，振摇，观察现象。水浴加热，再观察现象，并解释之。

（2）苯酚的酸性　滴一滴苯酚饱和溶液于点滴板凹穴中的 pH 试纸上，测定其 pH。

取两支试管，各加入少许苯酚和 1ml 纯化水，振摇，观察现象。在其中一支试管中加 10% NaOH 溶液数滴，振摇，观察现象，并解释之；继续在该试管中加稀盐酸数滴，振摇，观察现象，并解释之。在另外一支试管中加1ml饱和$NaHCO_3$溶液，振摇，观察现象，并解释之。

（3）苯酚与溴水作用　滴两滴苯酚饱和溶液于试管中，用水稀释至1ml，逐滴加入饱和溴水，观察现象，并解释之。

（4）苯酚与$FeCl_3$作用　取四支试管，分别加入2%苯酚溶液、2%对甲苯酚溶液、2% α－萘酚溶液、2%苯甲醇溶液数滴，再各加入1滴$FeCl_3$溶液，观察颜色变化，并解释之。

（5）酚的氧化　取一支试管，加入5滴5% NaOH溶液，1滴2% $KMnO_4$溶液，再加3～4滴2%苯酚溶液，观察现象，并解释之。

四、实验注意事项

1. 金属钠遇水即燃烧爆炸，使用时必须十分小心。金属钠放置后，表面生成一层氧化层，使用时应将氧化层切去。

2. 卢卡斯试验适用于3～6个碳原子的醇，因为6个碳以上的醇，不溶于卢卡斯试剂，1～2个碳的醇，产生的产物易挥发。

3. 苯酚有腐蚀性，接触皮肤会使局部蛋白质变性，其溶液沾到皮肤上应立即用乙醇洗涤。

4. 苯酚熔点43℃，常温下微溶于水，易溶于有机溶剂；当温度超过65℃时，能与水以任意比例互溶。

五、实验思考

1. 为什么乙醇和金属钠作用时必须使用干燥试管和无水乙醇？

2. 用卢卡斯试剂鉴别伯、仲、叔醇，实验成功的关键何在？对于六个碳以上的伯、仲、叔醇，是否都能用卢卡斯试剂进行鉴定？

3. 能与三氯化铁溶液显色的物质有什么结构特点？

4. $KMnO_4$碱性溶液和酸性溶液，在氧化能力上有何不同？酚的氧化实验，是否可以使用$KMnO_4$酸性溶液为氧化剂？

目标检测

答案解析

一、填空题

1. 有机反应中，去氧、加氢的反应称为________反应，去氢、加氧的反应称为________反应。

2. 醇的沸点，比分子量相近的烷烃________，这是因为醇分子间存在着________。

3. 乙醇，俗名________，临床上常用浓度为________的乙醇溶液作消毒剂。

4. 丙三醇，俗名________，属于________元醇。

5. 苯酚，俗名________，其酸性比醇________，比碳酸________。苯酚能与________反应，不能与________反应。

二、命名化合物或写出构造式

1. 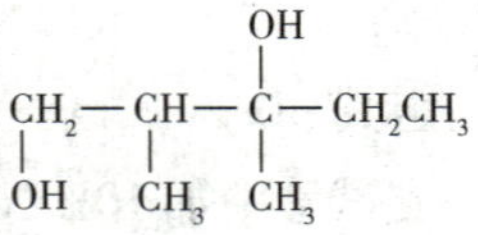

2. 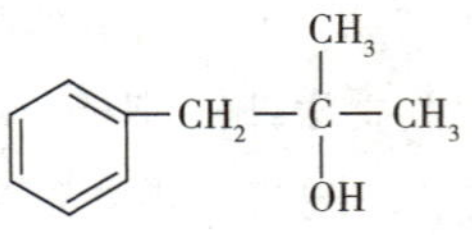

3. 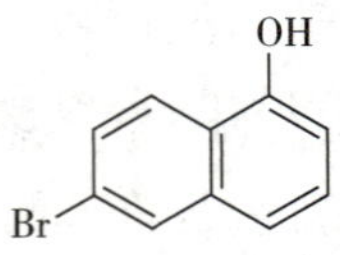

4. 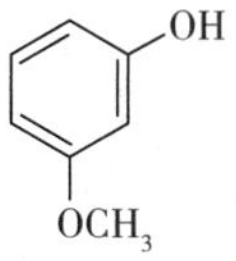

5. 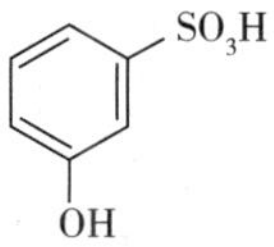

6. 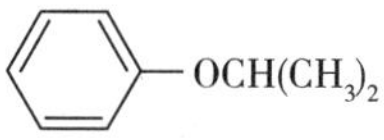

7. 木糖醇

8. 2,4,6－三硝基苯酚

9. 对氨基苯酚

三、完成下列反应方程式

1. $CH_3CH_2\underset{OH}{\underset{|}{C}}H\overset{CH_3}{\overset{|}{C}}HCH_3$ —
$$CH_3CH_2CH(CH_3)CH(OH)CH_3 \xrightarrow[\triangle]{浓H_2SO_4}$$

2. 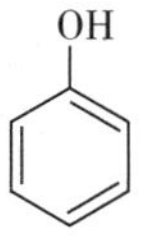 + (稀)HNO_3 $\longrightarrow$

3. 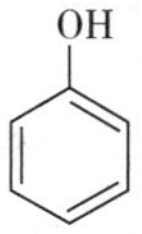 + Br_2 $\xrightarrow{CS_2}$

4. 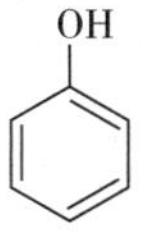 + NaOH $\longrightarrow$ $\xrightarrow{CO_2}$

5. $CH_3CH_2OCH_2CH_2CH_3 + HI \xrightarrow{\Delta}$

四、用化学方法鉴别下列各组化合物

1. 正丙醇、异丙醇、叔丁醇。

2. 乙醇、甘油、乙醚。

3. 苯甲醇、苯酚、苯甲醚。

（张梦诗）

书网融合……

重点回顾　　习题

第十章　醛和酮

学习目标

知识目标：

1. **掌握**　醛酮的结构特点、命名和主要化学性质。
2. **熟悉**　醛酮的分类、结构与性质的关系。
3. **了解**　常见醛酮及其在医药方面的应用及甲醛对人体健康的危害。

能力目标：

通过实验学会用化学方法鉴别醛和酮。

素质目标：

1. 理解醛酮在医学中的应用。
2. 理解检测尿液中丙酮的原理，为临床检验糖尿病等提供理论依据。

导学情景

情景描述： 2012 年 5 月，深圳的林先生一家搬入装修完工三个月的新房，可不到 10 个月，其 9 岁的女儿便多次出现咳嗽、胸闷、流鼻血、牙龈出血、皮肤瘙痒及不明原因瘀斑，经常出现虚弱乏力、嗜睡、反复发热、多汗等症状。经医院检查，确诊为白血病。

情景分析： 甲醛已被世界卫生组织确定为致癌、促癌和致畸物质，是室内环境污染物之一，主要来自装饰装修材料，在生活中甲醛超标多见于新装修的住房和新家具中。

讨论： 日常生活中引发白血病的环境因素有哪些？如何降低房屋装修中的甲醛污染？甲醛在医学上有何用途？

学前导语： 甲醛（formaldehyde）是具有强烈刺激性气味、无色、易溶于水的有毒气体，能凝固蛋白质，因而常用作消毒剂和防腐剂。35%~40% 的甲醛水溶液，俗称福尔马林，在医学上常用作保存人体标本和动物标本的防腐剂；在工业上，甲醛是制造油漆、涂料、人造纤维、酚醛树脂等的重要原料。甲醛属于羰基化合物，是本章要学习的醛酮中的醛类物质。

第一节　醛和酮的结构、分类及命名

PPT

一、醛和酮的结构

醛和酮是烃的含氧衍生物，其分子中都含有羰基（$>C=O$），因此醛酮又称羰基化合物。羰基化合物广泛存在于自然界中，是合成药物的重要原料和中间体，在生物体代谢过程中起着重要作用。

醛是羰基两端分别与氢原子和烃基相连组成的化合物（甲醛除外），官能团为醛基（$-\overset{\overset{O}{\|}}{C}-H$），简写—CHO；酮是羰基两端分别与两个烃基相连组成的化合物，官能团为酮基（$>C=O$），简写—CO—。最简单的脂肪酮是丙酮（CH_3COCH_3）。醛和酮的结构通式如下。

$(Ar)R-\overset{\overset{O}{\Vert}}{C}-H$ 或 $(Ar)R-CHO$	$(Ar)R-\overset{\overset{O}{\Vert}}{C}-R'(Ar')$
醛	酮

羰基（carbonyl）是醛、酮的官能团。羰基碳原子为 sp^2 杂化，其三个 σ 键共平面，键角接近 120°。羰基碳原子和氧原子的 p 轨道在侧面相互重叠形成 π 键，氧原子上还有两对孤对电子对。由于碳的电负性小于氧，羰基 π 键电子云偏向氧原子，使氧原子带部分负电荷，而碳原子带部分正电荷，因此羰基为极性基团。羰基的结构以及乙醛、丙酮的球棍模型，如图 10－1 所示。

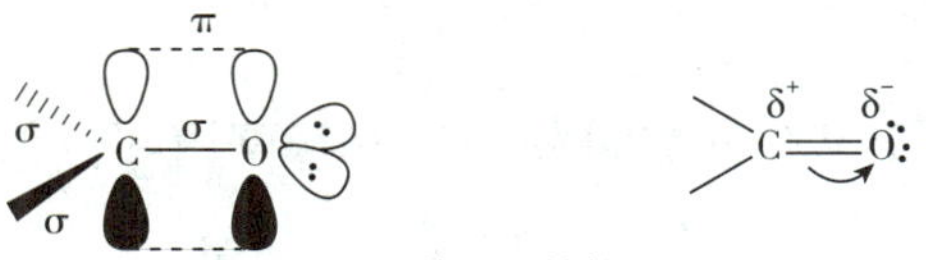

羰基的结构

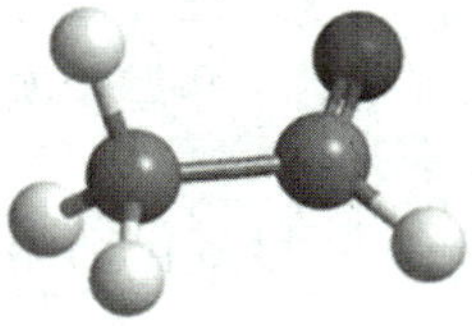

乙醛的球棍模型

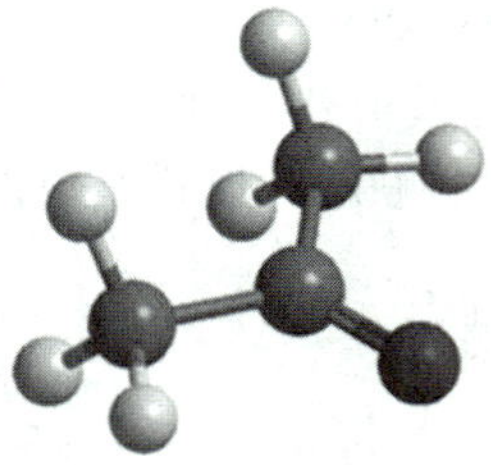

丙酮的球棍模型

图 10－1　羰基的结构以及乙醛、丙酮的球棍模型

二、醛、酮的分类和命名

（一）醛和酮的分类

1. 根据羰基所连烃基不同，分为脂肪醛酮、脂环醛酮和芳香醛酮。

脂肪醛酮　CH_3CH_2CHO　CH_3COCH_3

脂环醛酮
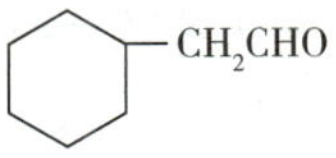

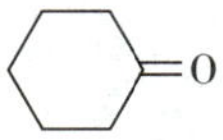

芳香醛酮
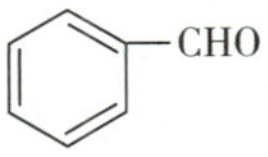

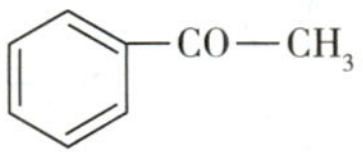

2. 根据羰基所连脂肪烃基的饱和程度，分为饱和醛酮和不饱和醛酮。

饱和醛酮	$CH_3CH_2CH_2CHO$	$CH_3CH_2COCH_2CH_3$
不饱和醛酮	$CH_3CH=CHCHO$	$CH_2=CHCOCH_3$

3. 根据所连羰基数目不同，分为一元醛酮和多元醛酮。

一元醛酮	CH_3CH_2CHO	$CH_3CH_2COCH_3$
多元醛酮	$OHCCH_2CH_2CHO$	$CH_3COCH_2COCH_3$

（二）醛和酮的命名

普通命名法适用于结构简单的醛和酮。

醛：根据分子中碳原子数和碳骨架，称为“某醛”。例如

$HCHO$	CH_3CHO	CH_3CH_2CHO	$CH_3\overset{\overset{CH_3}{\vert}}{C}HCHO$	$CH_3\underset{\underset{CH_3}{\vert}}{\overset{\overset{CH_3}{\vert}}{C}}CHO$
甲醛	乙醛	丙醛	异丁醛	新戊醛

酮：与醚相似，根据羰基所连两个烃基的名称来命名。例如

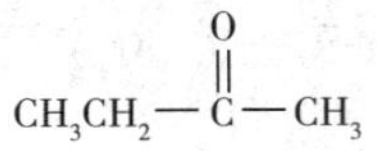

甲基乙基（甲）酮

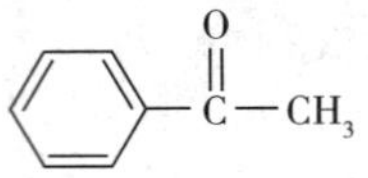

甲基苯基（甲）酮

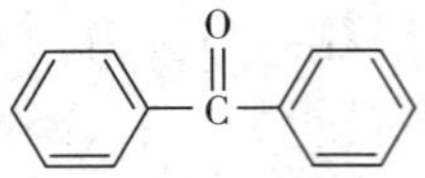

二苯基（甲）酮

甲基苯基（甲）酮，又名为乙酰苯、苯乙酮（acetophenone）。

对于结构复杂的醛酮，用系统命名法命名，方法步骤如下。

（1）选主链　选择含羰基在内的最长碳链为主链，根据主链碳原子数，称为“某醛”或“某酮”，以此为母体。

（2）标位次　给主链编号，使羰基位次尽可能小，编号可用阿拉伯数字，也可用希腊字母标注，与羰基直接相连的碳原子编号为 α，依次为 β、γ、δ…。

对于醛来说，醛基总在碳链的首端，1 号位为醛基碳，2 号位即是 α 位。

（3）定名称　醛的命名顺序：取代基位次－取代基名称－某醛（因醛基总在碳链的首端，故醛基的位次可省略不标）。酮的命名顺序：取代基位次－取代基名称－酮基位次－某酮。

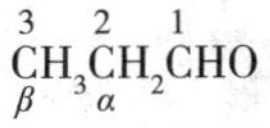

丙醛

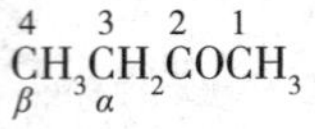

2-丁酮

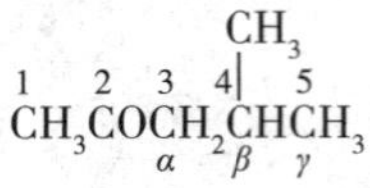

4-甲基-2-戊酮

命名不饱和醛酮时，要选择含不饱和键和羰基在内最长的碳链为主链，称为“某烯醛（酮）”“某炔醛（酮）”；编号使羰基的位次尽可能小，兼顾不饱和键，照顾取代基，优先顺序是羰基－不饱和键－取代基；定名称，不饱和醛的命名顺序：取代基位次－取代基名称－双键（叁健）位次－某烯（炔）醛，不饱和酮的命名顺序：取代基位次－取代基名称－双键（叁健）位次－某烯（炔）－酮基位次－酮。

$CH_3CH{=}CHCHO$

2-丁烯醛（巴豆醛）

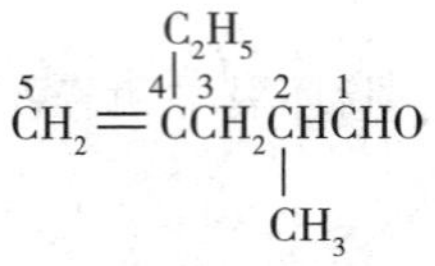

2-甲基-4-乙基-4-戊烯醛

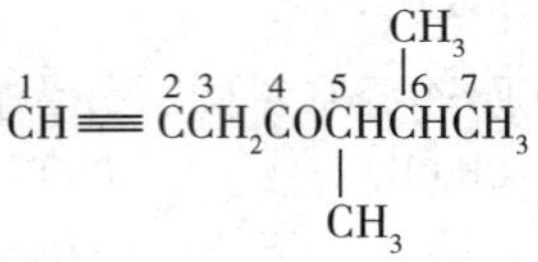

5,6-二甲基-1-庚炔-4-酮

命名含芳环的醛酮，以脂肪醛酮为母体，芳环为取代基。

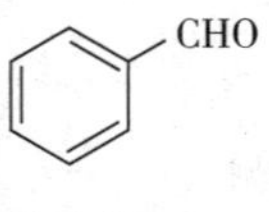

苯甲醛

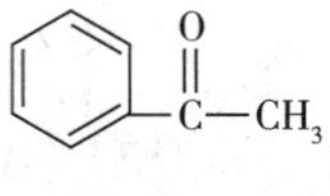

苯乙酮

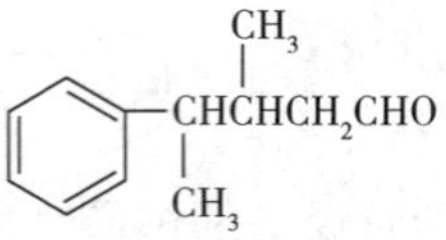

3-甲基-4-苯基戊醛

命名含脂环的醛酮，以脂肪醛酮为母体，脂环为取代基。

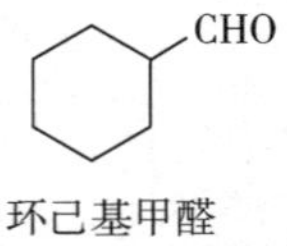

环己基甲醛

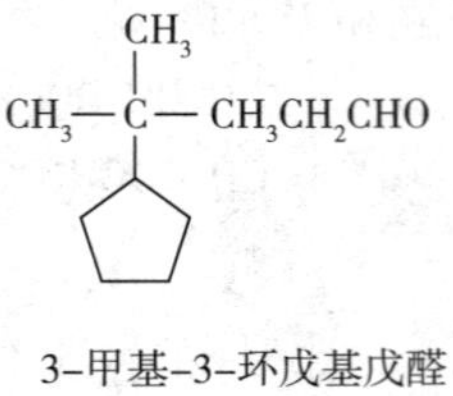

3-甲基-3-环戊基戊醛

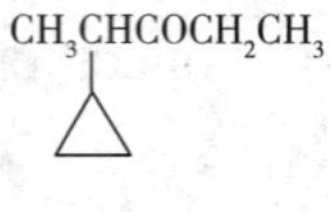

2-环丙基-3-戊酮

羰基在环内的脂环酮，根据成环碳原子数来命名，称为“环某酮”，其他为取代基。

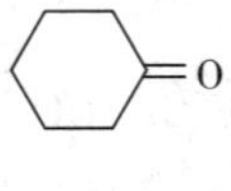

环己酮

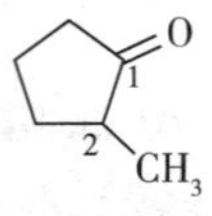

2-甲基环戊酮

对于多元醛酮命名时，要选择含羰基最多的碳链为主链，用汉字数字标出羰基的数目，即二醛、二酮等。

OHCCH═CHCHO

丁烯二醛

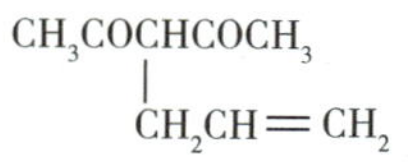

3-烯丙基-2,4-戊二酮

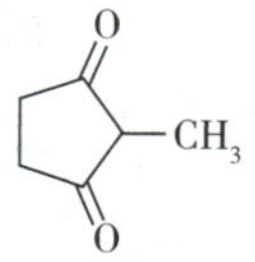

2-甲基-1,3-环戊二酮

当同时存在醛基和酮基时，一般以醛为母体，酮基以“氧代”表示。如 $CH_3COCH_2CH_2CHO$，命名为 4－氧代戊醛。

想一想

用系统命名法命名下列醛酮。

1. 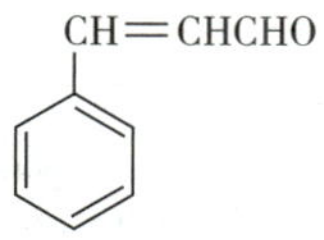

俗名：肉桂醛

2. 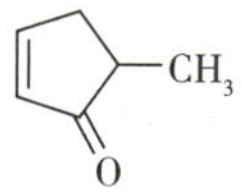

3. 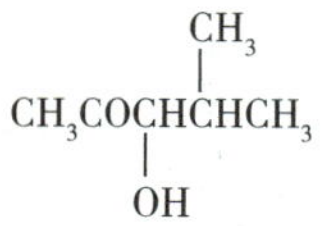

4. 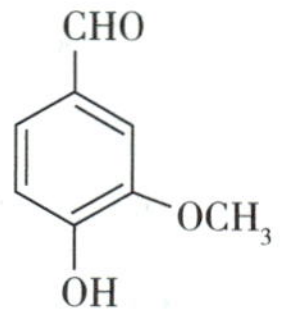

俗名：香豆醛

答案解析

第二节　醛和酮的性质

PPT

一、醛和酮的物理性质

常温下除甲醛是气体外，其他醛和酮均为液体或固体。醛和酮分子间不能形成氢键，沸点比相应的醇低，但由于羰基的极性，增加了分子间的作用力，因而其沸点比相应的烷烃高。

醛和酮能与水分子形成分子间氢键，含四个碳原子以下的低级脂肪醛酮易溶于水，但随碳原子数的增加，水溶性迅速降低。醛和酮易溶于苯、乙醚、四氯化碳等有机溶剂。

二、醛和酮的化学性质

醛酮分子中都含有羰基，所以它们有相似的化学性质，主要表现为羰基的亲核加成反应、还原反应以及 α－H 的反应等。但是醛和酮官能团不同，所以它们的化学性质又有所差异，在通常情况下醛比酮活泼，醛具有不同于酮的许多特殊反应。

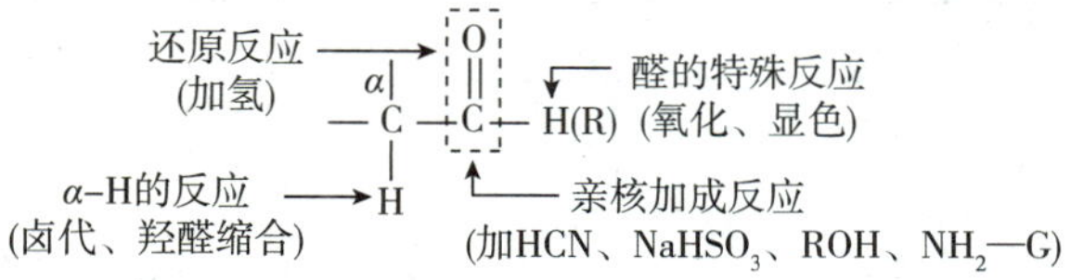

（一）醛和酮相似的化学性质

1. 亲核加成反应　羰基碳氧双键由一个 σ 键和一个 π 键组成，由于碳氧电负性差异，使得氧原子带部分负电荷，碳原子带部分正电荷，通常带正电荷的碳原子活性高于带负电荷的氧原子，因此发生加成反应时，总是试剂中带负电荷部分首先加到带正电荷的羰基碳上，试剂中带正电荷的部分再加到带负电荷的氧原子上。这种由亲核试剂（带负电荷试剂）进攻带正电荷的碳引起的加成反应，称为亲核加成反应（nucleophilic addition）。醛和酮进行亲核加成的难易程度不同，通常醛比酮活泼。醛和酮通常能与氢氰酸、饱和亚硫酸氢钠、氨的衍生物和醇等发生亲核加成反应。

(1) 与氢氰酸加成　醛、脂肪族甲基酮（$CH_3-\overset{\overset{O}{\|}}{C}-R$）及 8 个碳以下的脂环酮与氢氰酸（HCN）加成，生成 α－羟基腈，也称氰醇。

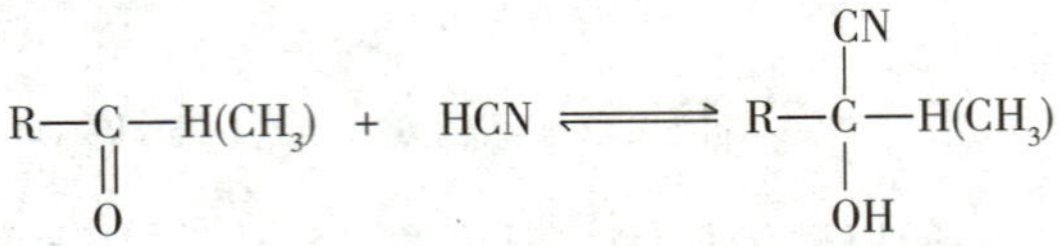

α-羟基腈

氢氰酸有剧毒且极易挥发，所以实验室常用醛、酮与氰化钾或氰化钠的水溶液混合，再加入硫酸的方法得到氢氰酸，与醛、酮反应。

(2) 与饱和亚硫酸氢钠加成　醛、脂肪族甲基酮及 8 个碳以下的脂环酮与饱和亚硫酸氢钠（$NaHSO_3$）加成，生成 α－羟基磺酸钠。

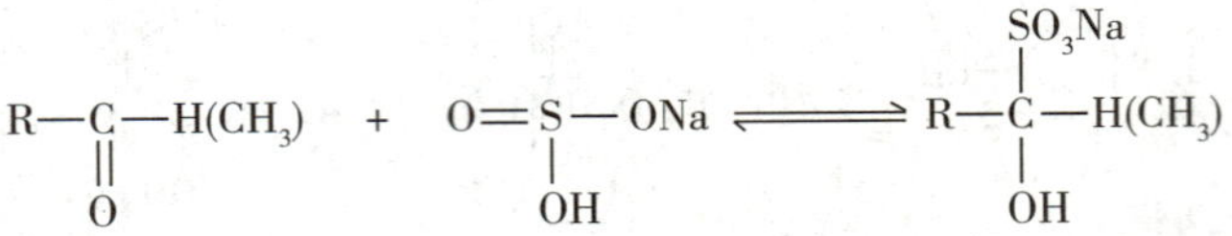

α-羟基磺酸钠

α－羟基磺酸钠不溶于饱和亚硫酸氢钠溶液，因而析出白色结晶。此反应为可逆反应，α－羟基磺酸钠与稀酸或稀碱共热，可分解得到原来的醛和酮，因而此反应常用于分离和提纯醛、酮。

(3) 与氨的衍生物加成　醛、酮与氨的衍生物加成，产物大多是具有固定熔点的晶体，与稀酸共热又水解为原来的醛、酮，故常用于醛、酮的鉴别、分离和提纯。特别是 2,4－二硝基苯肼，几乎能与所有醛、酮迅速反应，生成橙黄色或橙红色的 2,4－二硝基苯腙晶体，因此常用于鉴别醛、酮。氨的衍生物又称羰基试剂。

醛、酮与氨的衍生物（H_2N-G）发生亲核加成反应，加成产物易脱去一分子水，形成含碳氮双键的稳定化合物。常见氨的衍生物与醛、酮的加成产物，如表 10－1 所示。

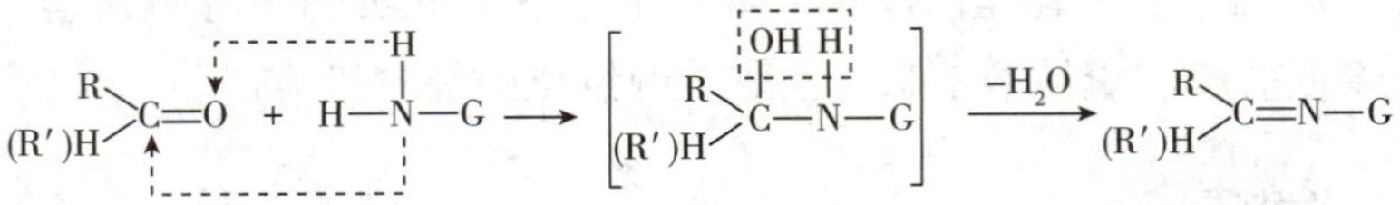

上式也可直接表示为：

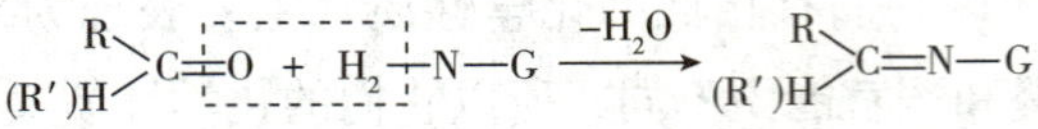

表 10－1　常见氨的衍生物与醛、酮的加成产物

氨的衍生物	加成产物
H_2N-OH　羟氨	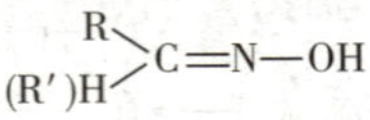　肟
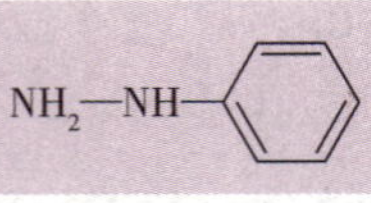　苯肼	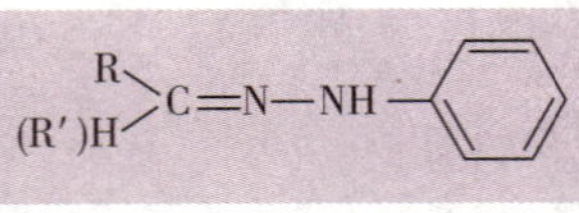　苯腙
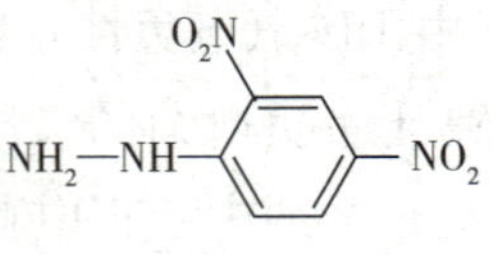 2,4-二硝基苯肼	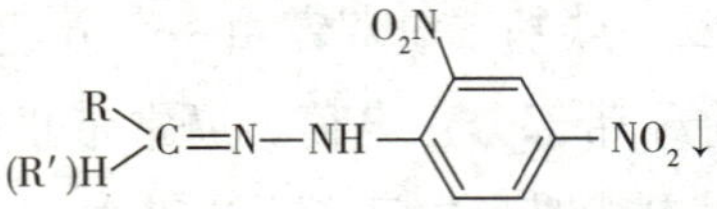 (黄色或橙红色) 2,4-二硝基苯腙

续表

氨的衍生物	加成产物
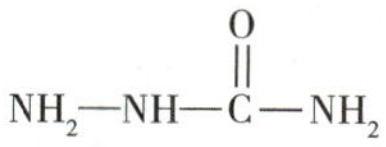 氨基脲	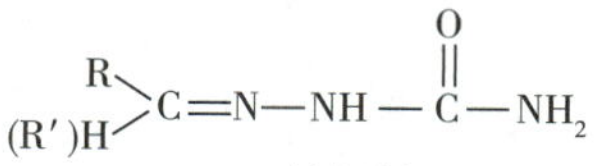 缩氨脲

临床上利用2,4－二硝基苯肼与转氨酶的转化产物丙酮酸反应，通过测定生成物丙酮酸－2,4－二硝基苯腙的量，来检测转氨酶的活性。

（4）与醇的加成　醇是较弱的亲核试剂，需用干燥氯化氢催化，一分子醛能与一分子醇发生亲核加成反应，生成半缩醛。半缩醛分子中的羟基，称半缩醛羟基，性质活泼，在相同条件下，与另一分子醇作用脱去一分子水生成稳定的缩醛。

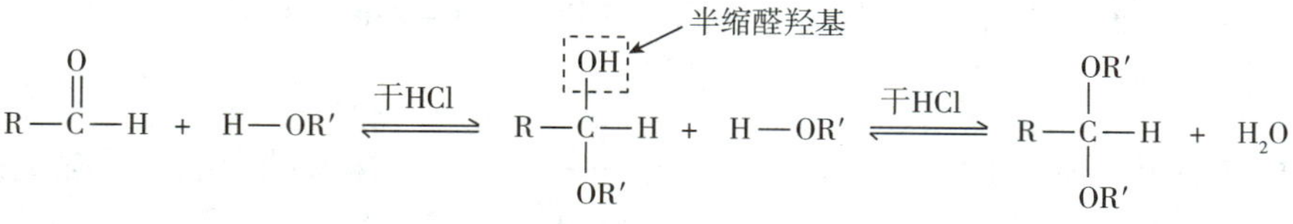

半缩醛　　　　缩醛

缩醛对碱、氧化剂和还原剂都很稳定，但在稀酸介质中易水解为原来的醛和醇，因此在有机合成中，常用此反应保护醛基。酮也能发生类似的反应生成缩酮，但比醛困难。

若在同一分子中即含羰基又含羟基，则可发生分子内的亲核加成反应，生成环状半缩醛，糖类化合物的环状结构就是这样形成的。

2. α－H 的反应　醛、酮分子中与羰基直接相连的碳，称为α碳。α－C 上的氢即为α－H，由于受到羰基吸电子的影响，α－H 变得异常活跃，能发生以下反应。

（1）卤代反应　在酸或碱催化下，醛、酮分子中的α－H 可被卤素取代，生成α－卤代醛、酮。若用酸催化，控制卤素的用量，可得一卤代物、二卤代物、三卤代物，利用此反应可制备得到各种卤代醛、酮。

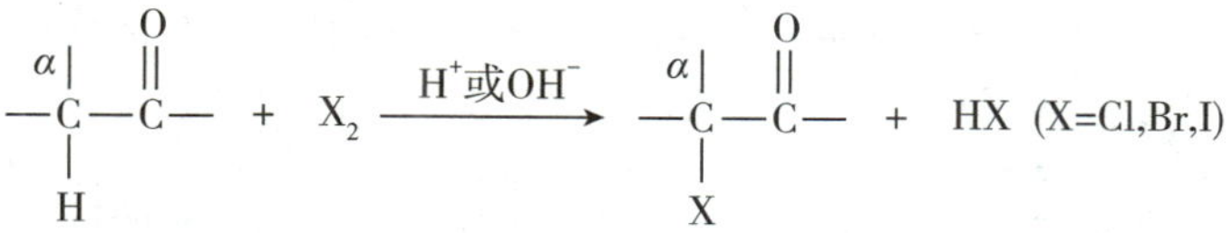

在碱催化下，甲基醛（只有乙醛）或甲基酮（$\overset{\alpha}{C}H_3-\overset{O}{\overset{\|}{C}}-$）α－C 上的三个α－H 均可被卤素取代，生成三卤代醛或三卤代酮，在碱性溶液中易分解为三卤甲烷（CHX_3，即卤仿）和羧酸盐，此反应称卤仿反应（haloform reaction）。若用 I_2 + NaOH 得到碘仿（CHI_3），则称碘仿反应。碘仿是具有特殊气味不溶于水的黄色固体，易于观察，常用来鉴别甲基醛和甲基酮。

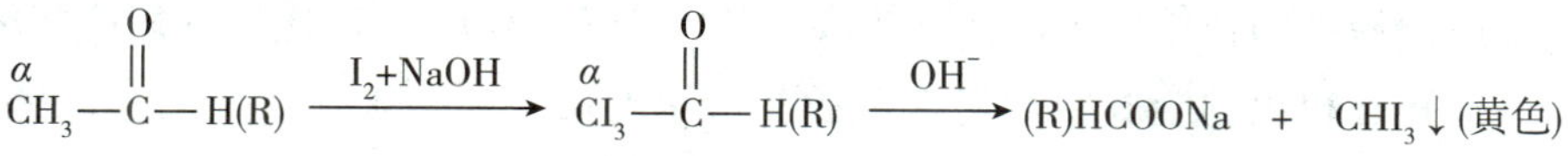

碘和氢氧化钠发生歧化反应生成的次碘酸钠（NaOI）不仅是碘化剂也是氧化剂，能将具有 $CH_3-\overset{\alpha}{C}H(OH)-H(R)$ 结构的α－甲基伯醇（只有乙醇）或α－甲基仲醇氧化为乙醛和甲基酮，所以这类醇也能发生碘仿反应。

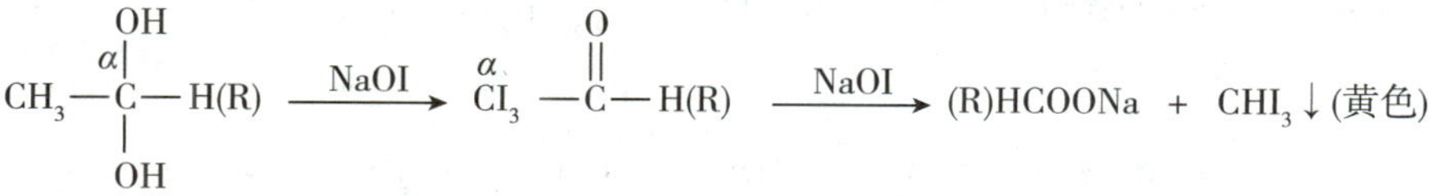

综上所述，碘仿反应不仅可以鉴别乙醛和甲基酮，还可用于鉴别乙醇和α-甲基仲醇。

练一练

以下物质可发生碘仿反应的是（ ）。

A. 3-甲基-2-丁酮 B. 1-丙醇 C. 2-丁醇 D. 丙醛 E. 丙酮 F. 苯乙酮

答案解析

（2）醇醛缩合反应 在稀碱的作用下，一分子醛的α-H加到另一分子醛的羰基氧原子上，其余部分加到羰基碳原子上，生成β-羟基醛，这个反应称为羟醛缩合反应，又称醇醛缩合反应，是有机合成中增长碳链的有效方法之一。

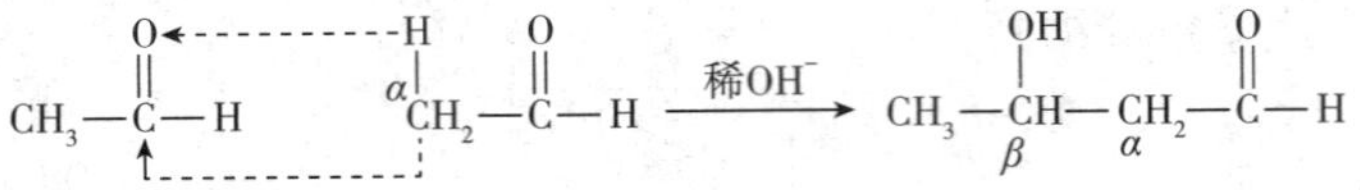

β-羟基丁醛

生成的β-羟基醛上的α-H由于受β-碳原子上—OH及邻近羰基的影响，受热极易发生分子内脱水生成α，β-不饱和醛。

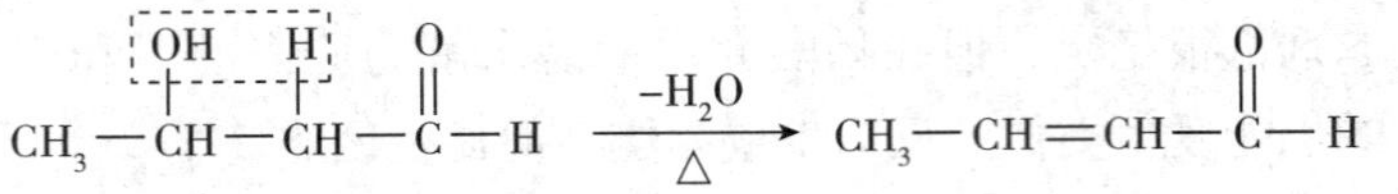

2-丁烯醛

凡是含有α-H的醛、酮都可进行羟醛缩合反应，只是酮的反应速率较慢，缩合较困难。

3. 还原反应 醛、酮在催化剂铂、钯、镍等作用下催化氢化，羰基可被还原为醇羟基，即醛还原得伯醇，酮还原得仲醇。

$$\text{醛}\quad R-\overset{\overset{\displaystyle O}{\|}}{C}-H + H_2 \xrightarrow{Ni} R-CH_2-OH \quad \text{伯醇}$$

$$\text{酮}\quad R-\overset{\overset{\displaystyle O}{\|}}{C}-R' + H_2 \xrightarrow{Ni} R-\overset{\overset{\displaystyle OH}{|}}{CH}-R' \quad \text{伯醇}$$

（二）醛的特殊化学性质

1. 氧化反应 醛基上的氢原子受羰基的影响极易被氧化，不仅能被$KMnO_4$、$K_2Cr_2O_7$等强氧化剂氧化，还能被托伦试剂（Tollens'reagent）、斐林试剂（Fehling's reagent）和班氏试剂（Benedict's reagent）等弱氧化剂氧化，而酮的羰基上没有活泼氢，不能被这些弱氧化剂氧化。因此可利用这一性质差异鉴别醛和酮。

（1）银镜反应 在硝酸银溶液中加入一滴氢氧化钠溶液，继续滴加氨水直至生成的沉淀恰好完全溶解，所得无色透明溶液即为托伦试剂，其有效成分是$[Ag(NH_3)_2]^+$，托伦试剂能将醛氧化为羧酸，而自身被还原为金属银，析出的金属银均匀地沉积在干净的反应器壁上，形成光亮的银镜，因此称其为银镜反应。

$$(Ar)RCHO + 2[Ag(NH_3)_2]\ OH \xrightarrow{\Delta} (Ar)RCOONH_4 + 2Ag\downarrow + 3NH_3 + H_2O$$

醛均能被托伦试剂氧化，而酮不能，所以可以用托伦试剂区分醛和酮。

（2）斐林反应 是硫酸铜和酒石酸钾钠的氢氧化钠溶液等体积混合所形成的深蓝色透明溶液，其主要成分是Cu^{2+}配离子，能将脂肪醛氧化成相应的羧酸，而Cu^{2+}配离子被还原为砖红色的氧化亚铜沉淀。

$$RCHO + 2Cu^{2+}(\text{配离子}) + 5OH^- \xrightarrow{\Delta} RCOO^- + Cu_2O\downarrow + 3H_2O$$

由于甲醛的还原性较强，可进一步将氧化亚铜还原为金属铜，在洁净的反应器壁上能形成光亮的铜镜，而区别于其他脂肪醛。

（3）班氏试剂　是斐林试剂的改良试剂，由硫酸铜、柠檬酸钠和碳酸钠配制而成的蓝色溶液。由于碳酸钠为弱碱，产生的 OH^- 数量有限，与 Cu^{2+} 混合，不易析出沉淀，可长期保存，避免斐林溶液必须即配即用的缺点。

斐林试剂和班氏试剂，都只氧化脂肪醛，不能氧化芳香醛，均可用于区分脂肪醛和芳香醛。在临床上常用班氏试剂来检查尿液中葡萄糖。

2. 与希夫试剂的显色反应　希夫试剂（Schiff′s reagent），又称品红亚硫酸试剂，与醛类作用显紫红色，反应很灵敏，而酮与希夫试剂不显色，因此希夫试剂常用于鉴别醛和酮。甲醛与希夫试剂作用显紫红色后再加入硫酸，紫红色不消失，其他醛加硫酸后紫红色消失，故此法也可鉴别甲醛和其他醛。

三、重要的醛和酮

（一）甲醛

甲醛（HCHO）俗称蚁醛，是最简单的脂肪醛。它是无色具有强烈刺激性气味的气体。沸点为 -21℃，易溶于水，因此甲醛通常以水溶液的形式保存。甲醛能使蛋白质凝固，因而具有杀菌和防腐能力，体积分数为35%~40%的甲醛水溶液，俗称“福尔马林”，临床上常用作外科器械和污染物的消毒剂，也可作为保存生物标本的防腐剂。甲醛水溶液与浓氨水作用，生成环六亚甲基四胺〔$C_6H_{12}N_4$〕，药品名为乌洛托品，在医药上用作尿道消毒剂，在酸性尿液中能缓慢分解产生甲醛，从尿道排出时可将细菌杀死。

（二）水合氯醛

水合氯醛是乙醛的衍生物，化学名为2,2,2-三氯-1,1-乙二醇。在乙醛中通入氯气，氯原子可将乙醛 α-C 上的三个 α-H 取代生成三氯乙醛（CCl_3CHO）。三氯乙醛易与水加成生成水合三氯乙醛，简称水合氯醛。水合三氯乙醛是无色透明结晶，有刺激性臭味，极易溶于水，临床上常用作催眠药和抗惊厥药。

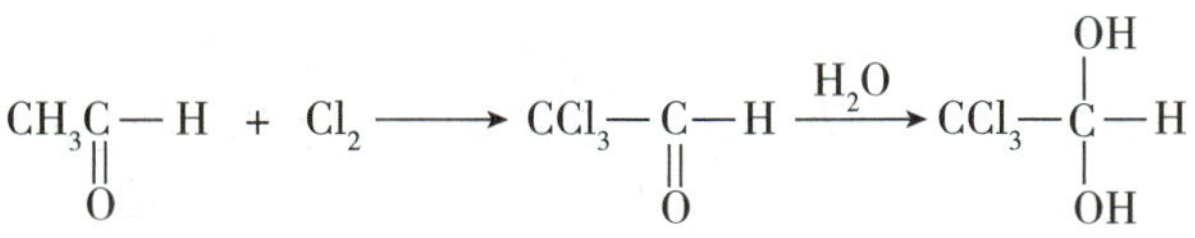

三氯乙醛　　水合三氯乙醛

（三）苯甲醛

苯甲醛（C_6H_5CHO）是最简单的芳香醛，无色具有苦杏仁味的液体，沸点178.6℃，微溶于水，易溶于乙醇、乙醚等有机溶剂，常以结合态存在于桃、杏等水果核仁中。除具有醛的一般性质如在室温下被空气中的氧气氧化为苯甲酸白色晶体外，还有其他特性，表现为在氰离子的催化下能发生双分子缩合，生成安息香，化学名为2-羟基-1,2-二苯基乙酮，为无色或白色晶体。

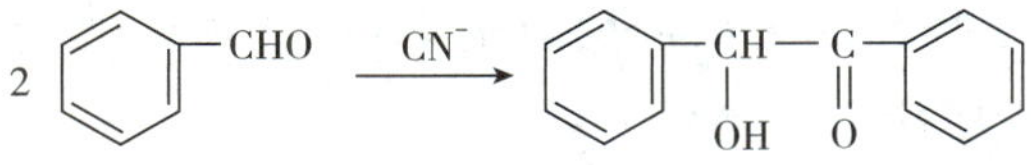

安息香

中药安息香，为安息香科植物百花树的干燥树脂，具有开窍醒神、行气活血、止痛之功效。《本草纲目》曰：“安息香，味辛、香、平、无毒。主治心腹恶气、鬼疰”。

（四）丙酮

丙酮（CH_3COCH_3）是最简单的脂肪酮，无色液体，具有特殊气味，易挥发，易燃，沸点56.5℃，能与水、乙醇、乙醚等混溶，是常用的有机溶剂。医学上将β-丁酮酸、β-羟基丁酸和丙酮合称为酮体。丙酮是体内糖类物质的分解产物，正常人血液中丙酮含量很低，但糖尿病患者由于代谢紊乱，体内常有过量的丙酮产生，并随呼吸和尿液排出。因此临床上可通过检查患者尿液中丙酮含量来诊断是否有糖代谢紊乱，方法是在患者尿液中加入亚硝酰铁氰化钠［$Na_2Fe(CN)_5NO$］溶液和 NaOH 溶液，若有过量丙酮存在，尿液即呈现鲜红色，也可用碘仿反应检测。

看一看

甲醛对人体健康的危害

甲醛已被世界卫生组织确定为致癌、促癌和致畸物，是公认的变态反应源，也是潜在的强致突变物之一，被国家列为高毒化学品，对人体健康的危害主要表现为：呼吸不畅、嗅觉异常、过敏，以及肝、肺、神经系统和免疫功能异常等。长期接触低剂量甲醛可引起慢性呼吸道疾病、妊娠综合征和鼻咽癌，还可引起胎儿染色体异常、青少年记忆力和智力下降，尤其对儿童、孕妇的危害更大。

我国《居室空气中甲醛的卫生标准》规定，室内空气中甲醛的最高浓度为 $0.08mg/m^3$。通常室内装饰装修七个月后，甲醛含量可降至 $0.08mg/m^3$ 以下，因此采用低甲醛含量的室内装修装饰材料是减低室内空气中甲醛污染的根本措施，而保持室内空气流通是消除室内甲醛的有效方法。

实验七　醛和酮的性质

一、目的要求

1. 验证醛和酮的主要化学性质。
2. 掌握醛和酮的鉴别方法。
3. 学会托伦试剂的配制。

二、实验原理

1. 亲核加成反应　几乎所有醛酮都能与 2,4-二硝基苯肼发生亲核加成反应，加成产物脱去一分子水生成橙黄色或橙红色晶体。

2. 碘仿反应　乙醛和甲基酮，在 I_2 和 NaOH 作用下，三个 α-H 都能被碘取代，生成不稳定的三碘代物，继而分解生成黄色碘仿沉淀。乙醇和 α-甲基仲醇，可被 NaIO 氧化，生成乙醛和甲基酮，也可发生此类反应。

3. 银镜反应和斐林反应　醛基上的氢原子由于受到羰基的影响变得比较活泼，不仅能被强氧化剂氧化，也能被弱氧化剂如托伦试剂、斐林试剂等氧化。所有醛均能与托伦试剂反应生成银镜，而酮不能；脂肪醛能与斐林试剂生成砖红色沉淀，芳香醛和酮不能。

4. 与希夫试剂的显色反应　醛与希夫试剂反应呈紫红色；甲醛与希夫试剂显色后加硫酸不褪色，其他醛与希夫试剂显色后加硫酸均褪色。

5. 临床检验丙酮的方法　与亚硝酰铁氰化钠的碱性溶液反应呈鲜红色。

三、实验内容

（一）仪器和试剂

1. 仪器　小试管、大试管、烧杯（250ml）、石棉网、酒精灯、恒温水浴锅等。

2. 试剂　甲醛溶液、乙醛、丙酮、乙醇、苯甲醛、5%氨水、5%氢氧化钠溶液、0.05mol/L硝酸银溶液、2,4-二硝基苯肼、碘试剂、斐林试剂Ⅰ、斐林试剂Ⅱ、希夫试剂、0.05mol/L亚硝酰铁氰化钠等。

其中，2,4-二硝基苯肼、碘试剂、斐林试剂Ⅰ、斐林试剂Ⅱ、希夫试剂，配制见附录五。

（二）操作步骤

1. 与2,4-二硝基苯肼的反应　取洁净试管四支，分别滴入3滴乙醛、丙酮、苯甲醛、乙醇，再各加2,4-二硝基苯肼10滴充分振荡，静置片刻，观察、记录并解释发生的现象。

2. 碘仿反应　取洁净试管三支，分别加入5滴甲醛、乙醛、丙酮，再各加碘试剂10滴，然后分别逐滴加入5%氢氧化钠溶液至碘颜色刚好消失，振荡试管，若无沉淀生成，置于60℃水浴中加热5分钟，冷却。观察、记录并解释发生的现象。

3. 银镜反应　在一支大试管中，加2ml 0.05mol/L硝酸银和1滴5%氢氧化钠溶液，再逐滴加入5%氨水至生成的沉淀恰好溶解，即得托伦试剂。将托伦试剂分装于四支洁净的试管中，分别加入3～4滴甲醛、乙醛、丙酮、苯甲醛，混匀，于60℃水浴加热数分钟，观察、记录并解释发生的现象。

4. 斐林反应　取洁净试管四支，各加5滴斐林试剂Ⅰ和5滴斐林试剂Ⅱ混合均匀，再分别加入5滴甲醛、乙醛、丙酮、苯甲醛，混匀，置80℃水浴加热数分钟，观察、记录并解释发生的现象。

5. 与希夫试剂的显色反应　取洁净试管两支，分别加5滴乙醛、丙酮，再各加入希夫试剂10滴，观察、记录并解释发生的现象。

6. 丙酮的鉴定　取洁净的试管一支，加0.05mol/L亚硝酰铁氰化钠10滴，5%氢氧化钠溶液5滴，混合均匀，再加入5滴丙酮，摇匀，观察、记录并解释发生的现象。

四、实验注意事项

1. 银镜反应要注意　①试管要洁净，否则不能形成明亮的银镜；②氨水不能过量，否则影响实验效果；③托伦试剂须现配现用，以免久置生成爆炸性物质；④反应只能使用水浴加热，以防生成具有爆炸性的雷酸银发生意外；⑤实验完毕立即用稀硝酸洗去银镜。

2. 进行碘仿反应时要注意　①氢氧化钠溶液的滴加量应控制在碘颜色恰好消失或溶液呈淡淡的黄色（有微量碘存在）即可；②所加试样不能过多，加热不能过久，否则生成的碘仿会溶于醛酮中或发生分解反应。

3. 进行斐林反应时要注意　斐林试剂与醛反应的颜色变化为蓝色→绿色→黄色→砖红色，产物氧化亚铜（甲醛则进一步转变为金属铜）为砖红色沉淀；芳香醛、酮不能与斐林试剂反应，若加热时间过长也会分解产生砖红色沉淀，出现假阳性。

4. 使用希夫试剂时要注意　希夫试剂对热不稳定，溶液不能呈碱性，否则二氧化硫会逸出而恢复品红的颜色，出现假阳性，所以希夫试剂与醛应在室温和酸性条件下进行反应。

五、实验思考

1. 鉴别醛酮的方法有哪些？
2. 进行银镜反应时注意事项有哪些？
3. 能发生碘仿反应的物质在结构上有什么特点？实验过程中如何控制氢氧化钠的用量？
4. 醛与希夫试剂的显色反应条件是什么？
5. 斐林试剂加热时间过长导致什么结果？

目标检测

答案解析

一、填空题

1. 醛的官能团是________，酮的官能团是________。醛和酮都含________基，故又称________化合物。

2. 35%~40%的甲醛水溶液，俗称________，是医药上常用的________。

3. 托伦试剂的主要成分是________，斐林试剂的主要成分是________。

4. 糖尿病患者由于体内胰岛素分泌不足，糖代谢紊乱，体内常产生过量的________，随尿液排出。临床检验方法是，在尿液中加入____________，如有________，即显________色。

5. 醛，加氢还原得________；酮，加氢还原得________。

二、问答题

1. 为什么醛和酮易发生亲核加成反应？

2. 哪些酮能与氢氰酸发生加成反应？

三、命名下列化合物或写出结构简式

1. $CH_3CH(CH_3)CH_2CHO$（CH_3CHCH_2CHO，2位碳上连 CH_3）

2. $CH_3-C(CH_3)_2-CH_2COCH_3$

3. $OHCCH_2CH_2CHO$

4. 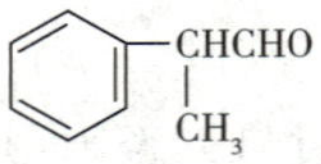

5. 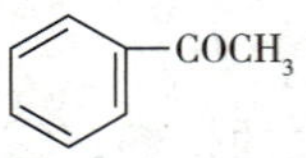

6. 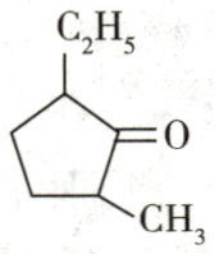

7. 3,3－二甲基－2,5－己二酮

8. 邻羟基苯甲醛

9. 2,2－二甲基环己酮

10. 2－乙基－3－环丁基丁醛

四、用化学方法鉴别下列各组化合物

1. 甲醛、乙醛。

2. 乙醇、乙醛、丙酮。

3. 丙醛、苯甲醛。

4. 苯甲醛、苯乙酮、苯甲醚。

五、完成下列化学反应式

1. $CH_3CHO + I_2 + NaOH \longrightarrow$

2. 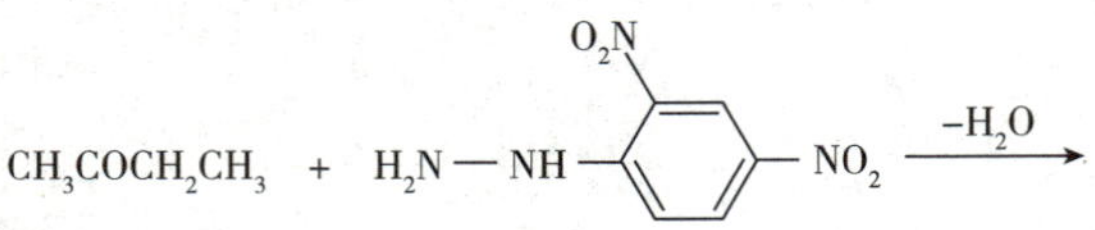

3. $CH_3CH(CH_3)COCH_3 + H_2 \xrightarrow{Ni}$

4. $CH_3COCH_3 + HCN \longrightarrow$

5. 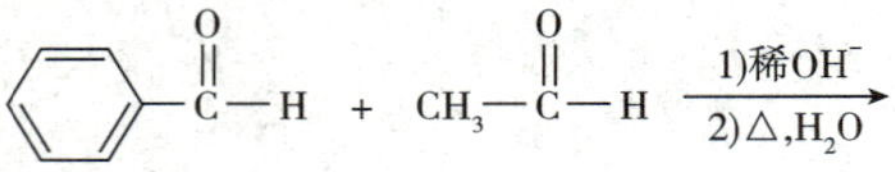

六、推导结构简式

1. 分子式为 C_8H_8O 的芳香族化合物，即能与 2,4－二硝基苯肼反应，还能与托伦试剂反应，试写出该化合物可能的构造简式。

2. 化合物 A、B 分子式均为 $C_5H_{10}O$，均能与 2,4－二硝基苯肼反应，A 能被托伦试剂和斐林试剂氧化，B 不能，A 加氢还原生成 3－甲基－1－丁醇，B 加氢还原生成 3－甲基－2－丁醇，试写出 A、B 的构造简式。

（马秀华）

书网融合……

重点回顾　　习题

第十一章　羧酸和取代羧酸

学习目标

知识目标：

1. **掌握**　羧酸和取代羧酸的结构特点、分类和命名；羧酸的主要化学性质。
2. **熟悉**　取代羧酸的主要化学性质。
3. **了解**　羧酸和取代羧酸在医药方面的应用。

能力目标：

1. 通过实验，学会用化学方法鉴别羧酸和取代羧酸。
2. 能理解羧酸、取代羧酸结构与性质关系。

素质目标：

将羧酸和取代羧酸的性质应用于医药和生活实践。

导学情景

情景描述：患者，男，患高血压，最近两个月隐约心痛。心电图报告：T 波改变。诊断：心肌缺血。建议药物治疗，首选用药：阿司匹林（乙酰水杨酸）、酒石酸美托洛尔。

情景分析：心肌缺血是属于比较常见的中老年性疾病，这种疾病大多数是因为冠状动脉粥样硬化所导致。对于心肌缺血患者，药物治疗是最常见也是最有效的治疗方法，阿司匹林片、酒石酸美托洛尔片等都是较好的治疗药物。

讨论：请问阿司匹林含有何种官能团？属于何种类型的药物？美托洛尔的酒石酸盐在水中易溶解，这是为什么？

学前导语：含有羧基（—COOH）的有机物，称为羧酸（carboxylic acid）。羧酸具有一定的药物功效，羧酸类药物作为镇痛药在临床上比较常见，如阿司匹林、布洛芬、萘普生等。

第一节　羧　酸

PPT

羧酸是最常见的有机酸，除甲酸和乙二酸外，它们都可以看作烃分子中的氢原子被羧基（$-\overset{\overset{\displaystyle O}{\|}}{C}-OH$，简写为—COOH）取代后的衍生物。羧基是羧酸的官能团。一元羧酸的通式为（Ar）R—COOH，R = H 时为甲酸。羧酸分子中烃基上的氢原子被其他原子或原子团取代后生成的化合物，称为取代羧酸。重要的取代羧酸有羟基酸、羰基酸、氨基酸等。

羧酸及取代羧酸广泛存在于自然界中，它们在动植物的生长、繁殖、新陈代谢等方面有着重要作用，许多羧酸及取代羧酸具有生物活性。因此，它们与工农业生产、医药卫生、人类生活等有着密切的联系。

一、羧酸的结构、分类和命名

（一）羧酸的结构

羧酸中羧基碳为 sp^2 杂化，三个 sp^2 杂化分别与两个氧和烃基碳（或氢）形成三个 σ 键，三个 σ 键共平面，键角约为 120°。羧基碳原子的 p 轨道与氧原子的 p 轨道在侧面相互重叠形成 π 键。羟基氧原子上 p 轨道具有未共用电子对，与碳氧双键形成 p－π 共轭体系。这种共轭效应，使得羟基氧原子的电子云向羰基迁移，羰基碳电正性减弱，不利于亲核试剂进攻；另一方面使得羟基氧原子的电子云密度降低，使氢原子易于电离，羟基酸性增强。如图 11－1 为羧酸的结构及乙酸的球棍模型。

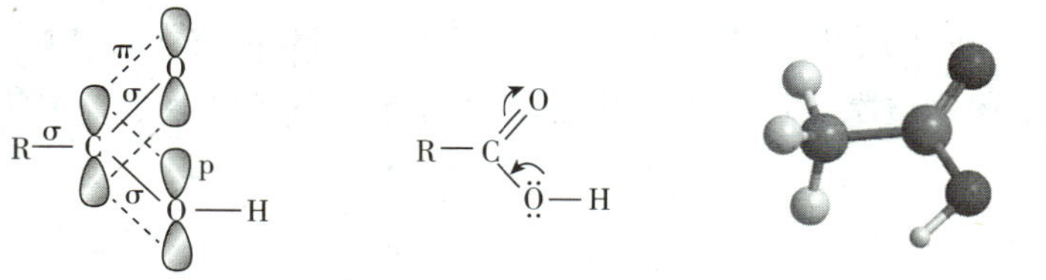

（a）羧酸的结构　　（b）乙酸的球棍模型

图 11－1　羧基的结构及乙酸的球棍模型

游离羧酸的羧基 p－π 共轭效应，导致碳氧双键与碳氧单键的键长平均化。羧酸羰基的键长比醛酮羰基的键长略长，羧酸碳氧单键的键长比醇的碳氧单键的键长略短。

（二）羧酸的分类

根据羧酸分子中羧基所连的烃基类型不同，分为脂肪酸、脂环酸和芳香酸，脂肪酸又分为饱和脂肪酸和不饱和脂肪酸。

CH_3CH_2COOH　饱和脂肪酸

$H_2C{=}CHCOOH$　不饱和脂肪酸

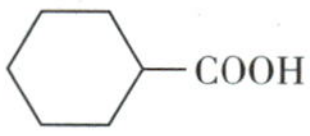

脂环酸

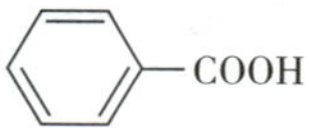

芳香酸

根据羧酸分子所含羧基数目的不同，分为一元酸、二元酸和多元酸等。

CH_3CH_2COOH　一元酸

$HOOC{-}COOH$　二元酸

$HOOCCH_2{-}CH(CH_2COOH){-}COOH$　多元酸

（三）羧酸的命名

羧酸的命名方法有系统命名法和俗名法。

1. 系统命名法　羧酸的系统命名与醛相似。

（1）一元饱和脂肪酸　选择含有羧基的最长碳链作为主链，根据主链碳原子数目称为“某酸”，以此为母体。从羧基碳开始用阿拉伯数字标明主链碳原子的位次。简单的羧酸也可用希腊字母 α、β、γ、δ…表示主链碳原子的位次（注意从羧基的邻位碳原子开始），末端碳原子位次为 ω。例如

$\overset{\beta}{\underset{3}{H_3C}}-\overset{\alpha}{\underset{2}{CH}}(CH_3)-\underset{1}{COOH}$

2-甲基丙酸（α-甲基丙酸）

$\overset{\gamma}{\underset{4}{CH_3}}\overset{\beta}{\underset{3}{CH_2}}-\overset{\alpha}{\underset{2}{C}}(CH_3)_2-\underset{1}{COOH}$

2,2-二甲基丁酸（α,α-二甲基丁酸）

（2）一元不饱和脂肪酸　选择含羧基和不饱和键在内的最长碳链为主链，称为“某烯酸”或“某炔酸”。从羧基碳原子开始编号，并注明双键或叁键的位置。主链碳原子数大于 10 时，应在中文数字之后加一个“碳”字。例如

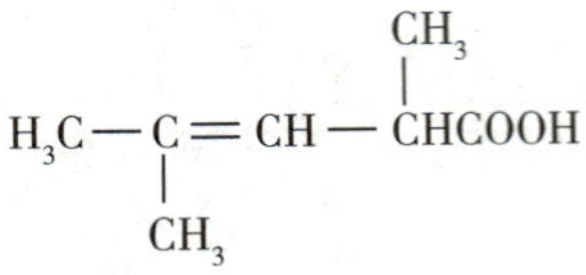

$CH_3(CH_2)_3CH=CH(CH_2)_5COOH$

2,4–二甲基–3–戊烯酸　　　　7–十二碳烯酸

（3）含有脂环或芳环的一元羧酸　以脂肪酸为母体，脂环或芳环作为取代基。例如

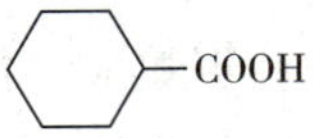

环己（基）甲酸

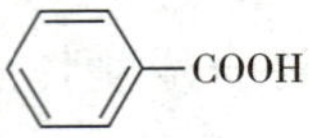

苯（基）甲酸（安息香酸）

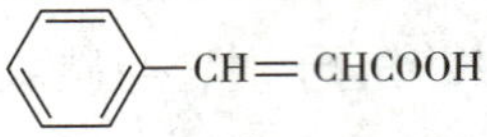

3–苯基丙烯酸（肉桂酸）

（4）二元酸　脂肪族二元酸应选择两个羧基位于两端的最长碳链为主链，根据主链碳原子数目称为“某二酸”。芳香族二元酸可用邻、间、对表示两个羧基的相对位置。脂环族二元酸，从羧基相连的环上碳开始编号，使两个羧基位次尽可能小，其他取代基位次也尽可能小，可称为“环某烷二羧酸”，例如

HOOC—COOH

乙二酸（草酸）

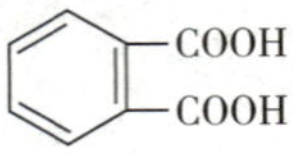

邻苯二甲酸（1,2–苯二酸）

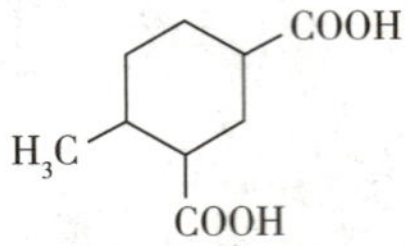

4–甲基–1,3–环己烷二羧酸

羧酸分子中去掉羧基上的羟基，剩余的基团称为酰基（acyl group），根据原来羧酸的名称命名为“某酰基”，如乙酰基（CH_3CO—）、苯甲酰基（PhCO—）等。

2. 俗名法　许多羧酸是从天然产物中得到的，因此常按其最初来源给以相应的俗名，如乙酸存在于食醋中，所以称为醋酸；苯甲酸存在于安息香胶中，所以称为安息香酸；丁酸俗称酪酸，是黄油腐败所产生的酸；己酸俗称羊油酸，是存在于山羊脂肪中的酸；其他如蚁酸（甲酸）、草酸（乙二酸）、琥珀酸（丁二酸）、软脂酸（十六碳酸）、硬脂酸（十八碳酸）等。

练一练

用系统命名法命名下列羧酸，并指出某些羧酸的俗名。

1. $CH_3(CH_2)_{14}COOH$

2. 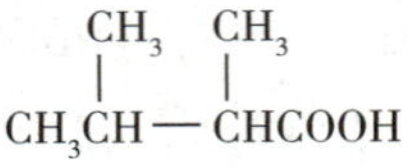

3. 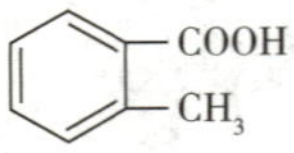

4. 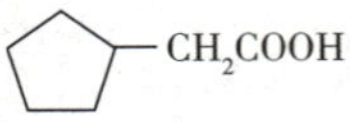

5. 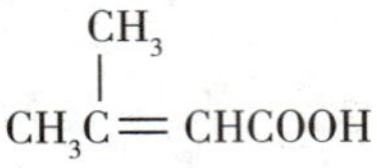

6. $HOOCCH_2—CH_2COOH$

答案解析

二、羧酸的性质

（一）物理性质

在饱和一元羧酸中，甲酸、乙酸和丙酸都是具有刺激性气味的液体，正丁酸至正壬酸是有腐败恶臭气味的油状液体，癸酸以上的脂肪羧酸为蜡状固体，脂肪族二元羧酸和芳香羧酸均为晶状固体。

羧酸是极性化合物，羧基是亲水基，能与水形成氢键。因此低级脂肪酸易溶于水，但其他羧酸随着分子量的增加，在水中的溶解度逐渐减小，癸酸以上的羧酸不溶于水。低级饱和脂肪族二元羧酸也可溶于水，并随碳链的增长水溶性减小。芳香羧酸的水溶性很小。脂肪族一元羧酸能溶于乙醇、乙醚等有机溶剂。

饱和一元羧酸的沸点随分子量增加而升高。羧酸的沸点比分子量相近的醇高。这是由于两个羧酸分子可通过两个氢键彼此发生缔合成二聚体，羧酸分子间的这种氢键缔合比醇分子间的氢键更为牢固，

甚至在气态时，羧酸也可能有二聚体存在。如乙酸在蒸气状态仍保持双分子结合。

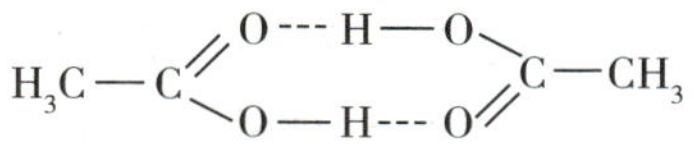

饱和一元羧酸和二元羧酸的熔点随分子中碳原子数目的增加呈锯齿状变化，含偶数碳原子的羧酸比其相邻的两个含奇数碳原子的羧酸熔点高，这种现象与分子的对称性有关。

（二）化学性质

羧酸的化学性质主要发生在官能团羧基上，羧基在形式上由羟基和羰基组成，但由于羰基的 π 键与羟基氧 p 轨道（具有未共用电子对），形成 p-π 共轭体系，所以羧基的化学性质并不是羟基和羰基性质的简单加合，而是具有它自身独特的性质，羧酸主要的化学性质如下。

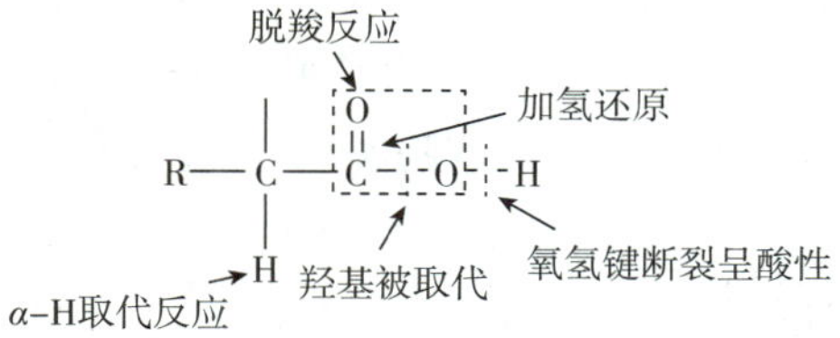

1. 酸性　具有弱酸性，能使紫色石蕊试液变红色，能与活泼金属、碱反应。其酸性比碳酸强，能与碳酸盐或碳酸氢盐反应产生二氧化碳，利用此反应可区别羧酸和酚。

$$RCOOH + NaOH \longrightarrow RCOONa + H_2O$$

$$RCOOH + NaHCO_3 \longrightarrow RCOONa + H_2O + CO_2\uparrow$$

羧酸与盐酸、硫酸等无机强酸相比，它的酸性还是弱得多，但在有机物中是酸性较强的一类化合物。

羧酸、碳酸、酚、水和醇的酸性由强到弱得顺序为：多元羧酸 > 甲酸 > 其他一元羧酸 > 碳酸 > 苯酚 > 水 > 醇。相应共轭碱的碱性由强到弱得顺序为：$R—O^- > OH^- > Ar—O^- > HCO_3^- > R—COO^-$。

2. 羟基被取代　羧酸中羟基不易被取代，但在一定条件下，可以被卤素（—X）、酰氧基（RCOO—）、烷氧基（RO—）和氨基（$—NH_2$）取代，分别生成酰卤、酸酐、酯和酰胺等羧酸衍生物。其中羧酸与醇脱水生成酯和水的反应，称为酯化反应。

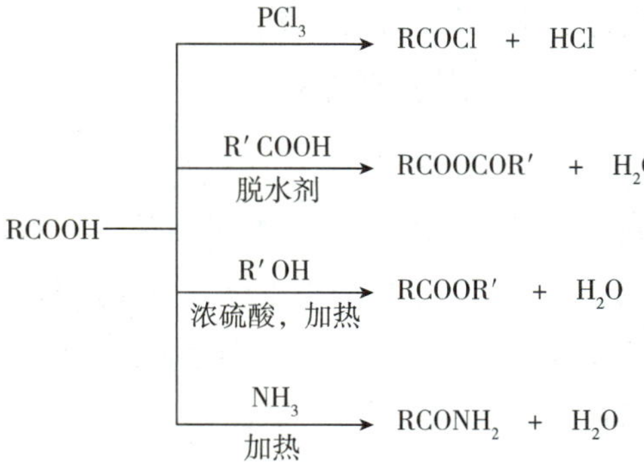

3. 还原反应　羧基中的羰基由于受到羟基的影响，失去了典型羰基的性质，难于被一般还原剂或催化氢化法还原，但是强还原剂如氢化铝锂，却能将羧酸还原成伯醇。

$$RCOOH \xrightarrow[Et_2O]{LiAlH_4} \xrightarrow{H_3O^+} RCH_2OH$$

4. α-H 的取代反应　由于羧基吸电子效应的影响，羧酸分子中 α-碳原子上的氢有一定的活性，在少量磷或三氯化磷的存在下，能发生卤代反应而生成卤代酸。

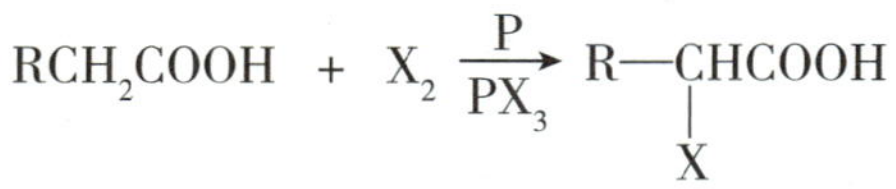

5. 脱羧反应 羧酸分子脱去羧基放出二氧化碳的反应，称为脱羧反应。一元羧酸脱羧较困难，只有在特殊条件下才能发生脱羧反应。但低级的二元羧酸，如草酸、丙二酸等，则易脱去一个羧基而生成一元羧酸和二氧化碳。例如

$$HOOC—COOH \xrightarrow{\Delta} HCOOH + CO_2 \uparrow$$

三、重要的羧酸

（一）甲酸

甲酸（HCOOH）俗称蚁酸，是有刺激性气味的无色液体，腐蚀性很强。主要存在于许多昆虫（如赤蚁、蜂、毛虫）和某些植物（如荨麻、松节针）中。被蚂蚁或蜂类蜇伤后引起皮肤红肿和疼痛，就是甲酸引起的。出现此类情况时，可在患处涂上一些氨水或小苏打稀溶液或肥皂水，通过中和甲酸起到止痛、止痒作用。甲酸有杀菌力，可作消毒剂或防腐剂。12.5g/L 甲酸溶液称为蚁精，在医药上用于风湿病的外用药。

从结构上看，甲酸分子中既有羧基又有醛基。

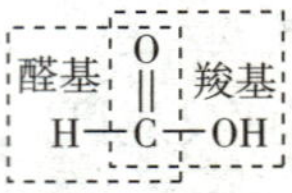

因此，甲酸表现出一些与它的同系物不同的化学性质。

（1）较强酸性。甲酸的酸性比其他饱和一元酸强。

（2）还原性。甲酸能发生银镜反应、菲林反应，还能使高锰酸钾溶液褪色。这些反应可用于甲酸的鉴别。

（二）乙酸

乙酸（CH_3COOH）俗称醋酸，是食醋的主要成分，食醋中含醋酸 3%~5%。醋酸是有强烈刺激性酸味的无色液体，沸点 118℃，熔点 16.6℃，可与水混溶。乙酸在 16.6℃以下能凝结成冰状固体，所以常将无水乙酸称为冰醋酸。

医药上常用 0.5%~2% 的溶液作为消毒防腐剂，用于烫伤或灼伤感染的创面洗涤。醋酸是常用的有机试剂，也是染料、香料、塑料和制药工业的重要原料。

（三）苯甲酸

苯甲酸（C_6H_5COOH）俗称安息香酸，存在于安息香树脂及多种植物树脂中。

苯甲酸是无味的白色结晶，熔点 121.7℃，难溶于冷水，易溶于热水、乙醇、乙醚和三氯甲烷中。苯甲酸易挥发，具有抑菌防腐作用，毒性较低，因而苯甲酸的钠盐常用作食品、药剂和日用品的防腐剂。此外，苯甲酸可用作治疗癣病的药物。

（四）乙二酸

乙二酸（HOOC—COOH）俗称草酸，是最简单的二元羧酸，广泛存在于自然界的草本植物中，特别是大黄、菠菜等植物，并常以盐的形式存在。人尿中草酸以草酸钙或草酸脲的形式存在。另外，肾或膀胱结石中也含有草酸钙。

草酸为无色透明的晶体，易溶于水，有毒。其酸性比一般的一元羧酸的酸性强，在二元羧酸中酸性最强。草酸具有还原性，能使紫色的高锰酸钾溶液褪色，因此在分析化学中常用草酸钠标定高锰酸钾溶液的浓度。

看一看

羧酸与药学的关系

羧酸具有一定的药理作用，故许多药物本身是羧酸，如甲酸是治疗风湿症的蚁精，苯甲酸可作治疗真菌感染的药物，丁二酸在医学上有抗痉挛、祛痰及利尿作用等。但由于结构复杂的羧酸在水中的溶解度小，而其钠盐、钾盐及铵盐在水中的溶解度大，因此在临床上常将羧酸类药物制成钠盐或钾盐的形式，如临床上抗生素类药物青霉素，不溶于水，临床上常制成粉状青霉素钠盐或钾盐，以提高其水溶性。

第二节　取代羧酸

PPT

羧酸分子中烃基上的氢原子被其他原子或基团取代后的化合物，称为取代羧酸。常见的取代羧酸有卤代羧酸、羟基酸、羰基酸和氨基酸等，本节学习羟基酸、羰基酸和氨基酸。

一、羟基酸

（一）羟基酸的分类和命名

羧酸分子中烃基上的氢原子被羟基取代后生成的化合物，称为羟基酸（hydroxy acid）。羟基酸分子中既有羟基又有羧基。羟基连在脂肪烃基碳链上的羟基酸，称为醇酸；根据分子中羧基与羟基的相对位置不同，可分为 α、β、γ 羟基酸等；羟基连在芳环上的羟基酸，称为酚酸。

醇酸和酚酸的命名，可采用系统命名法，也可根据其来源采用俗名。

醇酸的系统命名法是以羧酸为母体，羟基作为取代基，并用阿拉伯数字或希腊字母标明取代基的位置。例如

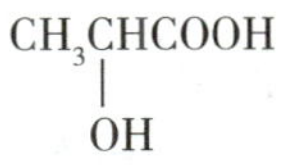

2-羟基丙酸（乳酸）
α-羟基丙酸

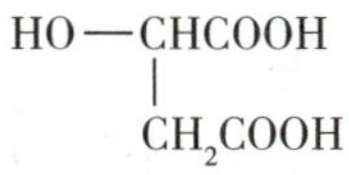

羟基丁二酸（苹果酸）
α-羟基丁二酸

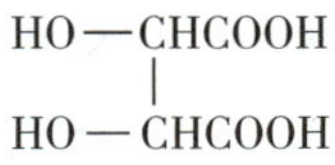

2,3-二羟基丁二酸（酒石酸）
α,β-二羟基丁二酸

酚酸的系统命名法是以芳香酸为母体，羟基作为取代基，从羧基相连的芳环碳开始编号。例如

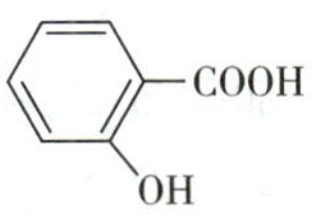

邻羟基苯甲酸（水杨酸）

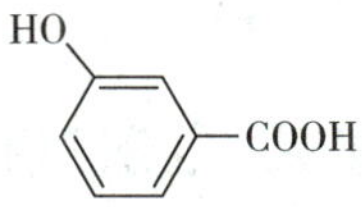

间羟基苯甲酸

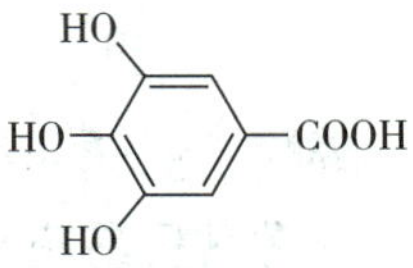

3,4,5-三羟基苯甲酸（没食子酸）

（二）羟基酸的性质

羟基酸分子中含有羟基和羧基两种官能团，因此既有羟基又有羧基的一般性质，如醇羟基可以发生氧化、酯化、脱水等反应，酚羟基能与三氯化铁溶液显色，羧基可成盐、成酯等。由于羟基和羧基间的相互影响，使得羟基酸表现出一些特殊的性质，且这些特殊性质因羟基和羧基的相对位置不同而表现出一定的差异。

1. 酸性　羟基酸分子中的羟基为吸电子基，其对羧酸的酸性产生影响。

在醇酸中，醇酸酸性比相应的羧酸强。随着羟基和羧基距离的增大，这种影响依次减小，酸性逐渐减弱。例如

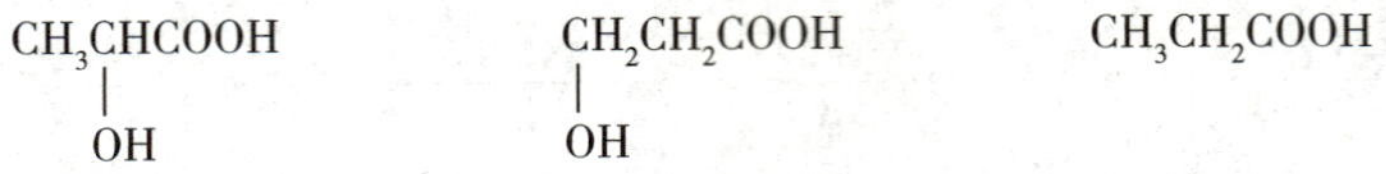

pK_a　3.87　4.51　4.86

在酚酸中，羟基与苯环之间相互作用比较复杂。下列几种酚酸异构体的酸性由强到弱顺序为：

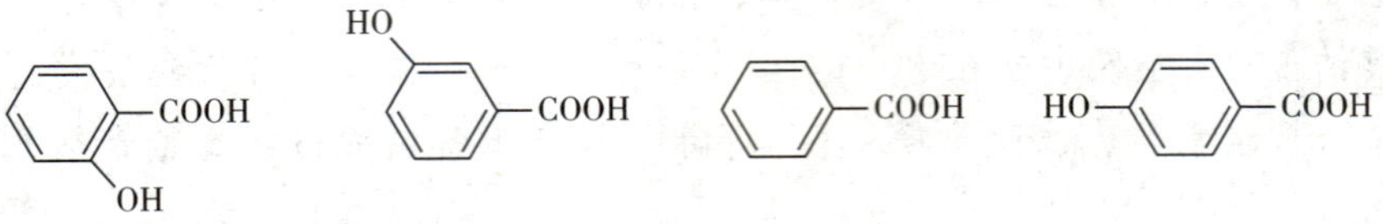

pK_a　3.00　4.12　4.17　4.54

2. 氧化反应　醇酸分子中羟基受到羧基的影响，更容易被氧化。如托伦试剂、稀硝酸不能氧化一般的醇，却能将醇酸氧化成醛酸或酮酸。例如

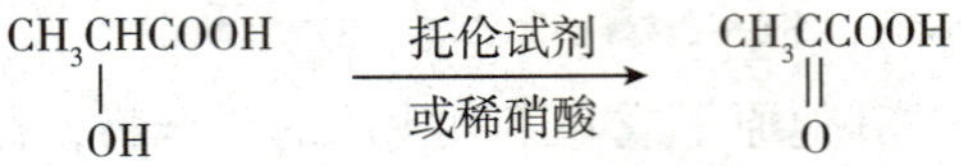

3. 分解反应　α－醇酸与稀硫酸溶液共热，分解为甲酸和少一个碳原子的醛或酮。

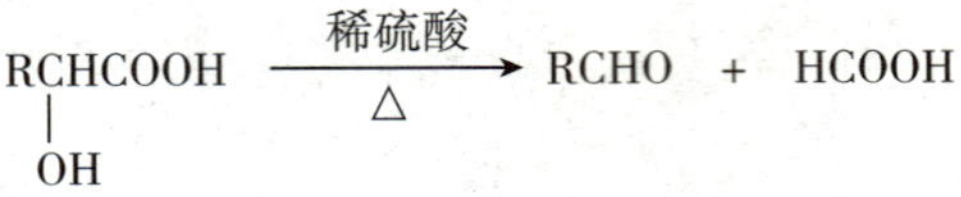

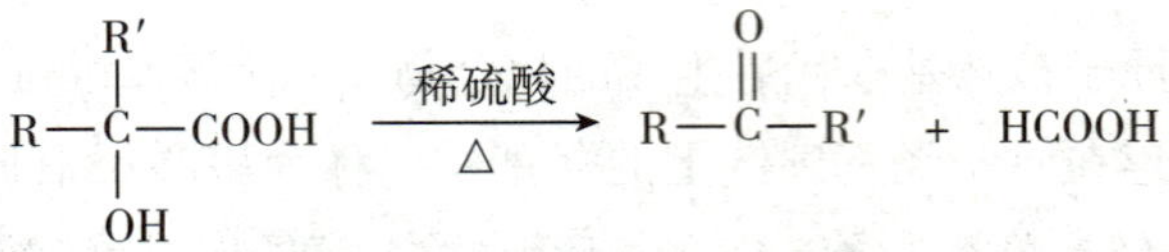

4. 脱水反应　醇酸对热敏感，加热时容易发生脱水反应。羟基和羧基的相对位置不同，其脱水方式和脱水产物也不同。

（1）α－醇酸　受热时，两分子间交叉脱水，生成六元环的交酯。

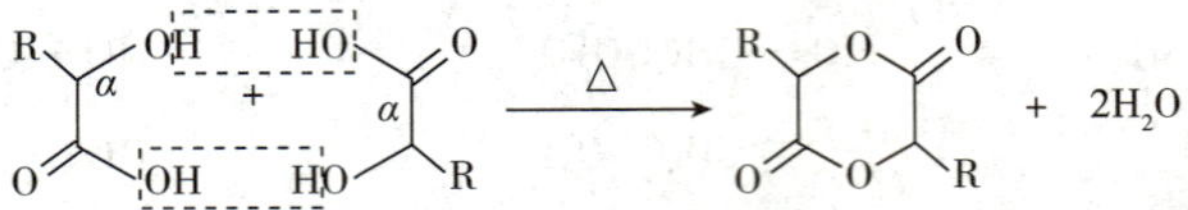

（2）β－醇酸　受热时，发生分子内脱水反应，生成α，β－不饱和羧酸。

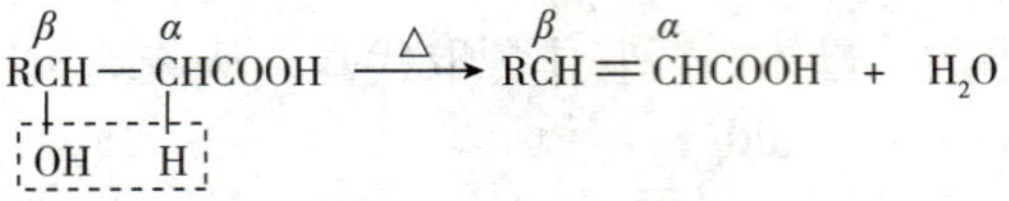

（3）γ－醇酸和δ－醇酸　γ－醇酸和δ－醇酸易发生分子内脱水，而生成稳定的五元环或六元环的内酯。其中γ－醇酸比δ－醇酸更易脱水，在室温下即可进行，因此γ－醇酸很难游离存在，只有成盐后才稳定。

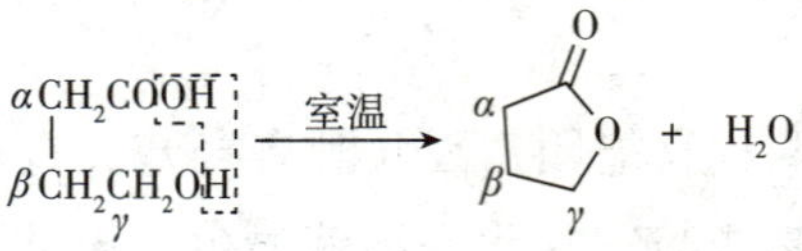

γ-丁内酯

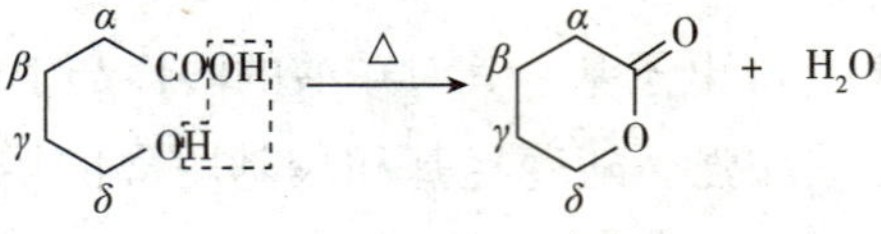

δ-戊内酯

（三）常见的羟基酸

1. 乳酸　因最初从酸牛奶中发现而得名。化学名为 α - 羟基丙酸，构造式为

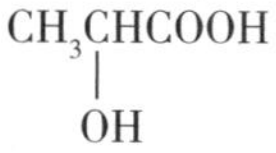

乳酸是肌肉中糖原的代谢产物，人体在剧烈运动时，糖原分解成乳酸，同时释放出热量，供给肌肉所需的能量。当肌肉中乳酸的含量增多时，就会感到“酸胀”，经休息后，一部分乳酸经血液循环输送回肝脏转变成糖原，另一部分经肾脏由尿液排出，酸胀感消失。

乳酸有很强的吸湿性，一般呈糖浆状液体，易溶于水、乙醇和乙醚。在医药上，乳酸可作为消毒剂和外用防腐剂，可用于治疗阴道滴虫；其钙盐可治疗佝偻病等缺钙症；其钠盐可纠正人体的酸中毒。

2. 水杨酸　因其发现于柳树或杨树树皮中而得名。化学名为邻羟基苯甲酸，构造式为

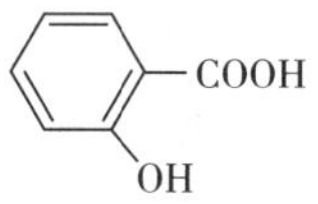

水杨酸具有杀菌和解热镇痛的作用，由于它对肠胃的刺激性强，只能外用，不宜口服，故多用其衍生物如乙酰水杨酸等。乙酰水杨酸的药品通用名为阿司匹林，具有解热、镇痛、抗血栓及抗风湿作用，刺激性较水杨酸小，是可内服的解热镇痛药。阿司匹林肠溶片可用于预防心、脑血管疾病。

3. 枸橼酸　化学名为 3 - 羟基 - 3 - 羧基戊二酸或 β - 羟基 - β - 羧基戊二酸，构造式为

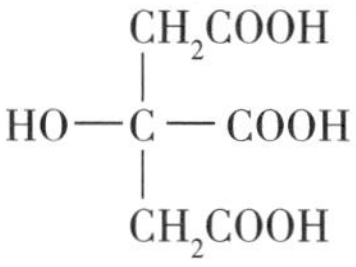

枸橼酸为无色晶体，常含有一分子结晶水，无臭，有很强的酸味，易溶于水。枸橼酸广泛存在于各种水果和蔬菜中，在动物的骨骼、血液、肌肉中也有分布。枸橼酸在医药、工业、食品、化妆品等行业具有广泛的用途。

枸橼酸具有收缩、增固毛细血管，并降低其通透性的作用，还能提高凝血功能及血小板数量，缩短凝血时间和出血时间，具有一定的止血作用。制药工业用其作为医药清凉剂，医疗上可用其测血钾等。其主要盐类有钠盐、钙盐和铵盐等，枸橼酸钠是血液抗凝剂，枸橼酸铁铵可作补血药。

枸橼酸常用于化妆品中，有加快角质更新作用，角质更新有助于皮肤中的黑色素剥落、毛孔收缩、黑头溶解等。

二、羰基酸

（一）羰基酸的分类和命名

分子中既含有羧基又含羰基的化合物，称为羰基酸（carbonyl acid）。根据羰基在碳链中的位置，羰基酸分为醛酸和酮酸。醛酸的羰基（即醛基）位于碳链末端，而酮酸的羰基（即酮基）位于碳链中间。根据酮基与羧基的相对位置不同，酮酸分为 α - 酮酸、β - 酮酸、γ - 酮酸等。人体内糖、脂肪和蛋白质代谢的中间产物里有 α - 酮酸或 β - 酮酸。

羰基酸的命名法与羟基酸相似，以羧酸为母体，称为“某醛（酮）酸”，酮酸用阿拉伯数字或希腊字母注明羰基位置。例如

$$\overset{\displaystyle O}{\overset{\|}{HC}}-CH_2-COOH \qquad H_3C-\overset{\displaystyle O}{\overset{\|}{C}}-COOH \qquad CH_3CH_2-\overset{\displaystyle O}{\overset{\|}{C}}-COOH$$

丙醛酸　　丙酮酸　　2-丁酮酸（α-丁酮酸）

（二）羰基酸的性质

醛酸分子中含有醛基和羧基，因此，既具有醛的性质也具有羧酸的性质；酮酸分子中含有酮基和羧基，因此，既具有酮的性质也具有羧酸的性质。由于羰基与羧基相互影响，羰基酸还表现出一些特殊性质。

1. 酸性　由于羰基吸电子能力比羟基强，酮酸的酸性比相应的羟基酸和羧酸都要强，且羰基距离羧基越近，酸性越强。

酸性：	$CH_3COCOOH$	>	CH_3COCH_2COOH	>	$CH_3CH(OH)CH_2COOH$	>	CH_3CH_2COOH
	丙酮酸		β-丁酮酸		β-羟基丁酸		丙酸
pK_a	2.5		3.51		3.86		4.87

2. 分解反应　α-酮酸与浓硫酸共热，分解生成少一个碳原子的羧酸及一氧化碳。

$$CH_3COCOOH \xrightarrow[\Delta]{浓H_2SO_4} CH_3COOH + CO\uparrow$$

β-酮酸与浓碱共热，在α-碳与β-碳之间发生σ键断裂，生成两分子羧酸盐，称为β-酮酸的酸式分解。

$$CH_3COCH_2COOH + 2NaOH \xrightarrow{\Delta} 2CH_3COONa + H_2O$$

3. 脱羧反应　α-酮酸与稀硫酸共热或被弱氧化剂（如托伦试剂）氧化，失去二氧化碳而生成少一个碳原子的醛。例如

$$CH_3COCOOH \xrightarrow[150℃]{浓H_2SO_4} CH_3CHO + CO_2\uparrow$$

β-酮酸只有在低温下稳定，受热易脱羧。例如

$$CH_3COCH_2COOH \xrightarrow{\Delta} CH_3COCH_3 + CO_2\uparrow$$

通常β-酮酸脱羧后生成酮的反应，称为β-酮酸的酮式分解。生物体内β-酮酸在脱羧酶的催化下也发生类似的脱羧反应。

（三）常见的酮酸

β-丁酮酸，又称乙酰乙酸，构造式为

$$CH_3-\overset{\displaystyle O}{\overset{\|}{C}}-CH_2COOH$$

乙酰乙酸是无色黏稠液体，不稳定，容易脱羧生成丙酮，能还原为β-羟基丁酸。β-丁酮酸、β-羟基丁酸和丙酮三者，在医学上合称为酮体。在正常情况下，人的血液中酮体的含量很少（一般低于10mg/L），但糖尿病患者因糖代谢发生障碍，使血液中酮体的含量增加，从尿中排出。所以临床上除了检查患者尿液中的葡萄糖含量，还可以检查是否存在酮体，来诊断病人是否患有糖尿病。检验方法：在一支干净试管中加5ml尿液，加入5滴10% HAc和5滴新制的0.05mol/L亚硝酰铁氰化钠，充分混合后，用移液管沿管壁缓慢加入0.5ml氨水流至液面，静置5分钟。若试管中颜色没有变化，则无酮体。若试管中尿液上面出现紫色环，则有酮体。

三、氨基酸

（一）氨基酸的结构

氨基酸（amino acid）是分子中既含有氨基又含有羧基的化合物。在自然界中，蛋白质水解的最终产物都是 α - 氨基酸，即羧酸分子中 α 位上氢原子被氨基（$-NH_2$）取代后形成的氨基酸。

（二）氨基酸的分类

1. 根据氨基酸分子中所含烃基的结构不同，氨基酸可分为脂肪族氨基酸、芳香族氨基酸和杂环氨基酸。

2. 根据氨基酸分子中氨基和羧基的相对位置，氨基酸可分为 α - 氨基酸、β - 氨基酸和 γ - 氨基酸等。

α - 氨基酸可用如下通式表示：

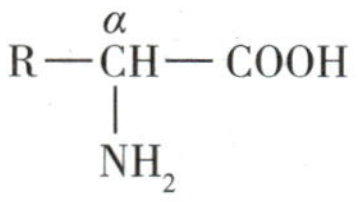

R 为烃基或取代烃基，是分子中的可变部分。天然的各种不同的 α - 氨基酸只是 R 基团部分不同而已。

3. 根据氨基酸分子中氨基和羧基的相对数目，氨基酸可分为酸性氨基酸、碱性氨基酸和中性氨基酸。

氨基酸分子中氨基的数目少于羧基数目时，称为酸性氨基酸。例如

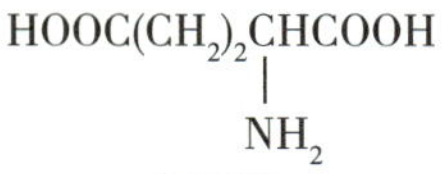

谷氨酸

氨基酸分子中氨基的数目多于羧基数目时，称为碱性氨基酸。例如

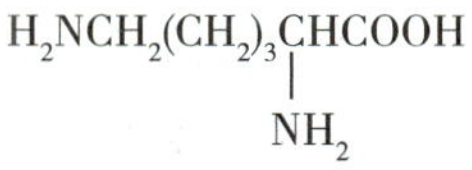

赖氨酸

氨基酸分子中氨基和羧基数目相等时，称为中性氨基酸。例如

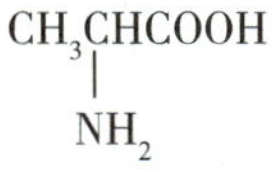

丙氨酸

必须指出，因为羧基的解离能力比氨基稍大，所以中性氨基酸并不是中性，其水溶液均呈弱酸性。

（三）氨基酸的命名

氨基酸的系统命名与羟基酸相似，以羧酸为母体，氨基作为取代基，习惯上，氨基的位置用希腊字母 α、β、γ…（末端碳位为 ω）等标注。例如

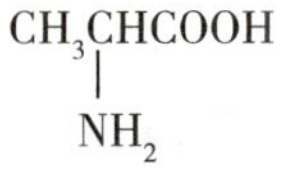

α-氨基丙酸

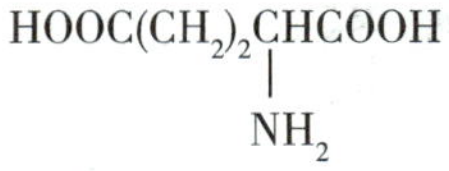

α-氨基戊二酸

氨基酸的命名除了系统命名法外，还常根据其来源和性质采用俗名。如天冬氨酸因最初从天冬植物中发现而得名，甘氨酸因具有甜味而得名。

自然界中目前发现的氨基酸有 300 余种，构成蛋白质的氨基酸只有 20 多种。表 11－1 列出一些常见的 α - 氨基酸的名称、结构、缩写符号等，其中标有 * 号的 8 种氨基酸在人体内不能合成，必须通过食物供给，称为必需氨基酸。

表 11－1　常见的 α－氨基酸

分类	名称	构造式	缩写符号		等电点
			中文	英文	
酸性氨基酸	天冬氨酸 （α－氨基丁二酸）	$HOOCCH_2CHCOOH$ NH_2	天冬	Asp	2.77
	谷氨酸 （α－氨基戊二酸）	$HOOC(CH_2)_2CHCOOH$ NH_2	谷	Glu	3.22
碱性氨基酸	＊赖氨酸 （α，ω－二氨基己酸）	$H_2NCH_2(CH_2)_3CHCOOH$ NH_2	赖	Lys	9.74
	精氨酸 （α－氨基－δ－胍基戊酸）	$H_2NCNH(CH_2)_3CHCOOH$ NH　　NH_2	精	Arg	10.76
	组氨酸 ［α－氨基－β－（5－咪唑）丙酸］	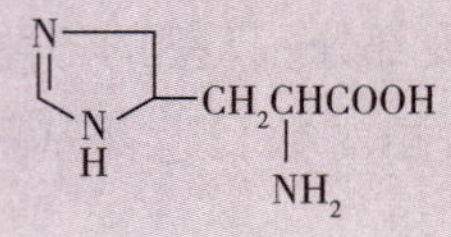	组	His	7.59
中性氨基酸	甘氨酸 （α－氨基乙酸）	CH_2COOH NH_2	甘	Gly	5.97
	丙氨酸 （α－氨基丙酸）	$CH_3CHCOOH$ NH_2	丙	Ala	6.00
	＊缬氨酸 （β－甲基－α－氨基丁酸）	$(CH_3)_2CHCHCOOH$ NH_2	缬	Val	5.96
	＊亮氨酸 （γ－甲基－α－氨基戊酸）	$(CH_3)_2CHCH_2CHCOOH$ NH_2	亮	Leu	6.02
	＊异亮氨酸 （β－甲基－α－氨基戊酸）	$CH_3CH_2CH—CHCOOH$ CH_3　NH_2	异亮	Ile	5.98
	＊苏氨酸 （α－氨基－β－羟基丁酸）	$CH_3CH—CHCOOH$ OH　NH_2	苏	Thr	5.60
	＊蛋氨酸 （α－氨基－γ－甲硫基丁酸）	$CH_3S(CH_2)_2CHCOOH$ NH_2	蛋	Met	5.74
	＊苯丙氨酸 （β－苯基－α－氨基丙酸）	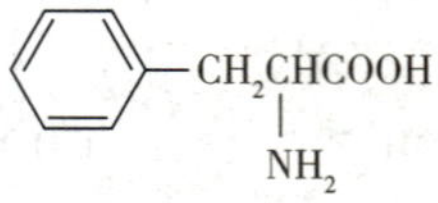	苯丙	Phe	5.48
	＊色氨酸 （β－3－吲哚－α－氨基丙酸）	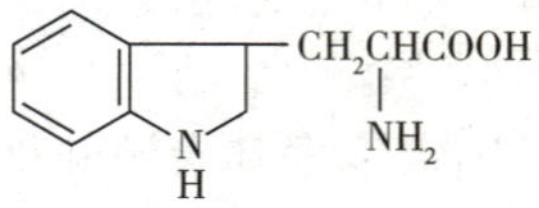	色	Trp	5.89
	脯氨酸 （α－四氢吡咯甲酸）	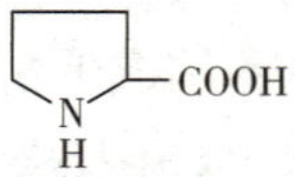	脯	Pro	6.30

续表

分类	名称	构造式	缩写符号		等电点
			中文	英文	
中性氨基酸	丝氨酸（α－氨基－β－羟基丙酸）	$HO—CH_2\underset{\mid\atop NH_2}{C}HCOOH$	丝	Ser	5.68
	半胱氨酸（α－氨基－β－巯基丙酸）	$HS—CH_2\underset{\mid\atop NH_2}{C}HCOOH$	半胱	Cys	5.02
	酪氨酸（α－氨基－β－对羟苯基丙酸）	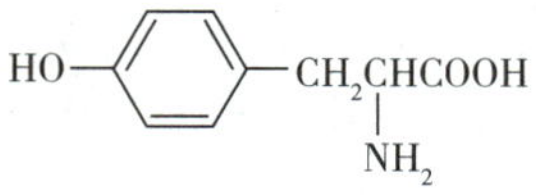	酪	Tyr	5.66
	天冬酰胺（α－氨基－β－甲酰胺基丙酸）	$H_2N—\underset{\Vert\atop O}{C}—CH_2\underset{\mid\atop NH_2}{C}HCOOH$	天胺	Asn	5.41
	谷胺酰胺（α－氨基－γ－甲酰胺基丁酸）	$H_2N—\underset{\Vert\atop O}{C}—CH_2CH_2\underset{\mid\atop NH_2}{C}HCOOH$	谷胺	Gln	5.65

（四）氨基酸的性质

α－氨基酸都是无色晶体，熔点较高，一般为200～300℃，熔化时易分解脱羧放出CO_2。一般能溶于水，都能溶于强酸或强碱中，难溶于乙醇、乙醚、苯、石油醚等非极性有机溶剂。各种α－氨基酸的钠盐、钙盐都能溶于水。

氨基酸分子中既有氨基又有羧基，因此，它既具有氨基（如成盐、与亚硝酸作用等）和羧基（如成盐、成酯、脱羧等）的典型反应，又由于氨基和羧基的相互影响表现出一些特殊的性质。

1. 两性解离和等电点 氨基酸分子中含有酸性的羧基和碱性的氨基，因此是两性化合物。

（1）两性电离 氨基酸分子中羧基具有典型羧酸的性质，发生酸式解离形成负离子。

$$R\underset{\mid\atop NH_2}{C}HCOOH \rightleftharpoons R\underset{\mid\atop NH_2}{C}HCOO^- + H^+$$

氨基酸分子中氨基具有典型氨基的性质，发生碱式解离形成正离子。

$$R\underset{\mid\atop NH_2}{C}HCOOH + H_2O \rightleftharpoons R\underset{\mid\atop NH_3^+}{C}HCOOH + OH^-$$

氨基酸分子中含有酸性的羧基和碱性的氨基，羧基和氨基可同时发生解离，形成两性离子（偶极离子），这种离子称为内盐，具有两性电离的性质。

$$R\underset{\mid\atop NH_2}{C}HCOOH \rightleftharpoons R\underset{\mid\atop NH_3^+}{C}HCOO^-$$

两性离子（偶极离子）

（2）等电点 在一般情况下，羧基与氨基解离程度并不相等，纯净氨基酸的水溶液不是中性。在不同的pH水溶液中氨基酸带电情况不同，在电场中的行为不同。将氨基酸溶液pH调节到某一特定值时，氨基酸的酸式解离和碱式解离程度相等，分子中正离子数和负离子数正好相当，此时氨基酸主要以电中性的偶极离子（dipolar ion）存在，在电场中既不向正极移动，又不向负极移动，这个特定的pH称为氨基酸的等电点，常用pI（isoelectric point）表示。

氨基酸在水溶液中解离情况如下。

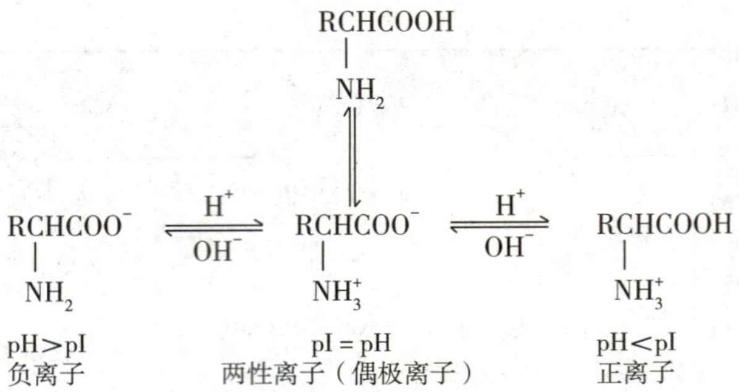

氨基酸溶于水时，氨基酸分子带电荷的情况，随水溶液的酸碱度变化而变化。当溶液 pH > pI 时，氨基酸主要以负离子形式存在；pH < pI 时，氨基酸主要以正离子形式存在；pH = pI 时，氨基酸主要以两性离子形式存在，其净电荷为零。

由于各种氨基酸的组成和结构不同，羧基和氨基的解离程度不同，因此不同的氨基酸具有不同的等电点。

酸性氨基酸，水溶液为酸性，氨基酸带净的负电荷。其 pI <7，一般为 2.7 ~3.2。

碱性氨基酸，水溶液为碱性，氨基酸带净的正电荷。其 pI >7，一般为 7.6 ~10.8。

中性氨基酸，由于羧基解离程度略大于氨基，溶液中含有的负离子比正离子略多，要使氨基酸达到等电点，需略多加一点酸来抑制羧基解离，故中性氨基酸的等电点小于 7，一般为 5.0 ~6.3，见表 11 -1。

等电点是氨基酸的一个重要的理化常数。在等电点时，氨基酸的溶解度最小，容易从溶液中析出结晶。利用调节等电点的方法，可分离提纯氨基酸。一般情况下，若氨基酸在纯水中显酸性时，则表明其羧基的解离程度较大，此时加入适量的酸可调至其等电点；若氨基酸在纯水中显碱性时，即表明其氨基的解离程度较大，那么要加入适量的碱调至其等电点。

2. 与茚三酮反应 α - 氨基酸与水合茚三酮（ninhydrin）水溶液共热，经过一系列反应，最终生成蓝紫色的化合物（含亚氨基的氨基酸，如脯氨酸和羟脯氨酸与水合茚三酮反应产物呈黄色）。这是鉴别 α - 氨基酸最灵敏、最简便的方法。由于该反应中释放的 CO_2 量与氨基酸的量成正比，故又可作为氨基酸的定量分析方法。

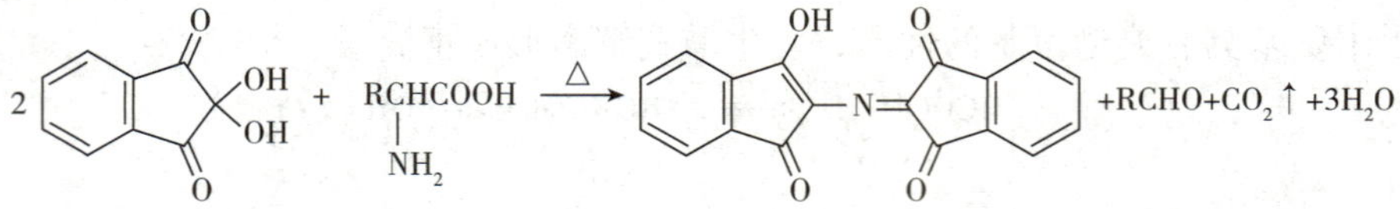

在生化实验中，常用纸色谱或薄层色谱分离各种氨基酸，再用水合茚三酮显色，对各种氨基酸进行定性和定量分析。

3. 成肽反应 一分子 α - 氨基酸中的羧基与另一分子氨基酸中的氨基之间脱水缩合，生成含有酰胺键（—CONH—）结构的化合物的反应称为成肽反应。氨基酸分子间形成的酰胺键（—CONH—）称为肽键，所生成的化合物称为肽。两分子氨基酸形成的肽称为二肽，两个以上氨基酸由多个肽键结合起来形成的肽，称为多肽，分子量在 10000 以上的肽，一般称为蛋白质（protein）。

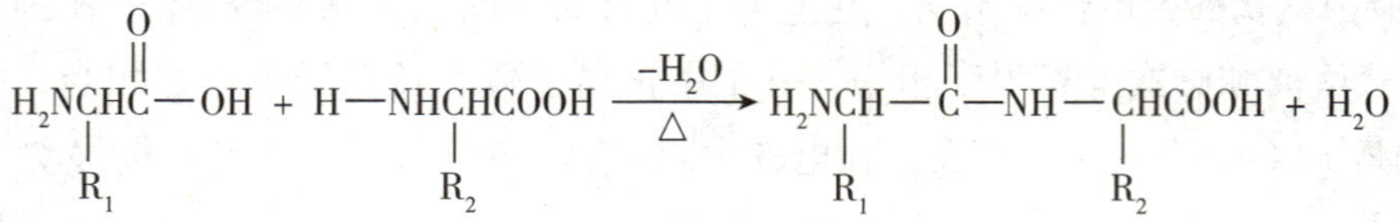

想一想

甘氨酸（pI = 5.97）在 pH = 3.00 的水溶液中主要以什么形式存在？

答案解析

实验八　羧酸和取代羧酸的性质

PPT

一、目的要求

1. 掌握酯化反应和草酸的脱羧反应的操作技术。
2. 验证羧酸和取代羧酸的主要性质。
3. 学会鉴别羧酸和具有特殊性质的取代羧酸。

二、实验原理

1. 羧酸具有酸性　低级羧酸与水能混溶，水溶液可用 pH 试纸检查其酸性；与无机强碱生成能溶于水的强碱弱酸盐，从而使不溶于水的羧酸溶于强碱溶液，再在其盐溶液中加入无机强酸，羧酸又游离出来，利用此性质可分离提纯羧酸；羧酸既能溶于氢氧化钠，又能溶于碳酸钠和碳酸氢钠。

2. 甲酸的还原性　甲酸分子中有醛基，具有还原性，可与托伦试剂反应产生银镜；与斐林试剂产生砖红色氧化亚铜沉淀，也能被高锰酸钾氧化。

3. 草酸的还原性　草酸具有还原性，能被高锰酸钾氧化；受热可发生脱羧反应。

4. 酯化反应　羧酸在浓硫酸作用下，与醇发生分子间脱水生成酯，大多数酯具有水果香味。

5. 取代羧酸的酸性　取代羧酸具有酸性，且比相应的羧酸酸性略强。

6. 水杨酸与三氯化铁溶液反应　酚酸中含有酚羟基，遇三氯化铁显紫色。

7. α - 氨基酸与水合茚三酮反应　α - 氨基酸与水合茚三酮生成蓝紫色物质。

三、实验内容

（一）仪器和试剂

1. 仪器　试管夹、药勺、带塞导管、铁架台、铁夹、酒精灯、烧杯（100ml，250ml）、试管（大，小）、试管架、锥形瓶（50ml，干燥）、温度计、量筒、石棉网、蓝色石蕊试纸、火柴等。

2. 试剂　甲酸、醋酸、草酸、苯甲酸、10% NaOH 溶液、5% HCl 溶液、无水碳酸钠、乳酸、酒石酸、水杨酸、三氯乙酸、2mol/L 醋酸溶液、2mol/L 一氯乙酸溶液、2mol/L 三氯乙酸溶液、甲基紫指示剂、托伦试剂（即配即用，配制方法见附录五）、0.5% $KMnO_4$ 溶液、3mol/L H_2SO_4 溶液、澄清石灰水、甲醇、浓硫酸、乙酰水杨酸、1% 甘氨酸溶液、1% 酪氨酸悬浊液、1% 三氯化铁溶液、茚三酮试剂、广泛 pH 试纸等。

（二）操作步骤

1. 羧酸的酸性

（1）酸性试验　取三支试管，各加入 1ml 纯化水，再依次加入 5 滴甲酸、醋酸和草酸少许，振摇。用广泛 pH 试纸测其近似 pH，记录并解释三种羧酸的酸性强弱。

（2）与碱反应　取一支试管，加入少许苯甲酸晶体和1ml蒸馏水，振摇并观察其溶解情况。边摇边向试管中滴加10% NaOH溶液，观察、记录现象，并写出反应式。再逐滴加入5% HCl溶液，观察、记录现象，并解释。

（3）与碳酸盐反应　取一支试管，加入少量无水碳酸钠，再滴加醋酸约3ml。观察、记录现象，并解释。

2. 取代羧酸的酸性

（1）酸性比较　取三支试管，依次加入乳酸2滴、酒石酸、三氯醋酸少许，然后各加入纯化水1ml，振摇，观察它们溶解情况。再分别用广泛pH试纸测其近似pH，记录并解释三种取代羧酸的酸性强弱。

（2）氯代酸的酸性　取三支试管，依次加入稀醋酸、2mol/L一氯乙酸溶液和2mol/L三氯乙酸溶液各10滴，用广泛pH试纸检验每种取代羧酸的酸性，然后向三支试管中各加入1～2滴甲基紫指示剂（变色范围pH＝0.2～1.5黄～绿；pH＝1.5～3.2绿～紫），观察指示剂颜色的变化。记录并解释三种羧酸的酸性强弱。

3. 甲酸和草酸的还原性

（1）与高锰酸钾的反应　取两支试管，依次加入10滴甲酸、草酸少许，再各加入10滴0.5% $KMnO_4$溶液和10滴3mol/L H_2SO_4溶液，振摇后加热至沸，观察、记录现象，并解释。

（2）与托伦试剂的反应　取一支洁净的试管，加入5滴甲酸，用10% NaOH溶液中和至碱性。再加入10滴新配制的托伦试剂，摇匀，放入50～60℃的水浴中加热数分钟，观察、记录现象，并解释。

4. 脱羧反应　在干燥的大试管中放入约3g草酸，用带有导气管的塞子塞紧，试管口向下少倾斜，用铁夹固定在铁架台上。将导气管出口插入到盛有约3ml澄清石灰水的试管中，小心加热大试管，仔细观察石灰水的变化，记录、解释发生的现象，并写出反应式。

5. 酯化反应　在干燥的锥形瓶中，溶解水杨酸0.5g于5ml甲醇中，边摇边加入10滴浓硫酸，在水浴中温热5分钟，然后将锥形瓶中的混合物倒入盛有约10ml冰水的小烧杯中，充分振摇，过几分钟后注意观察生成物的外观，并闻其气味。记录、解释发生的现象，并写出反应式。

6. 水杨酸和乙酰水杨酸与三氯化铁的反应　取两支试管，各加入1%三氯化铁溶液1～2滴，各加水1ml。再向第一支试管中加少许水杨酸晶体，第二支试管中加少许乙酰水杨酸晶体。振摇，加热第二支试管。观察、记录现象，并解释。

7. 茚三酮反应　取两支试管，依次加入1%甘氨酸溶液、1%酪氨酸悬浊液（用时应摇匀）1ml，然后各加入茚三酮试剂2～3滴，在沸水浴中加热10～15分钟，观察、记录现象，并解释。

四、实验注意事项

1. 进行银镜反应时，要求试管洁净，水浴加热不能沸腾，加热时试管不能振荡。

2. 银镜反应要在碱性介质中进行。甲酸的酸性较强，直接加到弱碱性的银氨溶液中，会使银氨配合物失效，所以需先用碱中和甲酸。

3. 银镜反应完毕后，银镜必须加入少量硝酸才能清洗掉。

4. 茚三酮反应在pH 5～7溶液中效果最好。除脯氨酸与茚三酮反应溶液变为黄色外，其他均为蓝紫色。酪氨酸悬浊液用时应先摇匀。

五、实验思考

1. 甲酸能发生银镜反应，其他羧酸可以吗？为什么？

2. 酯化反应时，加入浓硫酸的作用是什么？

3. 做脱羧反应实验时，若将过量的 CO_2 通入到石灰水中会出现什么现象？

4. 设计验证乙酸的酸性比碳酸强，而苯酚的酸性比碳酸弱的试验方案。

目标检测

答案解析

一、命名有机化合物或写出结构式

1. 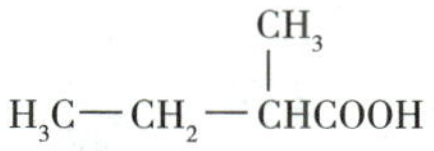

2. 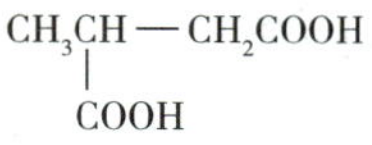

3. 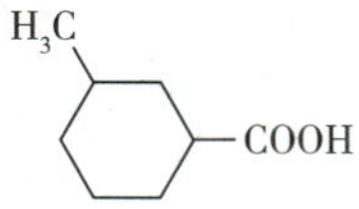

4. 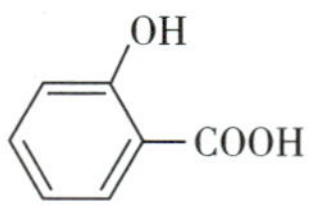

5. 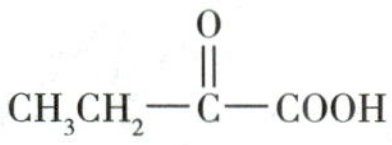

6. 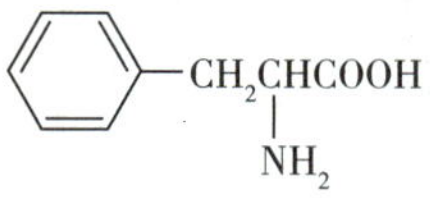

7. 草酸

8. 乳酸

9. β－丁酮酸

10. 甘氨酸

二、完成化学反应方程式

1. 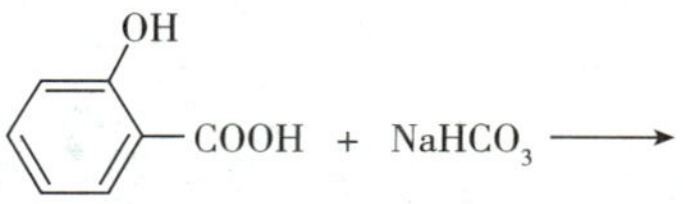

2. 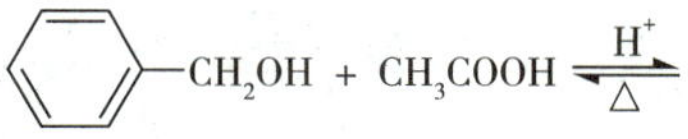

3. 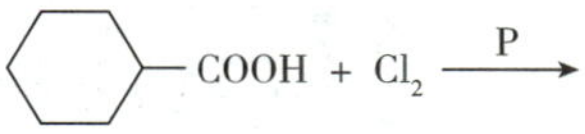

4. 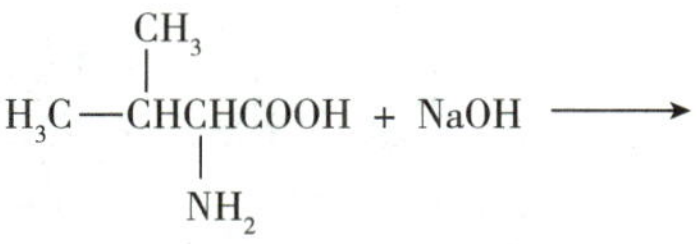

5. 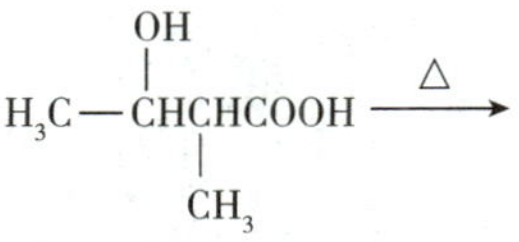

三、用化学方法鉴别下列各组化合物

1. 甲酸、乙酸、乙二酸。
2. 苯甲醇、苯甲酸、苯甲醛。
3. 水杨酸、乳酸、丙氨酸。
4. 苯乙醚、苯乙酮、苯乙酸。

四、推断题

1. 经实验测得某有机物的相对分子质量为88，能溶于NaOH，并能使紫色石蕊试液变红色，与 $NaHCO_3$ 溶液反应产生大量 CO_2。试写出该有机物可能的构造式，并用系统命名法对其命名。

2. 分子式为 $C_4H_8O_3$ 的两种同分异构体A和B，A与稀硫酸共热，得到分子式为 C_3H_6O 的化合物C和另一化合物D，C、D均能与托伦试剂反应产生银镜。B加热脱水生成分子式为 $C_4H_6O_2$ 的化合物E，

E 能使溴水褪色，催化氢化后生成分子式为 $C_4H_8O_2$ 的直链羧酸 F。试推断 A、B、C、D、E、F 的结构式。

（肖立军）

书网融合……

重点回顾　　习题

第十二章　对映异构

学习目标

知识目标：

1. 掌握　对映异构、手性碳、手性分子、外消旋体、内消旋体的概念；对映异构的产生条件；手性碳的 *R/S* 构型标记法。

2. 熟悉　旋光性、旋光度、左旋、右旋的概念；旋光度与浓度的关系；费舍尔投影式的书写方法；D/L 构型标记法。

3. 了解　对映异构体的生物学性质。

能力目标：

1. 能找出有机物的手性碳，能判断有机物是否存在对映异构。
2. 能用 *R/S* 标记手性碳的构型。

素质目标：

能应用对映异构知识，认识手性药物的生理活性和药效的差异。

导学情景

情景描述：20 世纪 50～60 年代，沙利度胺（thalidomide），又称为反应停，用作缓解孕妇妊娠反应药物，在欧洲多国被广泛使用，但后来陆续发现曾服用此药的孕妇产下四肢呈海豚状的畸形婴儿，此药立即被停止使用，但已经造成全球一万两千多个患上这种“海豹肢症”畸形婴儿，成为震惊国际医药界的悲惨事件。

情景分析：研究显示沙利度胺分子结构中含有一个手性中心，从而形成两种光学异构体，其中构型 *R*-(+) 的结构具有中枢镇静和抑制作用，另一种构型 *S*-(-) 的对映体则有强烈的胎儿致畸性。此药除了具有致畸性，导致海豹肢，也可导致眼睛、耳朵、心脏、生殖器、肾脏和消化道的畸形，同时还具有弱致癌性，可能的不良反应还包括外周神经炎、麻痹、感觉异常、意识混乱、低血压等。

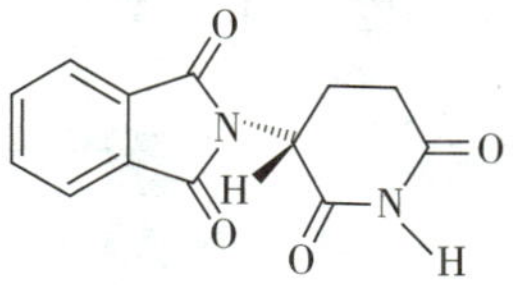

(*R*)-(+)-沙利度胺，镇定剂

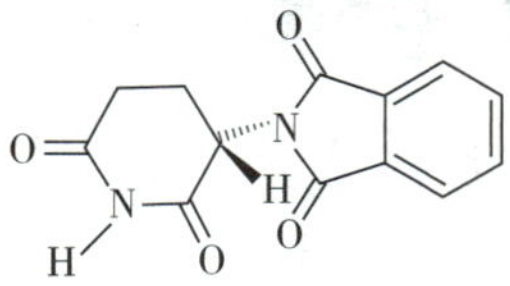

(*S*)-(-)-沙利度胺，使胎儿致畸

讨论：反应停事件，作为一个异乎寻常的特例，使人们认识到药物的不良反应的危害性。该事件对全球建立完善和严格的药品审批和不良反应监测制度起到了至关重要的推动作用。什么是光学异构体？如何标记 *R/S* 构型？构型不同的两种光学异构体的理化性质及生理作用有何区别？

学前导语：药物的活性与药物中的光学异构体有关。

第一节　平面偏振光与物质的旋光性

PPT

一、平面偏振光

光是一种电磁波，它是通过振动实现传播的。光波的振动方向与它的前进方向垂直，自然光或单色光可以在垂直于其前进方向的任意平面上振动，如图 12-1 所示，图中每个双箭头表示光波的振动方向。当一束自然光通过一个特制的尼可尔棱镜或人造偏振片时，只有振动平面与棱镜晶轴平行的光才能透过棱镜，透过棱镜后的光只在一个平面上振动，这种光称为平面偏振光，简称偏振光或偏光，偏振光的振动平面称为偏振面。

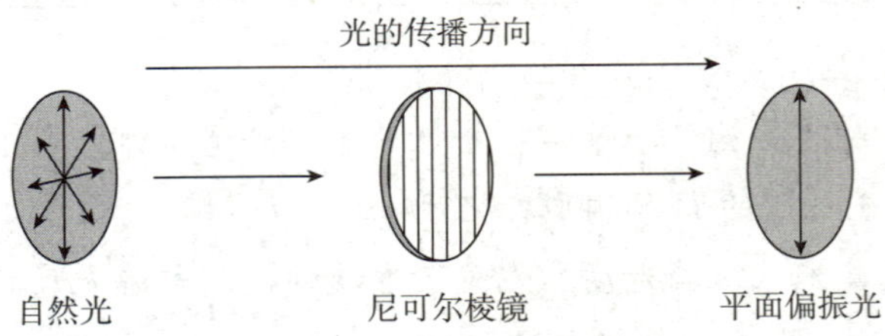

图 12-1　平面偏振光

二、物质的旋光性

肌乳酸由肌肉运动产生，发酵乳酸由乳糖发酵生成，两者从分子组成上来看均为 α-羟基丙酸（$CH_3CHOHCOOH$），当偏振光通过这两种不同来源的乳酸时，偏振光的振动平面会产生不同的旋转效果，肌乳酸会使偏振光的振动平面向顺时针方向旋转（称为右旋，用“D”或“+”表示），乳糖发酵乳酸会使偏振光的振动平面向逆时针方向旋转（称为左旋，用“L”或“-”表示）。像这种能使偏振光的振动平面发生改变的性质，称为物质的旋光性或光学活性，这些物质称为旋光性物质或光学活性物质。

物质的旋光性使物质产生光学异构现象，其中使偏振光的偏振面右旋的物质，称为右旋体，使偏振光的偏振面左旋的物质，称为左旋体。偏振面旋转的角度，称为该物质的旋光度，用 α 表示。

实验室利用旋光仪测定物质的旋光度。旋光仪一般由光源，尼可尔棱镜（起偏镜、检偏镜），盛液管（旋光管）和刻度盘等组成，如图 12-2 所示。

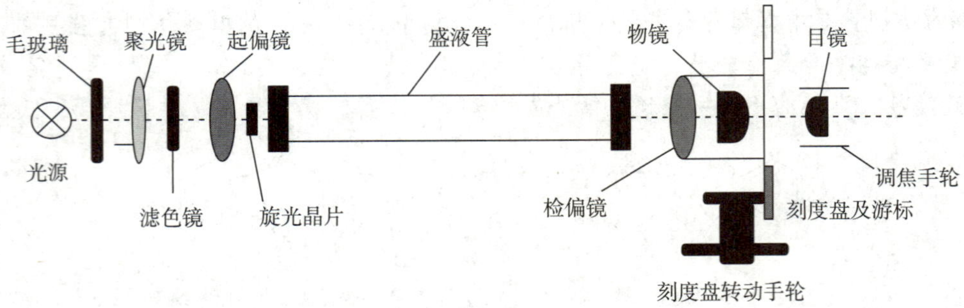

图 12-2　旋光仪结构示意图

自然光或单色光通过第一个棱镜（起偏镜），转变为偏振光，该偏振光通过盛液管后，经过第二个棱镜（检偏镜，与可转动的刻度盘相连）到达观察者眼睛。当盛液管内为非旋光性物质时，只要检偏镜的晶轴与起偏镜的晶轴平行，偏振光就能完全通过，此时从目镜可观察到一明暗一致的视场。当盛液管内为旋光性物质时，在目镜中观察到的视场光度减弱，视场明暗不一致，此时将检偏镜向左或向右旋转一定角度后，才能观察到明暗一致的视场。这是由于旋光性物质使偏振光偏振面旋转了一定角度所致。偏振面旋转的角度可从旋光仪的刻度盘上读出，如图 12-3 所示。读数为正的是右旋物质，读数为负的是左旋物质。因此，通过旋转旋光仪检偏镜，可以测定旋光度的大小和方向。

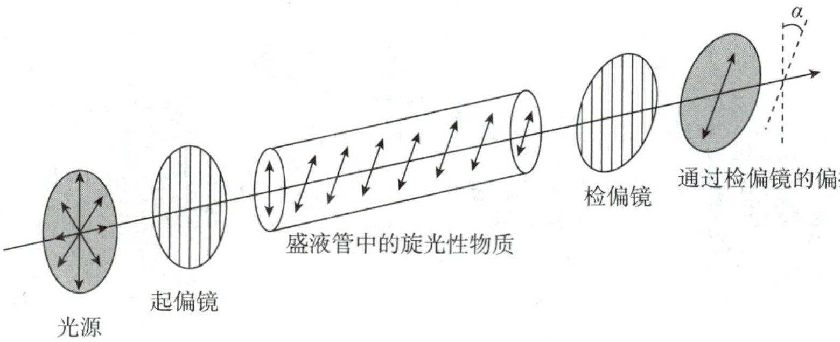

图 12－3　旋光仪测定旋光性物质示意图

旋光度的大小，除了与物质的结构有关以外，还会受到测定时待测液的浓度、盛液管的长度、光源的波长、测定时的温度及溶剂等因素的影响。因此，通常采用比旋光度来反映不同旋光性物质的旋光性能，其定义为：在一定的温度和波长条件下，被测物质的浓度为 1g/ml，盛液管的长度为 1dm（分米）时，所测得的旋光度，称为该物质的比旋光度，用 $[\alpha]_{\lambda}^{t}$ 表示，t 为测定时的温度（℃），λ 为光源的波长，常用钠光源，以 D 表示。如 D－(＋)－葡萄糖 $[\alpha]_{D}^{20}=+52.5°$（水溶液），表示在 20℃，以钠光作光源，盛液管的长度为 1dm，测得浓度为 1g/ml 葡萄糖水溶液的旋光度为右旋 52.5°。比旋光度是旋光性物质的物理常数，可从有关数据手册中查得。

比旋光度与旋光度之间的关系可用下式表示：

$$[\alpha]_{\lambda}^{t}=\frac{\alpha}{cl}$$

式中，α 为实验测定所得的旋光度数值；c 为待测液的浓度，g/ml；l 为盛液管的长度，dm。

通过旋光度的测定，可以计算物质的比旋光度，也可以根据比旋光度，求算被测物质溶液的浓度及纯度。如 20℃时，旋光仪测得某葡萄糖水溶液的旋光度为＋10.5°，盛液管长度为 100mm，则该葡萄糖溶液浓度为

$$c=\frac{\alpha}{[\alpha]_{\lambda}^{t}l}=\frac{10.5°}{52.5°\times 1}=0.2(\text{g/ml})\ \text{即}\ 20\%(\text{g/ml})$$

想一想12－1

仔细观察你的左手和右手，它们能够同方向完全重合吗？如果将左手放在镜子前面，镜子里的影像，与右手有何关系？

答案解析

第二节　旋光性与分子结构的关系

PPT

一、手性分子与手性碳

手性（chirality）一词，源于希腊词语 χειρ（cheir），意思为“手”，指左手与右手既相似又存在差异的特征。手性只有两类：左手性和右手性，左手性用 learus 或者 L 表示，右手性用 dexter 或者 D 表示。要理解手性特征，可以仔细观察自己的左手和右手，两者看起来似乎一模一样，但两只手是不能完全重叠的。若将左（右）手放在平面镜子前面，镜中呈现的影像便恰好与右（左）手完全一样，这种像左、右手可在镜子前互为实物与镜像关系，彼此不能重合的现象，称为手性或手征性，如图 12－4

所示。人体中除手以外，耳朵、脚等也具有手性特征。

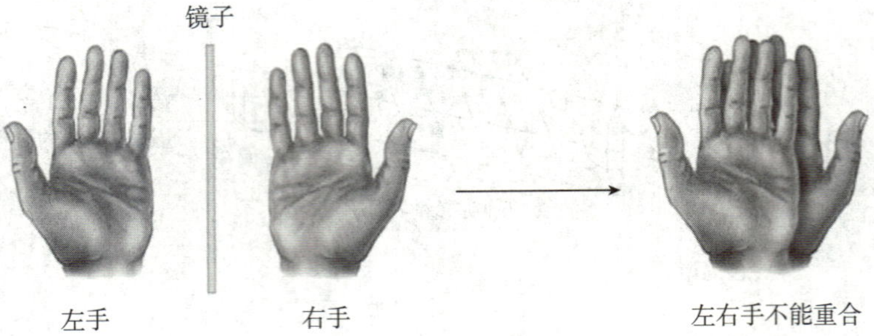

图 12－4　手性关系图

看一看

手性是自然界的属性

手性是自然界中普遍存在的现象，大至星系旋臂、行星自转、大气气旋，小到矿物晶体、有机分子，从无生命的物体，到生命现象，都有手性的影子。手性是植物学中一个重要的形态特征。许多植物的攀爬方式也表现出手性，如忍冬是右手性螺旋向上缠绕、喇叭花蔓则以左手性螺旋向上缠绕。缓攀的蛇，有的左旋前进，有的右旋前进。蜗牛多是右撇子，左旋的十分稀少。在海边拣到的贝壳中，螺纹都是从顶端起始，以顺时针方向分布，这叫右旋贝，出现左旋螺壳概率是百万分之一，能拾到左旋螺壳，则为稀世珍品。

在有机化学中，分子组成相同但空间结构上互成镜像对映关系的分子，称为手性分子。如图 12－5 所示，乳酸（1）和（2）均为手性分子，它们是分子组成相同，但具有不同的构型，这对异构体称为对映异构体（enantiomer），简称为对映体。对映体又称旋光异构体，这种现象称为对映异构现象。对映异构现象与分子的手性有关，一般而言，手性分子有旋光性，有对映异构体，非手性分子没有旋光性，也没有对映异构体。

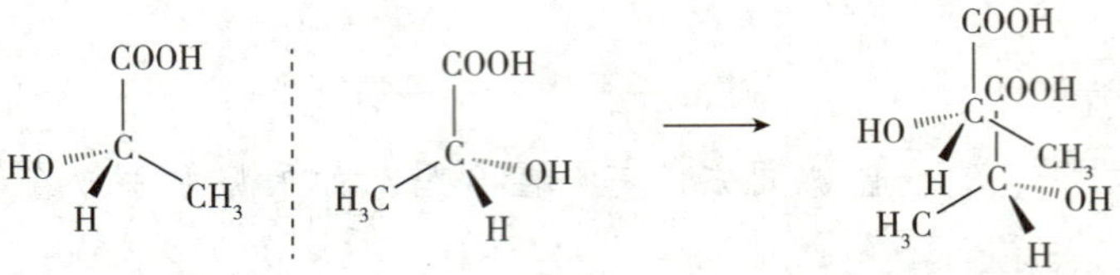

图 12－5　乳酸分子的对映异构

在乳酸分子中，α－碳原子与—OH、—COOH、—CH_3、—H 相连，像这种与 4 个不同的原子或原子团相连的碳原子，称为手性碳原子或不对称碳原子，用“＊”标记。例如

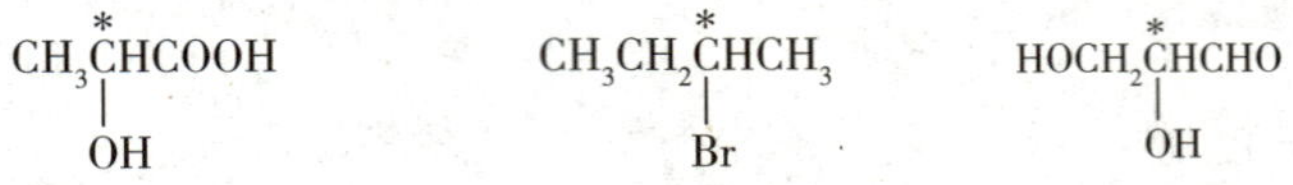

手性碳原子的存在是导致乳酸分子具有手性的重要原因。

? 想一想12-2

下列化合物有手性碳原子吗？如果有，请用“*”标出。哪种化合物有含相同的手性碳？哪种化合物含有不同的手性碳？

答案解析

1. $CH_3CHClCHBrCHO$　　2. $CH_3CH_2CH_2CHDCH_2CH_3$

3. HOOCCHBrCHBrCOOH　　4. $CH_3CHDCH{=}CH_2$

二、对称性因素与手性

判断一个分子是否具有手性，主要看分子结构是否存在对称性因素，对称性因素是指对称面、对称轴和对称中心等，如果一个分子具有对称面或对称中心等对称性因素，那么这种分子不具有手性，也没有旋光性和旋光异构体。

如丙酸分子不存在手性碳原子，通过 C－1，C－2，C－3 的平面，可将乳酸切分成左右对称的两部分，如图 12－6 所示，这个平面就是丙酸分子的对称面，因此，丙酸分子没有手性，没有旋光性。

又如，酒石酸分子 C－2 和 C－3 是两个相同的手性碳原子，在 C－2 和 C－3 中间存在一个对称面，如图 12－7 所示，可将酒石酸分子切分成上下对称的两部分，因此，酒石酸尽管有两个手性碳，但没有手性，没有旋光性。

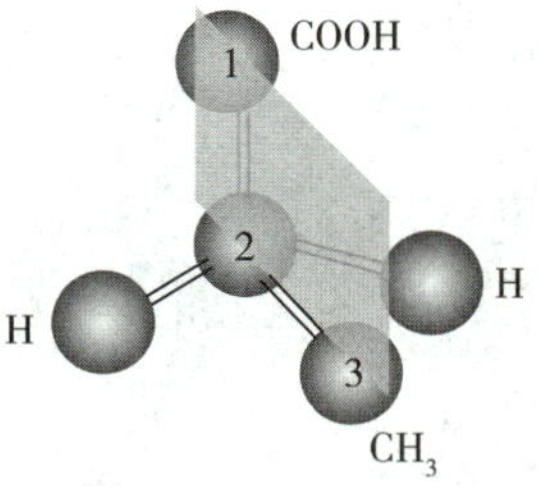

图 12－6　丙酸分子的对称面

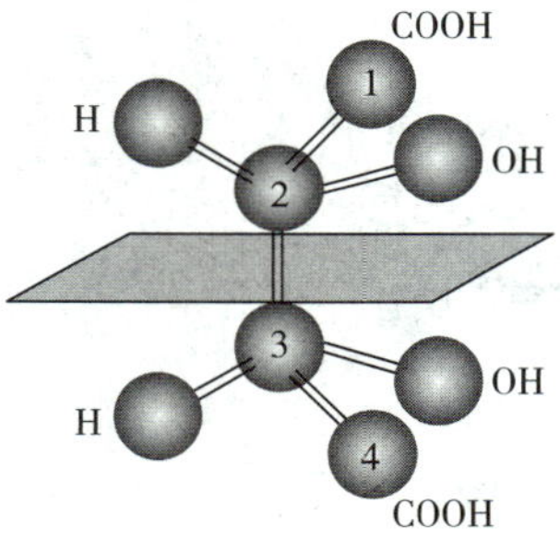

图 12－7　酒石酸分子的对称面

除了对称面外，对称中心也是常见的对称因素。对称中心是指通过这个中心在等距离处能找到完全相同的原子或原子团，如图 12－8（a）所示。酒石酸除了具有对称面外，实际上还存在对称中心，如图 12－8（b）所示。有对称中心的分子也是没有手性的。

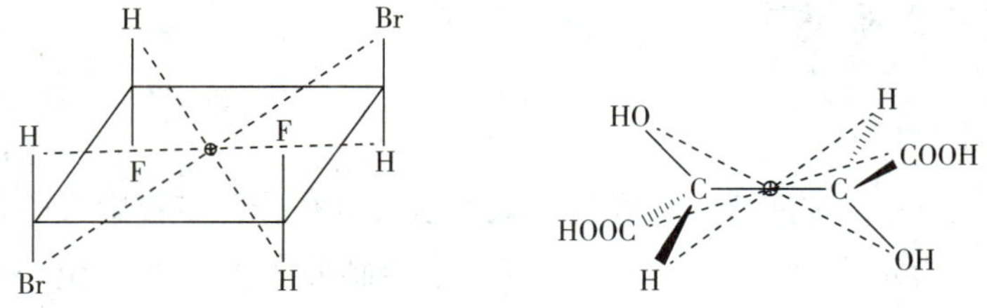

（a）　　（b）

图 12－8　分子的对称中心

PPT

第三节　构型的标记法

一、费舍尔投影式

为了使含手性碳原子的有机物书写简洁，德国化学家费舍尔（H. E. Fischer）于1891年，首次提出一种用二维图像和平面式子表示三维分子立体结构的表示方法——费舍尔投影式。书写费舍尔投影式一般遵循以下规则。

（1）将主链竖直立起，编号最小的碳，即主链中1号碳原子放在最上端。

（2）与手性碳原子相连的四个原子或原子团，按照“横前竖后”的方式排列，即与水平线相连的原子或基团，表示伸向纸面前方，即伸向读者；与垂直线方向相连的原子或基团，表示伸向纸面后方，即远离读者。

（3）将分子模型投影在平面上，可得到“十”字投影式，“十”字交叉点，相当于手性碳原子，“十”字的竖键与垂直线方向的原子或基团相连，横键与水平线上的原子或基团相连。如图12－9所示，乳酸的一对对映体的费舍尔投影式。

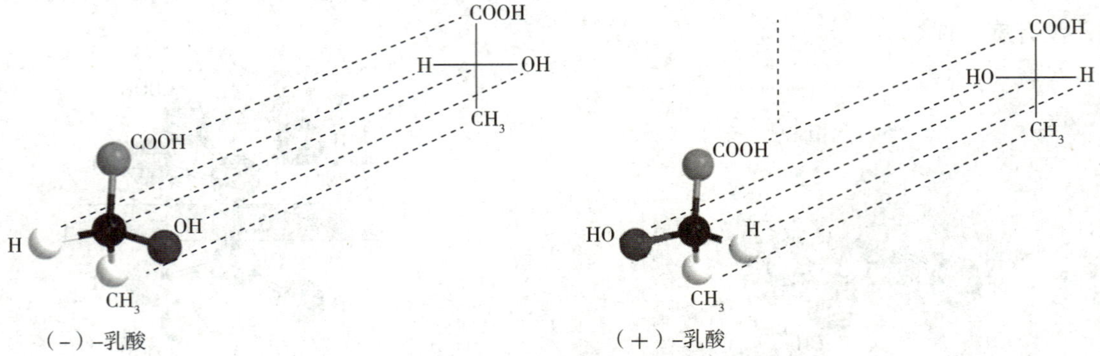

图12－9　乳酸对映体的费舍尔投影式

需要注意的是，费舍尔投影式是将化合物的三维立体结构，按规定的方法和规则投影得到的平面结构，是用平面式子表达特定的立体结构。表示某一化合物的费舍尔投影式，只能在平面上平移，或在平面上旋转180°或其倍数。不能在平面上旋转90°或270°，也不能离开平面翻转，也不能随意调换费舍尔投影式中的基团，否则会改变其所表达的分子构型。

二、对映异构的构型标记法

（一）D/L构型标记法

1951年，费舍尔以（＋）－甘油醛为标准物，人为地规定在费舍尔投影式中，手性碳原子上的羟基位于右侧的标记为D型，表示为D－（＋）－甘油醛，手性碳原子上的羟基位于左侧的标记为L构型，表示为L－（－）－甘油醛。

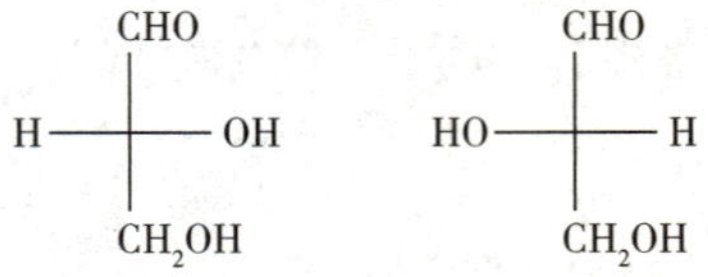

D-(+)-甘油醛　　L-(-)-甘油醛

其他化合物的构型则是与甘油醛直接或间接联系起来对照确定的。这种与人为规定的标准物比较得到的构型，称为相对构型。如

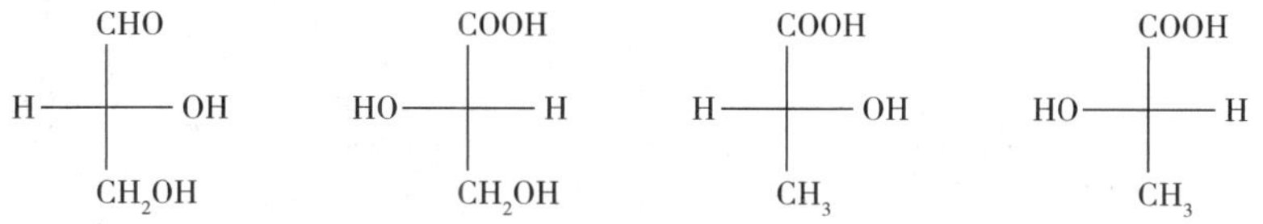

D-(+)-甘油醛　L-(-)-甘油酸　D-(-)-乳酸　L-(+)-乳酸

需要注意的是，D/L 构型与（+）/（-）旋光方向之间是没有必然关系的，D/L 构型是人为规定并依据标准物对照确定，旋光方向则是通过旋光仪实验测得，因此，D-构型的化合物既可以是右旋体，也可以是左旋体，同理，L-构型化合物也如此。

D/L 构型标记法，有一定的局限性，对于包含两个或两个以上手性碳原子的化合物，只能标记最高编号手性碳的构型，仅在糖类及氨基酸的中采用。如

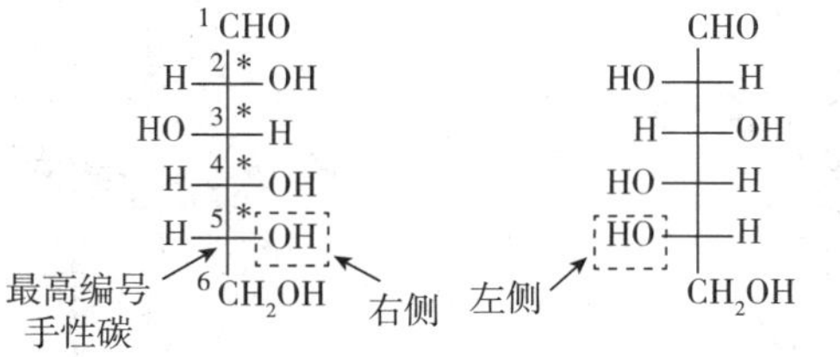

D-（+）-葡萄糖　L-（-）-葡萄糖

（二）***R/S* 构型标记法**

R/S 构型标记法是通过标记与手性碳原子相连的四个原子或原子团在空间的排列顺序来确定对映体构型，该方法可对手性分子所有手性碳原子的构型进行标记，无须与标准物对照，因此被称为绝对构型标记法。这种标记法是 20 世纪 50 年代由英国化学家凯恩（R. S. Cahn）、英果尔德（C. Ingold）和瑞士化学家普瑞洛格（V. Prelog）三人提出，又称为凯恩-英果尔德-普瑞洛格命名法，被国际纯粹和应用化学联合会（IUPAC）推荐使用，现已成为 IUPAC 命名法的重要组成部分。

首先，将与手性碳原子相连的四个原子或原子团，按取代基的次序规则排列优先次序，从大到小排列。如某手性碳原子上连有四个原子团，分别用 a、b、c、d 表示，假设它们的优先次序为 a > b > c > d（d 为最小的原子或原子团）。

1. 方法一：手性规则　将原子团 d 置于四面体的顶端，a、b、c 置于四面体的底面，从四面体的底面向顶端方向，观察 a→b→c 的顺序，若顺时针排列为 *R* 构型，逆时针排列则为 *S* 构型，如图 12-10 所示。

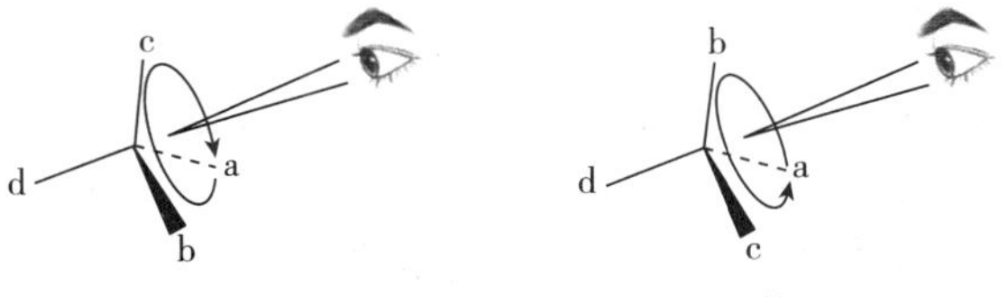

*R*构型　*S*构型

图 12-10　手性规则标记 *R/S* 构型

以 *R/S* 构型标记法标记甘油醛为例，先根据次序规则排列出与手性碳原子相连的四个原子或原子团的优先顺序为：—OH > —CHO > —CH_2OH > —H，如图 12-11 所示，借助楔线式，将—H 置于四面体的顶端，此时观察者眼睛应离—H 最远，从底面观察—OH → —CHO → —CH_2OH，在 D-（+）-甘油醛分子中呈顺时针方向排列，为 *R* 构型，标记为 *R*-（+）-甘油醛，在 L-（-）-甘油醛分子中呈逆时针方向排列，为 *S* 构型，标记为 *S*-（-）-甘油醛。

2. 方法二：左右手规则　借助于左右手来判断，如图 12-12 所示，当拇指指向最小原子或原子团 d 时，如 a→b→c 的方向与右手其余四个手指卷曲的方向吻合为 *R* 型，与左手其余四个手指卷曲的方向

吻合则为 *S* 型。

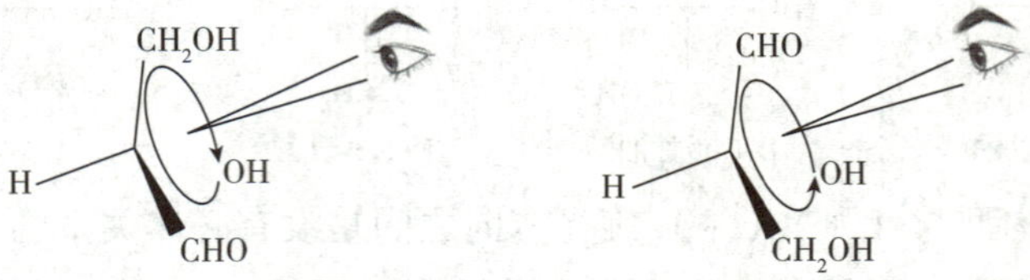

R-(+)-甘油醛　　*S*-(−)-甘油醛

图 12－11　甘油醛的 *R/S* 构型

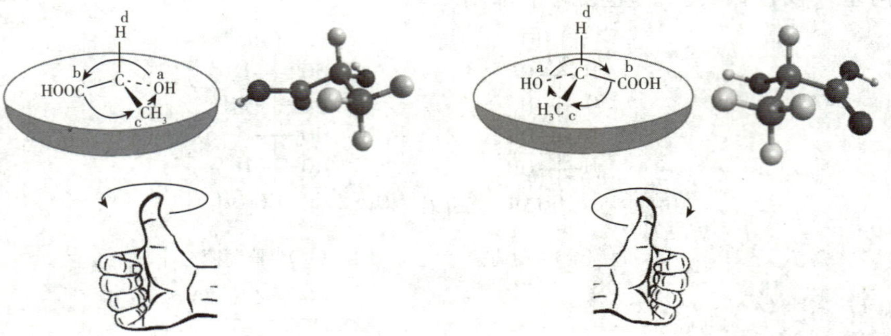

R-(−)-乳酸　　*S*-(+)-乳酸

图 12－12　左右手规则标记 *R/S* 构型

3. 方法三：费舍尔投影式规则　根据费舍尔投影式平面确定 *R/S* 构型。如图 12－13 所示，若最小原子或原子团 d 位于横键左侧或右侧时，a→b→c 沿逆时针方向排列，为 *R* 构型；若相反，即 a→b→c 沿顺时针方向排列，则为 *S* 构型。若最小原子或原子团 d 位于竖键上方或下方时，a→b→c 沿顺时针方向排列，为 *R* 构型，相反则为 *S* 构型。

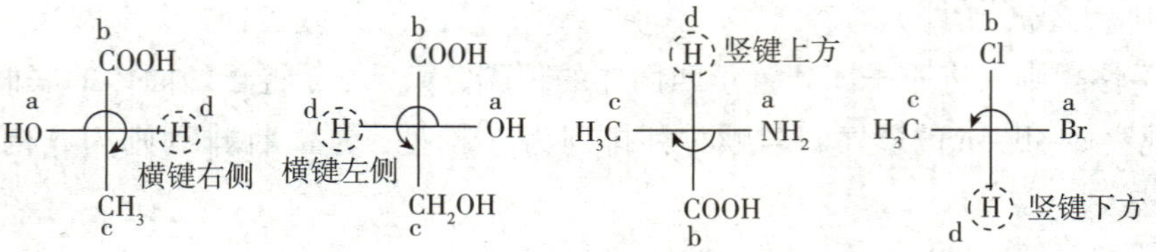

S-乳酸　　*R*-甘油酸　　*R*-丙氨酸　　*S*-1-氯-1-1溴乙烷

图 12－13　费舍尔投影式规则标记 *R/S* 构型

同样需要指出的是，*R/S* 构型标记与 D/L 构型标记以及左旋/右旋之间不存在任何必然的对应关系。

练一练

试用 *R/S* 标记法标记下列化合物。

答案解析

1. 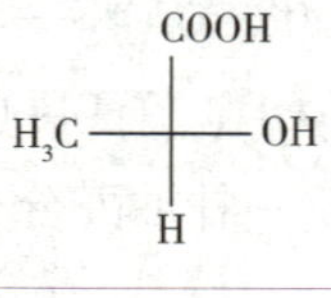

2. 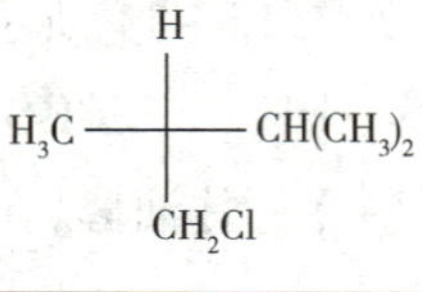

3. 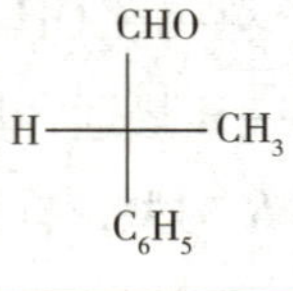

第四节　对映异构体的理化性质和生物学活性

PPT

一、外消旋体与内消旋体

图 12－5 中乳酸（1）、（2）为一对对映异构体，其中一个可使偏振光的偏振面向逆时针方向旋转，即为左旋体（levoisomer），表示为（－）－乳酸，另一个则为右旋体（dextroisomer），表示为（＋）－乳酸。它们的比旋光度大小相等，方向相反。若将（＋）－乳酸和（－）－乳酸等量混合，所得的混合物称为外消旋体（racemic mixture），用“（±）－”或“dl－”表示，如（±）－乳酸或 dl－乳酸，其旋光性相互抵消，比旋光度为零，没有旋光性。

对于 $CH_3CHClCHBrCHO$，有两个不同的手性碳原子，存在以下四种光学异构体。

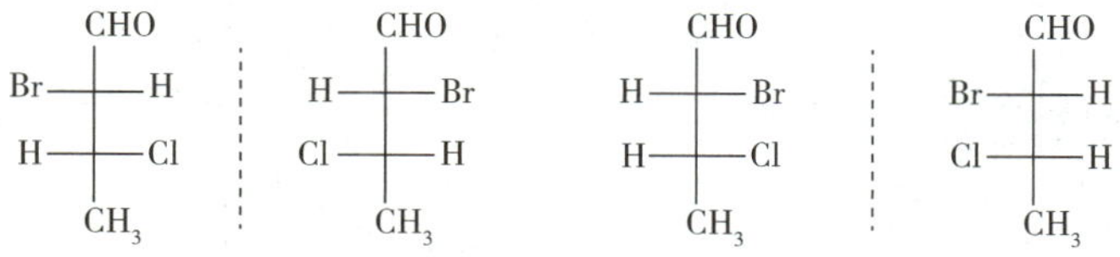

（1）　（2）　（3）　（4）

其中，（1）与（2）构成实物与镜像关系，是一对对映异构体，（3）与（4）也构成实物与镜像关系，是另一对对映异构体；但（1）与（3）或（4）、（2）与（3）或（4）就不是实物与镜像关系，不是对映异构体，互为非对映异构体（diastereomer）。

但对于酒石酸，从理论上来说，似乎也存在以下四种光学异构体。

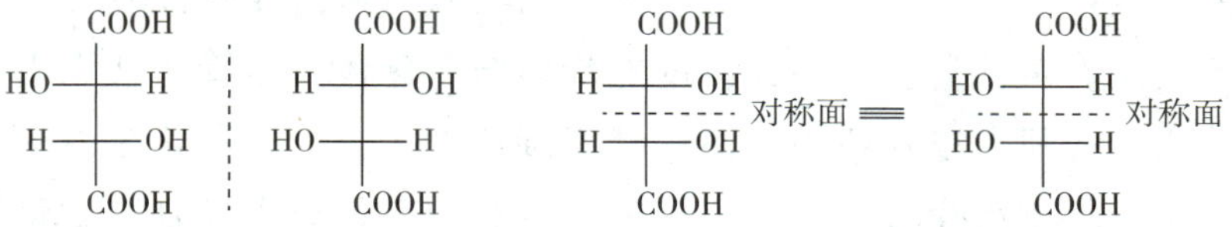

（1）　（2）　（3a）　（3b）

其中，（1）和（2）构成实物与镜像关系，是一对对映异构体，（3a）和（3b）虽然也属于实物与镜像关系，但它们含有两个相同的手性碳，有一个对称面，若把（3a）在纸平面上旋转 180° 即得（3b），因此，它们是同一物质。这个对称面使得 C－2、C－3 的局部手性在分子内部相互抵消，整个分子由于对称而失去手性，这种分子称为内消旋体（mesomer），通常用“meso”表示。由于内消旋体的存在，酒石酸只有三种光学异构体，即（1）、（2）和（3a），其中（1）、（2）互为对映异构体，（3a）为内消旋体。（1）与（3a）或（2）与（3a），互为非对映异构体。

具有一个手性碳的化合物，有两种对映异构体，即一对对映异构体；具有两个不同手性碳的化合物，有两对对映异构体。化合物分子中所含手性碳原子越多，光学异构体的数目也越多。若有相同的手性碳原子，分子有对称因素时，分子则存在内消旋体。

二、理化性质和生物学活性

对映体一般具有相同的理化性质，它们的比旋光度、熔点、沸点、溶解度、解离常数和折光率等相同，但比旋度的方向相反。由一对对映体等摩尔混合形成的外消旋体，属于混合物，因组成外消旋体的对映体旋光度大小相等、方向相反，其旋光性因对映体分子间的作用相互抵消，因而无旋光性。但外消旋体的理化性质，如熔点、溶解度等，因组成外消旋体的对映体分子间的相互作用，有时会发生变化。内消旋体因分子内具有两个或多个相同的手性中心，存在对称因素，分子内不同部分旋光性相互抵消，使整个分子不具有旋光性。内消旋体属于纯净物质，不存在对映体，与其他光学异构体，互为非对映体，其理化性质与其他光学异构体通常有较大差异。表 12－1、12－2 分别为乳酸和酒石酸的主要理化常数。

表 12－1　乳酸的主要理化常数

物质	$[\alpha]_D^{20}$（水）	熔点（℃）	相对密度	pK_a
（＋）－乳酸	＋3.8°	53	1.206	3.79
（－）－乳酸	－3.8°	53	1.206	3.79
（±）－乳酸	0	18	1.206	3.79

表 12－2　酒石酸的主要理化常数

物质	$[\alpha]_D^{25}$（水）	熔点（℃）	溶解度	相对密度	pK_{a1}	pK_{a2}
（＋）－酒石酸	＋12°	170	139	1.760	2.93	4.23
（－）－酒石酸	－12°	170	139	1.760	2.93	4.23
（±）－酒石酸	0	206	20.6	1.680	2.96	4.24
meso－酒石酸	0	140	125	1.667	3.11	4.80

一对对映体由于具有相同的官能团，相似的结构，因此一般具有相同的化学性质，可以发生相同的化学反应。但一对对映体之间在生物活性、药理作用和毒副作用等方面有很大差别。如左氧氟沙星的抗菌活性为外消旋体氧氟沙星的两倍，对肺炎链球菌的作用增强，不良反应也少。右美沙芬为中枢性镇咳药，其镇咳作用与可待因相似，常与祛痰药联合制成复方制剂，如右美沙芬愈创甘油醚糖浆，镇咳祛痰效果良好，但其左旋体虽也有类似的药效，但其成瘾性非常强，没有实际应用价值。因此临床上一般使用右美沙芬。某些药物的左旋体与右旋体，尽管药理作用有差异，但可以相互削弱不良反应，这类药一般不单独使用，使用外消旋体即可。如普萘洛尔左旋体的 β－受体阻滞作用比右旋体强 100 倍，用于治疗心绞痛，但其右旋体对钠离子通道具有抗氧化活性，可用于治疗心力衰竭、脑卒中、心肌梗死等，若两者联合使用，药理作用增强，不良反应减少，因此无需进行对映异构体拆分，直接使用其外消旋体。类似这样的药物还有索他洛尔、山莨菪碱等。此外，有的药物异构体有相同生理作用，但毒副作用不同，如导学情景所提及的沙利度胺，虽然左旋体与右旋体都有镇静作用，但左旋体严重使致胎儿致畸。类似这样的药物必须进行对映体拆分使用，不得直接使用外消旋体。

实验九　旋光度的测定

PPT

一、目的要求

1. 学会旋光仪的正确使用。
2. 掌握物质旋光度的测定原理及有关计算。
3. 了解旋光仪的构造原理。

二、实验原理

从钠光源发出光，通过一个固定的起偏棱镜，转变为平面偏振光。偏振光通过装有手性物质的盛液管时，偏振光的振动平面向左或向右旋转一定的角度。将检偏棱镜向左或向右旋转同样的角度，偏振光到达目镜。检偏棱镜向左或向右旋转的角度，从旋光仪刻度盘上读出，即为该物质的旋光度。旋光度与待测液的浓度、温度、溶剂、旋光管的长度、偏振光波长等因素有关。在一定条件下，物质的旋光度测定值与该物质待测液的浓度成正比。通过测定旋光度，可判断手性物质的纯度及测定其含量。

三、实验内容

（一）仪器和试剂 微课1

1. 仪器　圆盘旋光仪（图12－14）、电子台秤（±0.01g）、烧杯（100ml）、容量瓶（100ml）、胶头滴管等。

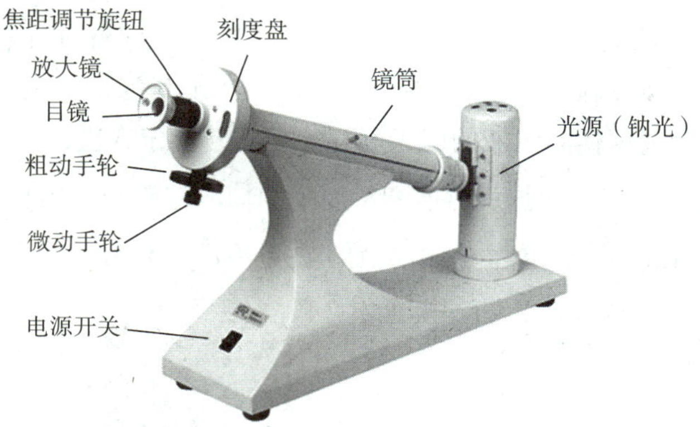

图12－14　圆盘旋光仪外型构造示意图

2. 试剂　氨试液、5.00%（g/ml）葡萄糖溶液、葡萄糖固体样品、蒸馏水等。

（二）操作步骤 微课2

1. 空白溶液的准备　用蒸馏水润洗旋光管3次，装入蒸馏水，使液面略凸出管口，将玻璃盖沿管口边缘轻轻平推盖好，管内不能带入气泡，装上橡皮填圈，旋紧螺丝帽盖至不漏水即可，用吸水纸擦净旋光管外壁，备用。如管中有气泡，应赶至管颈突出处，才能测定。

2. 样品溶液的配制　称取葡萄糖固体样品约10g，置于100ml烧杯中，加入适量蒸馏水搅拌溶解，转移至100ml容量瓶中，加氨试液0.2ml，定容，摇匀，放置10分钟，备用。溶液若不透明澄清，则用滤纸过滤。由于新配制的葡萄糖溶液，具有变旋现象，且速度较慢，加入氨试液（催化剂），可迅速达到变旋平衡。配制好的样品溶液按照步骤（1）方法装入旋光管中，备用。

3. 旋光仪的校正　接通电源，打开电源开关，预热15～20分钟，钠光灯发光正常（黄光），才能进行测定。将装有空白溶液的旋光管放入镜筒中，合上盖子，调节目镜焦距使视场清晰，将刻度盘调至“0”度左右，旋转刻度盘（粗动、微动）手轮，使二分视场内明暗度一致（较暗，注意不是最亮），如图12－15（b）所示，即为零点视场［有些型号的旋光仪采用三分视场，如图12－16（b）所示为零点视场］，记录刻度盘读数，即为空白溶液的旋光度$\alpha_{空}$，重复操作3～5次，取平均值。

以此零点视场为准，进行已知浓度溶液或样品溶液的旋光度测定。

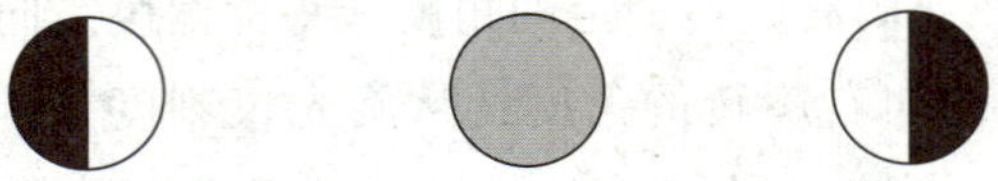

（a）　　（b）　　（c）

图 12－15　圆盘旋光仪二分视场“0”度读数视场示意图

（a）大于（或小于）0 度视场；（b）0 度读数视场；（c）小于（或大于）0 度视场

（a）　　（b）　　（c）

图 12－16　圆盘旋光仪三分视场“0”度读数视场示意图

（a）大于（或小于）0 度视场；（b）0 度读数视场；（d）小于（或大于）0 度视场

4. 葡萄糖溶液旋光度的测定　用 5.00%（g/ml）葡萄糖溶液润洗旋光管 3 次，按步骤（1）在旋光管中盛满此葡萄糖溶液，按步骤（3）仪器校正的方法，测定其旋光度 $\alpha_{已知}$，重复测定 3 次，取平均值；用相同的方法，测定葡萄糖样品溶液的旋光度 $\alpha_{未知}$，重复测定 3 次，取平均值。

5. 葡萄糖浓度和含量的计算　根据所测已知浓度葡萄糖溶液旋光度的平均值（$\bar{\alpha}_{已知}$）及葡萄糖样品溶液旋光度的平均值（$\bar{\alpha}_{未知}$），计算葡萄糖溶液的浓度（$c_{未知}$）和含量（$\omega_{葡萄糖}$）。

$$c_{未知}=\frac{\bar{\alpha}_{未知}-\bar{\alpha}_{空白}}{\bar{\alpha}_{已知}-\bar{\alpha}_{空白}}\times c_{已知}\ [\%(g/ml)]$$

$$\omega_{葡萄糖}=\frac{c_{未知}\times 100}{m_s}\ (m_s\text{ 为葡萄糖的称样量,g})$$

四、实验注意事项

1. 测定所用的溶液应澄清，若显浑浊或含有混悬小颗粒，须经过滤后方可测定。

2. 旋光度的测定温度应与比旋光度表示的条件一致。

3. 溶液装入旋光管后，如有气泡，应赶至管颈突出处，以免影响旋光度的测定结果。旋光管使用后，要及时将溶液倒出，并用蒸馏水洗净并擦干存放。

4. 镜片应用软绒布揩擦，勿用手触摸。钠光灯管连续使用时间不宜超过 4 小时，长时间使用应用电吹风吹或关机 10～15 分钟，待冷却后再使用。

5. 在目镜中观察到的视场明暗完全一致时，才能读取刻度盘上所示的刻度值，注意明暗一致的视场，并非是最亮的视场。

6. 通过旋光仪判断左右旋的方法：迎着射来的光看去，使偏振面向右旋转，即刻度盘顺时针转的，为右旋，用“＋”表示；使偏振面向左旋转，即刻度盘逆时针转的，为左旋，用“－”表示。对于已知旋光方向的物质，可直接旋转刻度盘读数。如右旋葡萄糖溶液，顺时针旋转刻度盘，读数 5.0°，记录为 +5.0°；又如左旋果糖溶液，逆时针旋转刻度盘，读数为 175.0°，表示该果糖溶液旋光度为 175°－180°，即 －5.0°。对于未知旋光方向的物质，可通过改变浓度或旋光管长度的方法，测定旋光度，判断左右旋，即先按右旋测定被测溶液的旋光度为 φ，若将待测溶液浓度增大一倍或将旋光管长度增长一倍，再测得旋光度为 φ'。若 $\varphi'>\varphi$，说明该物质为右旋；若 $\varphi'<\varphi$，说明该物质为左旋。

7. 旋光仪的旋光度读数方法：如图 12－17 所示，刻度盘分两个半圆分别为 0°～180°，固定标尺（相等于游标尺）分为 20 个等分（每格相当于 0.05°）。读数时，先读游标尺的“0”指向刻度盘上的整数值，再根据游标尺与刻度盘对齐线，读出游标尺上的小数值，左右读数盘读数取平均值为测定结果。注意：左读数盘读数与右读数盘读数，有时相等，有时有微小差异。

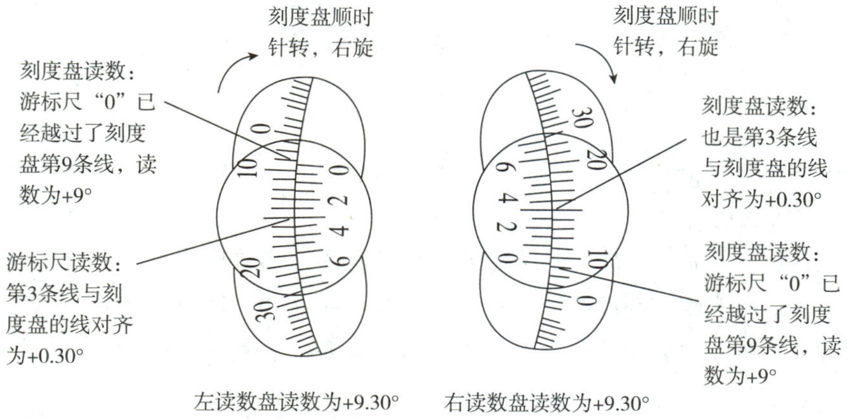

图 12－17　旋光度读数示意图

$$\alpha = \frac{\alpha_{左} + \alpha_{右}}{2} = \frac{+9.30° + (+9.30°)}{2} = +9.30°$$

五、实验思考

1. 测定旋光度的原理和意义是什么？
2. 为什么要在测定样品前要校正旋光仪的零点？
3. 测定葡萄糖溶液时为何要加入氨试液？若不加氨试液是否可行？
4. *R*/*S* 构型与左右旋有关系吗？如何判断手性物质是左旋还是右旋？

答案解析

目标检测

命名或写出下列结构式。

1. 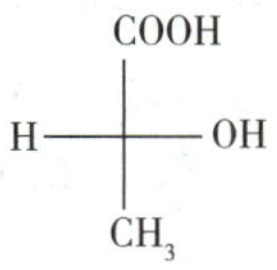

2. 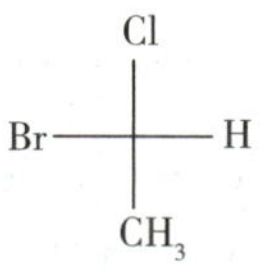

3. 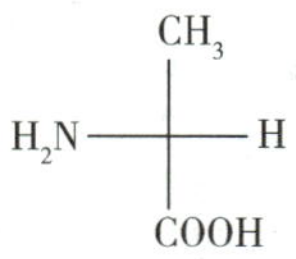

4. 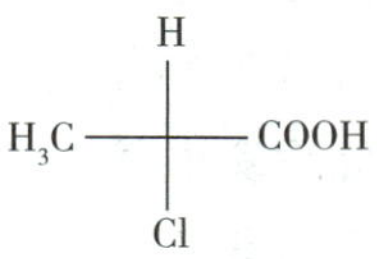

5. *S*－2－羟基苯乙酸
6. L－3－苯基－2－氨基丙酸（*S*－3－苯基－2－氨基丙酸）

（叶　斌）

书网融合……

重点回顾　　微课 1　　微课 2　　习题

第十三章　含氮有机化合物

学习目标

知识目标：

1. 掌握　胺、酰胺的结构特点、命名和主要化学性质。

2. 熟悉　胺、酰胺的分类；杂环化合物的分类、结构和命名。

3. 了解　重要胺、酰胺及其衍生物；重要的含氮杂环化合物；生物碱的分类和重要的生物碱。

能力目标：

1. 能用化学方法鉴别伯胺、仲胺和叔胺。

2. 能理解胺、酰胺结构和性质的关系。

素质目标：

通过结构和性质的关系，认识含氮有机物的生理功能和药理活性。

导学情景

情景描述：患儿，10岁，高热（体温39℃），喉咙疼痛并感吞咽困难，咳痰。体格检查可见咽部黏膜弥漫性充血，扁桃体充血、肿胀。临床检验：白细胞5.0×10^{12}/L，C反应蛋白35mg/L，ASO滴度380IU/ml。诊断：急性扁桃体炎。建议药物治疗，首选用药：滴注青霉素G钾，口服阿莫西林。

情景分析：扁桃体炎是常见的上呼吸道感染疾病，可由各种致病微生物感染引起，包括急性和慢性非特异性炎症，表现为程度不等的咽部黏膜和淋巴组织的炎症。临床上常以血常规、C反应蛋白和血清抗链球菌溶血素“O”检验来辅助诊断。诊断标准：白细胞、C反应蛋白和ASO滴度急升。正常参考值：儿童白细胞计数（5.0～12.0）$\times10^{9}$/L；C反应蛋白$<$10mg/L，儿童ASO滴度$<$250IU/ml。

急性扁桃体炎的主要致病菌为A组乙型溶血性链球菌。春、秋两季气温变化较大，儿童免疫功能较弱，抵抗力下降，此时较易发生细菌感染，病原体侵入体内，积存于扁桃体窝大量繁殖则可致病，表现为程度不等的咽部黏膜和淋巴组织的炎症。这就是该儿童出现症状的原因。

讨论：青霉素G钾和阿莫西林，构造式如下，它们均属于青霉素类药物。青霉素是抗菌素的一种，最早从青霉菌中提炼得来，故名青霉素。它能破坏急性扁桃体炎的致病菌（溶血性链球菌）的细胞壁并在细菌细胞的繁殖期起杀菌作用。动物细胞只有细胞膜而无细胞壁，故青霉素对人类的毒性较小。虽然青霉素属低毒药物，但可能会对少数患者产生致敏作用，严重时可能导致过敏性休克而致死，故使用青霉素前必须进行皮试，而且使用青霉素时最好利用滴注而非输注方式。青霉素有哪些特殊结构？属于什么化合物？

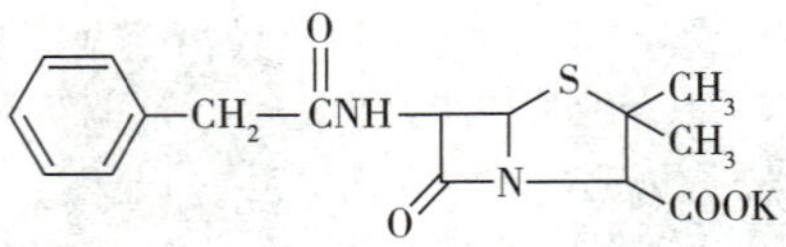

青霉素G钾

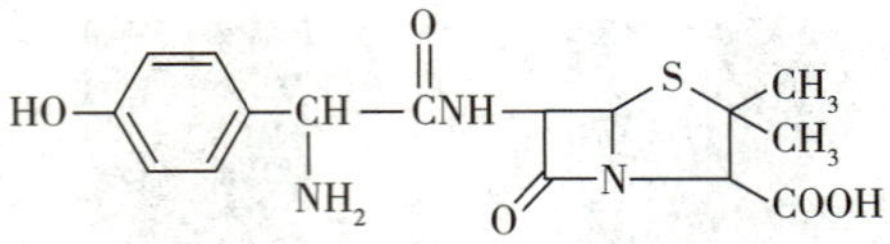

羟氨苄青霉素（阿莫西林）

学前导语：青霉素是一类具有特殊β-内酰胺结构的抗生素药物。从药物的基本结构来看，青霉素属于一大类有机物——含氮有机化合物。

PPT

第一节　胺

氨分子（NH_3）中一个或多个氢原子被烃基取代的有机物，称为胺类化合物（amines）。胺可以看作是氨的烃基取代衍生物。

一、胺的分类、命名和结构

（一）胺的分类

1. 根据取代烃基的种类来分类　根据取代烃基种类不同，胺类化合物可分为脂肪胺、脂环胺、芳香胺和芳脂胺。

脂肪胺　CH_3NH_2　$CH_3CH_2NH_2$　$(CH_3)_3N$

脂环胺 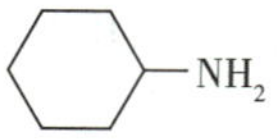

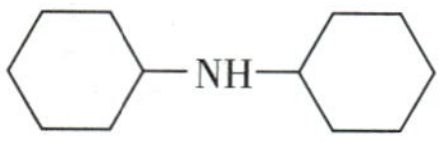

芳香胺 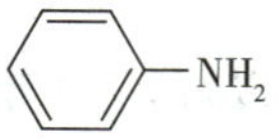

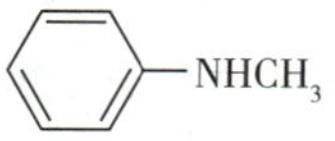

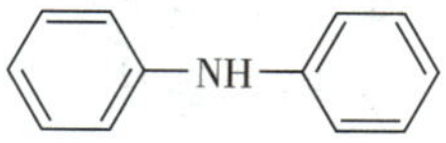

芳脂胺 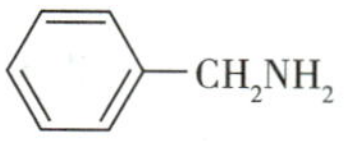

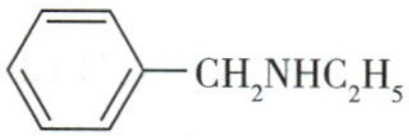

2. 根据取代烃基的数目来分类　根据取代烃基数目不同，胺类化合物可分为伯胺（一级胺）、仲胺（二级胺）和叔胺（三级胺）。

伯胺　CH_3NH_2　$C_6H_5NH_2$　$(CH_3)_3C—NH_2$

仲胺　CH_3NHCH_3　$C_6H_5NHC_6H_5$ 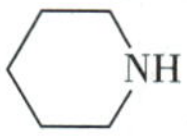

叔胺 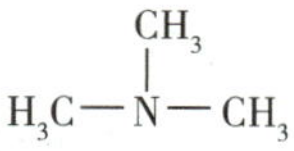

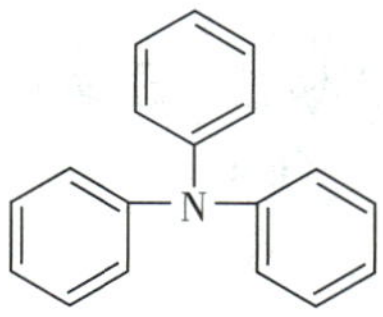

注意伯、仲、叔胺与伯、仲、叔醇的区别，例如

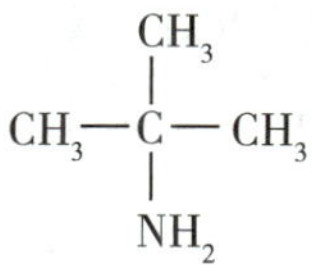

叔丁胺（伯胺）

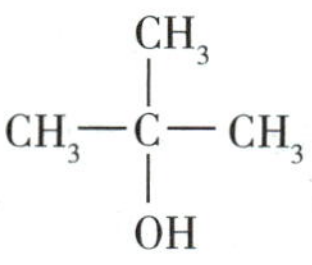

叔丁醇（叔醇）

此外，根据胺分子中氨基的数目不同，分为一元胺、二元胺和多元胺。

一元胺　$CH_3CH_2NH_2$　二元胺　$H_2NCH_2CH_2NH_2$　多元胺 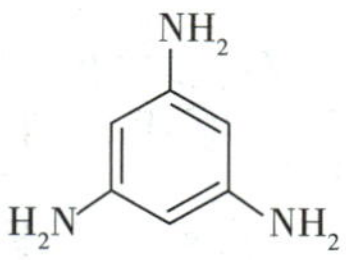

当 NH_4^+ 的四个氢原子被烃基取代时称为季铵，分为季铵盐（$R_4N^+X^-$）和季铵碱（$R_4N^+OH^-$）。

季铵盐（$(CH_3)_4N^+X^-$）　季铵碱（$(C_2H_5)_4N^+OH^-$）

（二）胺的命名

1. 结构简单的胺类化合物的命名 一般以胺为母体，在“胺”前面加上所连烃基的名称，称为“某胺”。当氮原子上所连的烃基相同时，用“二”或“三”等中文数字合并相同的烃基；若烃基不同时，则按基团次序由小到大排列，后面加“胺”字。

CH_3NH_2	$C_2H_5NHC_2H_5$	$(CH_3)_3N$	$CH_3NHC_2H_5$	$(CH_3)_2NCH(CH_3)_2$
甲胺	二乙胺	三甲胺	甲乙胺	二甲基异丙基胺

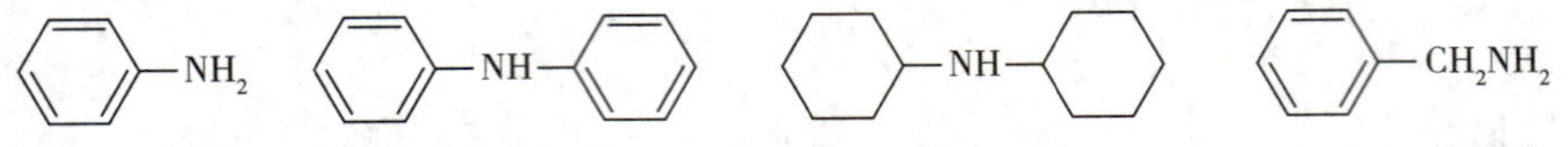

苯胺　　二苯胺　　二环己基胺　　苯甲胺（苄胺）

2. 芳香仲胺、叔胺的命名 一般以苯胺为母体，脂肪烃基为取代基，氮原子上的其他取代基，冠以“*N*－”或“*N*,*N*－”置于母体前。

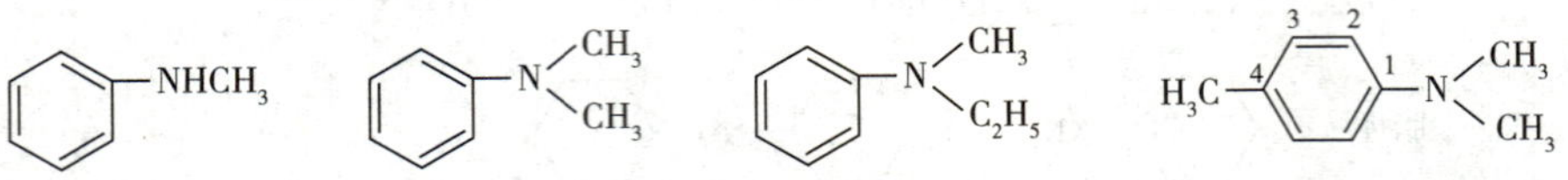

N－甲基苯胺　　*N*, *N*－二甲基苯胺　　*N*－甲基－*N*－乙基苯胺　　*N*, *N*, 4－三甲基苯胺

3. 结构复杂胺和多元胺的命名 结构复杂的胺类化合物，以烃基为母体，氨基或烃氨基（—NHR、—NR_2）为取代基。

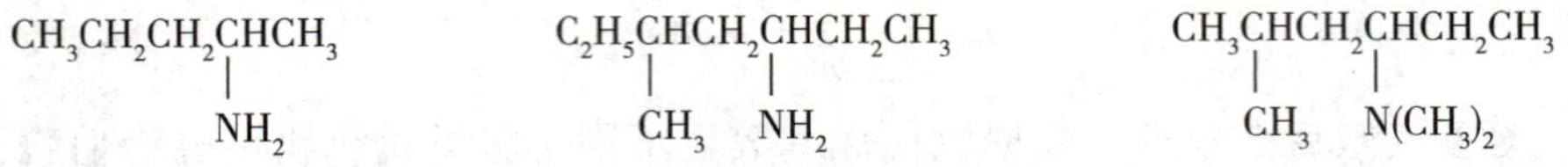

2－氨基戊烷　　3－甲基－5－氨基庚烷　　2－甲基－4－二甲氨基己烷

多元胺的系统命名，则与多元醇相类似。

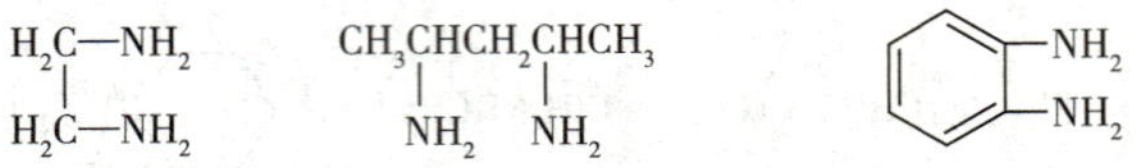

乙二胺　　2,4－戊二胺　　1,2－苯二胺（邻苯二胺）

此外，季铵盐的命名类似于铵盐，季铵碱的命名则类似于碱。

$(CH_3)_4N^+Br^-$	$(C_2H_5)_4N^+OH^-$
溴化四甲基铵	氢氧化四乙基铵

（三）胺的结构

脂肪胺的结构与氨气分子相似，氮原子为不等性 sp^3 杂化，整个分子呈棱锥形结构，三个 sp^3 杂化轨道分别与氢或碳原子形成三个 σ 键，有一对未共用电子对占据一个 sp^3 杂化轨道，位于棱锥体的顶端。氨气、二甲胺、三甲胺的分子结构，如图 13－1 所示。

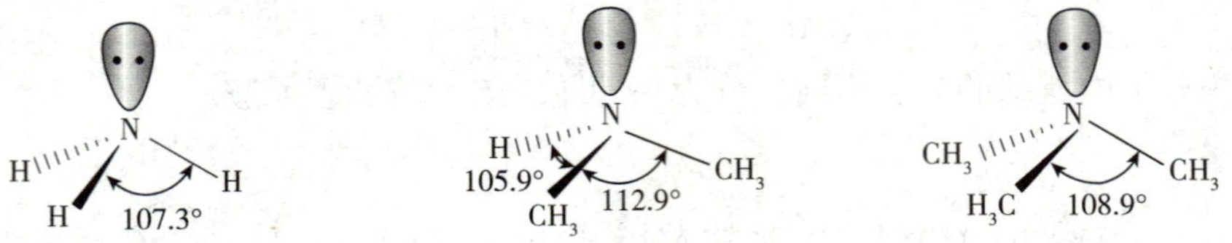

图 13－1　氨气、二甲胺、三甲胺的分子结构

芳香胺的结构与脂肪胺有差别，如苯胺虽然也是呈棱锥形结构，但氮原子上孤对电子对与苯环的大 p 键形成共轭体系，使氨基与苯环趋于平面化，氮的孤对电子向苯环离域，苯环上电子云密度增加，氮原子周围电子云密度下降。如图 13－2 所示为苯胺的分子结构和球棍模型。

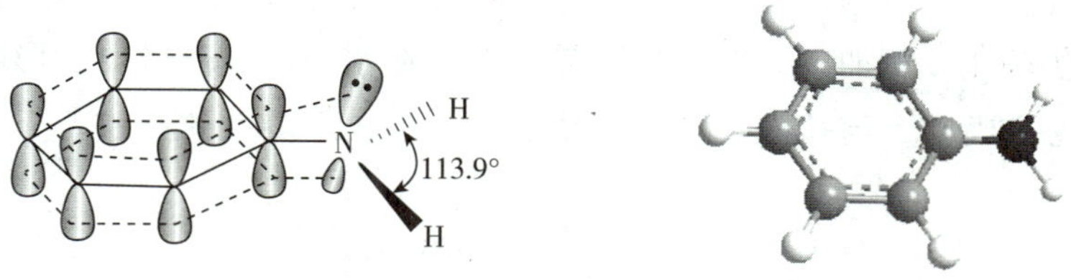

图 13－2　苯胺的分子结构和球棍模型

二、胺的性质

（一）物理性质

常温下，脂肪胺中的甲胺、乙胺和二甲胺为气体，其他低级胺为液体，高级胺为不易挥发的固体。

低级胺有特殊的鱼腥臭味，如腐鱼的臭味，是由于蛋白质分解产生三甲胺引起的。又如尸体腐烂时，产生极臭而且剧毒的丁二胺（腐胺）和戊二胺（尸胺）。高级胺味道不大，如冰毒近乎无味。芳香胺的毒性很大，并能渗入皮肤，因此无论接触皮肤或吸入蒸气都会引起中毒。

跟氨相似，胺也是极性分子。伯胺、仲胺均能形成分子间氢键而相互缔合，因此，胺的沸点较相应的烷烃高，但比相应的醇和羧酸低。

低级胺能与水分子形成氢键而易溶于水，随着分子量的增加，溶解性降低。芳香胺一般微溶或难溶于水。

（二）化学性质

1. 碱性　胺的 N 含有一对孤对电子，较易接受质子形成质子碱，故胺的水溶液呈碱性，并且其碱性大小受电子云密度和空间位阻的影响。

由于烷基是给电子基，会增加 N 上电子云密度。因此，脂肪胺的碱性比氨强。对脂肪伯胺和脂肪仲胺而言，N 上的电子云密度起主要作用，即 N 上所连的烷基越多，N 上的电子云密度越大，导致脂肪仲胺的碱性大于脂肪伯胺。而对于脂肪叔胺而言，则是空间位阻起主要作用，即当 N 上连有三个烷基时，由于烷基增多，占据的空间位置越大，即空间位阻增大，对 N 上的孤对电子起屏蔽作用，削弱了电子云密度增大的影响，因而使脂肪叔胺的碱性反而弱于脂肪伯胺和脂肪仲胺。因此，脂肪胺的碱性强弱次序：仲胺＞伯胺＞叔胺＞氨。

对于芳香胺，由于 N 上的孤对电子与苯环大 π 键形成共轭体系，使 N 上的电子云密度降低，同时苯环对 N 产生较大的空间位阻，两者共同作用削弱了 N 接受质子的能力，所以芳香胺的碱性比氨弱。脂肪胺、芳香胺和氨的碱性强弱次序：脂肪胺＞氨＞芳香胺。

取代芳香胺的碱性，要同时考虑取代基的诱导效应和共轭效应。若芳环上连有供电子基（如—R 等）时，可使芳香胺的碱性增强，且供电子基数目越多，碱性越强；若芳环上连有吸电子基（如—X、—NO_2等）时，可使芳香胺的碱性减弱，且吸电子基数目越多，碱性减弱。

胺因有碱性，可与酸发生酸碱反应（注意不能说中和反应）生成铵盐。铵盐一般都是具有一定熔点的结晶性固体，易溶于水和乙醇，很难溶于非极性溶剂。由于胺的碱性不强，一般只能与强酸作用才可生成稳定的铵盐，当铵盐遇强碱时，又能游离出胺来。此性质可用于胺的鉴别、分离和提纯。

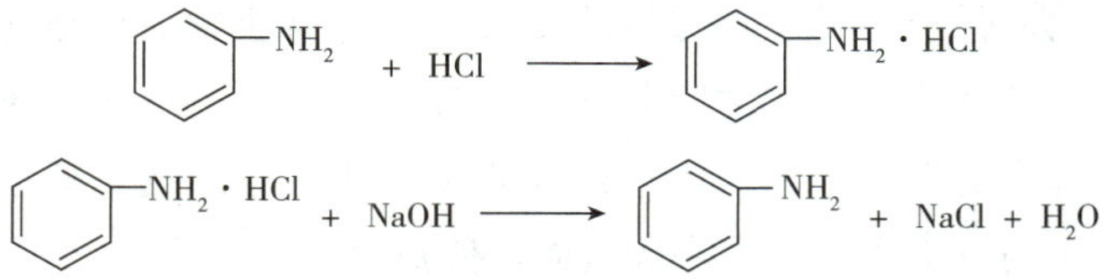

在制药过程中，常将含有氨基、亚氨基（—NH—）等难溶于水的药物制成可溶性的铵盐，增加其稳定性和水溶性，以供药用。例如，局部麻醉药普鲁卡因在水中溶解度较小，影响临床使用，利用其分子中含有氨基显碱性的特点，与盐酸反应生成盐酸盐，制成水溶性的盐酸普鲁卡因注射剂，现已广泛应用于临床。

练一练13–1

下列各有机物碱性最强的是（　）。

A. 苯胺　　B. 对甲基苯胺　　C. 对硝基苯胺　　D. 2,4－二硝基苯胺

答案解析

2. 氧化反应　胺（尤其是芳香胺）容易发生氧化反应。芳香胺不但容易被重铬酸钾等强氧化剂所氧化，即使是空气中的氧气也能使之缓慢氧化，生成醌类、偶氮化合物等复杂产物，显示黄、红、棕等多种颜色。

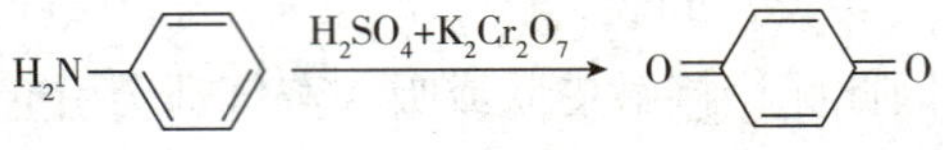

对苯醌

3. 酰基化反应　胺与酰基化试剂（如酰卤、酸酐等）作用生成取代酰胺的反应，称为酰基化反应。酰基化过程是N上的H被酰基（RCO—）取代生成*N*－取代或*N*,*N*－二取代酰胺。只有伯胺和仲胺可以发生酰基化反应。叔胺的N上无H，故无法酰基化。

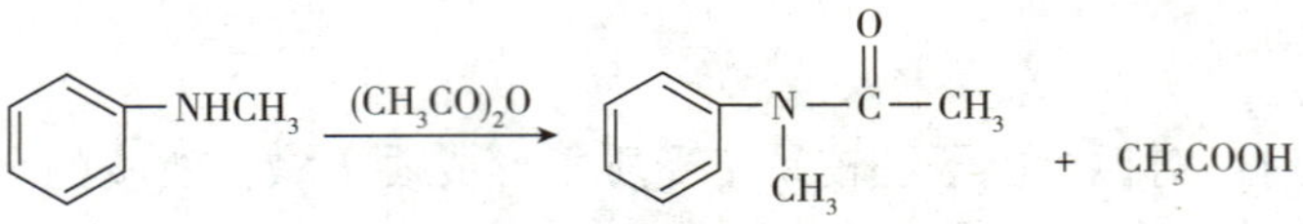

胺的酰基化反应在有机合成上可用于合成重要的酰胺类化合物。胺易被氧化剂氧化，但酰胺对氧化剂是稳定的，而且酰胺在酸或碱催化下加热水解可除去酰基，重新游离出氨基，所以胺的酰基化反应常用于有机合成中的氨基保护。

此外，胺经酰基化反应后生成的酰胺绝大多数是具有一定熔点的固体，可通过测定酰胺的熔点而用于胺的鉴别，也可利用酰基化反应对伯胺、仲胺进行分离、提纯和精制。

4. 与亚硝酸反应　胺较易与亚硝酸发生反应。亚硝酸本身较不稳定，通常在反应时现用现配，即在反应过程中由亚硝酸钠与无机酸作用产生。

脂肪伯胺与亚硝酸在常温下作用，定量放出氮气，并生成醇类。通过测定氮气的量可以进行脂肪伯胺的定量分析。

$$RNH_2 + NaNO_2 + HX \rightarrow ROH + N_2\uparrow + H_2O + NaX$$

芳香伯胺在低温及强酸性溶液中与亚硝酸反应生成芳香重氮盐，其分子式为$ArN_2^+X^-$，此反应称为重氮化反应。重氮盐不稳定，温度升高，即分解成酚和氮气。

$$ArNH_2 \xrightarrow[\text{低温}]{NaNO_2+HX} ArN_2^+X^- + NaX + H_2O$$

$$ArN_2^+X^- \xrightarrow[\Delta]{H_2O} ArOH + N_2\uparrow + H_2O$$

脂肪仲胺或芳香仲胺与亚硝酸反应均生成难溶于水的黄色油状液体或固体*N*－亚硝基胺。

脂肪叔胺因氮原子上无氢原子，不发生类似的反应，只能与亚硝酸形成水溶性的亚硝酸盐。脂肪叔胺的亚硝酸盐用碱处理，又可得到游离的脂肪叔胺。芳香叔胺的氮原子上虽无氢原子，但芳环上有氢，可与亚硝酸发生亚硝基化反应，生成苯环对位或邻位的亚硝基产物。亚硝基芳香叔胺在碱性溶液中呈翠绿色，在酸性溶液中则由于互变生成醌式盐而呈橘黄色。

$$(CH_3)_2NH + HNO_2 \longrightarrow (CH_3)_2N\text{–}NO + H_2O$$

N–亚硝基二甲胺
（黄色油状液）

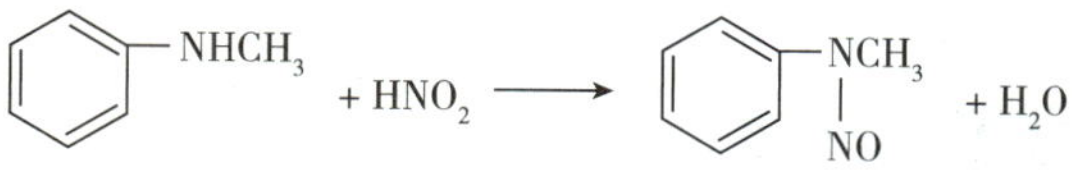

N–亚硝基–*N*–甲基苯胺
（棕黄色固体）

$$(CH_3)_3N + HNO_2 \longrightarrow [(CH_3)_3\overset{+}{N}H]NO_2^-$$

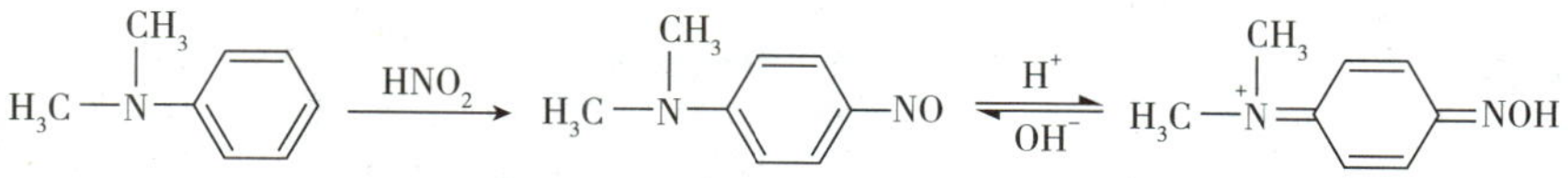

对亚甲基–*N*, *N*–二甲基苯胺　　（橘黄色）
（翠绿色）

综上所述，不同种类的胺与亚硝酸反应，各有不同的反应产物和现象，故可用此法鉴别伯胺、仲胺和叔胺。

想一想13–1

用化学方法鉴别苯胺、*N*–甲基苯胺和 *N*,*N*–二甲基苯胺。

答案解析

5. 芳环的取代反应　芳香胺比苯更易发生卤代、硝化和磺化等取代反应。

苯胺与卤素单质能迅速发生卤代反应。如苯胺与溴水作用与苯酚相类似，在室温下立即生成白色沉淀（2,4,6–三溴苯胺）。此反应可用于苯胺的定性和定量分析。

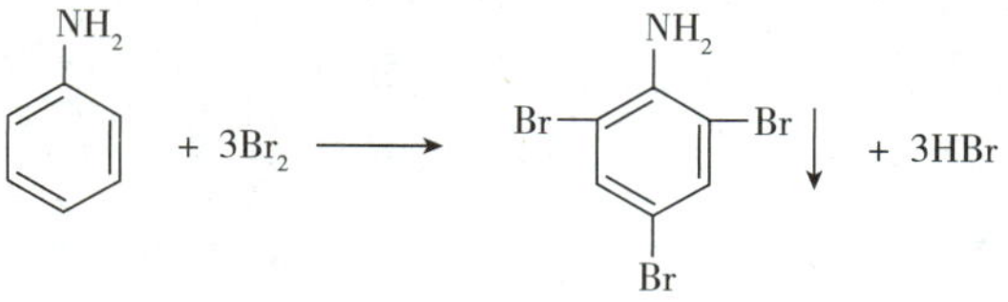

2,4,6–三溴苯胺（白色）

苯胺可与浓混酸（浓硫酸＋浓硝酸）作用而发生硝化反应，按不同要求采用不同方法（必要时提前保护氨基，因氨基极易被硝酸氧化）可得到不同的产物。例如

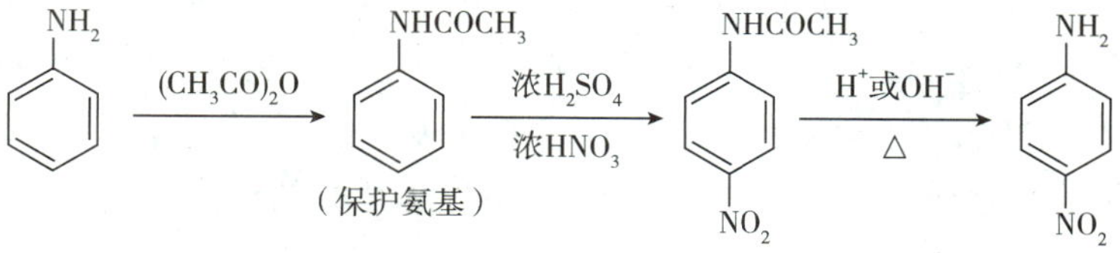

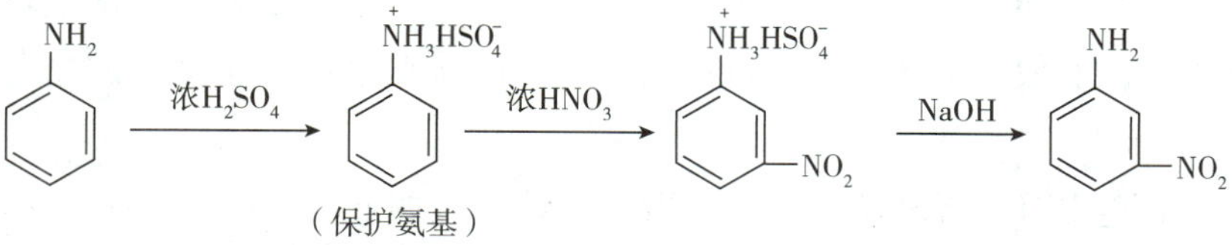

苯胺在高温下与热的浓硫酸作用发生磺化反应，生成对氨基苯磺酸。

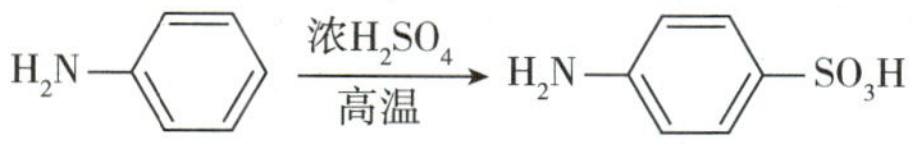

对氨基苯磺酸（白色固体）

其衍生物对氨基苯磺酰胺可进一步合成一系列化合物，从而形成现存用量仅次于青霉素的广谱抗生素——磺胺类药物。

练一练13-2

下列不能用于鉴别苯胺和苯酚的试剂是（ ）。

A. 三氯化铁　　B. 溴水　　C. 氢氧化钠　　D. 盐酸

答案解析

三、重要的胺

（一）苯胺

苯胺是最简单最重要的芳伯胺，是合成药物、染料、炸药的重要原料。纯苯胺为无色液体，放置在空气中会逐渐变色（无色→浅棕色→深棕色→黑色）。沸点为184℃，微溶于水，易溶于有机溶剂。有特殊气味，有毒，能通过皮肤或吸入蒸气使人中毒。若空气中苯胺的浓度达到万分之一时，几小时后人会出现中毒症状，头晕、皮肤苍白，全身无力，这是因为苯胺能使血红蛋白氧化为高铁血红蛋白而抑制中枢神经系统。

（二）对甲基苯胺

对甲基苯胺为无色有光泽片状结晶体，微溶于水，溶于乙醇、乙醚、苯、盐酸。有毒，是高铁血红蛋白形成剂，并能刺激膀胱尿道，致血尿。是合成普鲁卡因、乙胺嘧啶、除草剂和染料等的中间体。

（三）苯扎溴铵

化学名为溴化十二烷基二甲基苄基胺，俗名新洁尔灭，其构造简式如下。

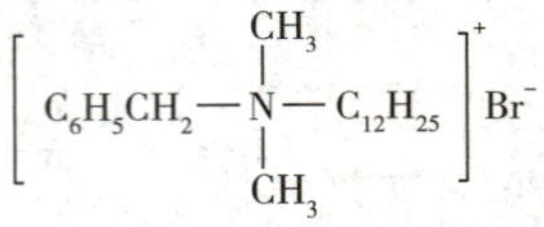

苯扎溴铵在常温下是一种微黄色胶体，吸湿性强，芳香而味苦，振摇时产生大量泡沫，易溶于水和乙醇。临床多用于皮肤、黏膜、创面、器皿及手术器械消毒。

（四）多巴胺和肾上腺素

多巴胺，简称DA，是人体下丘脑分泌的中枢神经系统传导递质，构造式如下。

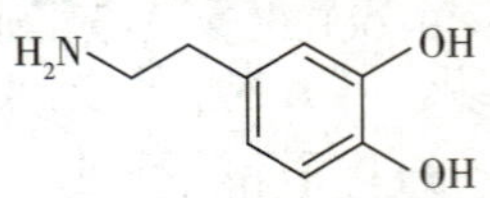

多巴胺用来帮助细胞传送脉冲的化学物质，传递兴奋及开心的信息，与人的情欲、感觉和上瘾等有关。它是去甲肾上腺素和肾上腺素生物合成的前体，临床上常用多巴胺治疗帕金森病和急性肾衰竭。瑞典科学家阿尔维德·卡尔森（Arvid Carlsson）因发现多巴胺在脑内传递信息的角色，获得2000年诺贝尔生理学或医学奖。

肾上腺素是肾上腺髓质部分所分泌的一种激素，其结构式如下。

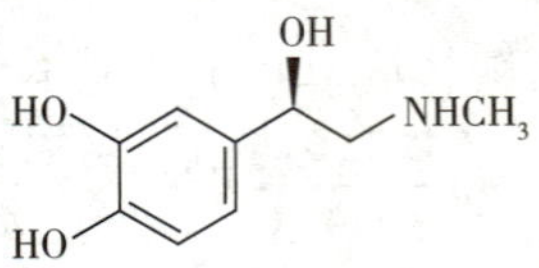

肾上腺素为白色或类白色结晶性粉末，无臭，味苦，熔点206～212℃，微溶于水，不溶于乙醇、三氯甲烷、乙醚，易氧化。肾上腺素是一种激素和神经传送体，使人心跳加快，血管收缩，支气管扩

张，临床上用于治疗支气管哮喘等疾病。

（五）胆碱和胆胺

胆碱为广泛分布于生物体内的一种季铵碱，因最初在胆汁中发现而得名，构造简式如下。

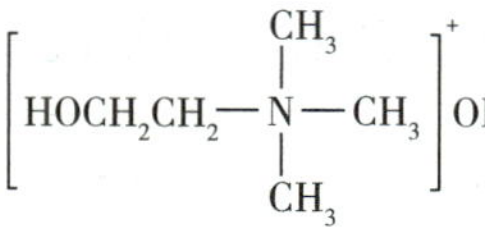

胆碱是易吸湿的白色结晶，易溶于水和醇，不溶于乙醚、三氯甲烷。胆碱是卵磷脂的组成成分，能调节脂肪代谢，临床上用来治疗肝炎、肝中毒等疾病。胆碱常以结合状态存在于生物体细胞中，在脑组织和蛋黄中含量较高。胆碱的羟基经乙酰化成为乙酰胆碱，存在于相邻的神经细胞之间，通过神经节传导神经刺激，是一种重要的传递神经冲动的化学物质，亦称为神经递质。

胆胺（$HOCH_2CH_2NH_2$），又称乙醇胺，化学名为2－羟基乙胺，无色黏稠液体，能在动物体内与磷脂酸通过酯化反应而生成脑磷脂，起重要的凝血生理作用。故胆胺是脑磷脂水解的产物之一，属于以结合态存在于动物体内的胺类化合物。

（六）苯丙胺类毒品

常见的苯丙胺类化合物有苯丙胺、甲基苯丙胺（MA）、亚甲基二氧苯丙胺（MDA）和亚甲基二氧甲基苯丙胺（MDMA）。

苯丙胺，又称安非他明，是麻黄碱的衍生物，于1887年由人工合成得到，属于中枢神经兴奋剂，是国家严格管制的精神类药品。甲基苯丙胺，又称甲基安非他明或去氧麻黄碱，其盐酸盐为无味透明晶体，俗称“冰毒”，属于联合国规定的苯丙胺类毒品。冰毒对人体的损害极大，吸食或注射0.2g即可致死。一般吸食1～2周，即产生严重的依赖性而成瘾，并对心、肺、肝、肾及神经系统等产生严重毒害作用。MDA和MDMA都属于致幻类毒品，服用后使人产生多种幻觉，表现出摇头晃脑、手舞足蹈和乱蹦乱跳等不由自主的类似疯狂行为。此类毒品极易成瘾，0.5g即可致死。被称为“摇头丸”的毒品中主要成分就是MDMA，其次还有MDA和MA。

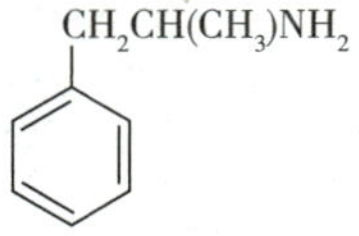

苯丙胺
（安非他明）

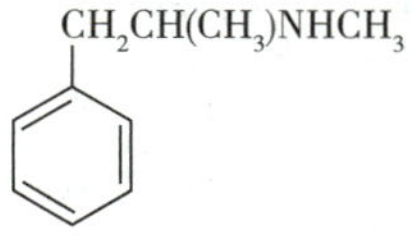

甲基苯丙胺
（MA，冰毒）

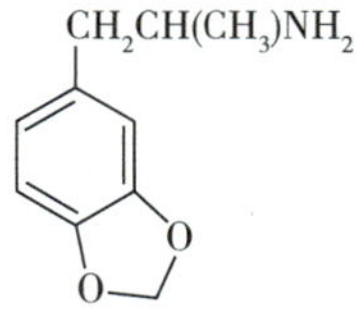

亚甲基二氧苯丙胺
（MDA，摇头丸）

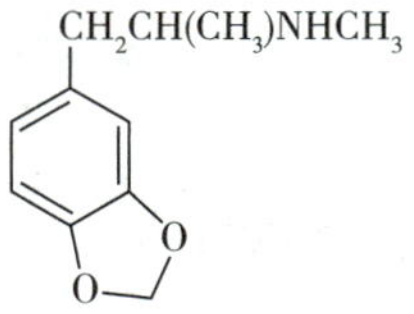

亚甲基二氧甲基苯丙胺
（MDMA，摇头丸）

第二节　酰　胺

PPT

一、酰胺的结构和命名

（一）酰胺的结构

酰胺（amides）是指羧酸分子中羧基上的羟基被氨基或烃氨基取代的产物，是羧酸衍生物的一种，也可以理解为氨或胺分子中氮原子上的氢被酰基取代的产物，或酰基与氨基或烃氨基相连形成的产物。

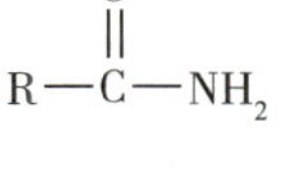

（伯）酰胺

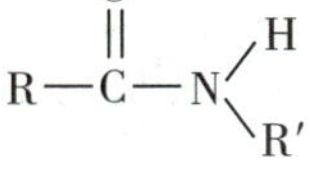

N-取代酰胺

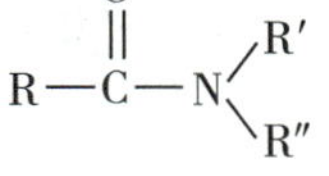

N,*N*-二取代酰胺

酰胺分子中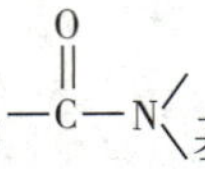基团，称为酰胺键。

（二）酰胺的命名

根据所含酰基的不同称为某酰胺。当 N 上的 H 被烃基取代时，可用“*N*－”或“*N*,*N*－”表示取代酰胺中烃基的位置。

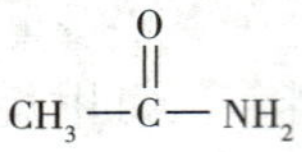
乙酰胺

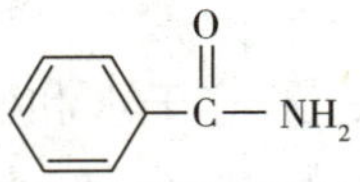
苯甲酰胺

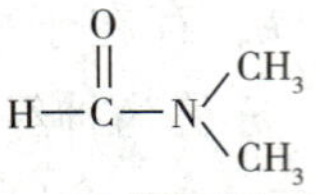
N, *N*-二甲基甲酰胺（DMF）

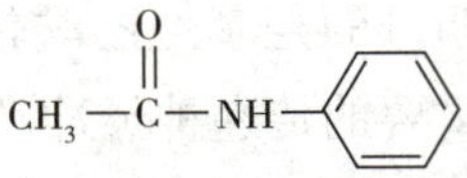
N-苯基乙酰胺（乙酰苯胺）

二、酰胺的化学性质

（一）酸碱性

由于酰胺分子中 N 的未共用电子对与羰基的 π 键形成共轭效应，N 的电子云密度降低，N 接受质子的能力减弱。因此酰基使氨的碱性减弱，酰胺一般呈中性。

酰亚胺（R—CO—NH—CO—R′）可以看成氨分子中两个 H 同时被酰基取代的产物。由于受到两个酰基吸电子的影响，N 上电子云密度大大降低失去碱性，而 N 上的 H 有质子化倾向而显弱酸性，能与强碱反应生成盐。

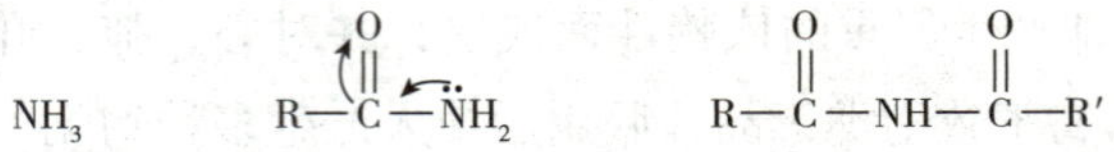
碱性　　接近中性　　弱酸性

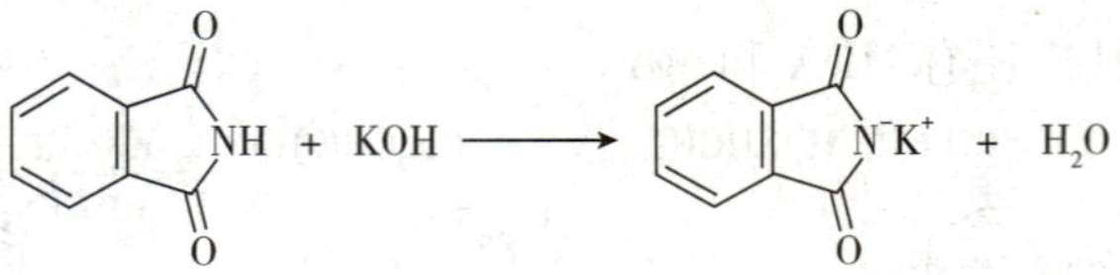

（二）与亚硝酸反应

伯酰胺与亚硝酸反应，氨基被羟基取代，生成羧酸，同时有氮气放出。

$$R—CO—NH_2 + HNO_2 \rightarrow R—COOH + N_2\uparrow + H_2O$$

（三）霍夫曼降解

伯酰胺与次溴酸钠在碱性溶液中反应，脱去羰基，生成少一个碳原子的伯胺，此反应称为霍夫曼（Hofmann）降解反应。

$$R—CO—NH_2 + NaBrO + 2NaOH \rightarrow R—NH_2 + Na_2CO_3 + NaBr + H_2O$$

（四）水解反应

与同为羧酸衍生物的酰卤一样，酰胺也能水解得到羧酸。但酰胺的水解反应远不如酰卤活泼，通常需要酸或碱的催化，并且需要长时间加热回流才能完成。

$$RCONH_2 + H_2O \xrightarrow[\triangle]{OH^-} RCOO^- + NH_3$$

$$RCONH_2 + H_2O \xrightarrow[\triangle]{H^+} RCOOH + NH_4^+$$

虽然酰胺的水解反应相对较不活泼，但一定条件下仍可缓慢进行，故酰胺类药物（如氨苄西林钠注射剂）的储存应注意控制存放条件以防水解失效。

（五）异羟肟酸铁盐反应

伯酰胺能与羟胺发生反应生成异羟肟酸。异羟肟酸再与三氯化铁作用，得到紫红色的异羟肟酸铁。而 *N*－取代酰胺或 *N*,*N*－二取代酰胺则不能发生此异羟肟酸铁盐的显色反应，故可与伯酰胺鉴别开来。

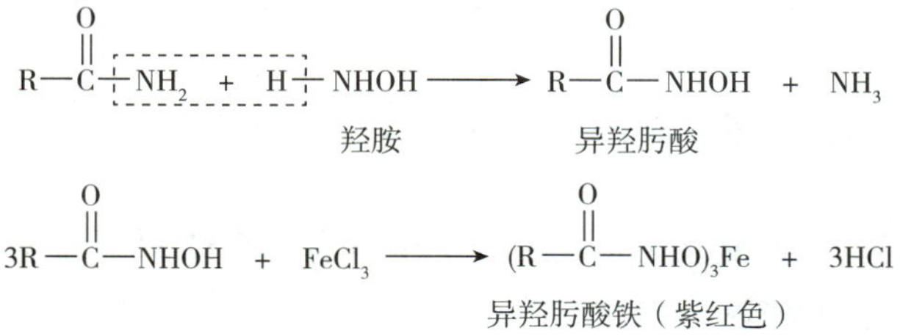

想一想13-2

如何鉴别乙酰苯胺和苯甲酰胺？

答案解析

三、重要的酰胺类化合物

（一）碳酰胺

碳酰胺，又名碳酰二胺，可看成碳酸分子中两个—OH 分别被—NH_2取代的产物。它是哺乳动物蛋白质代谢的最终产物，存在于尿液，化学名为脲，俗称尿素。

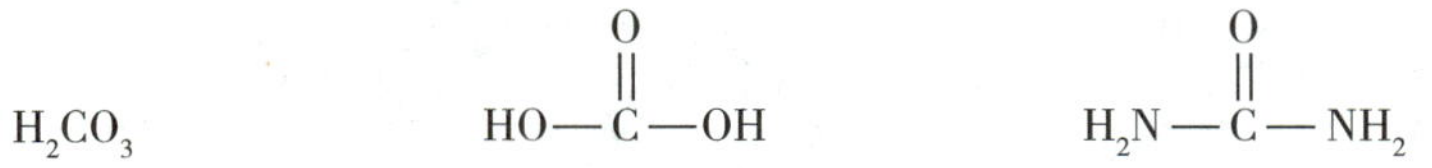

碳酸分子式　　碳酸结构式　　碳酰胺（脲，尿素）

脲是白色结晶，熔点为132℃，易溶于水和乙醇中。脲的用途很广泛，除了大量用作氮肥外，还是合成药物及塑料等的原料。临床上尿素注射液对降低颅内压和眼压有显著疗效，可用于治疗急性青光眼和脑外伤引起的脑水肿。

脲本质上仍为酰胺，故具有酰胺的化学通性，如显弱碱性、能水解、能与亚硝酸反应等。另外，由于脲分子中两个氨基连在同一个羰基上的特殊结构，所以又表现出特殊的性质。尿素的主要化学性质如下。

1. 弱碱性　脲的碱性很弱，其水溶液不能使石蕊试剂变蓝，只能与强酸形成盐，如脲与硝酸作用生成白色沉淀。

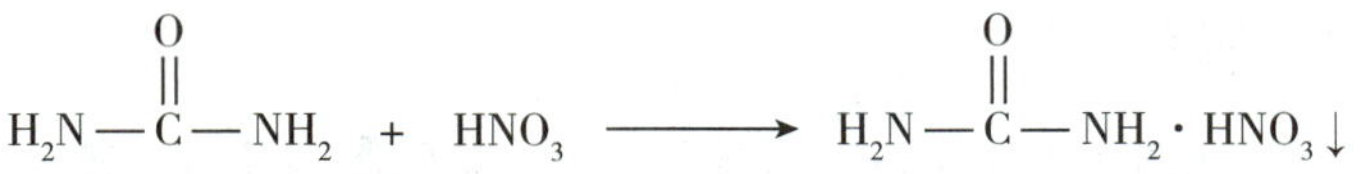

2. 水解反应　脲在酸、碱或酶的作用下，易发生水解反应。

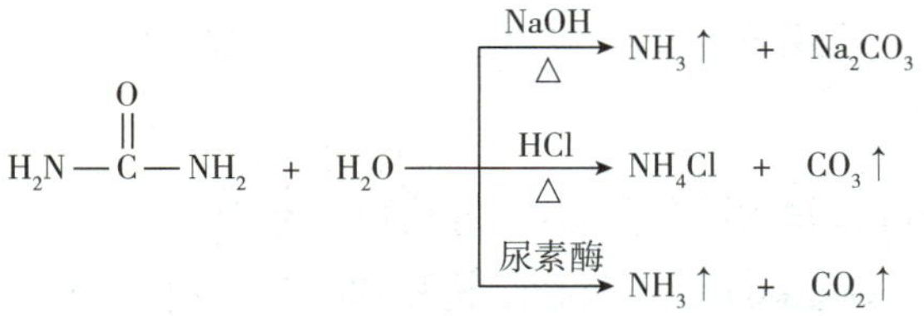

3. 与亚硝酸反应　脲与亚硝酸反应放出氮气和二氧化碳，通过测定氮气体积可测定尿素的含量。

$$H_2N-\overset{\overset{\displaystyle O}{\|}}{C}-NH_2 + 2HNO_2 \longrightarrow 2N_2\uparrow + CO_2\uparrow + 3H_2O$$

4. 脲的缩合反应 两分子脲在加热条件下脱去一分子氨气，生成缩二脲。

$$H_2N-\overset{\overset{\displaystyle O}{\|}}{C}-NH_2 + H-NH-\overset{\overset{\displaystyle O}{\|}}{C}-NH_2 \xrightarrow{\triangle} \underset{\text{缩二脲}}{H_2N-\overset{\overset{\displaystyle O}{\|}}{C}-\overset{\overset{\displaystyle H}{|}}{N}-\overset{\overset{\displaystyle O}{\|}}{C}-NH_2} + NH_3\uparrow$$

缩二脲是微白色晶体，难溶于水，易溶于碱。在缩二脲的碱性溶液中加入稀硫酸铜溶液，呈紫红色，此反应称为缩二脲反应或双缩脲反应。凡是分子中含有两个或两个以上酰胺键（$-\overset{\overset{O}{\|}}{C}-NH-$）的化合物，均能发生缩二脲反应，如多肽、蛋白质等。

（二）己内酰胺

白色粉末状或结晶性固体，熔点68℃，沸点262.3℃，不溶于水，易溶于有机溶剂，是制造尼龙6（俗名聚酰胺6或绵纶6）的原料。

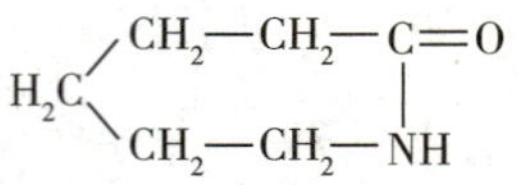

己内酰胺

（三）丙二酰脲

丙二酰脲是丙二酸二乙酯和脲在乙醇钠催化条件下的缩合产物，为无色结晶，熔点为245℃，微溶于水。

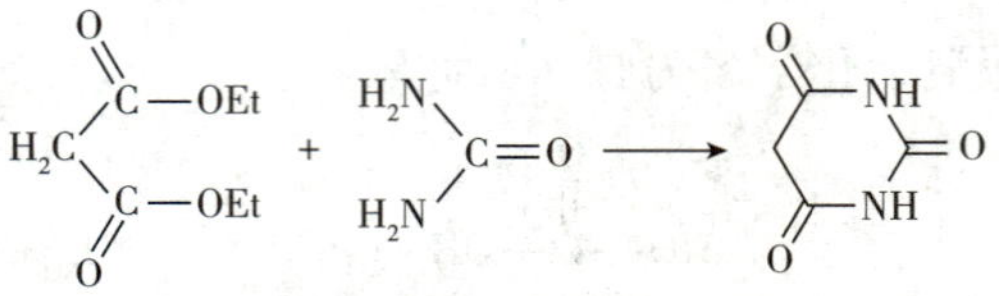

丙二酰脲分子中亚甲基的α-H和两个酰亚氨基中的氢原子都很活泼，在水溶液中丙二酰脲，存在酮式-烯醇式互变异构。其中烯醇式显示较强的酸性，所以丙二酰脲又称巴比妥酸。

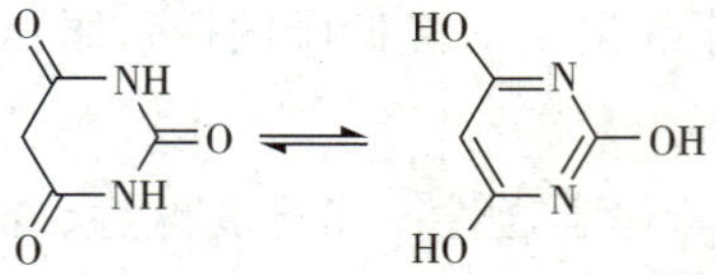

酮式　　烯醇式（巴比妥酸）

丙二酰脲分子中亚甲基的两个氢原子被烃基取代的衍生物是一类催眠、镇静药物，称为巴比妥类药物，常制成钠盐水溶液供注射用。烃基不同，催眠、镇静作用有强弱、快慢之分。苯巴比妥还可用作抗癫痫病的药物。需要指出的是巴比妥类药物有成瘾性，用量过大会危及生命。

（四）*N*,*N*-二甲基甲酰胺

N,*N*-二甲基甲酰胺（dimethyl formamide，DMF），是无色透明液体，能与水及多数有机溶剂（卤代烃除外）任意混合，对多种有机物和无机物有良好的溶解能力，是一种用途很广的优良溶剂。同时也是一种用途极广的化工原料，可用于生产维生素、激素和制造农药杀虫脒。

（五）β-内酰胺类抗生素

环状酰胺称为内酰胺。四元环内酰胺称为β-内酰胺。不少含有β-内酰胺结构的有机物是效果很好的天然抗生素，如青霉素、头孢菌素等。两者结构相似，均含有一个β-内酰胺四元环，差异之处在于青霉素的β-内酰胺环稠合含硫五元杂环，而头孢菌素的β-内酰胺环稠合含硫的不饱和六元杂环。

天然青霉素和头孢菌素经半合成结构改造，可得到稠杂环侧链不同、生物活性和使用范围各异的两大系列化合物，这就是临床常用的两大广谱抗生素——青霉素和头孢菌素药物，如青霉素 G 钾、羟氨苄青霉素（阿莫西林）、氨苄青霉素、头孢菌素Ⅳ等。

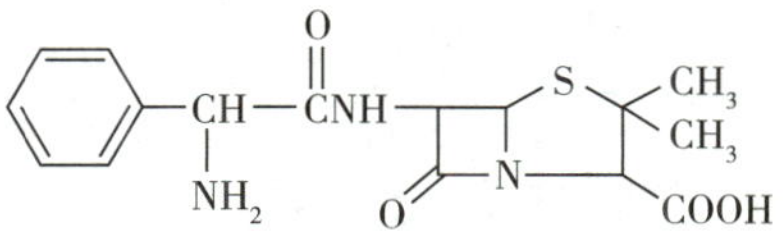

氨苄青霉素

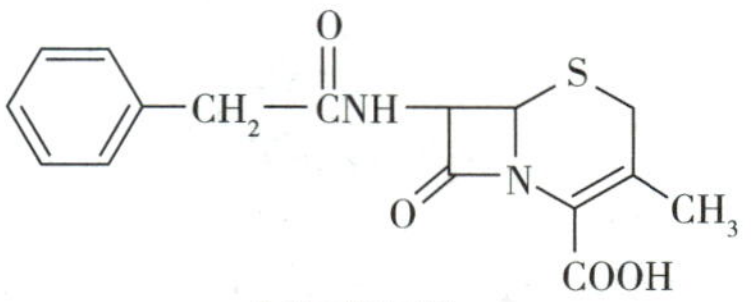

头孢菌素Ⅳ

这些抗生素药物含有的β－内酰胺环张力较大，容易发生水解反应，导致开环而失效。如青霉素 G 钾分子结构中含有β－内酰胺环，为了避免其水解，青霉素 G 钾盐通常使用粉针剂型，注射前临时配制注射液。

PPT

第三节　含氮杂环化合物

一、杂环化合物的结构

杂环化合物（heterocyclic compounds）是由碳原子和非碳原子共同组成的环状有机化合物。成环原子中的非碳原子，称为杂原子。常见的杂原子是 O、S、N 等，杂环上可以有一个杂原子，也可以有多个杂原子；可以是一种杂原子，也可以是多种不同的杂原子。

常见杂环化合物的母环结构和名称，见表 13－1。

表 13－1　常见杂环化合物的母环结构和名称

类别	常见的杂环母环
五元杂环	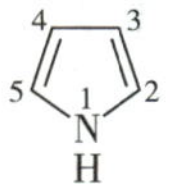 吡咯 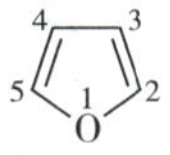 呋喃 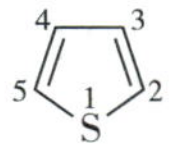 噻吩 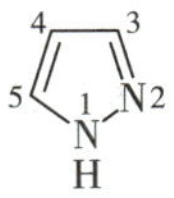 吡唑 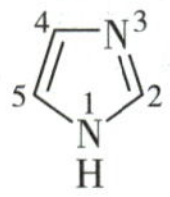 咪唑 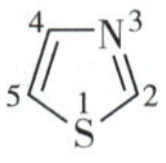 噻唑 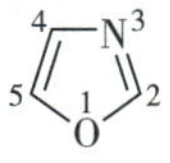 噁唑 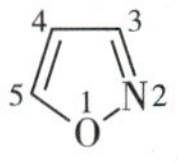 异噁唑
六元杂环	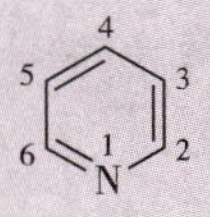 吡啶 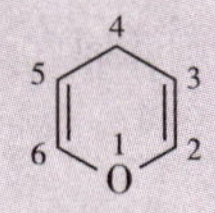 吡喃 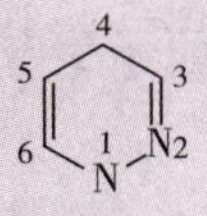 哒嗪 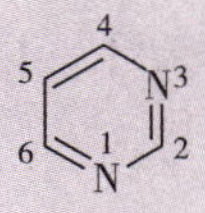 嘧啶 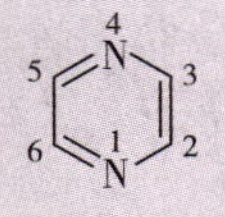 吡嗪
苯稠杂环	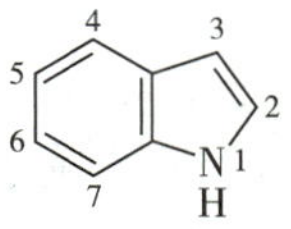 吲哚 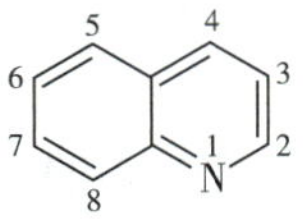 喹啉 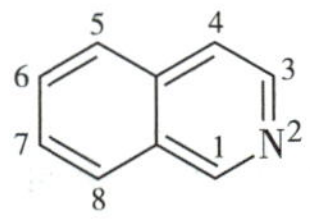 异喹啉
杂环稠杂环	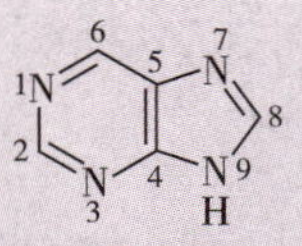 嘌呤 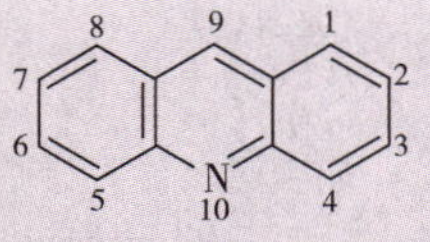 吖啶 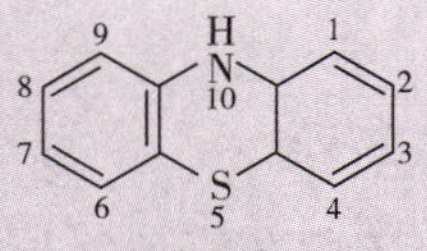 吩噻嗪

在这些杂环化合物的母环结构中，普遍都具有一定程度的芳香性，性质比较稳定。如

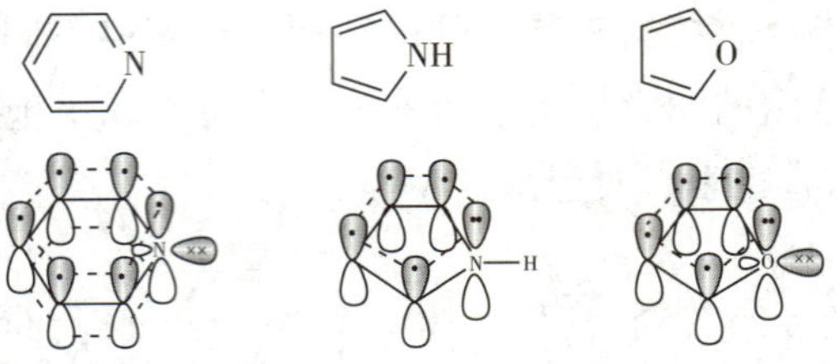

吡啶　　　　　　吡咯　　　　　　呋喃

吡啶的结构与苯相似，环上碳和氮均为 sp^2 杂化，相邻两个原子的 sp^2 杂化轨道相互重叠形成6个σ键，构成平面的六元环，6个原子未杂化的p轨道相互平行重叠形成环状共轭大π键，π电子数目为6，具有芳香性。由于氮原子的电负性比碳大，吡啶环电子云密度呈不均匀分布，芳香性不如苯环。吡咯和呋喃，尽管环少一个原子，但杂原子上的p轨道有一对电子，π电子数目也为6，也具有芳香性。

这些具有芳香性的杂环化合物，通常称为芳（香）杂环化合物。一般来说，芳杂环的环系，都有一定程度的稳定性和芳香性，在一般化学反应中，环不易破裂。

在有机化合物中，还有含杂原子的环状化合物，如环醚、环状酸酐、内酯、内酰胺等，它们没有芳香性，它们的环容易形成，也容易开裂，性质类似于脂肪族化合物，因此可以称为脂杂环化合物。

通常所说的杂环化合物是指芳杂环化合物。

在杂环母环基础上衍生出来的结构复杂的杂环化合物，数量非常庞大，广泛存在于自然界中，大多数具有一定的生理活性，是许多生物体的重要组成部分。

二、杂环化合物的分类和命名

（一）杂环化合物的分类

杂环化合物通常根据杂环母环的结构来分类。根据分子中含有环的数目，可分为单杂环和稠杂环两类。单杂环又可根据成环原子数的多少，分为五元杂环化合物和六元杂环化合物。稠杂环可分为苯稠杂环化合物和杂环稠杂环化合物。

（二）杂环化合物的命名

1. 杂环母环的命名　杂环母环的名称，通常采用音译法，即根据杂环化合物的英文名称的读音，选用同音汉字，前加上“口”字旁，组成杂环母环的音译名称。如“pyrole”音译名称为“吡咯”，“pyridine”音译名称为“吡啶”等。

2. 杂环母环的编号　杂环上有取代基时，需将杂环母环编号，以标明取代基的位置，编号原则如下。

（1）只含一个杂原子的杂环。以杂原子为起点，用阿拉伯数字编号，或从杂原子相邻的碳原子开始，用希腊字母α、β、γ编号。

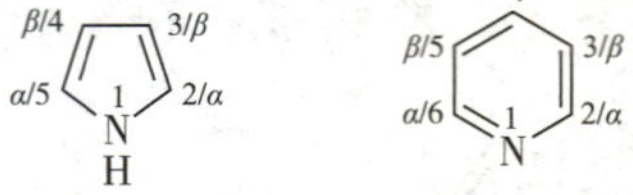

（2）含两个相同杂原子的杂环。应尽可能使杂原子的编号最小，如果其中一个杂原子上连有氢，应从连有氢的杂原子开始编号。

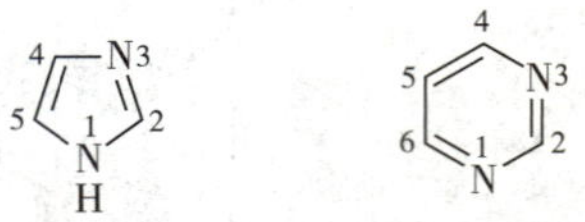

（3）含两个不同杂原子的杂环。在杂原子编号最小的前提下，按O、S、NH、N的先后顺序编号。

（4）特定的稠杂环，母环有特定的编号，具体参见表 13 - 1，如嘌呤。

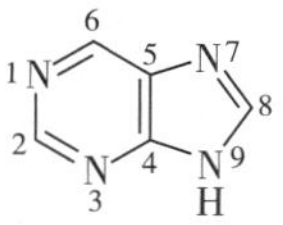

3. 取代杂环化合物的命名　当杂环连接—NH_2、—OH、—OR、—R、—X、—NO_2等取代基时，以杂环为母体，将取代基的位次、数目及名称写在杂环名称之前。

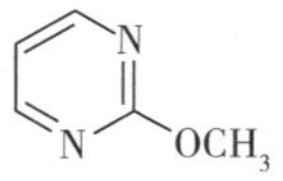

2-甲氧基嘧啶（α-甲氧基嘧啶）

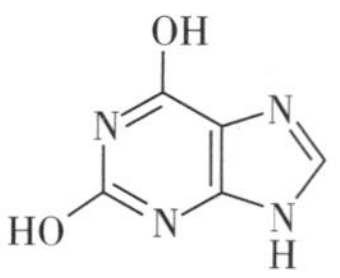

2，6-二羟基嘌呤

当杂环连接—CHO、—COOH、—$CONH_2$、—SO_3H 等基团时，则以醛、羧酸、酰胺、磺酸作为母体命名。

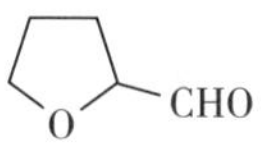

α-呋喃甲醛
（糠醛）

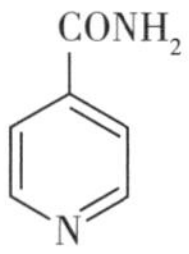

4-吡啶甲酰胺
（γ-吡啶甲酰胺）

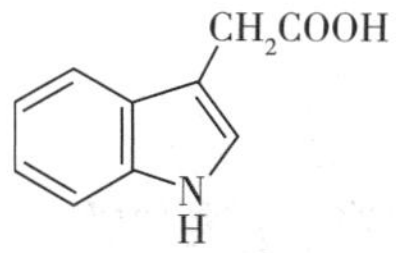

3-吲哚乙酸
（β-吲哚乙酸）

4. 互变异构杂环化合物的命名　为了区别杂环化合物的互变异构体，可标明环上一个或多个氢原子所在的位置，可在名称前面加上的阿拉伯数字和 *H*（斜体大写）。

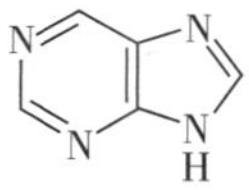

9*H*-嘌呤

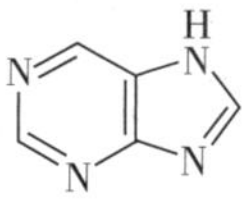

7*H*-嘌呤

三、重要的含氮杂环化合物

（一）吡咯类杂环

由四个吡咯环的 α - 碳原子通过四个次甲基（—CH ═）连接成共轭体系，谓之卟吩（porphine）环，如图 13 - 3 所示，其取代物称为卟啉（porphyrin）。如图 13 - 4、13 - 5 所示分别为血红素（heme）和叶绿素（chlorophyll）a、b，它们都是含卟吩环的配合物，区别在于血红素中金属离子是 Fe^{2+}，而叶绿素中是 Mg^{2+}。血红素与蛋白质结合为血红蛋白而存在于红细胞中，在高等动物体内起着输送氧气的作用。叶绿素是高等植物含有的一类绿色色素，是植物进行光合作用的主要色素，是光合作用的必需催化剂，在光合作用的光吸收中起核心作用。

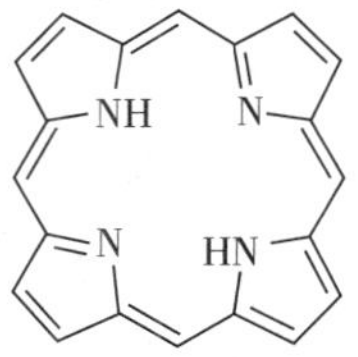

图 13 - 3　卟吩环

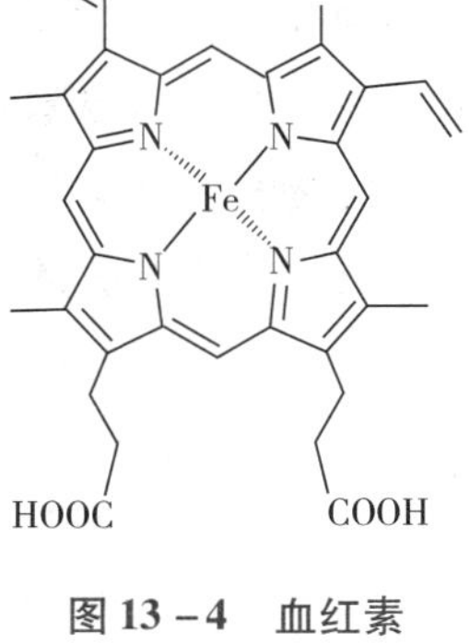

图 13 - 4　血红素

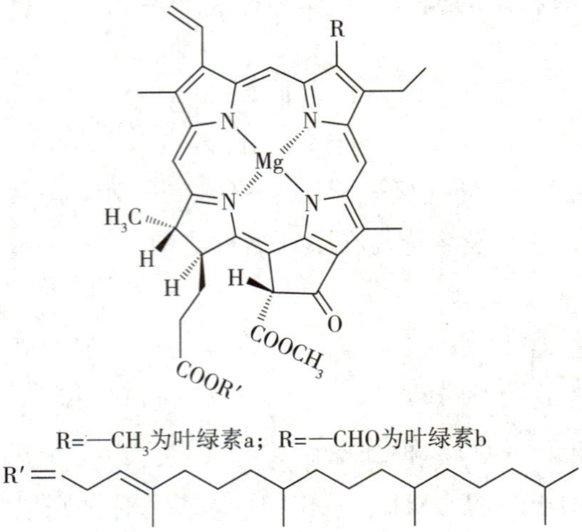

图 13－5　叶绿素 a、b

（二）唑类杂环

唑类杂环主要包括吡唑衍生物和咪唑衍生物。

吡唑衍生物中，较为常见的是吡唑酮及其衍生物。吡唑酮的一些衍生物具有解热镇痛作用，称为吡唑酮类药物，如安替比林、氨基比林和安乃近。

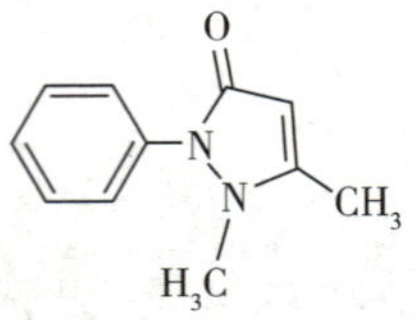

安替比林

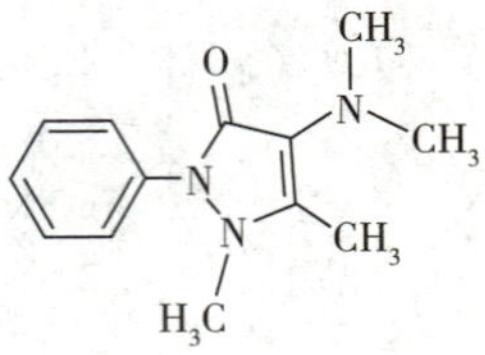

安基比林

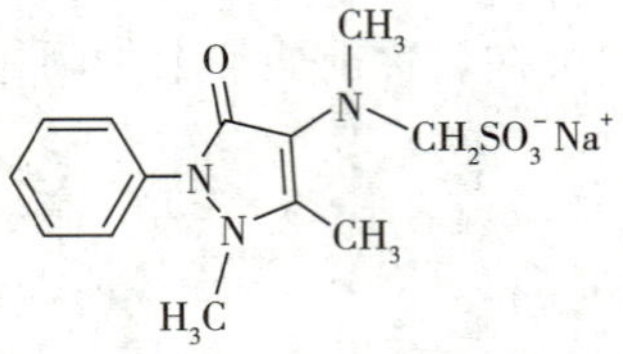

安乃近

咪唑衍生物中较重要的是组氨酸，是人体重要氨基酸，可脱羧生成组胺。临床用组胺磷酸盐刺激胃酸分泌来诊断真性胃酸缺乏症。咪唑衍生物也作药用，如广谱驱虫药阿苯达唑（又称肠虫清），以及具有强大抗厌氧菌作用，如对滴虫、阿米巴原虫等感染有效的甲硝唑（又称灭滴灵）等。

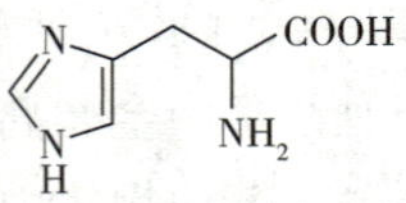

组氨酸

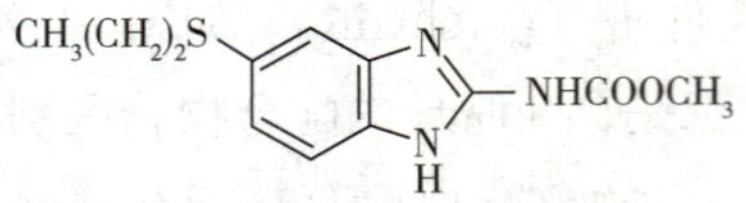

阿苯哒唑（肠虫清）

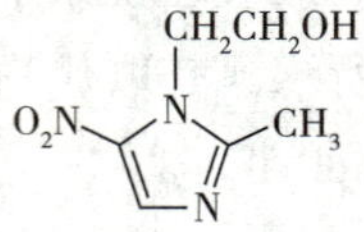

甲硝唑（灭滴灵）

（三）吡啶类杂环

医药中常见的吡啶衍生物有β－吡啶甲酸、β－吡啶甲酰胺和异烟肼。

β－吡啶甲酸可由烟碱氧化制得，俗称烟酸，能促进细胞的新陈代谢，并有扩张血管作用。烟酰胺是辅酶的组成成分，作用与烟酸类似。烟酸和烟酰胺都是人体不可缺少的 B 族维生素，合称维生素 PP，临床上主要用于防治糙皮病及类似的维生素缺乏症。4－吡啶甲酸是烟酸的同分异构体，称为异烟酸。异烟酸与水合肼生成的异烟肼是高效、低毒的抗结核药，又称雷米封。

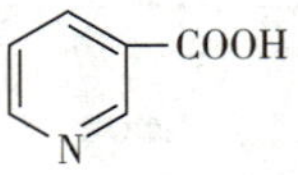

β-吡啶甲酸（烟酸）

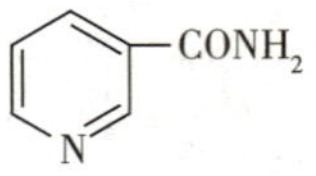

β-吡啶甲酰胺（烟酰胺）

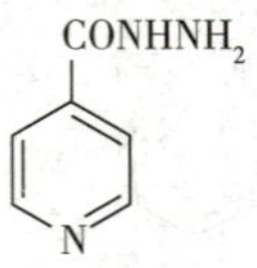

异烟肼（雷米封）

（四）苯稠杂环

苯稠杂环是由苯环与五元或六元杂环稠合而成的杂环化合物。常见的苯稠杂环化合物主要有吲哚、喹啉和异喹啉。

吲哚美辛（消炎痛）和吲哚新是吲哚乙酸的衍生物，具有消炎镇痛作用，临床上用于治疗风湿及类风湿关节炎和痛风等。

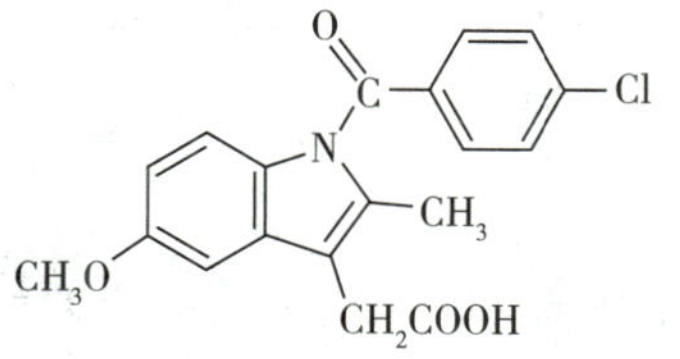
吲哚美辛（消炎痛）

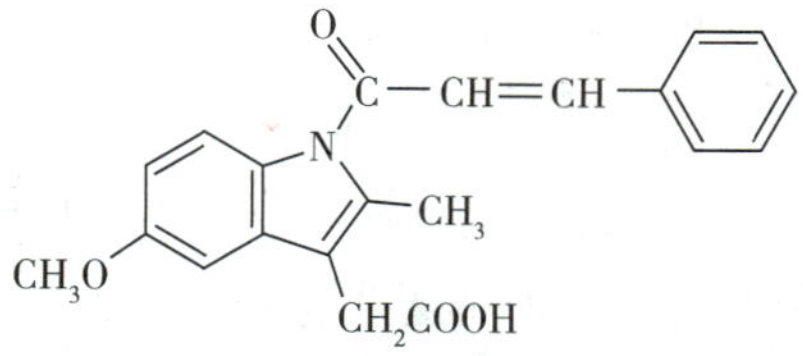
吲哚新

喹啉和异喹啉衍生物也常作药用，如抗生素诺氟沙星和镇痛催眠药颅痛定。

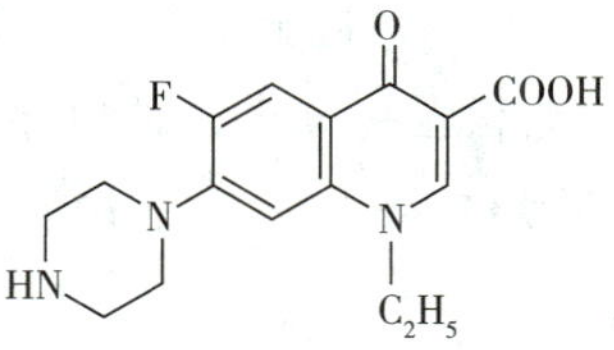
诺氟沙星

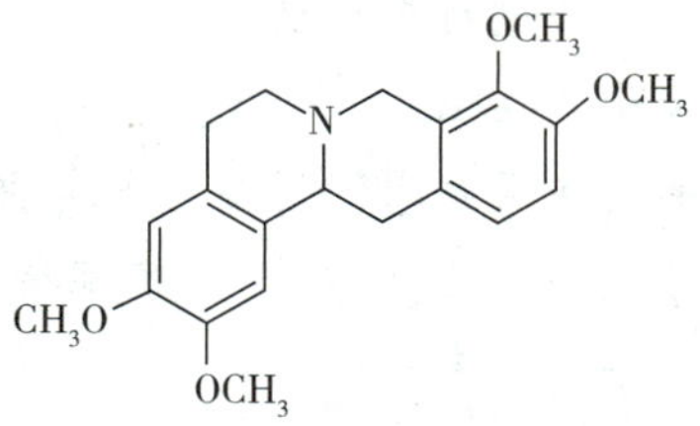
颅痛定

（五）嘧啶类杂环

嘧啶的某些衍生物具有重要生理活性。如核苷中的五种碱基中有三种是嘧啶衍生物，包括胞嘧啶（简写 C）、尿嘧啶（简写 U）和胸腺嘧啶（简写 T）。

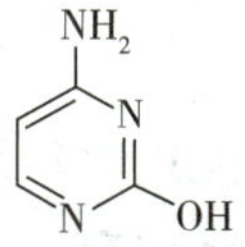
胞嘧啶（C）

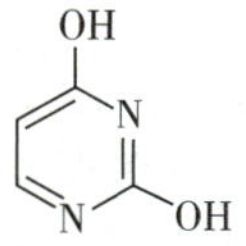
尿嘧啶（U）

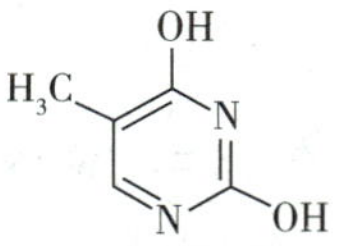
胸腺嘧啶（T）

核苷中三种嘧啶衍生物，都存在亚胺醇式－酰胺式互变异构现象，生物体内常以酰胺式存在。

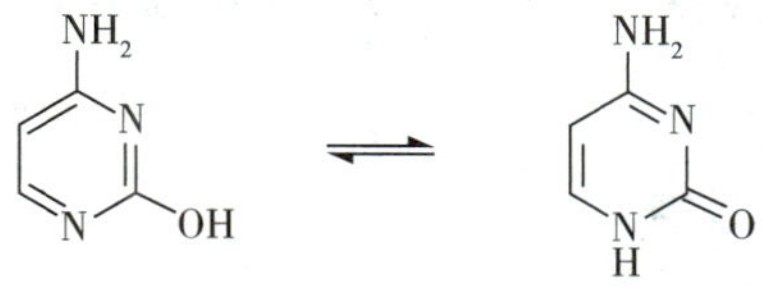
亚胺醇式
4-氨基-2-羟基嘧啶

酰胺式
4-氨基-2-氧代嘧啶

许多合成药物都含有嘧啶环结构，如镇静催眠药苯巴比妥、抗菌药磺胺嘧啶。

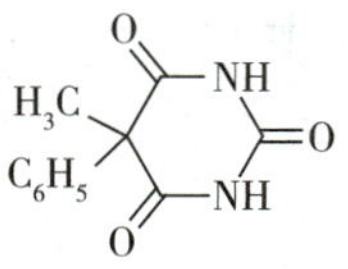
苯巴比妥

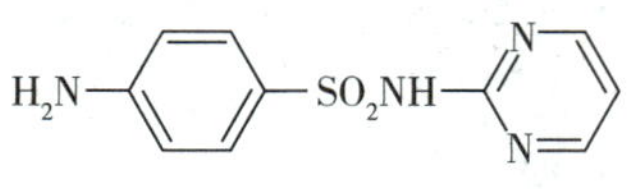
磺胺嘧啶

（六）嘌呤类杂环

嘌呤由嘧啶环和咪唑环稠合而成，为无色晶体，熔点为 217℃，易溶于水，难溶于有机溶剂。嘌呤既有弱酸性，又具有弱碱性，其酸性比咪唑强，其碱性比嘧啶强。

嘌呤本身并不存在于自然界，但嘌呤衍生物却广泛存在于动植物体内，并参与生命活动过程，包括腺嘌呤（简写 A）、鸟嘌呤（简写 G）、黄嘌呤和尿酸。其中，鸟嘌呤（简写 G）、黄嘌呤和尿酸也存在亚胺醇式－酰胺式互变异构现象。

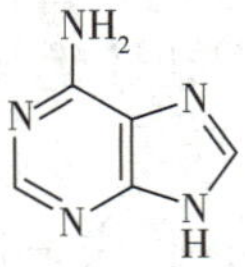

6-氨基嘌呤
（腺嘌呤，A）

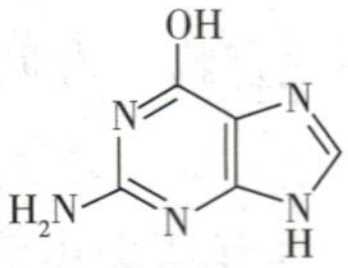

2-氨基-6-羟基嘌呤
（鸟嘌呤，G）

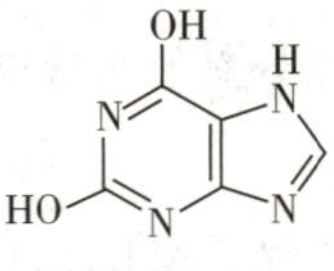

2，6-二羟基嘌呤
（黄嘌呤）

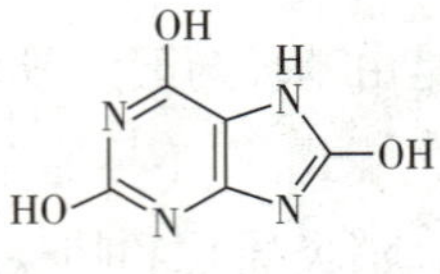

2，6，8-三羟基嘌呤
（尿酸）

看一看

尿酸与痛风

尿酸是鸟类和爬行动物的主要代谢产物，微溶于水，易形成晶体。尿酸是嘌呤代谢的终产物，其烯醇式呈弱酸性。各种嘌呤氧化后生成的尿酸随尿液排出。正常人体尿液中产物主要为尿素，含少量尿酸。

正常情况下，人体内的尿酸大约有1200mg，每天新生成约600mg，同时排泄掉600mg，处于动态平衡的状态。但如果体内产生过多尿酸而来不及排泄或者尿酸排泄机制退化，则会使体内尿酸滞留过多。当血液尿酸浓度大于7mg/dl，会导致人体体液变酸，引发高尿酸血症（俗称高尿酸）。

高尿酸血症病人的血液尿酸水平过高会导致尿酸结晶沉积在关节内，进而导致关节内部和周围出现疼痛性炎症发作，会形成痛风的病症。痛风病人易出现关节红、肿、热、痛，关节表面皮肤红紫、紧张、发亮，继而不良于行。

痛风的防治原则是要控制高尿酸的形成，最佳防治方式是维持健康的生活方式，包括多饮水、少吃高嘌呤食物（如动物内脏、海鲜、啤酒、高糖饮料等）、规律作息和运动、戒烟戒酒等。

PPT

第四节　生物碱

生物碱（alkaloid）是存在于生物体内的一类具有明显生理活性且大多具有碱性的含氮有机化合物。由于主要存在于植物中，所以生物碱又称为植物碱。一种植物往往含有一系列结构相近的生物碱，如烟草中含有十几种生物碱；同时一种生物碱也可以存在于不同科属的植物内。生物碱的种类很多，到目前为止，已知结构的生物碱已达2000多种，已有近百种生物碱用作临床药物，如麻黄中麻黄碱用于平喘，黄连中小檗碱用于消炎等。

一、生物碱的分类和一般性质

（一）生物碱的分类

生物碱常根据化学结构进行分类。多数生物碱为含氮杂环类，如吡咯衍生物类、吡啶衍生物类、喹啉衍生物类。少数生物碱为有机胺类，如麻黄碱。也可根据其来源进行分类，如石蒜生物碱、长春花生物碱等。

（二）生物碱的一般性质

1. 物理性质　生物碱多为无色或白色固体，味苦，一般难溶，甚至极难溶于水，能溶于乙醇、乙醚、丙酮、三氯甲烷、苯等有机溶剂，也可溶于稀酸而生成盐类。大多数生物碱具有旋光性，且多为左旋体。

2. 化学性质

（1）碱性　由于生物碱多为含氮有机化合物，因此生物碱一般具有弱碱性，能够与酸作用转化成生物碱盐。在自然界中，生物碱常与盐酸、磷酸、草酸、乳酸、柠檬酸等结合成盐存在于植物体内。

临床上利用此性质将生物碱类药物制成易溶于水的盐类而得以推广应用，如盐酸吗啡、硫酸阿托品、磷酸可待因等。利用游离生物碱与其盐的溶解性不同，还可以提取和精制生物碱。

（2）沉淀反应　大多数生物碱或其盐的水溶液，能与一些试剂生成难溶于水的盐或配合物而沉淀。这些能使生物碱发生沉淀反应的试剂，称为生物碱沉淀剂。常用的生物碱沉淀剂多为重金属盐类、摩尔质量较大的复盐及一些酸性物质等，如磷钨酸（$H_3PO_4 \cdot 12WO_3$）、磷钼酸（$H_3PO_4 \cdot 12MoO_3$）、苦味酸（2,4,6－三硝基苯酚）、碘化铋钾（$KI \cdot BiI_3$）、四碘合汞（Ⅱ）酸钾（$K_2[HgI_4]$）等。

根据沉淀反应可检查某些植物中是否含有生物碱，并利用沉淀的颜色、形状等来鉴别生物碱。如生物碱与磷钼酸大多数生成浅黄色或橙黄色沉淀，与苦味酸反应大多数生成黄色沉淀，与碘化铋钾大多数生成红棕色沉淀，与四碘合汞（Ⅱ）酸钾反应大多数生成白色或浅黄色沉淀。利用沉淀反应也可以提取和精制生物碱。

（3）显色反应　生物碱能与一些试剂发生颜色反应。这些能使生物碱发生颜色反应的试剂，称为生物碱显色剂，常用的有浓硫酸、浓硝酸、甲醛－浓硫酸试剂、对二甲氨基苯甲醛的硫酸溶液、钒酸铵的浓硫酸溶液等。不同结构的生物碱遇上不同的生物碱显色剂会显示特征性的不同颜色，因此根据生物碱的颜色反应可鉴别生物碱。如1%钒酸铵的浓硫酸溶液遇莨菪碱显红色，遇吗啡显棕色，遇奎宁则显浅橙色；甲醛－浓硫酸试剂遇吗啡显紫红色，遇可待因则显蓝色。

二、重要的生物碱

（一）麻黄碱

又称麻黄素，是中药麻黄的主要成分，具有旋光性，其分子中含有两个手性碳原子，有两对对映体，其中一对为麻黄碱，另一对为伪麻黄碱。但麻黄中只有左旋麻黄碱和右旋伪麻黄碱存在。麻黄碱属于胺类生物碱，有类似于肾上腺素的作用，如能扩张支气管、收缩黏膜血管、兴奋交感神经、升高血压等。临床上常用其盐酸盐治疗支气管哮喘、过敏性反应和低血压等。

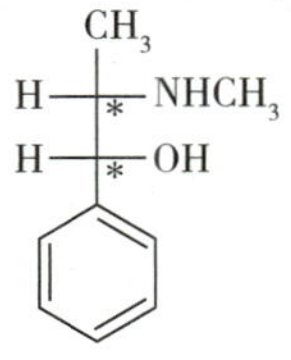

(−)-麻黄碱

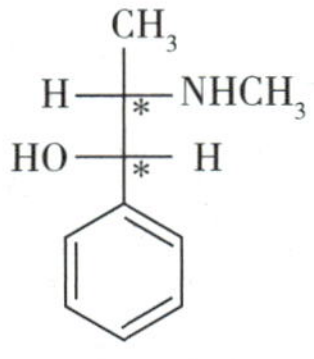

(+)-伪麻黄碱

（二）小檗碱

又称黄连素，存在于黄连、黄柏中的一种异喹啉类生物碱。游离的小檗碱主要以季铵碱的形式存在，植物中常以盐酸盐的形式存在。小檗碱为黄色针状晶体，味极苦，能溶于热水和热乙醇，几乎不溶于乙醚。小檗碱具有显著的抗菌作用，临床上常用其盐酸盐治疗肠炎和细菌性痢疾。

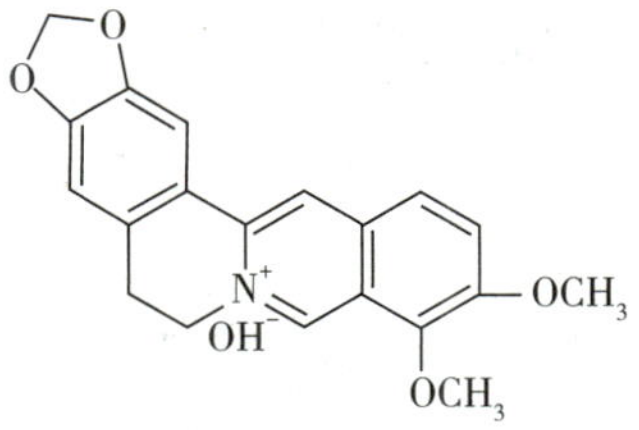

小檗碱（黄连素）

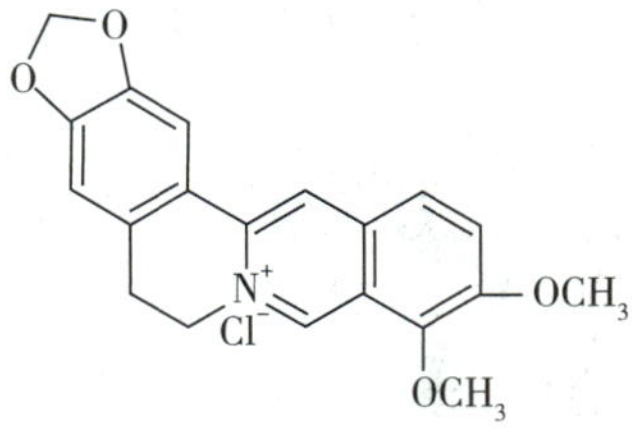

盐酸小檗碱

（三）莨菪碱

存在于莨菪、颠茄、曼陀罗、洋金花等茄科植物的叶中，是由莨菪醇和莨菪酸形成的酯。莨菪碱为左旋体，在碱性条件或受热易消旋化变成阿托品。临床用阿托品为人工合成的化合物，为长柱状晶体，难溶于水。临床上使用的硫酸阿托品为白色晶体粉末，易溶于水，用于治疗肠、胃平滑肌痉挛和十二指肠溃疡，也可用作有机磷、锑中毒的解毒剂，在眼科用作散瞳剂。

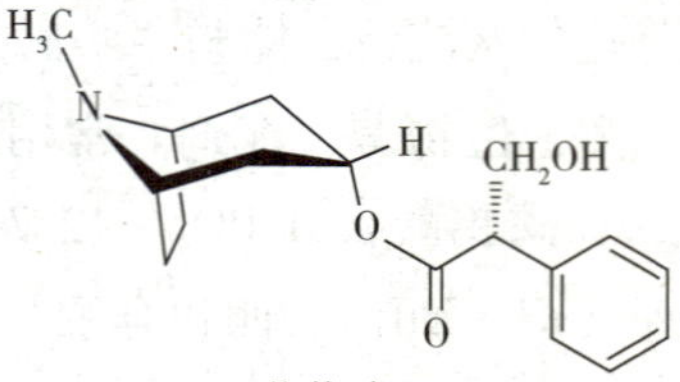

莨菪碱

（四）烟碱

又称尼古丁，存在于烟草中的一种吡啶类生物碱。烟碱为无色油状液体，能溶于水和乙醇、乙醚等有机溶剂。天然存在的烟碱为左旋体。烟碱有剧毒，少量对中枢神经有兴奋作用，大量则会抑制中枢神经，出现恶心、头痛、呕吐症状，使心脏麻痹以至死亡，故不能作药用，但在农业上可用作杀虫剂。

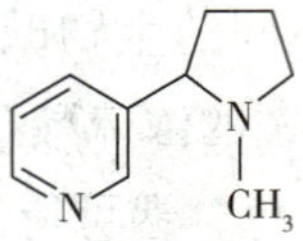

烟碱（尼古丁）

（五）吗啡、可待因和海洛因

吗啡为微溶于水的晶体，味苦，具有强效镇痛、麻醉、安眠等作用，是人类最早使用的镇痛剂，在医药中应用广泛。但吗啡来源于阿片，易成瘾，必须严格控制使用。

吗啡的酚羟基甲基化产物，称为可待因，为无色结晶，味苦，无臭，微溶于水，溶于沸水或乙醇等。其镇咳效果较好，镇痛作用则比吗啡弱。虽然其成瘾性比吗啡小，但是仍不能滥用。

吗啡的酚羟基乙酰化的产物，称为海洛因。其纯品为白色柱状结晶或结晶性粉末，光照或久置易变为淡棕黄色。海洛因难溶于水，易溶于三氯甲烷、苯和热醇。其成瘾性为吗啡的 3 ~ 5 倍，不能作为药用，是对人类危害最大的毒品之一。

吗啡、可待因和海洛因都属于异喹啉类衍生物。

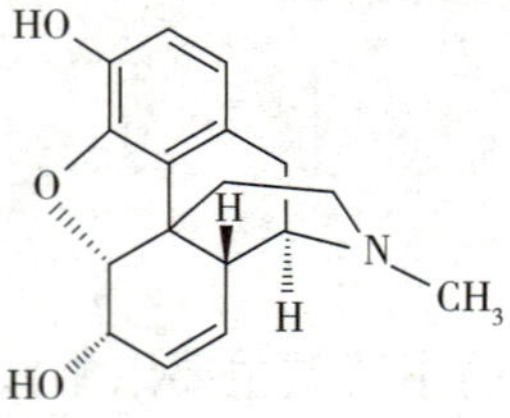

吗啡

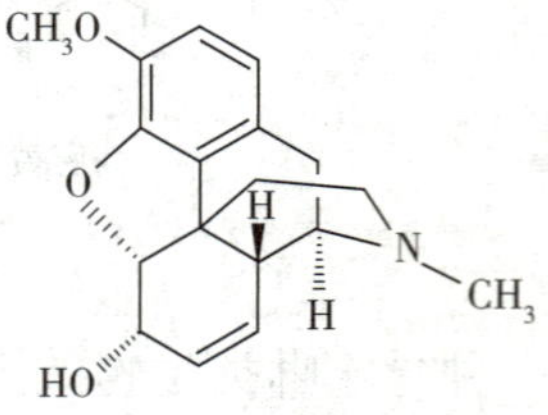

可待因

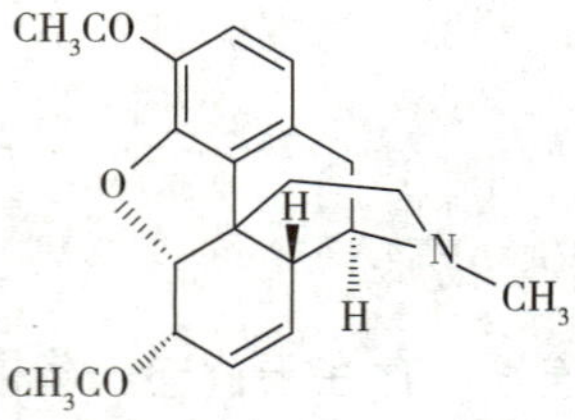

海洛因

实验十　胺和酰胺的性质

PPT

一、目的要求

1. 掌握试剂取用、溶解、振荡、pH 近似测定等基本操作。
2. 熟悉胺和酰胺的相关性质及其鉴别方法。

二、实验原理

胺与酰胺均属于含氮有机化合物。两者结构有一定的相似之处，那就是都含有氨基（$—NH_2$）或氨基衍生基团（亚氨基—NH—和次氨基 —N<），因而具有相似的化学性质，如弱碱性、能与亚硝酸反应。另外两者的官能团不同，因而亦表现出各自特有的化学性质，如胺能发生酰基化反应、氧化反应和溴代反应，酰胺则能发水解反应等。

三、实验内容

（一）准备仪器和试剂

1. 仪器　电子台秤、试管、玻璃棒、小烧杯、胶头滴管、试管夹、酒精灯、点滴板等。

2. 试剂　亚硝酸钠（s）、乙酰胺（s）、甲胺水溶液、苯胺、浓盐酸、冰水、乙酐、*N*－甲基苯胺、*N*,*N*－二甲基苯胺、β－萘酚碱性溶液（0.4g β－萘酚溶于4L 5%氢氧化钠溶液）、10% NaOH、饱和重铬酸钾、1mol/L硫酸、饱和溴水等。

3. 其他　称量纸、广泛 pH 试纸、淀粉碘化钾试纸等。

（二）操作步骤

1. 含氮有机物的酸碱性比较

（1）比较甲胺、苯胺和乙酰胺的酸碱性　取两小块广泛 pH 试纸，依次用玻璃棒蘸取少量甲胺和苯胺，润湿试纸，观察并记录其 pH。

取一支小试管，加少量乙酰胺和水，振荡溶解。另取一小块广泛 pH 试纸，用玻璃棒蘸取少量刚配好的乙酰胺溶液使其润湿，观察并记录其 pH。比较甲胺、苯胺和乙酰胺的酸碱性强弱，并解释原因。

（2）苯胺与强酸的反应　试管中加3滴苯胺和1ml水，振摇，观察其溶解情况。边摇边滴加浓盐酸，观察现象。逐滴加入1% NaOH溶液，观察并解释现象。

2. 胺的酰基化反应　向一支干燥试管中加入1ml苯胺，边摇边滴加10滴乙酐，将试管放入冷水中冷却。加入5ml水，振摇试管，观察并解释现象。

3. 与亚硝酸反应　向一个洁净小烧杯中加入1g亚硝酸钠，用8ml水使其溶解。取四支干燥而洁净的试管编号，分别加入苯胺、*N*－甲基苯胺、*N*,*N*－二甲基苯胺和乙酰胺溶液（需提前自行配制，方法同上）各5滴，然后各加入1ml浓盐酸和2ml水。将四支试管与小烧杯放入冰水中冷却至0～5℃。

试管1#：边摇边缓慢滴加亚硝酸钠溶液，直到淀粉碘化钾试纸呈蓝色为止（用洁净玻璃棒蘸取溶液润湿试纸）。加入数滴β－萘酚碱性溶液，观察并解释现象。

试管2#：缓慢滴加亚硝酸钠溶液，直到出现黄色物质，加10% NaOH溶液至碱性而不变色，观察并解释现象。

试管3#：缓慢滴加亚硝酸钠溶液，直到出现黄色物质，加10% NaOH溶液至碱性，变绿色，观察并解释现象。

试管4#：边摇边缓慢滴加亚硝酸钠溶液，直到出现明显气泡，解释现象。

4. 苯胺的氧化　向试管中加1滴苯胺和2ml水，再加3滴饱和重铬酸钾溶液和1mol/L硫酸溶液1ml，振摇试管，观察并解释现象。

5. 苯胺的溴代　向一支试管中加入1滴苯胺和4ml水，振摇，边摇边滴加饱和溴水2～3滴，观察、记录和解释现象。

6. 酰胺的水解

（1）碱性水解　取乙酰胺0.1g和20%氢氧化钠溶液1ml置于小试管中，混合均匀，并用小火加热至沸。用湿润的红色石蕊试纸在试管口检验所产生气体的性质。

（2）酸性水解　取乙酰胺0.1g和10%硫酸2ml置于小试管中，混合均匀，在沸水浴中加热2分钟，尝试闻其气味。放冷后加入20%氢氧化钠溶液至溶液呈碱性，再次加热。用湿润的红色石蕊试纸检验所产生气体的性质。

四、实验注意事项

1. 芳伯胺与亚硝酸的重氮化反应，重氮盐与β-萘酚碱液的反应，温度必须保持在0~5℃。另外，重氮化反应的亚硝酸试剂不宜过量，否则生成的重氮盐易分解；但盐酸需过量，以免生成的重氮盐与尚未反应的芳香胺发生偶联反应。
2. 苯胺、乙酐、溴水、β-萘酚均有一定的毒性，使用时应注意安全。
3. 苯胺与溴水反应偶有粉红色出现，这是因为溴水有氧化性，在一定条件下能将苯胺氧化。
4. 氨气、甲胺都是刺激性有毒气体，尝试其气味时，用手在试管口或试剂瓶口轻轻扇动，使少量气体飘入鼻孔中。

五、实验思考

1. 结合本次实验结果，芳香族伯胺、仲胺、叔胺可用什么方法鉴别？
2. 以操作流程图的形式，提前写好本次实验的预习报告。
3. 苯胺与苯酚的性质有何异同？如何区分苯胺和苯酚？

实验十一　从茶叶中提取咖啡因

PPT

一、目的要求

1. 掌握称量、回流萃取、抽滤、常压蒸馏、蒸发浓缩、升华等基本操作。
2. 熟悉从茶叶中提取咖啡因的原理及分离方法。

二、实验原理

咖啡因属于黄嘌呤的衍生物，别名为1,3,7-三甲基黄嘌呤，构造式如下。

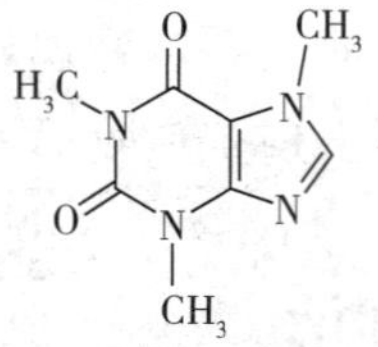

咖啡因是咖啡和茶叶中的活性成分，具有刺激心脏、大脑神经和利尿等作用，可作中枢神经的兴奋药物，是复方阿司匹林的有效成分之一。

咖啡因能溶于水、乙醇、三氯甲烷、丙酮等溶剂，熔点234.5℃。含有结晶水的咖啡因为白色针状晶体，味苦，在100℃失去结晶水，开始升华，178℃很快升华。咖啡因在茶叶中占1%~5%，本实验利用95%乙醇从茶叶中提取咖啡因，再经抽滤、蒸馏、蒸发、升华等一系列操作，即可得到纯品。

三、实验内容

（一）仪器和试剂

1. 仪器　电子台秤、铁架台、电加热套、蒸馏烧瓶、球形冷凝管、布氏漏斗、吸滤瓶、真空泵、蒸馏烧瓶、蒸馏头、直形冷凝管、真空尾接管、锥形瓶、玻璃棒、蒸发皿、酒精灯、三脚架、坩埚钳、石棉网、普通玻璃漏斗等。

2. 固体试剂　生石灰。

3. 液体试剂　95%乙醇等。

4. 其他　称量纸、滤纸（两种：一为中型、中速，大小与布氏漏斗匹配；二为大型，大小能覆盖蒸发皿）、沸石、茶叶等。

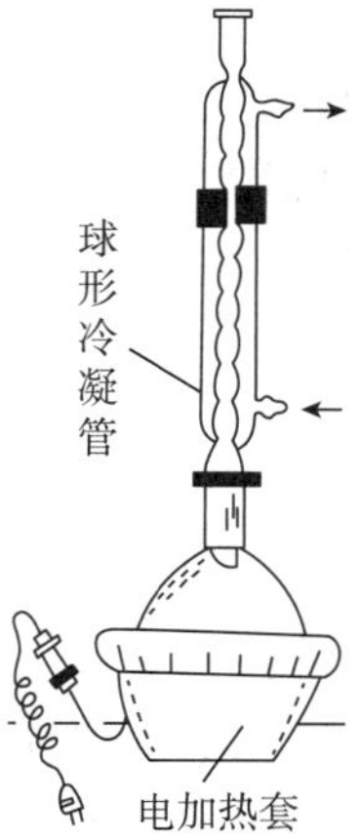

图 13－6　咖啡因回流提取装置图

（二）操作步骤

1. 茶叶的回流萃取　按图 13－6 安装好回流提取装置。称取 10g 茶叶末，置于蒸馏烧瓶中，加入 95%乙醇 60ml 和沸石数粒，用电加热套加热，保持微沸回流提取 1～1.5 小时，停止加热。

2. 萃取液分离和富集　将上述萃取液冷却后抽滤，将滤液转移到 100ml 蒸馏烧瓶中，加入数粒沸石，进行蒸馏，回收大部分乙醇，当瓶内液体剩余 5～10ml 时停止蒸馏。

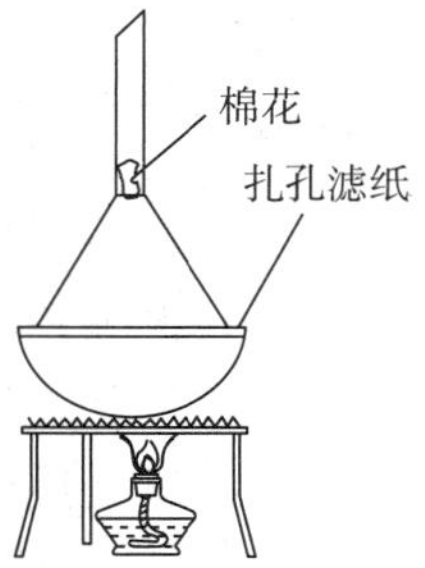

图 13－7　咖啡因升华装置图

3. 萃取液蒸干　将残余液趁热倒入盛有 3～4g 生石灰的蒸发皿中。用少量回收乙醇荡洗蒸馏烧瓶，洗涤液一并倒入蒸发皿。搅拌成糊状，在蒸气浴上蒸干成粉状（不断搅拌，压碎块状物）。然后将蒸发皿置于石棉网上，用小火焙炒片刻，使水分全部蒸发。

4. 萃取物的精制　冷却，擦去蒸发皿前沿上的粉末（以免升华时污染产品）。将一张提前刺穿许多小孔的滤纸（孔刺向上）盖在蒸发皿上，再取一个合适口径的玻璃漏斗罩在滤纸上，组成升华装置，如图 13－7 所示，用小火加热升华（如有控温装置则控温 220℃左右）。当滤纸上出现有白色的丝光针状结晶时，小心取出滤纸，将附在上面的晶体刮下。残渣经搅拌混合后用较大的火再加热，再升华一次，直到残渣变棕色为止。

5. 计算提取率　合并几次升华的晶体，称重，记录数据，并计算提取率。

（三）实验记录和结果分析

本次实验开始称取的茶叶质量：m_1 = __________ g。

本次实验最终称得的咖啡因质量：m_2 = __________ g。

最终提取率：$\omega = \dfrac{m_2}{m_1} \times 100\%$

四、实验注意事项

1. 回流萃取时间，可视提取液颜色而定，当颜色很淡时，即可停止提取。

2. 蒸馏时不宜蒸干，否则残液很黏，不易转移。

3. 蒸发浓缩时，蒸发皿盛液量不宜超过容积 2/3；蒸发皿可直接加热，也可隔石棉网加热，但不宜骤热骤冷；热烫的蒸发皿，必须用坩埚钳夹持，切勿接触手和其他冷的物品；加热时，应不断搅拌，最后蒸发至糊状稠液时，应用小火或停止加热，不宜将溶液蒸干。

4. 升华过程中，始终用小火间接加热。如果温度过高，则会使产品发黄，影响产品质量。本实验升华完毕，一定要将蒸发皿冷至 100℃左右，才能揭开玻璃漏斗。

五、实验思考

1. 为什么本实验要用茶叶末，而不用完整的茶叶？

2. 画出茶叶中提取咖啡因的操作流程图。

3. 本实验中生石灰的作用是什么？

4. 加热回流主要涉及哪些仪器？操作时要注意什么？

5. 为什么升华完毕，一定要将蒸发皿冷至100℃左右，再揭开玻璃漏斗？

附：实验操作指导

（一）回流萃取

许多合成反应或物质的提取，需要在液体反应物或溶剂的沸点或附近温度下长时间进行，为了避免反应物或溶剂的蒸气逸出，常在蒸馏烧瓶口垂直装上冷凝管，冷却水自下而上流动。这就是回流装置，如图13－6所示。回流萃取是指使用回流装置，通过长时间加热液体有机溶剂，对待提取物进行反复萃取的方法。因其通过较长时间的加热，有机溶剂与待提取物有充足时间和较大面积的接触，故萃取效果相对较好。

回流萃取装置，通常由加热装置、反应器和冷凝装置等组成。整套装置需用铁架台通过铁夹固定，安装仪器时应遵循“由下而上”的顺序，即先安装加热装置，根据加热器高度安装固定反应器，最后在反应器上方安装冷凝装置。实验完成拆除仪器时，则与安装顺序相反。

为了保证回流萃取效果，多用热交换面积较大的球形冷凝管，而不用直形冷凝管。若溶剂的沸点较低时，则可换成热交换面积更大的蛇形冷凝管。若溶剂的沸点超过140℃，则可换成空气冷凝管。

回流萃取时，应注意安全问题：①要保证回流萃取装置，有敞开出气口，以防爆炸；②溶液中要加入沸石，以防发生暴沸而伤人；③球形冷凝管下口进水，上口出水，确保冷凝管内充满冷却水。

（二）减压过滤

参见本教材实验一操作指导。

（三）常压蒸馏

参见本教材实验五操作指导。

（四）蒸发浓缩

蒸发浓缩是指通过加热使溶液中溶剂气化逸出，以提高溶液中溶质浓度，或使溶质固体析出的操作过程。蒸发加热时，遵循“先快后慢”的升温原则，开始时迅速升温，以加快溶剂蒸发；在蒸发过程中，用玻璃棒不断搅拌，以加快散热，防止暴沸；在蒸发后期，可调低热源，减慢加热速度，以防过热蒸干，破坏溶质；蒸发至呈糊状且水汽不再明显时，可间断加热或停止加热，利用余热蒸发，但不宜蒸干；注意一旦暴沸，必须立即停止加热，但可继续搅拌，加快散热。

（五）升华

升华是指固态物质在其蒸气压等于外界压强的条件下，不经液态直接转变为气态；或气态物质在其压强等于外界压强时，不经液态而直接转变为固态的现象。如单质碘、樟脑、蒽醌等，在固态时具有较高的蒸气压，受热时蒸气压变化大，在到达熔点时，蒸气压相当高，直接可以气化升华。

利用升华可除去不挥发性杂质，或分离不同挥发度的固体混合物。只有固体物质在其熔点温度下具有相当高（高于266.7Pa）蒸气压，而且所含杂质的蒸气压比该固体低很多时，才可用升华提纯。

升华提纯物质，成功与否有两个关键之处：①严格控制温度，缓慢加热，使待升华物受热均匀。温度需控制在不高于有气体逸出时的温度，否则会使待升华物变黄或损失，同时可能会使其他杂质一同汽化而降低提纯效果。在操作时可采用砂浴或油浴来加热，确保受热均匀，开始升华后要调整至小火加热。②升华前尽量把待升华物中水分除干，否则升华时会有大量水分与待升华物混在一起。若加热升华开始时，漏斗内壁出现少许水珠，那是原来剩余的少量水分未蒸干所致，要用干净滤纸擦干。

答案解析

目标检测

一、填空题

1. 胺可以看作是氨分子中的氢被________取代的衍生物；根据取代烃基数目的不同，胺可分为________、________和________。

2. 脂肪胺通常显________性；芳香胺容易被________，颜色逐渐________。

3. 胺与________试剂作用生成取代酰胺的反应，称为________反应；苯胺与________相似，在室温下与溴水作用生成________色沉淀。

4. 酰胺是________与氨基或取代氨基相连形成的羧酸衍生物；酰胺类药物应注意储存条件，因酰胺会吸收空气中________发生________反应而缓慢降解失效。

5. 伯酰胺，依次经羟胺和________作用，得到________色异羟肟酸铁，此反应可用于伯酰胺的鉴别。

6. 临床上常用的广谱抗生素青霉素和头孢药物，均具有________结构。

7. 稠杂环根据是否含有苯环，可分为________、________。

8. 血红素与叶绿素，均属于________类杂环化合物；烟酸、烟酰胺与异烟肼，均属于________类杂环化合物；抗生素诺氟沙星，属于________类杂环衍生物；与生物遗传物质相关的嘌呤类杂环，主要有________、________。

二、命名或写出构造式

1. $(CH_3)_2NC_2H_5$

2. $(CH_3)_2CHNHC_2H_5$

3. 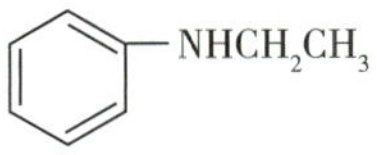

4. 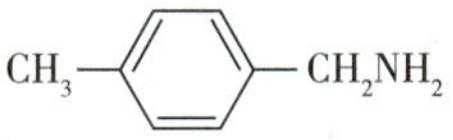

5. 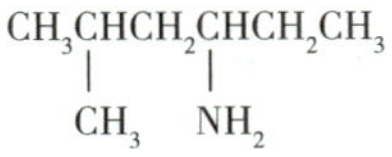

6. $[(C_2H_5)_2N(CH_3)_2]^+Br^-$

7. 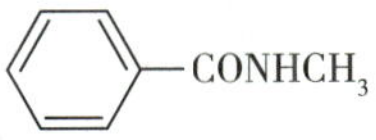

8. 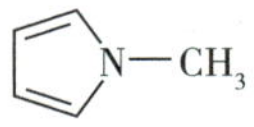

9. 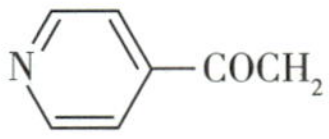

10. 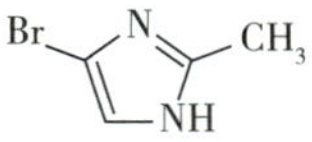

11. 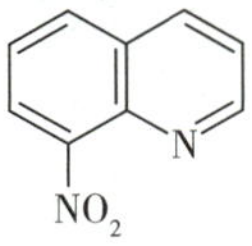

12. 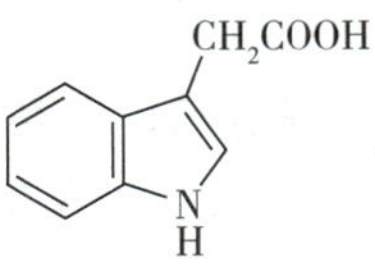

13. 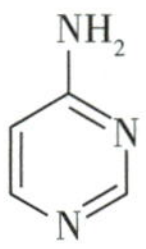

14. 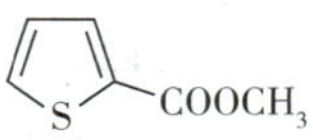

15. 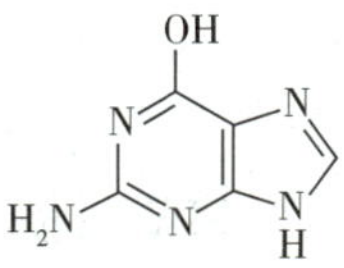

16. DMF

17. 对苯二胺
18. 胆碱
19. 乙酰苯胺
20. 邻苯二甲酰亚胺
21. 缩二脲
22. 6－氨基－7*H*－嘌呤
23. 2,4－二氧代嘧啶（尿嘧啶）
24. 2－甲基六氢吡啶
25. 对乙酰氨基酚

三、完成下列反应方程式

1. 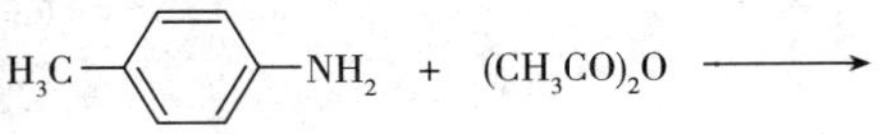

2. 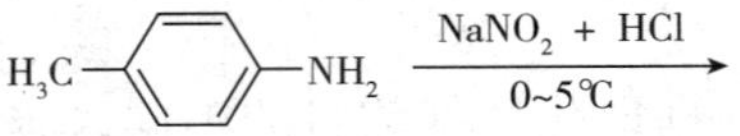

3. 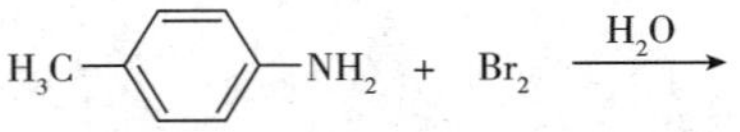

4. 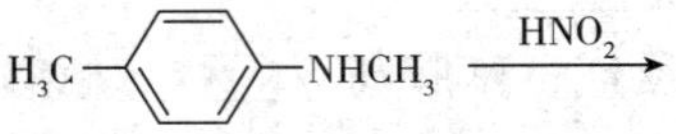

5. $(CH_3)_2CH-\overset{O}{\overset{\|}{C}}-NH_2 \xrightarrow{Br_2,NaOH}$

6. $H_2N-\overset{O}{\overset{\|}{C}}-NH_2 \xrightarrow{NaNO_2,HCl}$

7. 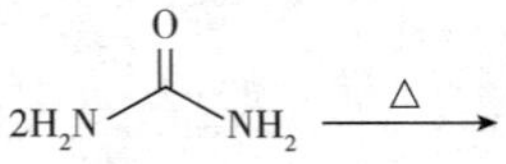

8. 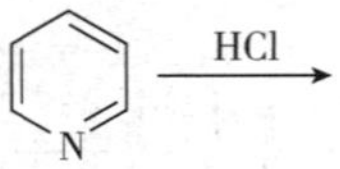

9. 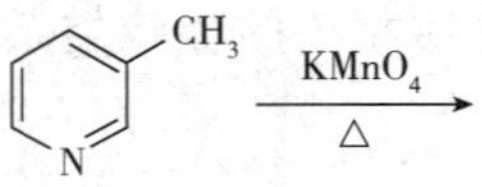

10. 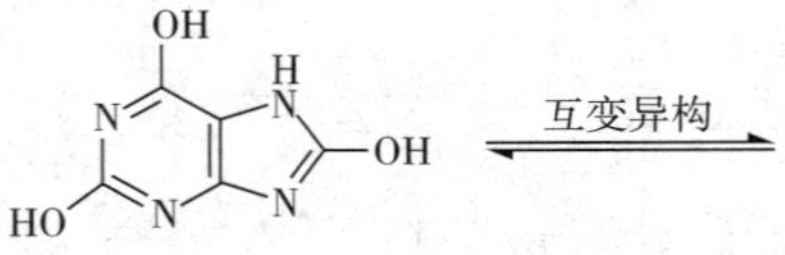

四、用化学方法鉴别下列各组化合物

1. 甲苯、苯胺、吡啶。
2. 苯胺、*N*－甲基苯胺、*N*,*N*－二甲基苯胺。
3. 乙酰胺、尿素、苯酚。

五、问答题

1. 为什么分子量相同的伯、仲、叔脂肪胺的水溶性顺序和沸点顺序为伯胺 > 仲胺 > 叔胺?
2. 写出分子式为 $C_4H_{11}N$ 的所有胺的构造式，并按取代烃基数目分类并命名。
3. 比较下列各组物质的碱性强弱。

（1）苯胺、二苯胺、三苯胺、*N*－甲基苯胺、*N*,*N*－二甲基苯胺。

（2）氢氧化四甲铵、甲乙丙胺、二甲胺、苄胺、苯胺。

（3）对甲基苯胺、苯胺、对硝基苯胺、2,4－二硝基苯胺、环己胺。

（4）CH_3NH_2、CH_3CONH_2、NH_3、邻苯二甲酰亚胺、苯胺。

4. 按不同的分类标准，将下列化合物归类。

（1）二乙胺　（2）乙二胺　（3）*N*,*N*－二甲基苯胺　（4）邻苯二胺

（5）乙酰甲胺 （6）邻甲苯胺 （7）氢氧化四甲铵 （8）甲乙丙胺

5. 按胺、酰胺、杂环化合物、生物碱的类别，将下列化合物归类。

（1）$CH_3CH_2NH_2$ （2）$CH_3CONHCH_3$ （3）吡啶 （4）可待因

（5）$(CH_3)_3N$ （6）CH_3CONH_2 （7）喹啉 （8）莨菪碱

（蒙绍金）

书网融合……

重点回顾 习题

第十四章　生物分子

学习目标

知识目标：

1. **掌握**　糖的定义；单糖的结构和主要性质。
2. **熟悉**　糖的变旋现象；低聚糖的结构特点；蛋白质的两性和等电点。
3. **了解**　多糖的结构和性质；脂类物质的分类和生理功能；核酸的组成。

能力目标：

1. 能用化学方法鉴别还原性糖、非还原性糖、淀粉和蛋白质。
2. 能理解生物分子结构与性质的关系。

素质目标：

通过糖类、脂类、蛋白质和核酸的知识，理解生命的过程和本质。

导学情景

情景描述：患者，男，上班时被机械撞击突然晕倒在地，伴脸色苍白、手发抖、出冷汗、呼之不应，意识消失约20分钟，有服用降血糖药物史。体格检查：体温37.1℃，脉搏96次/分，呼吸18次/分，血压90/60mmHg，意识不清，精神疲软，瞳孔正常，对光反应灵敏。辅助检查：快速法测指尖血糖为2.5mmol/L。诊断：低血糖症。治疗措施：静脉注射50%左旋葡萄糖25ml，患者逐渐恢复意识。

情景分析：低血糖症是指血糖水平低于2.8mmol/L（糖尿病患者低于3.9mmol/L），并出现自主神经功能障碍和神经低糖症状，如面色苍白、出汗、饥饿、心慌、颤抖、昏迷等。如没及时血糖纠正，会引起低血糖昏迷，甚至危及生命。临床指南建议，低血糖的防治，重在早发现、早处置。

讨论：葡萄糖是人体的重要能量来源。血液中的葡萄糖，称为血糖。血糖正常值是指人空腹时血糖值在3.9~6.1mmol/L。维持人体血糖值对相对稳定水平，对于人体所有生理功能极为重要。作为护理类专业的学生，必须掌握低血糖的相关知识，才能很好地护理糖尿病患者。什么是葡萄糖？什么是糖类化合物？糖类化合物在体内有何生理功能？

学前导语：组成生物体的物质基础，除了糖类外，还有脂类、蛋白质和核酸等，这些物质统称为生物分子（biomolecules）。

第一节　糖　类

PPT

糖类（saccharides），亦称碳水化合物（carbohydrates），是自然界存在最多、分布最广的一类重要有机物。糖类是一切生物体维持生命活动所需能量的主要来源。

一、糖的分类和单糖的结构

（一）糖的分类

从化学结构上看，糖类是一类多羟基醛（酮），或通过水解能产生多羟基醛（酮）的物质。根据能否水解及水解后产物，糖类化合物一般可分为单糖、低聚糖和多糖。

1. 单糖　是指不能水解成更简单的多羟基醛（酮）的糖类。如葡萄糖、果糖、半乳糖、核糖等。葡萄糖、半乳糖、核糖都是多羟基醛，称为醛糖；果糖是多羟基酮，称为酮糖。它们都不能再被水解成更小的糖分子。

2. 低聚糖　又称寡糖（oligosaccharides），在一定条件下能水解为 2 ~ 10 个单糖分子。根据水解后所得到的单糖的数目，低聚糖可分为二糖（又称双糖）、三糖等，其中双糖最常见，如麦芽糖、蔗糖和乳糖等。

3. 多糖　又称多聚糖（polysaccharides），在一定条件下能水解成 10 个以上或成千上万个单糖分子，如淀粉、纤维素、糖原和果胶等。

聚糖可以看成由多个单糖分子脱水所形成的产物。

（二）单糖的结构

最简单的单糖是甘油醛（即丙醛糖）和 1,3 - 二羟基丙酮（即丙酮糖），它们与体内糖代谢有关。自然界的单糖，主要是五个碳原子的戊糖和六个碳原子的己糖。最重要的戊糖是核糖和脱氧核糖，最重要的己糖是葡萄糖和果糖。

1. 葡萄糖的分子结构

（1）开链结构　葡萄糖分子式为 $C_6H_{12}O_6$，含有五个羟基和一个醛基，具有多元醇和醛的结构和性质，属于己醛糖，其直链构造式为

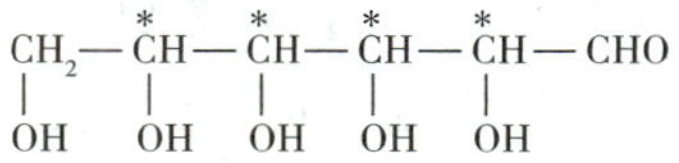

己醛糖分子中含有四个不相同的手性碳原子，具有 $2^4 = 16$ 种光学异构体，其中 8 个为 D 型，8 个为 L 型，8 对对映体。自然界中的葡萄糖是 16 种己醛糖异构体之一。

糖类的空间构型可用费歇尔（Fischer）投影式表示。为了书写方便，常用一根短线表示羟基，氢原子可省略，也可用"△"代表醛基（— CHO），"○"代表羟甲基（— CH_2OH）。如 D -（ + ）- 葡萄糖的费歇尔投影式可表示为

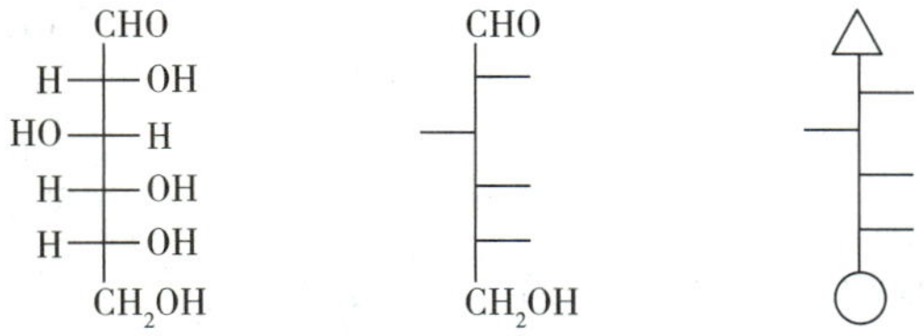

D-(+)-葡萄糖

想一想

指出葡萄糖分子中的官能团，并分析该分子可能具有的性质。

答案解析

（2）环状结构和变旋现象　葡萄糖具有旋光性，具有一定的比旋度。但 D - 葡萄糖在冷乙醇中溶解结晶，可得到熔点为 146℃、比旋度为 + 112°的晶体；在热吡啶中溶解结晶，可得到熔点为 150℃、比旋度为 + 18. 7°的晶体。这两种晶体若分别配成水溶液，随着放置时间的延长，它们的比旋度都会发生变化，并最终都达到 + 52. 5°。这种比旋光度随时间变化（增大或减小），最后达到恒定值的现象，称为变旋现象（mutarotation）。

变旋现象说明，单糖并非仅以链状结构存在，还有其他的存在形式。X 光衍射、红外光谱、核磁共振等现代物理方法证明，葡萄糖主要是以氧环式（即环状半缩醛）结构存在。当葡萄糖以六元含氧环存在时，与杂环化合物的吡喃相似，故称为吡喃葡萄糖。

由于葡萄糖形成环状半缩醛，原来没有手性的羰基碳原子变成了手性中心，因此 D－葡萄糖有两种氧环式异构体，分别以 α－和 β－表示。

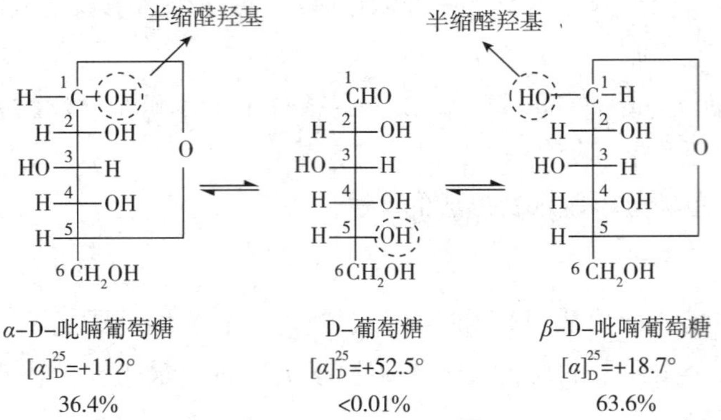

通常将投影式中 C_1 上的半缩醛羟基与 C_5 上原来羟基处于同侧者，称为 α－D－吡喃葡萄糖；反之，则称为 β－D－吡喃葡萄糖。由于两者只是 C_1 羟基构型不同，故称为端基异构体。

（3）哈沃斯透视式　费歇尔投影式用来描述单糖的环状结构，不能直观反映出基团的空间相对位置，因此常采用哈沃斯（Haworth）透视式表示。下面以葡萄糖为例，说明哈沃斯透视式的写法。先将费歇尔投影式 90°向右侧倒，并将碳链写成可形成六元环的形式，再旋转 C_4—C_5 的 σ 键，使 C_5 的羟基接近醛基，C_5 的羟基氧分别从醛基平面两侧进攻，加成到羰基碳上，而羟基氢则加到羰基氧上，得到半缩醛形式的两种环状异构体。

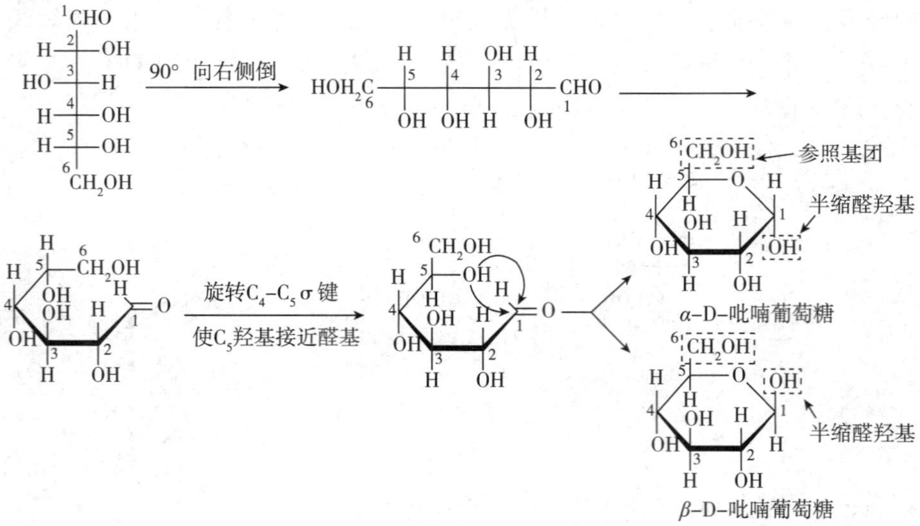

在哈沃斯透视式中，半缩醛羟基与 C_5 上的—CH_2OH（参照基团）在环平面异侧为 α－型；在环平面同侧为 β－型。β－型是比较稳定的构象，因而在平衡体系中含量较多。

在某些单糖（如核糖）的环状结构中，无参照基团—CH_2OH 存在时，则以决定构型的 D 或 L 的羟基为参照基团。半缩醛羟基与之在同侧为 α－型；异侧为 β－型。如 D－吡喃核糖的两种环状异构体。

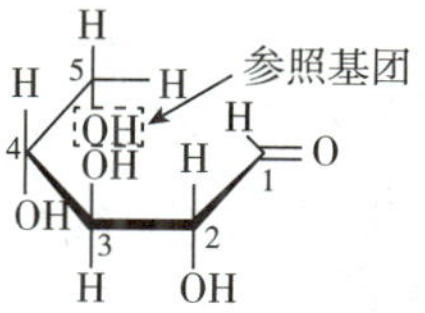

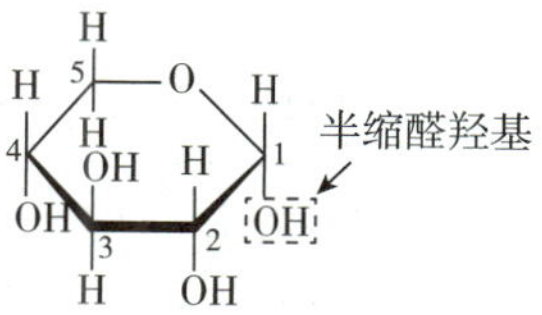

α-D-吡喃核糖

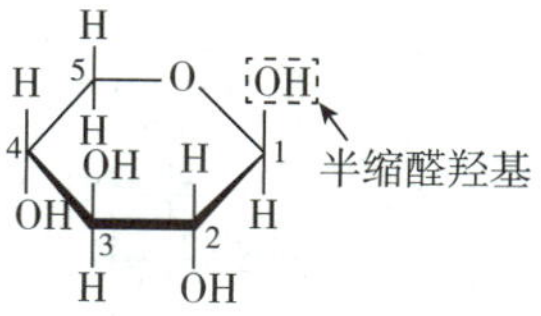

β-D-吡喃核糖

2. 果糖的分子结构

（1）开链结构　果糖与葡萄糖互为同分异构体，其分子式也是 $C_6H_{12}O_6$，但它是己酮糖，其链状结构为

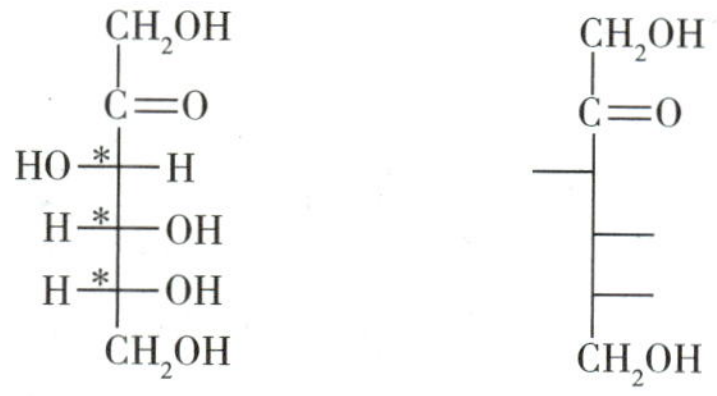

D-（－）-果糖

果糖分子中只有三个不相同的手性碳原子，具有 $2^3=8$ 种光学异构体。

（2）环状结构　与葡萄糖相似，果糖主要也是以环状结构存在。果糖链状结构中 C_5 或 C_6 上的羟基与酮基发生分子内加成生成半缩酮，形成五元环（呋喃型）或六元环（吡喃型）两种环状结构的果糖，这两种环状结构都有各自的 α－型和 β－型异构体。自然界中以游离态存在的果糖主要是吡喃型，而以结合态存在的果糖主要是呋喃型，如蔗糖中的果糖就是呋喃果糖。与葡萄糖一样，在果糖水溶液中，同样存在链状结构与环状结构的互变平衡体系，因此，果糖也具有变旋现象，达到平衡时比旋光度为 －92°。果糖的链状结构以及吡喃果糖、呋喃果糖的哈沃斯透视式的互变平衡体系如下。

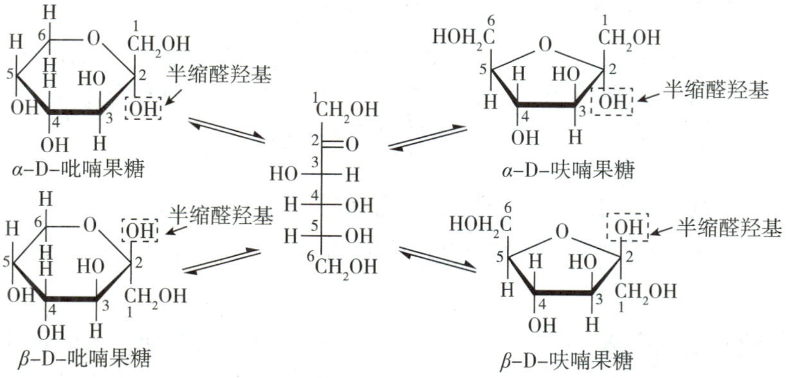

二、单糖的性质

（一）物理性质

单糖都是结晶性固体，味甜，有吸湿性，极易溶于水，难溶于乙醇，不溶于乙醚。单糖（除丙酮糖外）都有旋光性，其溶液都有变旋现象。

（二）化学性质

单糖分子中的醇羟基，具有醇的一般性质，如发生酯化反应、形成醚等。单糖虽然在水溶液中主要以半缩醛（酮）形式的环状异构体存在，但在反应发生时，半缩醛（酮）形式的环状结构可以不断转化为开链结构，因此单糖能够发生羰基的某些反应，如亲核加成、氧化、还原等反应。

1. 互变异构　用稀碱水溶液处理 D－葡萄糖，在溶液中可得到 D－葡萄糖、D－甘露糖和 D－果糖的混合物。在碱性条件下，这三种糖可通过烯二醇中间体相互转化。

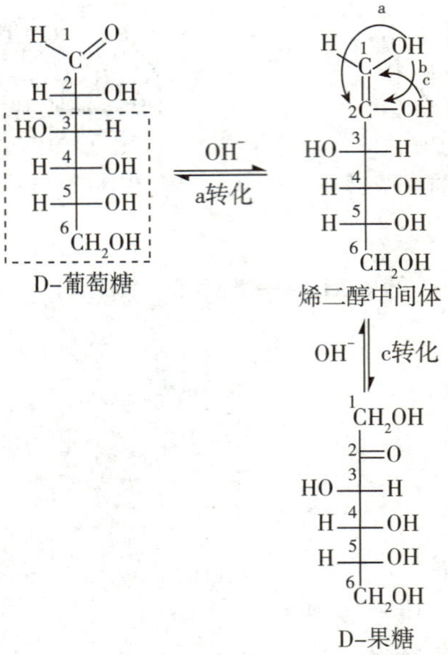

在含有多个手性碳原子的具有旋光性的异构体中，只有一个手性碳原子的构型不同的异构体，互称为差向异构体（epimer）。D－葡萄糖和D－甘露糖是差向异构体，因为它们只有 C_2 构型不同。差向异构体之间相互转化的反应，称为差向异构化。

2. 氧化反应　单糖都具有还原性，可被氧化剂氧化，氧化剂氧化性强弱不同，产物不同。

（1）与碱性弱氧化剂反应　碱性弱氧化剂，如托伦试剂、斐林试剂或班氏试剂，均能使单糖（包括醛糖和酮糖，在稀碱溶液中，酮糖可互变异构化转化为醛糖）氧化，同时 Ag^+（配离子）、Cu^{2+}（配离子）分别被还原为单质Ag（银镜）和 Cu_2O 砖红色沉淀。

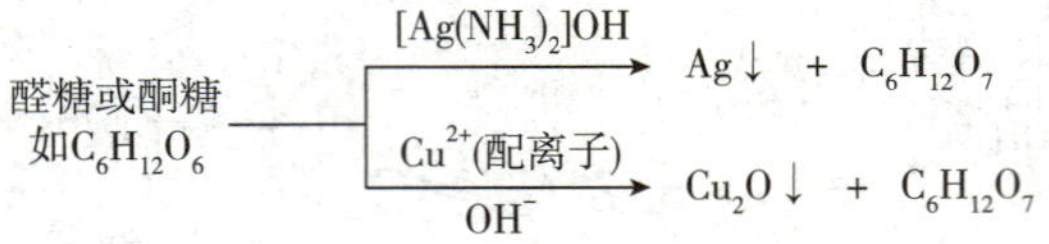

凡是能与碱性弱氧化剂发生氧化反应的糖，称为还原性糖；否则，称为非还原性糖。单糖都属于还原性糖，利用单糖的还原性可对其进行定性鉴别和定量测定。在临床上常用班氏试剂来检查尿液或血液中葡萄糖，就是利用葡萄糖的还原性。

（2）溴水氧化　溴水能使醛糖的醛基氧化成羧基，生成相应的糖酸，同时溴水颜色褪去。在酸性或中性条件下，酮糖不发生互变异构转化为醛糖，因此酮糖不能被氧化性较弱的溴水氧化。因此可用溴水来鉴别醛糖和酮糖。

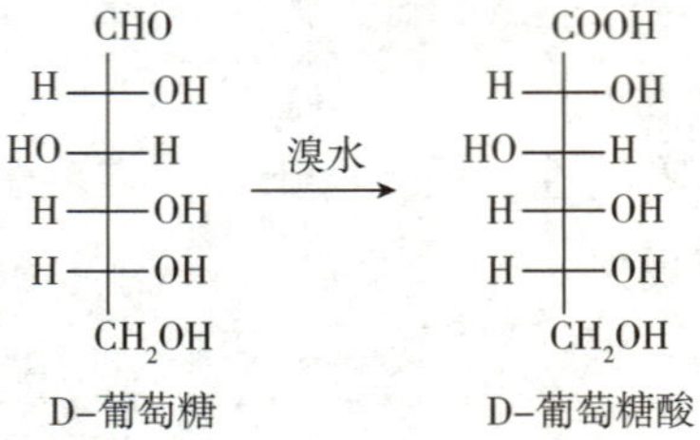

（3）稀硝酸氧化　稀硝酸的氧化性比溴水强，能同时氧化醛糖中醛基和碳链末端的羟甲基为羧基，生成糖二酸；酮糖则发生 C_2—C_3 键断裂，生成小分子二元酸。

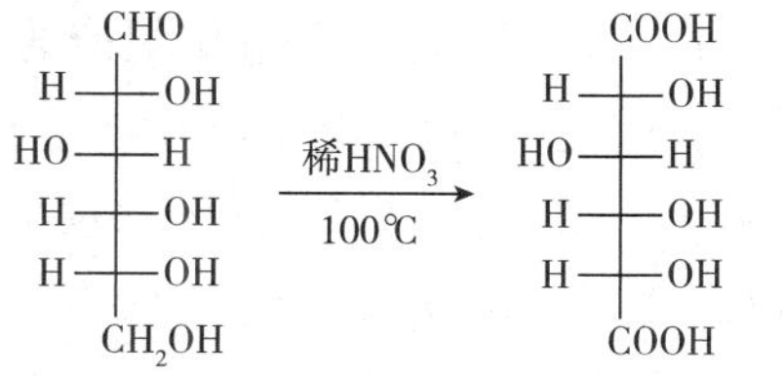

D-葡萄糖　　　D-葡萄糖二酸

在体内酶的作用下，葡萄糖分子中 C_6的羟甲基被氧化成羧基，生成葡萄糖醛酸，而醛基不被氧化。

3. 成苷反应　单糖环状结构中的半缩醛（酮）羟基与其他含活泼氢（如羟基、氨基、巯基）的化合物脱水，生成的产物称为糖苷（glycoside）或糖甙，此反应称为成苷反应（glycosidation）。如在干燥氯化氢催化下，D－葡萄糖与甲醇作用，脱水生成 α－D－吡喃葡萄糖甲苷和 β－D－吡喃葡萄糖甲苷的混合物。

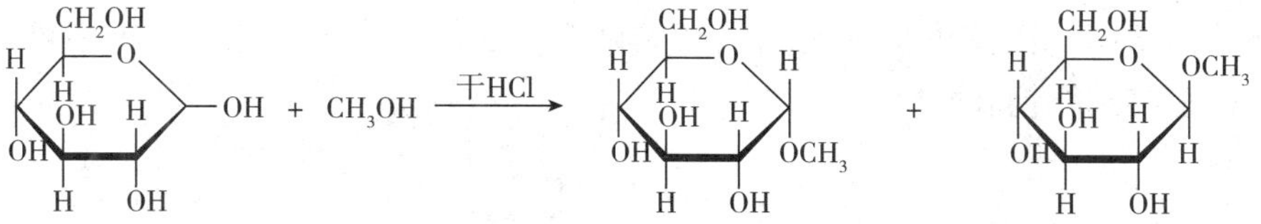

D-吡喃葡萄糖　　　α-D-吡喃葡萄糖甲苷　　　β-D-吡喃葡萄糖甲苷

糖苷由糖部分和非糖部分组成，糖部分称为糖苷基，非糖部分称为糖苷配基或苷元。在糖苷中，连接糖苷基和糖苷配基的键，称为苷键（glucosidicbond）。苷键有氧苷键、氮苷键、硫苷键和碳苷键等。核酸分子中戊糖与碱基之间是通过氮苷键结合。由于半缩醛羟基有 α－和 β－两种构型，所以成芒反应时可生成 α－氧苷键和 β－氧苷键。

糖苷分子没有半缩醛（酮）羟基，这种环状结构不能与开链结构互变，所以糖苷没有变旋现象，无还原性，但在稀酸或酶的作用下，糖苷可水解生成原来的糖部分和非糖部分。

4. 成酯反应　单糖分子中含多个羟基，这些羟基都能与酸发生酯化反应，生成酯。人体内的葡萄糖在体内酶作用下可与磷酸作用生成葡萄糖磷酸酯，如 α－D－吡喃葡萄糖－1－磷酸酯和 α－D－吡喃葡萄糖－6－磷酸酯。在磷酸变位酶的作用下，这两种糖的磷酸脂在体内可互相转化。

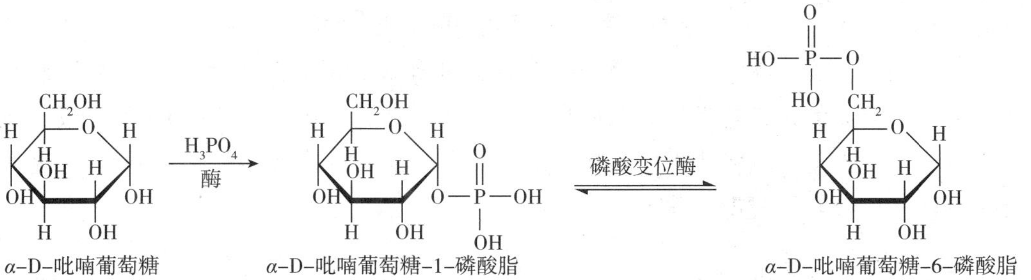

α-D-吡喃葡萄糖　　　α-D-吡喃葡萄糖-1-磷酸脂　　　α-D-吡喃葡萄糖-6-磷酸脂

酯化反应是体内糖代谢的重要步骤。葡萄糖、果糖和核糖在体内都能形成磷酸酯，糖的磷酸酯是体内糖原贮存和分解的重要中间产物，在生命过程中具有重要意义。

5. 成脎反应　单糖具有羰基，可以与苯肼反应生成糖苯腙。单糖分子与三分子苯肼作用，生成糖脎（osazone）和苯胺。例如

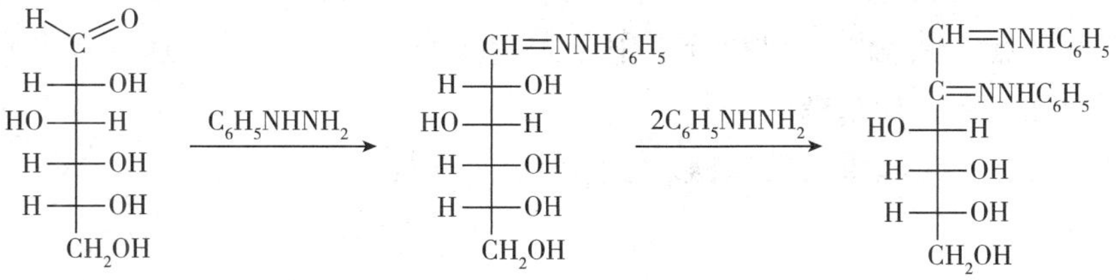

D-葡萄糖　　　D-葡萄糖苯腙　　　D-葡萄糖脎

无论是醛糖还是酮糖都能生成糖脎，成脎反应是醛糖和酮糖的特有反应。成脎反应只在单糖分子的 C_1 和 C_2 上发生，不涉及其他碳原子，因此除了 C_1 和 C_2 以外碳原子构型相同的糖，都可以生成相同的糖脎。例如 D－葡萄糖、D－甘露糖和 D－果糖分别与过量苯肼反应可生成相同的糖脎，但成脎时间不同。糖脎为黄色结晶，由糖与苯肼反应生成，分解又得到原来的糖，因此可以用于糖的提纯。不同的脎具有特征的结晶形状和一定的熔点。因此，常利用生成糖脎的晶形不同对糖进行构型的鉴定。

6. 颜色反应

（1）莫立许反应　在糖的水溶液中加入莫立许试剂（α－萘酚的乙醇溶液），然后沿试管壁缓慢加入浓硫酸，勿振摇，使比重较大的浓硫酸沉到试管底部，在浓硫酸和糖溶液的交界面处会出现紫色环，该颜色反应称为莫立许（Molisch）反应。单糖、低聚糖和多糖都有这种颜色反应，且反应非常灵敏，常用于糖类的鉴别。

（2）塞利凡诺夫反应　间苯二酚的盐酸溶液，称为塞利凡诺夫（Seliwanoff）试剂。在酮糖（游离的酮糖或含有酮糖的双糖）溶液中加入塞利凡诺夫试剂，加热，出现红色，醛糖溶液则没有变化。因此，这个反应常用于鉴别酮糖和醛糖。

看一看

血糖及其检测方法

葡萄糖是机体的重要能量来源和组成成分。人体血液中的葡萄糖称为血糖，正常人体的血糖浓度为 3.9～6.1mmol/L。血糖的来源和利用处于动态平衡，维持人体中血糖浓度稳定，这对于人体生命活动极其重要。血糖的来源主要是人体摄入食物中糖类物质的消化和吸收、组织中各种糖元分解、其他营养物质如脂肪和蛋白质等的转化。血糖的利用主要是糖代谢提供能量、转化为糖原储存于器官组织中、转变为脂肪和蛋白质等加以储存。肝脏、肌肉等组织是储存糖元的主要器官，胰岛是体内调节血糖的主要器官。血糖浓度受多种激素、酶和神经系统等共同调节。糖尿病是由于胰岛素分泌缺陷或其生物作用受损引起的代谢性疾病，以高血糖为特征，其诊断标准一般认为连续多次空腹血糖≥7.0mmol/L 和（或）餐后两小时血糖≥11.1mmol/L，即可确诊。血糖浓度＜2.8mmol/L，称为低血糖症。血糖的检测方法很多，如葡萄糖氧化酶（GOD）法、己糖激酶（HK）法、邻甲苯胺（O－TB）法、福林吴氏（Folin－Wu）法等。目前，葡萄糖氧化酶法是应用最广泛的常规检测方法，其原理是在葡萄糖氧化酶的催化下，葡萄糖被氧化生成葡萄糖酸，并释放过氧化氢；过氧化氢在过氧化物酶和色原性氧受体的存在下释放氧，将色素原氧化成红色醌类化合物，此物质在 505mm 处有最大吸收峰，其吸光度值和葡萄糖量成正比。现在使用的血糖测定试剂盒（配套葡萄糖氧化酶血糖仪），是根据以上原理测定血清中血糖值，特异性较高，结果比较准确。

三、双糖

双糖，又称二糖，是最简单的低聚糖，它由单糖分子中的半缩醛（酮）羟基（又称苷羟基）与另一分子单糖中的羟基（可以是苷羟基，也可以是其他羟基）作用，脱水而形成的糖苷。双糖分子中若保留半缩醛（酮）羟基，在溶液中可以通过与开链结构相互转变，这种双糖具有变旋现象和还原性，是还原性双糖，如麦芽糖、乳糖等。双糖分子中若无半缩醛（酮）羟基，这种双糖没有变旋现象，没有还原性，是非还原性双糖，如蔗糖。

蔗糖、麦芽糖和乳糖都是较重要的双糖，它们分子式都是 $C_{12}H_{22}O_{11}$。

（一）蔗糖

蔗糖是自然界中分布最广的双糖，在甘蔗和甜菜中含量尤为丰富，味甜，是重要的食品和甜味调味品。蔗糖是由一分子β－D－呋喃果糖的C_2半缩酮羟基与一分子α－D－葡萄糖的C_1半缩醛羟基，脱水生成的双糖，其构造式如下。

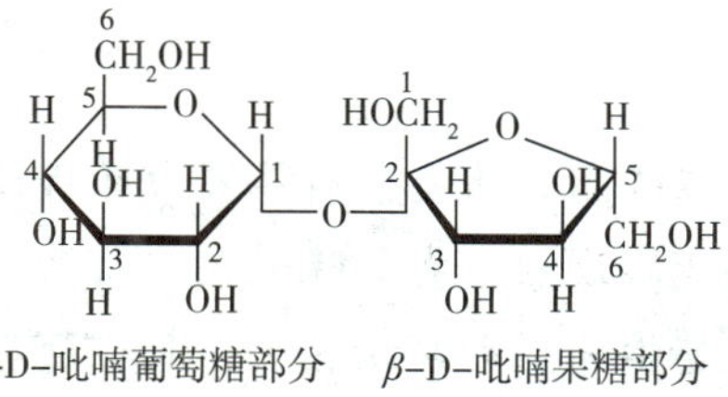

蔗糖

因为蔗糖分子中不含半缩醛（酮）羟基，在水溶液中不能转变为开链结构，故蔗糖没有变旋现象，没有还原性，是非还原性双糖。

蔗糖具有右旋性，在酸或转化酶的作用下，能水解生成等量的葡萄糖和果糖的混合物，具有左旋性，所以常把蔗糖的水解反应，称为转化反应，而水解后的混合物，称为转化糖。蜂蜜中大部分是转化糖，蜜蜂体内含有能催化水解蔗糖的酶（即转化酶）。

（二）麦芽糖

麦芽糖是无色晶体，具有排毒养颜、补脾益气、润肺止咳等功效，可用作营养剂和培养基，主要存在于发芽的谷粒，特别是麦芽中，是淀粉在淀粉酶作用下的部分水解产物，因麦芽中含有淀粉酶，故常用麦芽使淀粉部分水解成麦芽糖。

麦芽糖是由一分子α－D－吡喃葡萄糖C_1上的半缩醛羟基与另一分子D－吡喃葡萄糖C_4上的醇羟基，脱水生成的糖苷。其中的苷键，称为α－1,4－苷键。其构造式如下。

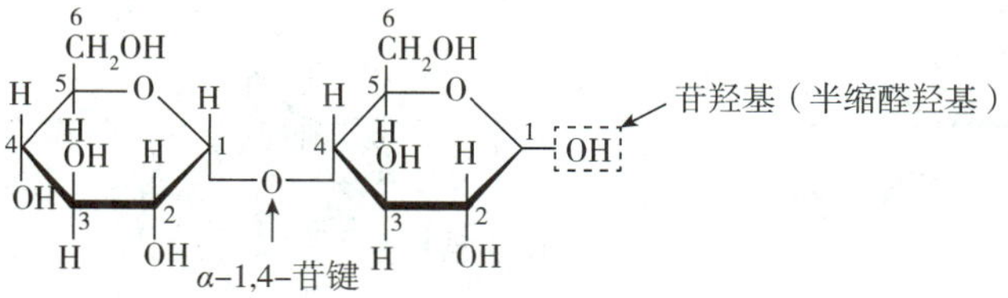

麦芽糖

麦芽糖分子中含半缩醛羟基，故有变旋现象，有还原性，在酸或酶的作用下，能水解生成两分子葡萄糖。

（三）乳糖

乳糖存在于哺乳动物的乳汁中，人乳中含5%～8%，牛奶中含4%～6%。乳糖是白色晶体，微甜。在制药工业中，常利用其吸湿性小的特点作为药物的稀释剂以配制片剂及散剂。

乳糖是由β－D－吡喃半乳糖的半缩醛羟基与D－吡喃葡萄糖C_4上的羟基缩合而成的糖苷。其中的苷键称为β－1,4－苷键。其构造式如下。

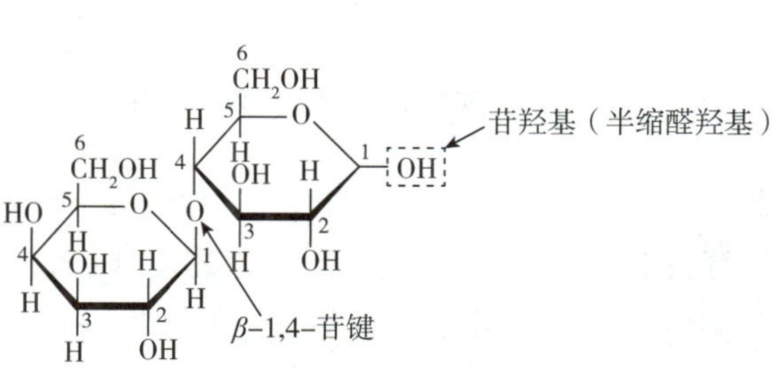

乳糖

乳糖分子中葡萄糖部分仍保留苷羟基，在水溶液同样存在α－型和β－型两种环状结构，所以乳糖是还原性双糖，有变旋现象。在稀酸或酶的作用下，乳糖水解生成一分子半乳糖和一分子葡萄糖。

四、多糖

多糖是由单糖通过苷键连接而成的高聚体，在自然界分布极广，是重要的天然高分子化合物。多糖与单糖的区别是：无还原性，无变旋现象，无甜味，大多难溶于水，有的能与水形成胶体溶液。多糖是动植物组织的重要组成部分，与生命活动密切相关，其中淀粉、纤维素和糖原较为重要，常用通式（$C_6H_{10}O_5$）$_n$表示。

（一）淀粉

淀粉是绿色植物光合作用的产物，主要存在于植物的种子、果实、茎和根块之中，是人类食用的大米、面粉等的主要成分，是人类所需能量的主要来源。淀粉用淀粉酶水解得麦芽糖，在酸的作用下，能彻底水解为葡萄糖。淀粉是麦芽糖的高聚体。

淀粉是白色、无臭、无味的无定形粉末，其颗粒的形状和大小，根据来源不同而各异。淀粉分为直链淀粉和支链淀粉。直链淀粉又称可溶性淀粉，不溶于冷水，在热水中有一定的溶解度；支链淀粉又称不溶性淀粉，即使在热水中也不溶，只能形成糊状。自然淀粉中直链和支链淀粉之比，为15%~28%比72%~85%，视植物种类、品种、生长时期的不同而异。

1. 直链淀粉 一般是由1000个以上α－D－吡喃葡萄糖结构单位以α－1,4－苷键结合而成的链状高聚物，其构造式如下。

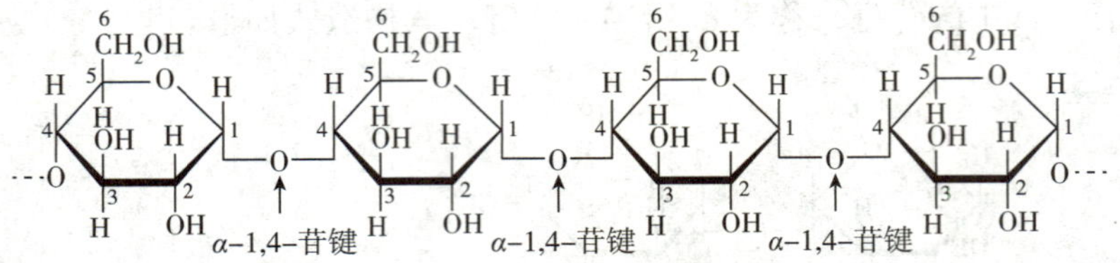

直链淀粉

实际上直链淀粉并不是线型分子，而是依赖分子内羟基间所形成的氢键，呈有规则的卷曲盘旋的螺旋状，每一螺旋约有6个D－吡喃葡萄糖，如图14－1所示。

淀粉溶液遇碘呈蓝色，可作为直链淀粉的定性鉴定反应。这是因为直链淀粉的螺旋结构中空穴，与碘分子大小相匹配，碘可嵌入其中，依靠分子间作用力（范德华力）形成蓝色淀粉－碘配合物。当淀粉溶液受热时，淀粉的螺旋卷曲伸张开来，碘被释放，蓝色随之褪去。

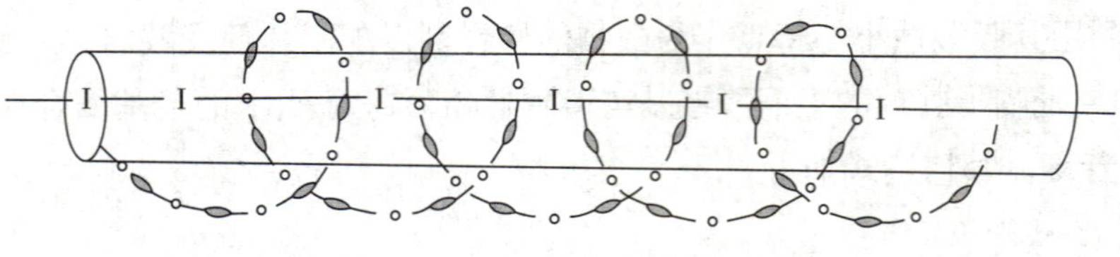

图14－1 直链淀粉与碘作用示意图

2. 支链淀粉 又称胶淀粉，分子量相对较大，有些可达600万。一般由6000~40000个α－D－吡喃葡萄糖结构单位以α－1,4－苷键和α－1,6－苷键结合而成的化合物。其主链由α－1,4－苷键连接而成，分支处为α－1,6－苷键连接。α－1,4－苷键结合的直链上，每隔20~25个葡萄糖单位便有一个以α－1,6－苷键连接的分支。支链淀粉的构造式如下。

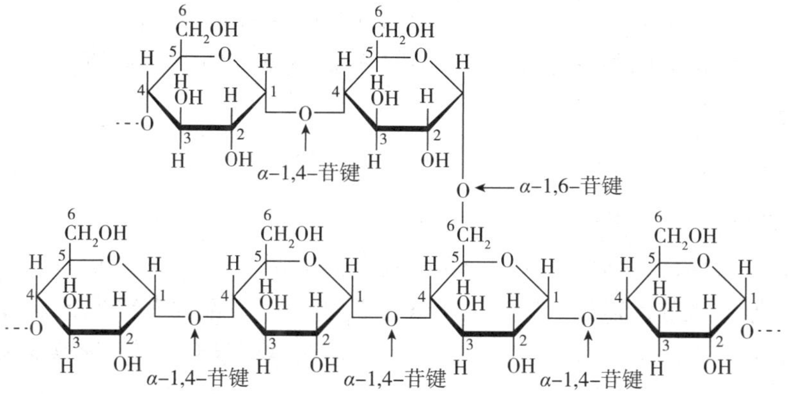

支链淀粉

淀粉在酸或酶的作用下可逐步水解，最终水解得到葡萄糖。

$$\underset{\text{淀粉}}{(C_6H_{10}O_5)_n} \rightarrow \underset{\text{糊精}}{(C_6H_{10}O_5)_m} \rightarrow \underset{\text{麦芽糖}}{C_{12}H_{22}O_{11}} \rightarrow \underset{\text{葡萄糖}}{C_6H_{12}O_6}$$

糊精是淀粉在加热、酸或淀粉酶作用下水解的中间产物，为白色或淡黄色粉末，分子量比淀粉小。糊精溶于冷水，有黏性，用作黏合剂以及纸张、布匹的上胶剂。

淀粉是发酵工业、制药工业的重要原料，在药物制剂中用作赋形剂，也可用作分析化学实验的指示剂。

（二）纤维素

纤维素是自然界中分布最广、含量最多的一种多糖，是植物细胞壁的主要成分，不溶于水及一般有机溶剂。纤维素由1000～15000个D－吡喃葡萄糖单位以β－1,4－苷键连接成的直链聚合物，没有支链。纤维素的构造式如下。

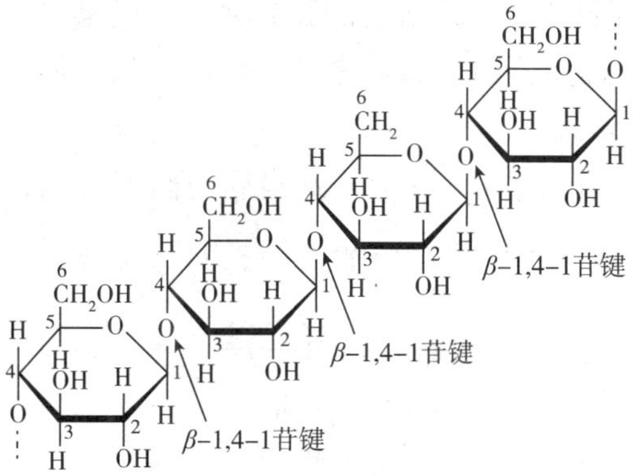

纤维素

纤维素是没有支链的链状分子，虽不能卷曲成螺旋状，但可凭借分子间的大量氢键把许多长链纤维素分子像麻绳一样扭成绳索状，形成坚硬的纤维，如图14－2所示。

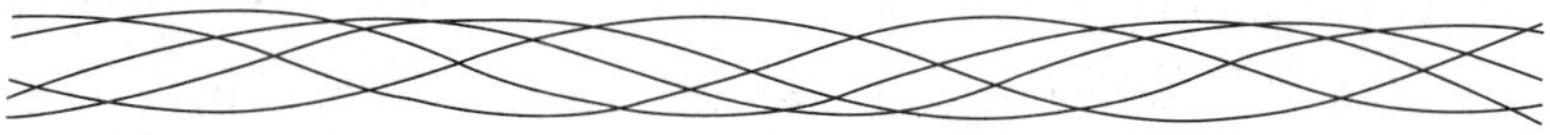

图14－2　纤维素结构示意图

纤维素的水解比淀粉困难，常在加压和稀酸条件下水解，最终水解产物为D－(＋)－葡萄糖。棉花的纤维素含量接近100%，为天然的最纯的纤维素来源。一般木材中，纤维素占40%～50%，还有10%～30%的半纤维素和20%～30%的木质素。

纤维素通常与半纤维素、果胶和木质素结合在一起，其结合方式和程度对植物源食品的质地影响很大。人体内的淀粉酶只能水解 α－1,4－苷键，不能水解 β－1,4－苷键，因此，纤维素不能直接作为人的营养物质，虽然不能被人体消化吸收，但有刺激胃肠蠕动、防止便秘等作用，所以食物中保持一定量的纤维素有利于人体健康。

（三）糖原

糖原是一种动物淀粉，又称肝糖或糖元，由葡萄糖结合而成的支链多糖，其糖苷链为 α 型，是动物的储备多糖。哺乳动物体内，糖原主要存在于骨骼肌和肝脏中，其他大部分组织中，如心肌、肾脏、脑等，也含有少量糖原。低等动物和某些微生物（如真菌）中，也含有糖原或糖原类似物。糖原在人体代谢中对维持血液中的血糖浓度有着重要的调节作用。肌糖原是肌肉收缩所需的主要能源。

糖原是由多个 α－D－吡喃葡萄糖结构单位以 α－1,4－苷键和 α－1,6－苷键结合而成的化合物。其主链由 α－1,4－苷键连接而成，分支处为 α－1,6－苷键连接。糖原结构与支链淀粉相似，只是分支更密。支链淀粉中每隔 20～25 个葡萄糖单位便有一个以 α－1,6－苷键连接的分支，而糖原只相隔 8～10 个葡萄糖单位便有一个以 α－1,6－苷键连接的分支。

PPT

第二节　脂　类

脂类是广泛存在于生物体内的一大类有机物，包括范围很广，主要有油脂、磷脂和甾族化合物等。

一、油脂

（一）油脂的组成、结构和命名

油脂广泛存在于动植物体中，是人类维持正常生命活动不可缺少的物质。油脂是高级脂肪酸的甘油酯，是油和脂肪的总称。常温下呈液态的油脂，称为油，一般来源于植物，如花生油、豆油和芝麻油等；呈固态或半固态的油脂，称为脂肪，通常来源于动物，如猪油、牛脂和羊脂等。油脂不仅是食物，而且是重要的工业原料。

从化学结构上看，油脂是一分子甘油和三分子高级脂肪酸通过酯化反应所生成的酯，医学上称为三酰甘油（triacylglycerol）或甘油三酯（triglyceride），其构造式如下。

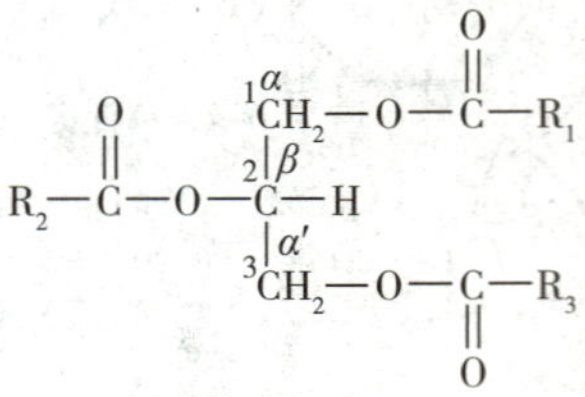

甘油三酯

当 R_1、R_2、R_3 相同时，称为单三酰甘油；不同时，称为混三酰甘油。组成油脂的高级脂肪酸绝大多数是偶数碳原子的直链饱和羧酸或不饱和羧酸，其中以含 16 个或 18 个碳原子最为常见。混三酰甘油，2 号碳为手性碳，自然界中存在的混三酰甘油都是 L－型，即 2 号碳的酰氧基在甘油碳链的左侧。天然油脂是各种混三酰甘油的混合物，同时含有少量游离的高级脂肪酸、高级醇、脂溶性维生素和色素等。人体血液中甘油三酯（TG）含量的正常值为 0.11～1.69mmol/L。

（二）组成油脂的脂肪酸

组成油脂的脂肪酸一般含 12～20 个碳原子，称为高级脂肪酸。组成油脂的高级脂肪酸可分为饱和脂肪酸和不饱和脂肪酸两类。只含有一个碳碳双键的不饱和脂肪酸，称为单烯脂肪酸；含有两个以上碳碳双键的不饱和脂肪酸，称为多烯脂肪酸。

人体内最普遍的饱和脂肪酸是软脂酸和硬脂酸，不饱和脂肪酸是油酸。植物油中不饱和脂肪酸的含量比饱和脂肪酸的高。脂肪酸不饱和程度越高，由它所组成的油脂的熔点越低，因此，固态的脂肪含有较多的饱和脂肪酸甘油酯，而液态的油则含有较多的不饱和（或者不饱和程度大）脂肪酸甘油酯。油脂中常见的高级脂肪酸，见表 14－1。

表 14－1　常见的高级脂肪酸

类型	名称	构造简式
饱和脂肪酸	软脂酸（十六碳酸）	$CH_3(CH_2)_{14}COOH$
	硬脂酸（十八碳酸）	$CH_3(CH_2)_{16}COOH$
	花生酸（二十碳酸）	$CH_3(CH_2)_{18}COOH$
	巴西棕榈酸（二十四碳酸）	$CH_3(CH_2)_{22}COOH$
不饱和脂肪酸	油酸（9－十八碳烯酸）	$CH_3(CH_2)_7CH{=}CH(CH_2)_7COOH$
	亚油酸（9,12－十八碳二烯酸）	$CH_3(CH_2)_3(CH_2CH{=}CH)_2(CH_2)_7COOH$
	亚麻酸（9,12,15－十八碳三烯酸）	$CH_3(CH_2CH{=}CH)_3(CH_2)_7COOH$
	花生四烯酸（5,8,11,14－二十碳四烯酸	$CH_3(CH_2)_3(CH_2CH{=}CH)_4(CH_2)_3COOH$
	EPA（5,8,11,14,17－二十碳五烯酸）	$CH_3(CH_2CH{=}CH)_5(CH_2)_3COOH$
	DHA（4,7,10,13,16,19－二十六碳六烯酸）	$CH_3(CH_2)_4(CH_2CH{=}CH)_6(CH_2)_2COOH$

高级脂肪酸的名称常用俗名，如亚油酸、亚麻酸、花生四烯酸等。人体自身不能合成亚麻酸、亚油酸，必须从食物中获得，花生四烯酸虽然人体自身能合成，但合成量很少，不能满足人体需要，还需从食物中获得，因此亚麻酸、亚油酸和花生四烯酸，称为必需脂肪酸。必需脂肪酸对人体来说是必不可少的。

（三）油脂的性质

1. 物理性质　纯净的油脂是无色、无味、无臭的液体或固体。大多数天然油脂因含有色素、维生素而呈黄色或红色，天然油脂都有气味，如芝麻油有香味，而鱼油有臭味。油脂的密度比水小，不溶于水，易溶于三氯甲烷、丙酮、乙醚等有机溶剂。

天然油脂是混三酰甘油的混合物，无固定的熔点和沸点。植物油中含不饱和脂肪酸的比例比动物脂肪高，因此常温下植物油呈液态，动物脂肪呈固态。油脂的熔点高低取决于所含不饱和脂肪酸的数目，含不饱和脂肪酸多的油脂，有较高流动性和较低熔点。

2. 化学性质　从化学结构看，因为油脂是高级脂肪酸甘油酯，所以具有酯的典型性质，如水解反应；由于不饱和脂肪酸含有双键，所以油脂还能发生加成反应、氧化反应等。

（1）水解反应　油脂分子中有三个酯键，在酸、碱或酶的作用下都能发生水解反应，生成一分子甘油和三分子高级脂肪酸。

油脂在酸性条件下水解是可逆反应，在碱性条件下则能完全水解。油脂在碱性溶液中完全水解，称为皂化反应（saponification），生成甘油和高级脂肪酸盐。日常使用的肥皂就是高级脂肪酸钠盐。

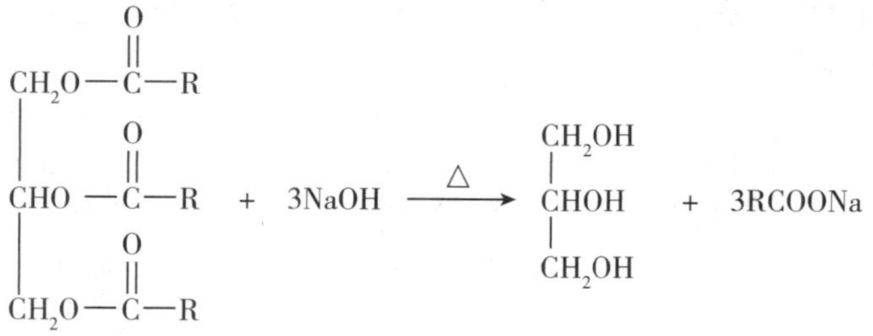

1g 油脂完全皂化时所需氢氧化钾的毫克数，称为皂化值。根据皂化值大小，可判断油脂的近似分

子量。油脂在小肠内酶的作用下水解生成一分子甘油和三分子脂肪酸，此过程称为消化。

（2）加成反应　含不饱和脂肪酸的油脂，其分子中碳碳双键可与氢、卤素等发生加成反应。

1）加氢　油脂中不饱和脂肪酸的碳碳双键可催化加氢，从而转化成饱和脂肪酸含量较高的半固态或固态脂肪，因此油脂的氢化，又称为油脂的硬化。经硬化得到的脂肪比硬化前的油脂熔点高，性质稳定，而且便于储藏和运输。

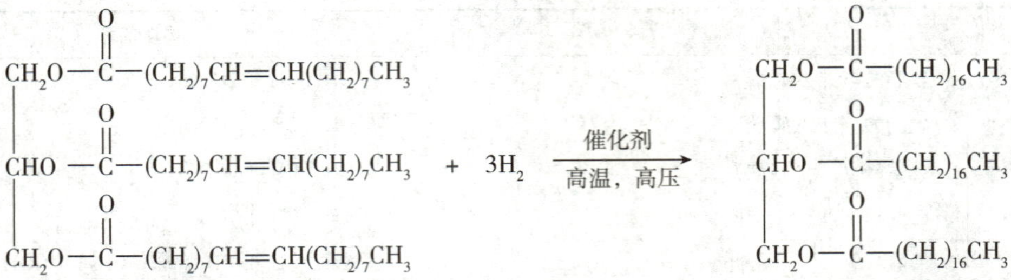

甘油三软脂酸酯(油)　　　甘油三硬脂酸酯(脂肪)

2）加碘　油脂中不饱和脂肪酸的碳碳双键，也可加碘。100g 油脂所能吸收碘的克数，称为碘值。根据碘值，可判断油脂的不饱和程度。碘值越大，油脂的不饱和程度越大。

3）油脂的酸败　油脂在空气中长期放置，逐渐变质，产生难闻的气味，这种现象称为酸败。酸败的主要原因有两个：①其中饱和脂肪酸的氧化；②其中不饱和脂肪酸的氧化。在空气、光、热、水分和微生物的作用下，油脂中不饱和脂肪酸的碳碳双键发生氧化，生成过氧化物，过氧化物继续分解或氧化，生成有难闻气味的小分子醛和羧酸。

皂化值、碘值和酸值是油脂质量分析中的三个重要理化指标，国家对不同油脂的皂化值、碘值、酸值有一定的要求，符合国家规定标准的油脂才可供药用和食用。某些油脂在医学上可作为软膏或搽剂的基质，有些可作为皮下注射的溶剂，还有些可作为药物。《中国药典》对药用油脂的皂化值、碘值和酸值范围有严格的要求。

二、磷脂

磷脂（phospholipid）是一类含磷的类脂化合物，是构成细胞膜基本结构的重要成分，广泛分布于植物种子以及动物的肝、脑、神经细胞中。磷脂可分为甘油磷脂和鞘磷脂，由甘油构成的磷脂称为甘油磷脂，由鞘氨醇构成的磷脂称为鞘磷脂。磷脂酸是由一分子甘油与一分子磷酸和两分子高级脂肪酸，通过酯键相结合生成的化合物，磷脂酸的构造式如下。

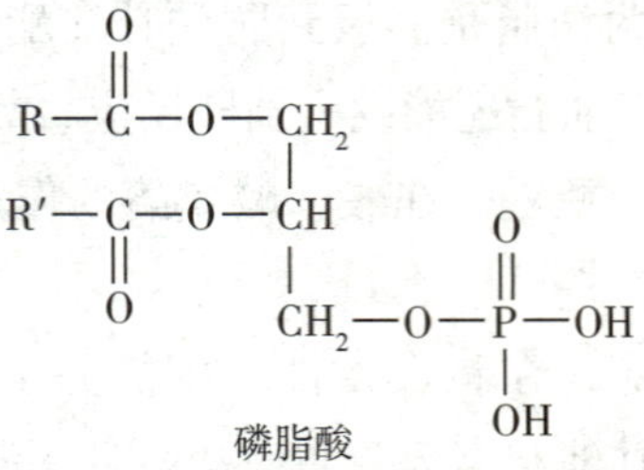

磷脂酸

其中脂肪酸最常见的是软脂酸、硬脂酸、油酸、亚油酸、亚麻酸和花生四烯酸等。卵磷脂和脑磷脂是人体内常见的两种磷脂。

（一）卵磷脂

卵磷脂（lecithin），又称磷脂酰胆碱，存在于脑组织、大豆中，尤其禽类蛋黄中含量最为丰富，占8%~10%。卵磷脂是由磷脂酸与胆碱的羟基酯化生成的产物，其构造式如下。

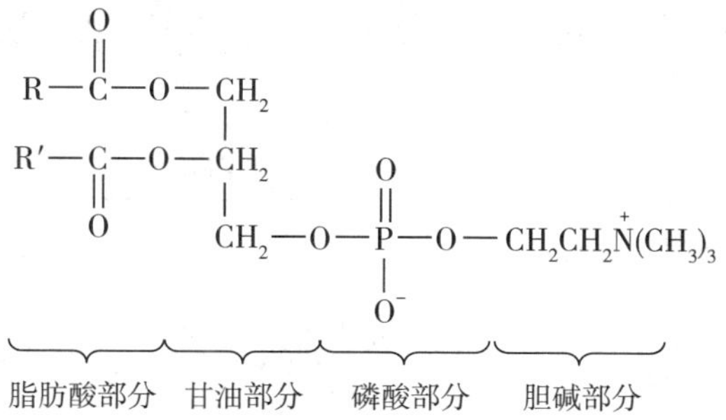

卵磷脂

卵磷脂是白色蜡状物质，易吸水，在空气中易氧化变成黄色或棕色。卵磷脂不溶于水及丙酮，溶于乙醚、乙醇及三氯甲烷。卵磷脂完全水解可得到甘油、磷酸、高级脂肪酸和胆碱。胆碱能促使脂肪在人体内代谢，可防止脂肪在肝内大量聚集而形成脂肪肝，因此卵磷脂常作为抗脂肪肝的药物。

（二）脑磷脂

脑磷脂（cephalin），又称磷脂酰乙醇胺，存在于神经组织和大豆中，尤其在脑组织中含量最高，故称为脑磷脂。它通常与卵磷脂共存，利用其溶解性不同，可将脑磷脂与卵磷脂分离。脑磷脂是由磷脂酸与乙醇胺的羟基酯化生成的产物，其构造式如下。

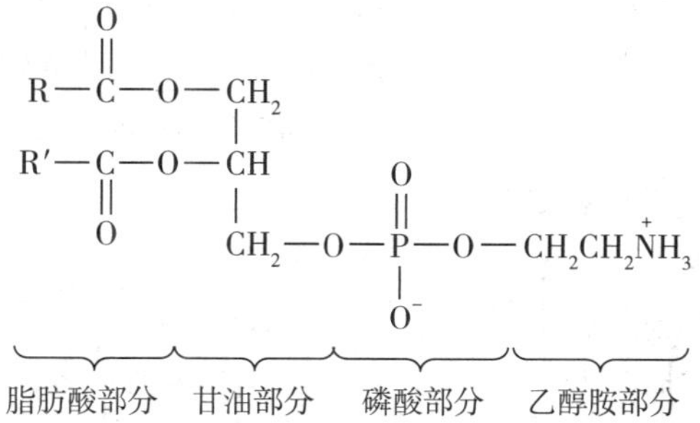

脑磷脂

脑磷脂是无色固体，在空气中易变为红棕色，有吸湿性，不溶于水和丙酮，微溶于乙醇，溶于三氯甲烷和乙醚。脑磷脂具有还原性，因此是一种性能良好的抗氧化剂。

三、甾族化合物

甾族化合物，又称为类固醇（steroids），是广泛存在于动植物体内的一类天然有机物，具有一定的生理活性，与医药有着极为密切的联系。依据其生理性质并结合结构，分为固醇类、胆甾酸类、甾体激素等。

（一）甾族化合物的结构和命名

甾族化合物分子中都具有环戊烷并氢化菲的碳骨架（称为甾烷）。四个环用A、B、C、D表示，环上碳原子按如下顺序编号。

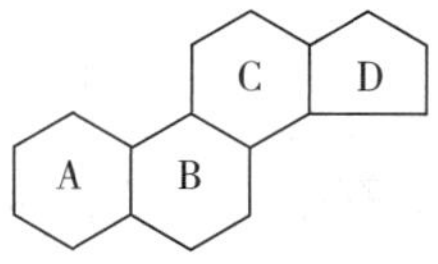

环戊烷并氢化菲(甾烷)

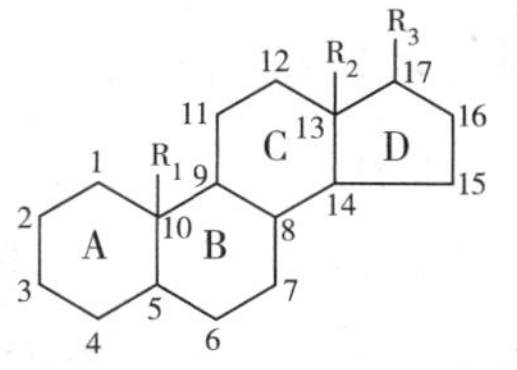

甾族化合物的基本骨架(母核结构)

C_{10}、C_{13}和C_{17}上一般各有一个取代基，分别为R_1、R_2和R_3。R_1、R_2常为甲基（称为角甲基），R_3常为含烃基或含氧官能团等。“甾”字的“田”和“巛”形象地表示相互稠合的四个碳环和甾环上的三个取代基。

常见的六种甾族化合物的母核结构，是根据 C_{10}、C_{13} 和 C_{17} 上连接的取代基不同而得名，如表 14－2 所示。

表 14－2　常见的六种甾族化合物的母核结构及其名称

R_1	R_2	R_3	母核名称
—H	—H	—H	甾烷（gonane）
—H	$—CH_3$	—H	雌甾烷（estrane）
$—CH_3$	$—CH_3$	—H	雄甾烷（androstane）
$—CH_3$	$—CH_3$	$—CH_2CH_3$	孕甾烷（pregnane）
$—CH_3$	$—CH_3$	$—CH(CH_3)CH_2CH_2CH_3$	胆烷（cholane）
$—CH_3$	$—CH_3$	$—CH(CH_3)(CH_2)_3CH(CH_3)_2$	胆甾烷（cholestane）

甾族化合物命名时，以母核为母体，若含有碳碳双键，则将“烷”改为“烯”“二烯”等，并标出双键位置。官能团或取代基的位置、构型、名称，写在母体之前。若以官能团（如羟基、羰基、羧基）为母体，则表示在母核名称之后。

A/B 环顺反稠合的确定方法：C_5上的氢原子与 C_{10}上的角甲基位于环平面的同侧，即都位于平面的前方，这种碳架构型称为正系（A/B 顺式、B/C 反式、C/D 反式），简称 5β 型；C_5上的氢原子与 C_{10}上的角甲基位于环平面的异侧，即 C_5上的氢原子位于平面后方，C_{10}上的角甲基位于平面的前方，这种碳架构型称为别系（A/B 反式、B/C 反式、C/D 反式），简称 5α 型。若 C_5、C_{10}与其他碳原子形成双键，则 A/B 环无顺反稠合，亦无正系与别系之分。

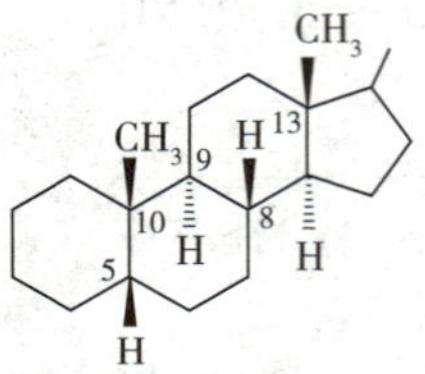

正系（5β型）

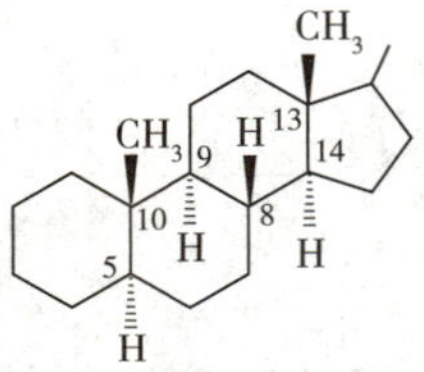

别系（5α型）

环上取代基构型的确定方法：与 C_{10}、C_{13}两个角甲基同侧的取代基，称为 β 型，用实线表示；异侧的取代基称为 α 型，用虚线表示。例如

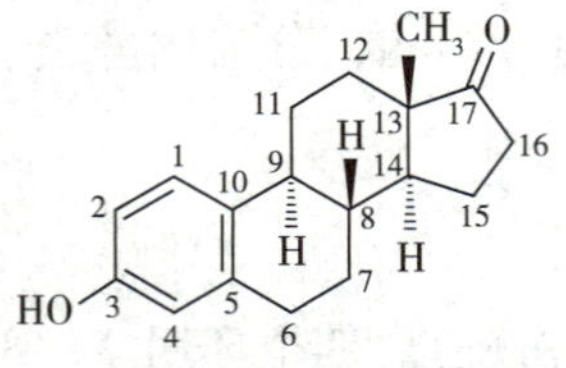

3-羟基-1,3,5(10)-雌甾三烯-17-酮
（俗名：雌酮）

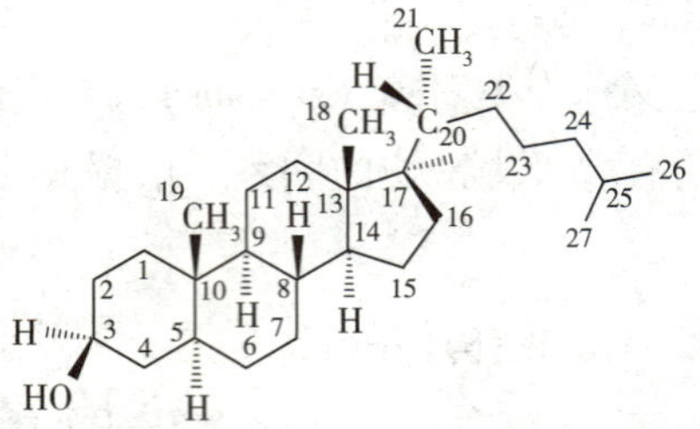

5α-胆甾烷-3β-醇

甾族化合物系统命名比较复杂，常使用俗名。

（二）重要的甾族化合物

1. 胆固醇　又称胆甾醇，是一种动物固醇，因最初从胆结石获得，故称为胆固醇。胆固醇是一种无色或略带黄色的结晶，熔点 148.5℃，难溶于水，易溶于三氯甲烷、乙醚等有机溶剂。胆固醇的结构特征：C_3上为 β－型的羟基，C_5、C_6为双键（无正系与别系之分），C_{17}连八个碳原子的取代烷基，其构造式如下。

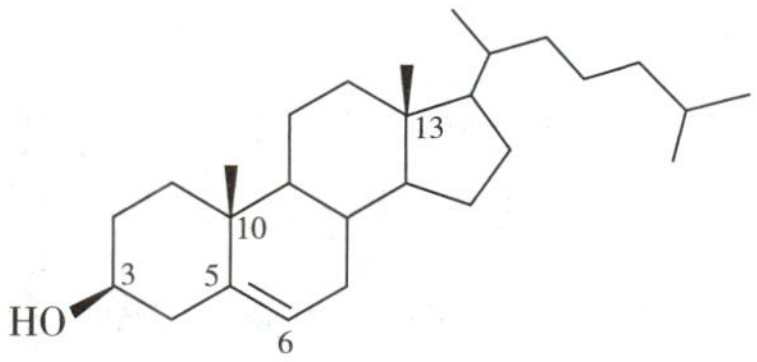

胆甾-5-烯-3β-醇（胆固醇）

胆固醇常以脂肪酸酯的形式存在于动物体内，以糖苷的形式存在于植物体内。胆固醇在生物体内起着重要生理功能。它是细胞膜脂质的重要组分，生物膜的通透性和流动性与它有着密切关系，胆固醇还是生物合成甾体激素和胆甾酸等的前体。正常人血液中胆固醇含量为2.82～5.95mmol/L，胆固醇摄取过多或代谢发生障碍时，会从血清中析出，沉积在动脉血管壁上，导致动脉粥样硬化和冠心病。胆固醇偏低也会诱发疾病。因此，既要给机体提供足够的胆固醇来维持机体的正常生理功能，又要防止胆固醇过量或过少所造成的不良影响。

2. 胆甾酸 胆酸、脱氧胆酸、石胆酸和鹅脱氧胆酸等存在于动物胆汁中，因为它们的分子结构均含有羧基，又称为胆甾酸，其中最重要的是胆酸，其次是脱氧胆酸。人体中的胆固醇可以直接生物合成胆甾酸。在人体及动物小肠的碱性条件下，胆汁酸以其盐的形式存在，称为胆汁酸盐，简称胆盐。胆汁酸盐主要作用是乳化小肠内的脂肪，促进脂肪的消化和吸收。另外，胆汁酸盐还具有抑制胆汁中胆固醇的析出作用。临床上使用的利胆药胆酸钠，是甘氨胆酸钠和牛磺胆酸钠的混合物，主要用于胆汁酸分泌缺少而引起的疾病，对肝病也有一定的疗效。

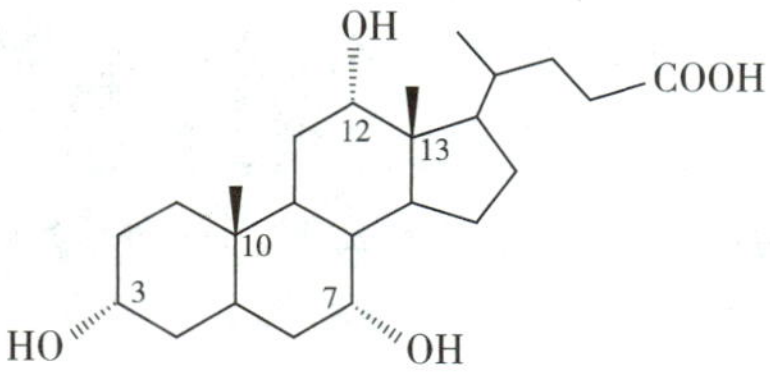

3α,7α,12α-三羟基胆甾酸（胆酸）

3. 甾体激素 又称类固醇激素，按其来源不同，可分为肾上腺皮质激素和性激素。

甾体激素是由肾上腺皮质分泌出来的肾上腺皮质激素，如去氢皮质酮；由性腺分泌的雌性激素，如β-雌二醇、黄体酮，雄性激素，如睾丸酮等。它们有各自的生理活性，临床上用于治疗某些疾病。临床上使用的甾体激素类药物，按其甾体母核的结构，可分为雌甾烷类、雄甾烷类、孕甾烷类。孕甾烷类，按药理性质不同，又可分为孕激素和肾上腺皮质激素类。

甾体激素具有极重要的医药价值，在维持生命、调节性功能、促进机体发展、免疫调节、皮肤疾病治疗及生育控制方面有明确的作用。

看一看

胆固醇与人体健康

胆固醇广泛存在于动物体内，是组织细胞的重要物质，也是合成胆酸和性激素等类固醇激素的重要原料，可促进脂肪的消化，对于细胞膜的结构和维护至关重要。人体胆固醇的来源，主要分为外源性和内源性。外源性来源主要指通过对外源食物，如动物器官和禽类动物摄入的胆固醇；内源性来源主要指通过人体器官合成的胆固醇。因此，不同的器官所含胆固醇含量也有所不同。肝脏是胆固醇代谢的主要调节部位，在肝脏中，以乙酰辅酶A为原料，以羟甲基戊二酸单酰辅酶A还原酶（HMGCR）为关键限速酶，对胆固醇进行合成与分解代谢，并向胆汁分泌大量甾醇。正常人体血液中胆固醇含量为2.82～5.95mmol/L。胆固醇水平失衡会导致多种疾病，威胁人体健康。胆固醇水平低于正常值时，导致血管壁变脆弱，易引起脑出血，不仅如此，也会使得机体对异物的清除能力显著下降，增加致癌率。胆固醇水平过高时，容易引起肥胖，形成动脉硬化斑块，是心血管疾病的高危因素。总胆固醇水平每增加1mmol/L，冠心病的患病风险便升高35%，相比之下，总血清胆固醇水平下降1%，心血管疾病的发病率便可下降2%~3%。引起该类疾病的主要诱因是体内的高胆固醇含量，而且过量胆固醇也会引起非酒精性脂肪肝等疾病。当血脂中的总胆固醇减少时，患心血管疾病的风险也随之减少。目前常用的降胆固醇药物为依齐麦布及他汀类药物。

PPT

第三节　蛋白质和核酸

一、蛋白质

蛋白质是生命的物质基础，是生命活动的主要承担者，是一类结构复杂的生物高分子化合物。蛋白质与多肽之间实际上并没有严格的分界线，通常把相对分子质量在10000以上的多肽，称为蛋白质。它是与生命及与各种形式的生命活动紧密联系的物质。蛋白质占人体重量的16%~20%。尽管人体中蛋白质种类很多，性质和功能各异，但它们都是由20种氨基酸按不同比例组合而成，并在体内不断进行代谢与更新。

（一）蛋白质的元素组成与分类

1. 蛋白质的元素组成　蛋白质种类虽然繁多，结构复杂，但其组成的元素并不多，主要由碳、氢、氧、氮、硫等元素组成，有些蛋白质还含有磷、铁、碘、铜、钼、锰、锌等元素。蛋白质都含有氮，大多数蛋白质含氮量相当接近，平均约为16%。1g氮相当于6. 25g蛋白质。所以测定生物样品中蛋白质含量时，通过测出含氮量，即可推算其蛋白质的大致含量。

$$样品中蛋白质的百分含量 = 每克样品含氮的克数 \times 6.25 \times 100\%$$

2. 蛋白质的分类　蛋白质种类繁多，一般是根据蛋白质的形状、化学组成和功能进行分类。

（1）按蛋白质的形状分类

1）纤维蛋白质　如蚕丝中丝素蛋白、毛发中角蛋白、结缔组织中胶原蛋白及弹性蛋白等。它们的分子一般呈细长形，排列成纤维状，一般不溶于水。

2）球状蛋白质　如大豆中豆球蛋白、血液中血清球蛋白、肌肉中肌球蛋白及免疫球蛋白酶、胰岛素、酶等。它们的分子折叠，卷曲成球形或椭球形，一般不溶于水。

（2）按蛋白质的化学组成分类

1）单纯蛋白质　仅由α-氨基酸单位组成，如清蛋白、球蛋白、谷蛋白、精蛋白等，这种蛋白水解的最终产物是α-氨基酸。

2）结合蛋白质　由单纯蛋白质与非蛋白质部分结合而成。非蛋白质部分，称为辅基，按辅基的不同分为：

①核蛋白　由单纯蛋白质与核酸结合。

②色蛋白　由单纯蛋白质与有色化合物结合。

③磷蛋白　由单纯蛋白质与磷酸结合。

④糖蛋白　由单纯蛋白质与糖类结合。

⑤脂蛋白　由单纯蛋白质与脂类结合。

⑥血红蛋白　由单纯蛋白质与血红素结合。

⑦金属蛋白　由单纯蛋白质与金属离子结合。

（3）按蛋白质的功能分类

1）活性蛋白　按生理功能不同分为酶（催化功能）、激素（调节功能）、抗体（免疫功能）、收缩蛋白（运动功能）、运输蛋白（载体功能）等。

2）非活性蛋白　担任生物的保护或支持作用，但本身不具有生物活性的物质。如贮存蛋白（清蛋白、酪蛋白等）、结构蛋白（角蛋白、胶原蛋白等）等。

因为蛋白质的功能多种多样，常有交叉功能出现。如肌球蛋白是一种典型的纤维结构蛋白，但在肌肉运动时，它也起酶的作用。

（二）蛋白质的结构

蛋白质的结构极其复杂，通常用一级结构、二级结构、三级结构、四级结构四种不同的层次来描述。蛋白质的一级结构是指组成蛋白质分子的氨基酸残基排列顺序。蛋白质的二级结构、三级结构、四级结构，统称为空间结构，是指蛋白质分子中原子和基团在三维空间的排列和分布。

1. 一级结构　维持蛋白质一级结构稳定的主要化学键（主键）是肽键，有的蛋白质还包括二硫键。各种蛋白质的生物活性首先由一级结构决定。

一级结构是蛋白质的基本结构，它决定蛋白质的空间结构，但不是决定蛋白质空间结构的唯一因素。一级结构对于研究蛋白质的结构与功能的关系，揭示遗传性疾病的发病机制，指导疾病治疗，具有重要意义。

2. 空间结构　蛋白质的空间结构是指在一级结构的基础上，多肽链在三维空间折叠、盘曲所形成的构象。

蛋白质的二级结构是指多肽链主链骨架中各个肽段所形成的规则的或无规则的构象，不涉及侧链部分的空间排布。多肽链主链骨架中形成的规则的构象，主要是依靠多肽链中主链原子间的氢键维持，最常见的二级结构是 α－螺旋结构和 β－折叠结构。

蛋白质三级结构是指在二级结构的基础上，多肽链间通过氨基酸残基侧链的相互作用在三维空间沿多个方向进行卷曲、折叠、盘绕形成复杂的有序的三维空间结构。稳定的三级结构的作用力，主要是氨基酸残基侧链间的相互作用形成的各种次级键，包括氢键、疏水键、盐键、范德华力和二硫键等，如图 14－3 所示，其中以疏水键最重要。

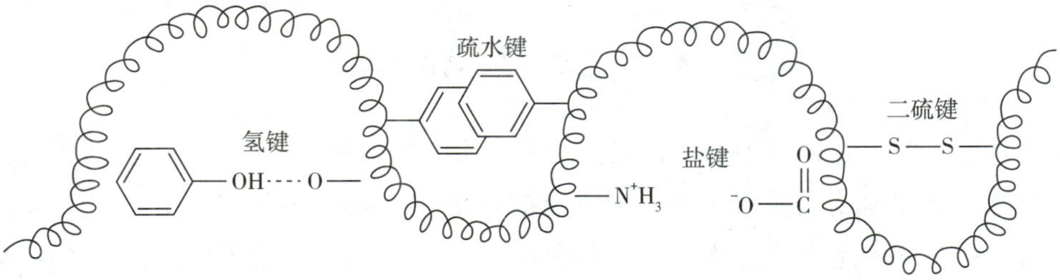

图 14－3　蛋白质三级结构中的相互作用力

由一条多肽链构成的蛋白质其最高级结构为三级，且具有生物学活性。如肌红蛋白是由一条多肽链构成的具有三级结构的蛋白质分子。

两条或两条以上具有完整三级结构的多肽链，它们之间通过次级键缔合形成的空间结构，称为蛋白质的四级结构。维持蛋白质四级结构稳定的作用力是非共价键。四级结构中每一条具有独立三级结构的多肽链，称为亚基。如血红蛋白是由两个 α－亚基和两个 β－亚基构成的四聚体，如图 14－4 所示。

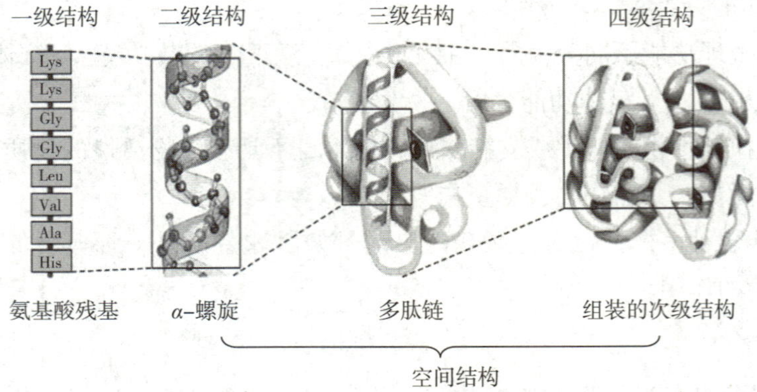

图 14－4　蛋白质的结构

(三) 蛋白质的理化性质

蛋白质分子和氨基酸一样，存在着游离的氨基和羧基，因此，具有类似氨基酸的性质，同时，蛋白质又具有高分子化合物的特性。

1. 两性电离和等电点　当蛋白质溶液处于某一 pH 时，蛋白质分子解离成阴、阳离子的趋势相等，净电荷为零，呈两性离子状态，此时溶液的 pH 称为该蛋白质的等电点，用 pI 表示。不同的蛋白质其等电点不同，含碱性氨基酸残基较多的蛋白质其等电点偏碱性，如组蛋白、鱼精蛋白等；相反，含酸性氨基酸残基较多的蛋白质其等电点偏酸性，如酪蛋白、胃蛋白酶等。蛋白质在等电点时，由于彼此没有相同电荷互相排斥作用，因而最稳定，溶解度最小，容易聚集析出沉淀。这一性质常应用于蛋白质的分离、提取和纯化。

当溶液 pH > pI 时，蛋白质带负电荷；当溶液 pH < pI 时，蛋白质带正电荷，如图 14－5 所示。血浆中绝大多数蛋白质 pI 为 5.0 左右，故在正常生理情况下，血浆蛋白质以阴离子形式存在。

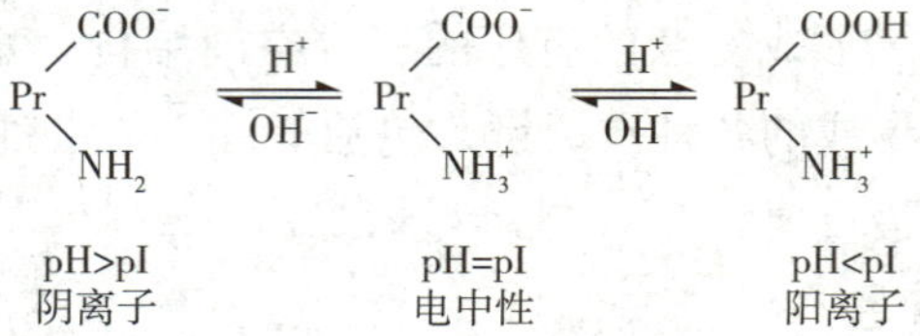

图 14－5　蛋白质的两性解离

蛋白质不在等电点时，在电场中，带正电荷的蛋白质向负极移动，带负电荷的蛋白质向正极移动，这种现象称为电泳。电泳速度主要取决于所带电荷的正负性、数量和分子大小。利用这种差别可通过电泳法将混合蛋白质中各种蛋白质分离开来。如目前临床中化验人血清蛋白时，采用醋酸纤维薄膜电泳将血清蛋白分子分为清蛋白、α_1－球蛋白、α_2－球蛋白、β－球蛋白和 γ－球蛋白五个成分，该法速度快，分离效果好，既可定性，也可定量。

2. 蛋白质的胶体性质　蛋白质分子颗粒直径一般在 1 ~ 100nm，属于胶体分散系，因此蛋白质具有胶体溶液的特性，如布朗运动、丁达尔效应、不能透过半透膜以及具有吸附性质等。在通常情况下，蛋白质分子颗粒表面含有氨基、羧基、巯基和肽键等亲水性基团，能与水分子起水合作用，形成水化膜，防止蛋白质析出沉淀。此外，蛋白质带有相同的电荷，由于同性电荷相互排斥，使蛋白质不易凝聚。若蛋白质表面水化膜被破坏，或电荷被中和，蛋白质则聚集而沉淀。

利用半透膜将蛋白质与小分子物质分离而得以纯化，这种方法称为透析法。透析法是实验或工业生产中提取和纯化蛋白质的常用方法。人体的细胞膜、线粒体膜、微血管壁等都具有半透膜性质，使各种蛋白质分子分布于细胞内外不同部位。因此，蛋白质对维持血浆胶体渗透压、体液平衡等起着重要作用。

3. 蛋白质的沉淀　维持蛋白质水溶液稳定的主要因素是蛋白质分子表面的水化膜和带相同电荷。调节蛋白质水溶液的 pH 至等电点，使蛋白质呈等电状态，再加入适当的脱水剂除去蛋白质分子表面的水化膜，使蛋白质分子聚集，从溶液中析出，称为蛋白质的沉淀。

在蛋白质水溶液中，加大量电解质，蛋白质将会以沉淀析出，这种作用称为盐析。此外，加有机溶剂、重金属盐或生物碱试剂等，也能使蛋白质从水溶液中沉淀出来。

4. 蛋白质的变性　在某些理化因素的作用下，蛋白质分子的特定空间结构遭到破坏，致使蛋白质生物活性丧失和理化性质改变，称为蛋白质的变性。

引起蛋白质变性的物理因素有加热、紫外线、超声波和剧烈振摇等，化学因素有强酸、强碱、有机溶剂、重金属盐等。蛋白质变性的实质是次级键断裂，空间结构破坏，但一级结构并未破坏。变性后的蛋白质首先是失去生物活性，如血红蛋白失去运输氧的功能、胰岛素失去调节血糖的功能、酶失去催化能力等。其次是各种理化性质的改变，如溶解度降低、易于沉淀等。

蛋白质的变性分为可逆和不可逆两种。当变性蛋白质除去变性因素后，能恢复原有性质，这种变性称为可逆变性或复性。如胃蛋白酶加热到 80～90℃时，会失去其消化蛋白质的功能，当把温度回调到 37℃，则其功能又可恢复。但目前大多数蛋白质变性后，不能恢复其天然状态，如机体衰老时蛋白质变性尚属不可逆过程。

蛋白质的变性在临床上具有重要意义：①防止激素、酶、抗体、疫苗等活性蛋白质，在生产和保存过程中变性，以保持其生物活性；②利用细菌或病毒的蛋白质变性，用于消毒灭菌，使其失去致病及繁殖能力。

5. 蛋白质的紫外吸收性质　蛋白质分子中常含有色氨酸、酪氨酸，因其侧链上有共轭双键，对紫外线有吸收能力，在 280nm 波长处有最大吸收峰。此性质常用于蛋白质的定性鉴别和定量测定。

6. 蛋白质的颜色反应　在蛋白质分析中，常利用蛋白质分子中某些氨基酸或某些特殊结构与某些试剂反应显色，称为蛋白质的颜色反应（也称呈色反应）。常用的颜色反应如下。

（1）与水合茚三酮反应　蛋白质与 α－氨基酸一样，与稀的水合茚三酮（ninhydrin）溶液混合共热，呈现蓝紫色。在纸层析法中，常用此性质。

（2）缩二脲反应　蛋白质与强碱和稀硫酸铜溶液反应，呈紫色或紫红色。蛋白质的含量越多，产生的颜色越深。因尿素（H_2NCONH_2，化学名：脲）在 150～160℃时，经脱氨缩合反应，生成缩二脲（$H_2NCONHCONH_2$，又称双缩脲，biruet），能发生此颜色反应，故称为缩二脲反应或双缩脲反应。医学上，利用此反应测定血清蛋白的含量。

分子中含有两个或两个以上肽键结构的化合物，不论其直接相连或通过一个氮或碳原子相连，均可发生缩二脲（双缩脲）反应。

（3）米伦反应　蛋白质遇到米伦（Millon）试剂（硝酸汞和硝酸亚汞的硝酸溶液）产生白色沉淀，加热则变成暗红色，此反应称为米伦反应。这是由于酪氨酸中酚羟基与汞形成有色化合物。因多数蛋白质都含有酪氨酸，故此反应带有普遍性。利用此反应可检查蛋白质中有无酪氨酸的存在。

（4）福林－酚试剂反应　蛋白质分子中酪氨酸残基中的酚羟基与福林（Folin）－酚试剂（磷钼酸和磷钨酸溶液）作用生成蓝色的钼蓝和钨蓝混合物，在一定条件下，蓝色深度与蛋白质含量成正比。此反应灵敏度高，是测定蛋白质最灵敏的方法之一。

（5）黄蛋白反应　含有芳香族氨基酸（如苯丙氨酸、酪氨酸、色氨酸等）的蛋白质，遇浓硝酸产生白色沉淀，加热时变黄色，称为黄蛋白（xanthoprotein）反应。这是因为氨基酸残基中的苯环与浓硝酸发生硝化反应。这是皮肤遇硝酸变黄色的原因。

二、核酸

核酸（nucleic acid）是生物体的基本成分之一，是生命的遗传物质，具有复杂的结构和极其重要的生物学功能，与蛋白质、糖类和脂类等相互协调，共同控制生物体的生命过程。因核酸最初从脓细胞核中提取，呈酸性，故名核酸。天然核酸包括脱氧核糖核酸（deoxyribonucleic acid，DNA）和核糖核酸（ribonucleic acid，RNA）。真核生物的 DNA 主要存在于细胞核，是遗传信息的携带者，决定细胞和个体的基因型，线粒体内也存在 DNA；RNA 主要存在于细胞质，仅 1% 存在于细胞核，参与细胞内遗传信息的传递和表达。

（一）核酸的化学组成

1. 核酸的元素组成 DNA 和 RNA 的元素组成，均包含 C、H、O、N 和 P，其中 P 的含量相对恒定，占 9%~10%，因此可以通过测定生物样品中 P 的含量来计算样品中核酸的含量。

2. 核苷酸 核酸水解产生核苷酸；核苷酸水解产生核苷和磷酸；核苷最终分解为含氮碱基和戊糖。核苷酸由戊糖、含氮碱基和磷酸组成。含氮碱基，简称为碱基，分为嘌呤碱基和嘧啶碱基。核苷酸是组成核酸的基本单位。

（1）碱基、戊糖、核苷

1）碱基 核酸中的碱基是含氮杂环化合物，按结构母核分为嘌呤与嘧啶两类。常见的嘌呤碱，包括腺嘌呤（A）和鸟嘌呤（G）；常见的嘧啶碱，包括胞嘧啶（C）、尿嘧啶（U）和胸腺嘧啶（T），如图 14－6 所示。

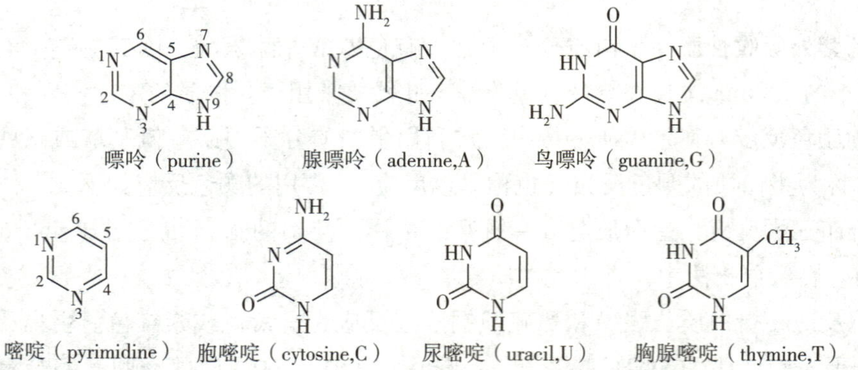

图 14－6 嘌呤碱基与嘧啶碱基

DNA 分子含 A、G、C、T 四种碱基；RNA 分子含 A、G、C、U 四种碱基。

2）戊糖 核酸含两种不同戊糖，核酸中戊糖均为 β－呋喃糖。核酸中两种戊糖的差别在于 C_2 原子上是否含有羟基。RNA 分子中的戊糖 C_2 原子上连接有羟基，称为 β－D－核糖；DNA 分子中的戊糖 C_2 原子上没有羟基，称为 β－D－2－脱氧核糖。DNA 的这种结构使其在化学性质上较 RNA 更为稳定。

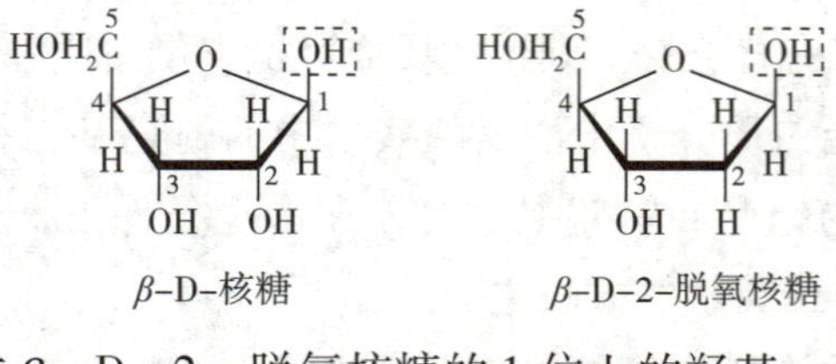

3）核苷 由 β－D－核糖或 β－D－2－脱氧核糖的 1 位上的羟基，与嘧啶碱 1 位或嘌呤碱 9 位的氢原子结合，脱去水分子后而形成的一种含氮糖苷。

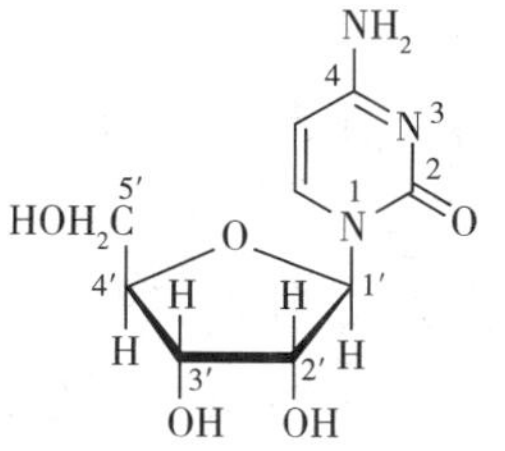

胞苷（C）

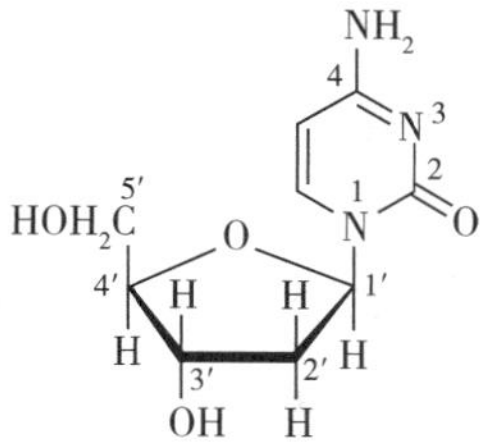

脱氧胞苷（dC）

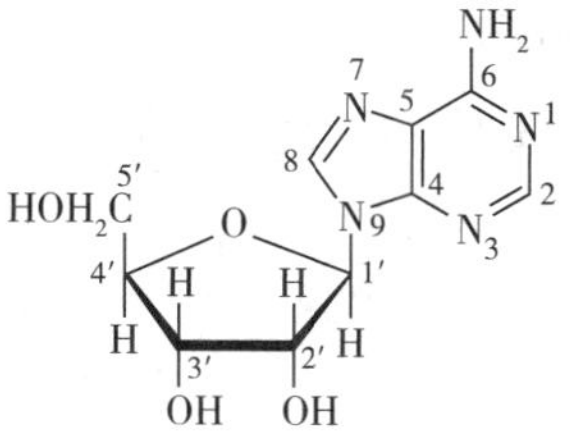

腺苷（A）

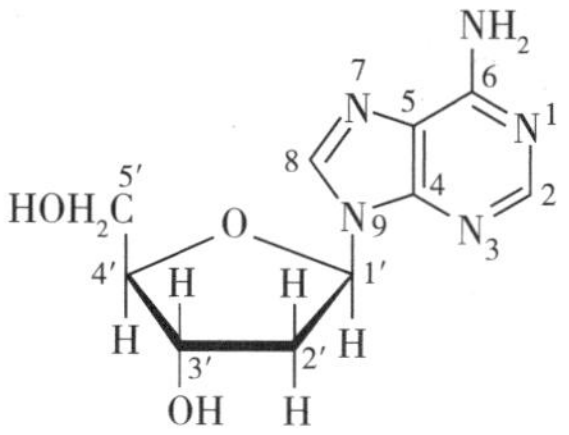

脱氧腺苷（dA）

核苷根据所含碱基来命名。RNA 的核苷为腺苷（A）、鸟苷（G）、胞苷（C）和尿苷（U）；DNA 的核苷为脱氧腺苷（dA）、脱氧鸟苷（dG）、脱氧胞苷（dC）和脱氧胸腺苷（dT）。

（2）核苷酸　单核苷酸是核苷中戊糖的羟基与磷酸形成的酯，如 5′-腺核苷酸和 2′-胞核苷酸的构造式如下。

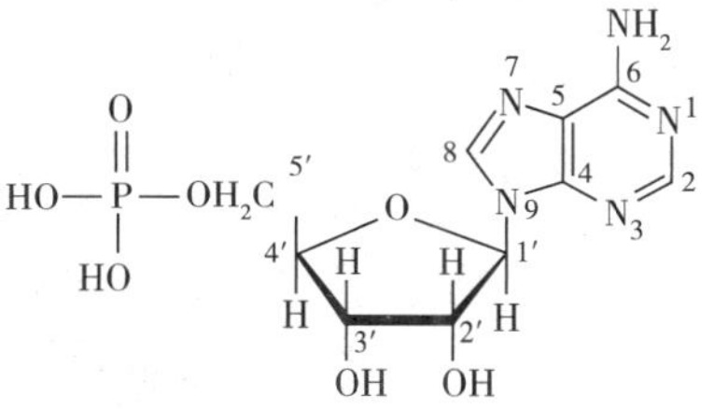

5′-腺核苷酸（AMP）

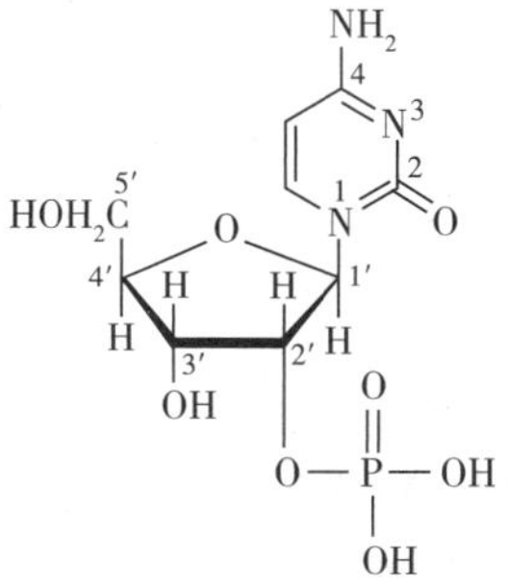

2′-胞核苷酸

2. 核酸的理化性质

（1）核酸的一般性质　核酸是线性高分子化合物，在水溶液中表现出极高的黏性。一般情况下，RNA 分子量和黏度远小于 DNA。DNA 和 RNA 均属于极性化合物，微溶于水，不溶于乙醇、乙醚、三氯甲烷等有机溶剂。核酸是两性电解质，含有酸性的磷酸基和碱性的碱基。磷酸基的酸性较强，因此核酸通常表现为较强的酸性。在一定 pH 条件下，核酸带有电荷可用电泳或离子交换方法分离。在碱性条件下，RNA 不稳定，可在室温下水解，利用这个性质可测定 RNA 的碱基组成，也可清除 DNA 溶液中混杂的 RNA。

（2）核酸的紫外吸收性质　核酸分子的碱基含有共轭双键，因此核苷、核苷酸、核酸都具有紫外吸收特征。核酸在 260nm 波长处有最大吸收峰，利用这一特性可对核酸进行定量和纯度分析。

在生物样品中，对紫外线有吸收作用的分子主要是蛋白质和核酸，蛋白质的最大吸收波长是 280nm。所以可以测定 260nm 和 280nm 波长处溶液的吸光度，用 A_{260}/A_{280} 比值来判断核酸的纯度，纯 DNA 的 A_{260}/A_{280} 比值大于 1.8，纯 RNA 的 A_{260}/A_{280} 比值达到 2.0，若有蛋白质的污染，则此比值会降低。

（3）核酸的变性、复性与分子杂交

1）DNA 的变性　在某些理化因素的作用下，DNA 双链互补碱基之间的氢键发生断裂，双螺旋结构变成单链的现象，称为 DNA 的变性。DNA 变性的本质是互补碱基之间氢键断裂而破坏 DNA 的高级结构，但不改变 DNA 的一级结构，分离产生的两条单链仍然是互补结构。使 DNA 变性的理化因素有加热、酸、碱、尿素和酰胺等。实验室常用方法是加热。

DNA 变性后，由于双螺旋分子内部的碱基暴露，其紫外吸收值（A_{260}）大幅增高，这种现象称为增色效应。DNA 变性后其理化性质发生一系列改变，如黏度下降、紫外吸收值增高等，同时失去生物学活性。

在 DNA 热变性过程中，以温度对 A_{260}（OD_{260}）作图，得到的"S"型曲线称为解链曲线，如图 14－7 所示。从曲线可以判断温度对变性的影响，DNA 的热变性是爆发性的，解链是在很小的温度范围内进行。在这一范围内，A_{260}达到最大值一半时，即 DNA 双链解开 50% 时的环境温度，称为 DNA 的熔点或解链温度（T_m）。T_m值与 DNA 分子大小及所含碱基的 G＋C 比例有关，DNA 分子越大，G＋C 比例越高，T_m值也越高。T_m值可以根据 DNA 分子大小及其 G＋C 含量计算。

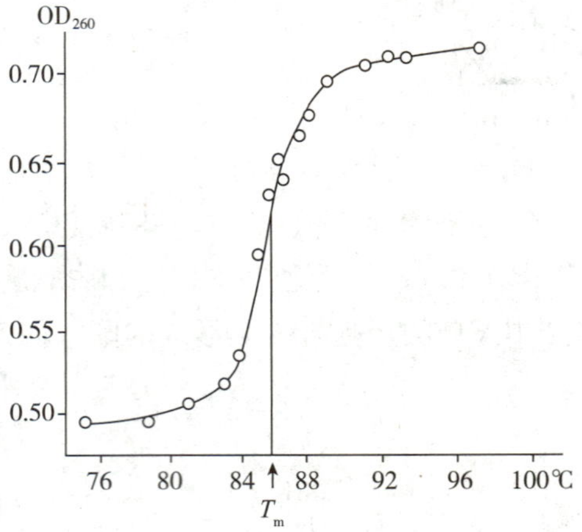

图 14－7　DNA 解链曲线

2）DNA 的复性　在适当的条件下，解开的两条互补单链可重新结合并恢复天然的双螺旋结构，这一过程称为 DNA 的复性。热变性后温度缓慢下降时，DNA 的复性又称为退火。复性的最佳温度一般比 T_m低 25℃，这个温度称为退火温度。若复性的温度缓慢下降，可以使 DNA 复性至天然状态。若在 DNA 变性后，温度突然急剧下降到 4℃以下，则几乎不可能发生复性，可利用此法保存 DNA 的变性状态。复性使得变性 DNA 恢复其天然构象，DNA 的 A_{260}随复性过程逐渐降低，此现象称为减色效应。

分子杂交是利用核酸分子的碱基互补原则，使单链 DNA 或 RNA 分子与具有互补碱基的另一 DNA 或 RNA 片断结合形成新的双螺旋结构。分子杂交技术的基础是核酸的变性与复性，该技术可用于鉴定基因的特异性，即将具有已知序列的 DNA 片段，用放射性核素、化学荧光物或生物素等标记构成核酸探针，通过分子杂交与缺陷的基因结合，产生杂交信号，从而把缺陷的基因显示出来。这对临床诊断具有重要意义，可对许多遗传性疾病、细菌或病毒等感染性疾病、肿瘤等作出准确诊断。

实验十二　糖类、脂类和蛋白质的性质

PPT

一、目的要求

1. 熟悉单糖、双糖和多糖的性质。
2. 掌握主要糖类的鉴别方法。
3. 掌握油脂的化学性质。
4. 掌握蛋白质的化学性质及其鉴别方法。

二、实验原理

单糖均有还原性，有半缩醛（酮）羟基的双糖亦有还原性，所以能还原班氏试剂等。还原糖与盐酸苯肼反应生成糖脎结晶，糖脎生成的速度和结晶形状以及熔点，因糖的不同而异，因此利用生成糖脎结晶可鉴别各种糖。糖类在浓硫酸或浓盐酸作用下，能与酚类化合物缩合生成有色物质，如与α－萘酚作用产生紫红色称为莫立许反应，利用此反应可检验糖类物质。

果糖（酮糖）可与间苯二酚的盐酸溶液作用，溶液加热后很快变成鲜红色，称为塞利凡诺夫反应。多糖无还原性，但在酸性存在下，加热水解后产生单糖分子，因而对班氏试剂起反应。随淀粉分子的逐步水解，溶液与碘液作用所呈颜色由蓝色变紫到红，最后，溶液对碘液不再显色时为水解终点。

油脂是由甘油与高级脂肪酸所生成的酯，油脂在碱性溶液中水解成为甘油和高级脂肪酸盐（肥皂），这一水解反应称为皂化。油脂皂化所得的甘油溶于水，而高级脂肪酸盐，若用无机酸酸化则析出高级脂肪酸，若与钙、镁等盐类作用，则生成不溶于水的钙肥皂或镁肥皂，因此肥皂不适用于用硬水清洗物品。油脂的不饱和性可通过溴的四氯化碳溶液来检出，这是因为溴加成到组成油脂的不饱和脂肪酸的双键上而褪色。

蛋白质是含氮的极其复杂的生物高分子。在酸、碱或酶的作用下，单纯蛋白质发生水解，其最终产物是α－氨基酸。蛋白质中的某些氨基酸的特殊基团可以与某些化学试剂作用呈现出各种颜色反应，这种颜色反应可作为蛋白质或氨基酸的定性和定量分析根据。

三、实验内容

（一）仪器和试剂

1. 仪器　小试管 10 支、大试管 1 支、烧杯（150ml）1 个、烧杯（400ml）2 个、酒精灯 1 盏，白瓷点滴板 1 块、带有软木塞的长玻璃管 1 支、显微镜等。

2. 试剂　2% 葡萄糖、2% 果糖、2% 麦芽糖、2% 蔗糖、2% 淀粉、1% 甘氨酸、3mol/L 硫酸、盐酸苯肼－醋酸钠溶液、10% 碳酸钠、碘液、浓硫酸、班氏试剂、红色石蕊试纸、莫立许试剂、塞利凡诺夫试剂、棉子油、40% 氢氧化钠、10% 氢氧化钠、乙醇、饱和氯化钠溶液、0.1% 苯酚溶液、蛋白质溶液、米伦试剂、10% 盐酸、10% 三氯乙酸、0.2% 茚三酮水溶液等。

（二）操作步骤

1. 糖的化学性质

（1）糖的还原性　取四支试管，各加入班氏试剂 1ml，依次加入 2% 葡萄糖、2% 果糖、2% 麦芽糖和 2% 蔗糖的溶液 2 滴，在沸水浴中加热 2～3 分钟，待溶液自然冷却后观察结果。

（2）糖脎的生成　取两支试管，依次加入 2% 葡萄糖和 2% 果糖溶液 1ml，再各加入新配制的盐酸苯肼－醋酸钠溶液 1ml，摇匀后，置于沸水浴中加热 30 分钟，取出所有的试管，自然冷却后有黄色结晶生成。取少量结晶在显微镜下观察糖脎结晶的形状。

（3）颜色反应

1）莫立许反应　取四支试管，依次加入 2% 葡萄糖、2% 果糖、2% 蔗糖、2% 淀粉溶液 1ml，然后各加入新配制的莫立许试剂（α－萘酚的乙醇溶液）2 滴，混匀后，将每支试管倾斜，沿管壁缓慢加入浓硫酸 0.5～1ml。将试管静置，观察在两液界面间出现紫红色环。数分钟后，若如无紫色生成，可在水浴中温热后再进行观察。

2）塞利凡诺夫反应　取四支试管，各加入塞利凡诺夫试剂（间苯二酚的盐酸溶液）1ml，然后在三支试管中依次加入 2% 葡萄糖、2% 果糖和 2% 蔗糖溶液 5 滴，第四支试管留作对照，将四支试管摇匀后，同时放在水浴中加热2分钟，比较各试管出现颜色的顺序。

（4）蔗糖的水解　取两支试管，各加入2%蔗糖溶液1ml，然后其中一支试管中加入3mol/L硫酸2滴，置于沸水浴中加热5～10分钟，冷却后，加入10% Na_2CO_3至溶液呈碱性（红色石蕊试纸变蓝）。将两支试管各加班氏试剂10滴，并置于沸水浴中加热3～4分钟，观察两支试管的实验现象。

（5）淀粉的性质

1）与碘液作用　取一支试管加2%淀粉溶液10滴，加碘液1滴，显何色？将溶液直接在酒精灯上加热，有何现象？再放冷，又有什么变化？

2）水解反应　取一支试管加2%淀粉溶液2ml，再加入浓硫酸3滴，在水浴中加热煮沸10～15分钟，加热时，每隔1～2分钟，取1滴反应液滴在白瓷点滴板上，加碘液1滴，观察现象。待反应液与碘液不再显色时，再加热煮沸2～3分钟，放冷，用10% Na_2CO_3溶液中和后（用石蕊试纸检验），再加入班氏试剂5～10滴，将试管置于水浴中煮沸2～3分钟，观察现象。

2. 油脂的皂化　取棉子油5滴，置于大试管中，加入乙醇和40%氢氧化钠溶液各3ml，然后在试管口塞上一个带有长玻璃管的软木塞，并将试管置于水浴中加热回流45分钟。待试管稍冷后将已皂化完全的溶液倒入盛有4ml饱和氯化钠溶液的小烧杯中，边倒边搅拌，此时有肥皂析出。如肥皂尚未析出，可将溶液冷却即凝结成肥皂。

3. 蛋白质的性质

（1）茚三酮反应　在一支试管中加入蛋白质溶液10滴，然后加0.2%茚三酮溶液3滴，在沸水浴中加热5～10分钟，观察溶液颜色变化。

（2）缩二脲反应　向盛有2ml蛋白质溶液的试管中加入5滴10% NaOH，摇匀后，滴加2滴1%硫酸铜溶液，观察颜色变化。

（3）米伦反应　取两支试管，在一支试管中加入0.1%苯酚溶液3滴，在另一支试管中加入蛋白质溶液3滴，然后在两支试管中分别加入米伦试剂（汞或亚汞的硝酸盐和亚硝酸盐）3滴，此时在蛋白质溶液试管中有白色沉淀生成。将两支试管放在沸水浴中加热，注意管中溶液颜色有何变化。

四、实验注意事项

1. 苯肼有毒，切勿入口，亦不可与皮肤接触，如触及皮肤，则先用稀醋酸洗，再用水冲洗。

2. 还原性低聚糖的糖脎能溶于热水，故需冷却后才能出现结晶，为使结晶形状较好，应缓慢冷却，不要在冰水中冷却。

3. 淀粉遇碘变蓝是由于碘与淀粉借助于范德华力形成分子配合物所致，在加热时由于分子热运动，配合物不易形成，因而蓝色消失，而冷却后蓝色又复现。

4. 茚三酮反应是所有α-氨基酸、多肽和蛋白质共性的颜色反应，反应灵敏度很高，在pH 5～7的溶液中反应最好。除脯氨酸和羟脯氨酸与茚三酮反应产生黄色外，其余均为蓝紫色。

五、实验思考

1. 何谓还原糖和非还原糖？如何鉴别糖与非糖，还原糖与非还原糖？
2. 如何区别果糖、葡萄糖、蔗糖、麦芽糖和淀粉？
3. 如何证明油脂水解生成肥皂和甘油？
4. 如何鉴别氨基酸和蛋白质？

答案解析

目标检测

一、填空题

1. 蛋白质的二级结构主要有________、________、________、________。

2. 按脂肪酸饱和程度分类，脂肪酸可分为________、________、________。

3. 组成核酸的基本结构单位是________________。

二、问答题

1. 蛋白质的基本组成单位是什么？有何结构特征？

2. 什么是蛋白质的变性？

3. 蛋白质甲和乙的 pI 分别为 4.7 和 8.0，在 pH = 6.8 时，将甲、乙蛋白质进行电泳，哪个向正极泳动？哪个向负极泳动？

（吴文婵）

书网融合……

重点回顾　　习题

第十五章　化学消毒剂

学习目标

知识目标：

1. 掌握　化学消毒剂的种类、配制和使用方法。

2. 熟悉　常见化学消毒剂的特性、消毒机制、适用范围和使用方法。

3. 了解　复方化学消毒剂的配伍原则和禁忌规律；常用的复方化学消毒剂的复配方法和特点。

能力目标：

1. 能根据消毒对象和消毒场所选择合适的化学消毒剂。

2. 能根据配方配制化学消毒剂。

素质目标：

树立科学的消毒意识，培养科学合理使用化学消毒剂的能力。

导学情景

情景描述：饮水机是日常生活中常用的家电之一，其快速加热和保温功能，为人们生活带来极大便利。但饮水机使用一段时间后，会出现一定的污垢，由此滋生各种细菌，因此需要对其定期清洗。清洗时，在饮水机中倒入二氧化氯消毒液（食品级），浸泡后，再用饮用水连续冲洗机腔体，要求消毒后二氧化氯残留量应≤0.2mg/L。

情景分析：二氧化氯消毒液是世界卫生组织认可的无毒高效消毒剂，是清洗饮水机较常用的消毒液。二氧化氯是强氧化剂，消毒时，利用其强氧化性，使微生物蛋白质中氨基酸氧化分解，导致肽链断裂，使其蛋白质失活，杀灭微生物。

讨论：化学消毒剂有哪些类型？二氧化氯消毒液属于何种消毒剂？如何配制和使用？

学前导语：化学消毒剂无论在日常生活中还是在医学实践中都有重要作用。

PPT

第一节　概　述

生活中存在着许多肉眼看不见的致病菌和病毒，它们通过呼吸道、消化系统或皮肤接触侵入人体，传播疾病，甚至威胁人的生命。消毒是预防病毒最有效方法。

消毒是杀灭或清除传播媒介上各种病原微生物，使其达到无害化的过程。灭菌是杀灭或清除传播媒介上一切微生物，使其达到没有任何微生物的过程。灭菌是个绝对的概念，然而事实上很难达到100%彻底灭菌。目前国际上的统一规定是要求灭菌水平达到10^{-6}，即经灭菌处理后在一百万件物品中最多只能容许有一件物品存留活的微生物。消毒剂是指能杀灭传播媒介上的微生物，并达到消毒要求的化学制剂。

一、化学消毒剂的分类

（一）按化学结构分类

按化学结构，化学消毒剂可分为八类。

1. 卤素类　含氯类，如次氯酸钠、漂白粉、氯化磷酸三纳、二氯异氰尿素钠（优氯净）等；含碘类，如碘酊、碘伏；含溴类，如二溴海因等。

2. 过氧化物类　过氧化氢（双氧水）、过氧乙酸、二氧化氯、臭氧等。

3. 醛类　甲醛、戊二醛等。

4. 杂环类　环氧乙烷等。

5. 醇类　乙醇、异丙醇等。

6. 酚类　煤酚皂溶液（来苏儿）等。

7. 胍类　氧已定（洗必泰）等。

8. 季铵盐类　苯扎溴铵（新洁尔灭）等。

（二）按作用水平分类

按作用水平，化学消毒剂可分为四类。

1. 灭菌剂　能杀灭一切微生物（包括细菌芽孢），并达到灭菌要求的制剂，如环氧乙烷、甲醛、戊二醛、过氧乙酸、过氧化氢等。

2. 高效消毒剂　能杀灭一切细菌繁殖体（包括分枝杆菌）、病毒、真菌及其孢子等，对细菌芽孢也有一定杀灭作用的消毒剂，如含氯消毒剂、二氧化氯、臭氧等。

3. 中效消毒剂　能杀灭分枝杆菌、真菌、病毒及细菌繁殖体等微生物的消毒剂，如醇类、酚类、碘伏、碘酊、醇类与氯已定的复方、醇类与季铵盐类的复方等。

4. 低效消毒剂　仅能杀灭细菌繁殖体和亲脂病毒的消毒剂，如新洁尔灭、氯已定等。

二、化学消毒剂的配制方法

消毒剂的浓度常以消毒剂中有效成分的含量来表示。例如，含氯消毒剂以有效氯含量表示，碘伏浓度以有效碘含量表示，煤酚皂的浓度以甲酚含量表示。表示方法有以下几种。

（1）质量分数　指100g消毒剂溶液中含有效成分的质量（g）。

（2）体积分数　指100ml消毒剂溶液中含有效成分的体积（ml）。

（3）质量浓度　指1L消毒剂溶液中含有效成分的质量（g）。

液体消毒剂以上三种浓度均可表示，固体消毒剂常以质量分数表示，气体消毒剂常以每立方米中含消毒剂的质量表示。

（一）用固体消毒剂配制消毒剂溶液

用固体消毒剂配制消毒剂溶液，先按照质量分数或质量浓度，计算固体消毒剂用量和溶剂（一般为水）的用量，再将称取的固体消毒剂和量取的溶剂混匀，即得。如配制含氯消毒剂时，溶质为含氯消毒剂固体，所需的质量按下式计算：

$$\text{含氯消毒剂的质量} = \frac{\text{有效成分的质量}}{\text{有效氯的含量}}$$

式中，有效氯的含量为测定的实际有效氯的含量。

（二）用液体消毒剂配制消毒剂溶液

用液体消毒剂配制消毒剂溶液，一般是将液体消毒剂稀释，配制成一定浓度的消毒剂溶液。稀释时可按下式计算：

$$w_1 \times V_1 = w_2 \times V_2$$

式中，w_1为原液浓度（%）；w_2为拟稀释液浓度（%）；V_1为原液体积（ml）；V_2为拟稀释液体积（ml）。

例如，用市售的20%过氧乙酸消毒剂，配制浓度为0.5%的过氧乙酸消毒剂溶液1000ml。计算如下：

$$20\% \times V_1 = 0.5\% \times 1000\text{ml},\ V_1 = 25\text{ml}$$

取20%过氧乙酸消毒剂25ml，加水稀释至1000ml，混匀，即得。

三、化学消毒剂的使用方法

1. 浸泡法 将洗净擦干后的物品浸没于消毒剂中，消毒剂需达到有效浓度，浸泡要达到规定时间，方能达到消毒灭菌的效果，取出后用灭菌蒸馏水冲洗残留的消毒剂。

2. 擦拭法 用浸有消毒剂的敷料，反复擦拭物品表面，适用于光滑表面的消毒。

3. 喷雾法 用喷雾器将消毒剂均匀喷洒在空气中和物体表面进行消毒。

4. 熏蒸法 将消毒剂加热或加入氧化剂，使其产生气体进行消毒，常用于手术室、换药室、病房的空气消毒，以及不耐热、不耐高温的物品消毒。空气熏蒸消毒时需关闭门窗，达到规定时间后打开门窗，通风换气后，人员方可进入。常用于空气、物品熏蒸消毒，如用甲醛气体、环氧乙烷气体，对物品进行消毒。

5. 干粉消毒法 直接用药物粉剂消毒处理。

看一看

石炭酸消毒剂的发现

苯酚，俗称石炭酸，1834年德国化学家龙格（F. F. Runge）在煤焦油中发现。苯酚作为外科消毒剂的发现，应归功于英国著名外科医生里斯特（J. Lister）一次偶然的发现。

19世纪60年代，由于外科手术后伤口严重感染，导致高死亡率，很多病人因此拒绝手术治疗。里斯特从法国微生物学家巴斯德（L. Pasteur）疾病细菌学说得到启发，推想出手术后感染一定是外来的细菌引起，因此他开始研究在手术中使用化学消毒剂消毒。有一天，他在爱西堡市郊外一条林间小道上散步，发现路旁污水沟里，生长青翠碧绿的水草和浮萍，他想在细菌繁殖最活跃的污水中，能长满青翠碧绿的水草，其中一定存在有杀菌的物质。后来他调查发现污水是从一家提炼煤焦油的化工厂里排出来。经化验，污水中含有大量苯酚，是苯酚具有很强的杀菌作用，杀死污水中许多细菌，从而使植物能够正常生长。

第二节 常用化学消毒剂

PPT

一、高锰酸钾消毒剂

（一）特性

高锰酸钾，分子式$KMnO_4$，俗名灰锰氧、PP粉。黑紫色细长菱形结晶，带蓝色金属光泽，无臭，分解温度240℃。易溶于水、甲醇、丙酮，水溶液的颜色随$KMnO_4$含量的多少由暗紫红色到浅红色。

$KMnO_4$具有强氧化性，遇硫酸、铵盐或过氧化氢发生爆炸，与某些有机物，如甘油、乙醇、乙醚、蔗糖、樟脑、松节油等混合，发生燃烧或爆炸。水溶液不稳定，见光受热易分解，生成灰黑色 MnO_2，并附着于器皿上。

高锰酸钾属于低效消毒剂，杀菌力极强，在临床上常用，但因高锰酸钾遇有机物易分解释放氧气，故高锰酸钾消毒剂常用于表面消毒而不持久。高锰酸钾消毒剂用作消毒剂、除臭剂、水质净化剂等。

（二）使用方法

消毒方法	消毒对象	消毒剂浓度	消毒时间
浸泡法	水果和食具	0.1%	5 分钟
	漱口	0.05%	5 分钟
	冲洗阴道或坐浴	0.125%	5 分钟
冲洗法	感染的伤口及黏膜	0.1%	5 分钟
	皮肤真菌感染	1%	5 分钟
	毒蛇咬伤的伤口	1%	5 分钟
其他方法	洗胃（用于口服药物引起的中毒）	0.02%	

（三）注意事项

1. 高锰酸钾分解放出氧气速率慢，消毒时浸泡时间要达到 5 分钟才能杀死细菌。

2. 配制时用凉开水溶解高锰酸钾，即配即用，因受热、空气、微生物等会导致其分解失效。高锰酸钾消毒剂通常只能保存 2 小时左右，久置变为棕色而失效。

3. 高锰酸钾具有腐蚀性，使用时不要直接用手接触浓高锰酸钾溶液，以免灼伤皮肤。只有配成合理浓度溶液时，才可直接接触。

4. 贮存于阴凉通风的库房中，远离火种、热源、有机物、还原剂、活性金属等，切忌与有机物、强酸、铵盐、过氧化氢等混合贮存。

二、卤素类消毒剂

（一）含氯消毒剂

含氯消毒剂是指溶于水后能产生次氯酸的消毒剂。含氯消毒剂，包括无机氯消毒剂和有机氯消毒剂。常见的含氯消毒剂有关产品信息，如下所示。

含氯消毒剂		化学式/构造式	有效氯含量	性质
无机氯消毒剂	次氯酸钠	$NaClO$	10%~12%	纯品为白色粉末，通常为灰绿色结晶，有氯气刺激性气味，pH 为 10~12
	漂白粉	$Ca(ClO)_2$	25%~32%	三种产品有效成分均为次氯酸钙，白色粉末，溶于水，水溶液呈碱性，有氯气气味，性质不稳定
	漂白粉精	$Ca(ClO)_2$	80%~85%	
	三合二	$3Ca(ClO)_2 \cdot 2Ca(OH)_2 \cdot 2H_2O$	56%~60%	
	氯化磷酸三钠（氯化磷酸钠）	$Na_3PO_4 \cdot 1/4NaClO \cdot 12H_2O$	3%~5%	无色至白色结晶或粉状物，有轻微氯气气味，易吸潮结块，易溶于水，水溶液呈碱性

续表

含氯消毒剂		化学式/构造式	有效氯含量	性质
有机氯消毒剂	二氯异氰尿酸钠（优氯净）	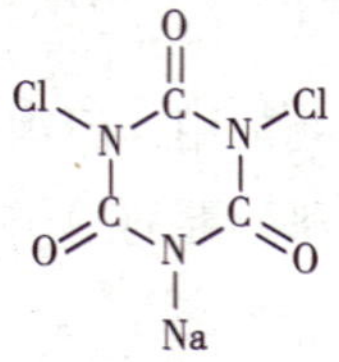 $C_3N_3O_3Cl_2Na$	60%～64%	分子量为219.95，白色晶粉，有氯味，性质比较稳定，吸潮后，有效氯含量下降，25℃时在水中溶解度为25%，水溶液不稳定，呈弱酸性
	三氯异氰尿酸	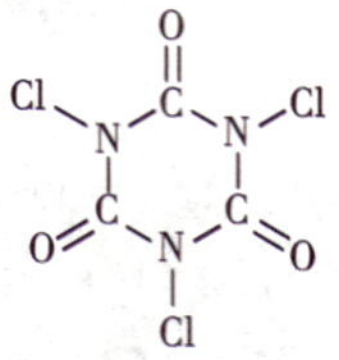 $C_3N_3O_3Cl_3$	87%～90%	分子量为232.42，白色晶粉，有氯味，性质稳定，耐贮存，在水中溶解度较小，水溶液不稳定
	氯胺T	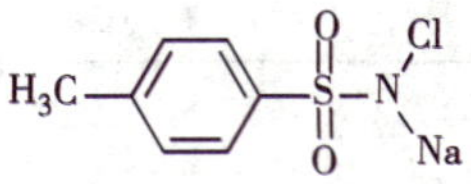 $C_7H_7ClNNaO_2S \cdot 3H_2O$	24%～26%	白色微黄晶粉，性质稳定，在水中溶解度为12%，水溶液呈弱碱性

1. 特性 含氯消毒剂属于中高效消毒剂，其消毒能力常以有效氯表示。有效氯浓度，常用%即g/100ml或mg/L表示。含氯消毒剂具有广谱、高效、低毒、方便、价廉等优点。缺点是对人体皮肤，尤其黏膜有刺激性，对织物有漂白作用，对金属有腐蚀作用，受有机物影响较大，水溶液稳定性差。

无机氯消毒剂，杀菌作用快速，但性能不稳定，易受光、热和潮湿的影响，降低其有效成分；有机氯消毒剂，杀菌作用慢，相对稳定，但溶于水后不稳定。

2. 杀菌机制 杀菌作用主要由产生的次氯酸决定，产生的次氯酸浓度越高，杀菌作用越强。次氯酸的杀毒机制主要有以下三个方面。

（1）次氯酸易扩散到菌体表面，并穿透细胞膜到菌体内部，使菌体蛋白氧化导致细菌死亡。

（2）次氯酸分解产生新生氧，也可使蛋白氧化。

（3）次氯酸可改变细胞膜的通透性，使细胞内容物外渗，导致细菌死亡。

3. 适用范围 适用于环境、物体表面、物品、分泌物、排泄物等的消毒。

4. 使用方法

消毒方法	消毒对象	有效氯含量	消毒时间
浸泡法	细菌繁殖体污染物品	500mg/L	≥10分钟
	经血传播病原体、分枝杆菌、细菌芽孢污染物品	2000～5000mg/L	≥30分钟
擦拭法	大件物品或其他不能用浸泡消毒的物品	同浸泡法	同浸泡法
喷洒法	一般污染的物品表面	400～700mg/L	10～30分钟
	经血传播病原体、结核杆菌等污染表面	2000mg/L	60分钟
干粉消毒法	分泌物、排泄物	10000mg/L	2小时
	医院污水	50mg/L	2小时

5. 注意事项

（1）应置于有盖的容器中，在阴凉处避光防潮密封保存。

（2）使用前，需测定有效氯含量，即配即用，使用时限≤24 小时。

（3）未加防锈剂的含氯消毒剂，对金属有腐蚀性，勿用于金属器械的消毒。加防锈剂的含氯消毒剂对金属器械消毒后，应用无菌蒸馏水冲洗干净，干燥后使用。

（4）对织物有腐蚀和漂白作用，不应用于有色织物的消毒。

（5）浸泡消毒时，物品勿带过多水分。

（6）勿用于被血、脓、粪便等有机物污染表面的消毒，勿用于手术缝合线的灭菌。

看一看

游泳池消毒剂

对游泳池的消毒要求：消毒高效、广谱、安全，有持续杀菌的功效；对人体无毒、无刺激或刺激性很小；不改变水质及其 pH，无残留，不造成水和环境污染；对建筑结构、设备和管道腐蚀性小，不堵塞下水道。目前，游泳池使用的消毒剂主要有液态氯、漂白粉（次氯酸钙）、次氯酸钠、三氯异氰尿酸（简称 TCCA）等。其中，液态氯制备、储存、运输和使用不安全，目前已经很少使用；次氯酸钙，曾经广泛使用，但性质不稳定、腐蚀性强，因为存在钙离子，使用后有残渣，处理麻烦，堵塞下水道，影响水质，现已逐渐被淘汰；次氯酸钠极不稳定，腐蚀性强，使用后增加水质 pH，需用大量酸性物质中和，使用不方便；三氯异氰尿酸在水解过程中释放氯稳定，保留时间长，是目前国际上所推广使用的高效、广谱、低毒的游泳池消毒剂。

（二）含碘消毒剂

碘为片状结晶，有金属光泽，室温时可升华变为气体，微溶于水。配制碘水溶液，为了增大碘的水溶性，需加碘化钾为增溶剂。常用的含碘消毒剂有碘酊和碘伏。

1. 碘酊

（1）特性　碘酊，俗称碘酒。2% 碘酊由碘 2g、碘化钾 1.5g、蒸馏水 48ml，加 95% 乙醇或异丙醇至 100ml 配制而成。碘酊的杀菌作用优于碘水溶液，但碘水溶液刺激性较小。在医疗中皮肤消毒更多使用碘酊。

（2）杀菌机制　碘酊属于中效消毒剂，使细菌蛋白氧化变性，能杀灭大部分细菌、真菌和原虫。它能与菌体蛋白的氨基酸结合，使其变性而死亡。

（3）适用范围　适用于注射及手术部位皮肤的消毒。

（4）使用方法

消毒方法	消毒对象	消毒剂浓度（有效碘）	消毒时间
浸泡法	小件医用器械	2%	2 分钟
擦拭法	手和皮肤	2%	1 分钟
	断脐	2.5%	3 分钟

（5）注意事项

1）碘酊消毒皮肤后，需用乙醇脱碘。

2）不应用于破损皮肤、眼及口腔黏膜的消毒。

3）碘酊和红汞不能同时涂抹在一个伤口上，因为这两种药水混在一起时，会产生一种刺激性很强的碘化汞，不仅失去原来的灭菌作用，还能腐蚀伤口组织，引起溃烂。

4）应置于阴凉处避光、防潮、密封保存。

2. 碘伏

（1）特性　碘伏是碘与表面活性剂形成的不定型配合物。表面活性剂为碘的载体和增溶剂，以非离子表面活性剂为最佳。目前，我国已有几十种不同配方的碘伏消毒剂，有效碘含量差异较大，一般在0.3%～10%。固体碘伏通常含有效碘10%～20%（质量分数），多为深棕色粉末，溶于水后亦为棕色。固体碘伏溶解度好，性质稳定，能长期贮存。与碘液或碘酊相比，碘伏的刺激性小，毒性较低，对皮肤、黏膜无刺激性，无黄染，还有清洁作用。

（2）杀菌机制　碘伏属于中效消毒剂，碘以配合物或包合物的形式存在于表面活性剂中，在水中碘缓慢游离出来，产生杀菌作用。

（3）适用范围　适用于手、皮肤、黏膜及伤口的消毒。

（4）使用方法

消毒方法	消毒对象	消毒剂浓度（有效碘）	作用时间
浸泡法	手和体温计等	250mg/L	30分钟
	皮肤、黏膜	浸有碘伏消毒液的无菌棉球	2～3分钟
擦拭法	外科手	2500～5000mg/L	3分钟
	手术部位、注射部位的皮肤	2500～5000mg/L	2分钟，两遍
冲洗法	口腔黏膜及创面	1000～2000 mg/L	3～5分钟
	阴道黏膜及创面	500mg/L	3～5分钟

（5）注意事项

1）应保存在密封容器中，置于阴凉处避光、防潮保存。

2）皮肤消毒后，无需用乙醇脱碘。

3）碘伏对二价金属制品有腐蚀性，不适合于相应金属制品的消毒。

4）体温计消毒前将唾液揩净，浸泡30分钟后，用冷开水洗净揩干使用。

三、过氧化物类消毒剂

主要包括过氧化氢、对氧乙酸、臭氧和二氧化氯等，有强氧化能力，能杀灭所有微生物。

（一）过氧化氢

1. 特性　过氧化氢又称双氧水，受热易分解产生氧气和水。纯过氧化氢性质稳定，稀释液不稳定。

2. 杀菌机制　过氧化氢属于广谱、高效消毒剂，产生的新生态氧，能将菌体蛋白质氧化，使之失去活性，导致细菌死亡。

3. 适用范围　用于外科伤口、皮肤黏膜冲洗消毒和室内空气的消毒。

4. 使用方法

消毒方法	消毒对象	消毒剂浓度	消毒时间
浸泡法	丙烯酸树脂制成的外科埋植物、隐形眼镜、不耐热的塑料制品、餐具、服装	3%	30分钟
冲洗法	伤口、皮肤黏膜	3%	3～5分钟
喷雾法	室内空气消毒（用量20～30ml/m^3）	3%	60分钟

5. 注意事项

（1）过氧化氢易分解，应避光、避热，在室温下贮存。

（2）稀释液不稳定，临用前配制，切忌与还原剂、碱、碘化物、高锰酸钾等混合。

（3）过氧化氢对金属有腐蚀性，对织物有漂白作用。

（4）喷雾时应采取防护措施，谨防溅入眼内或皮肤黏膜上，如溅上应及时用清水冲洗。

（二）过氧乙酸

1. 特性 过氧乙酸又称过醋酸，分子式 $C_2H_4O_3$，分子量 76.05，为无色透明液体，呈弱酸性，易挥发，有强烈刺激性气味，可溶于水或乙醇等有机溶剂。过氧乙酸性质不稳定，易分解，遇热、强碱、有机物或重金属离子可加速其分解。过氧乙酸是强氧化剂，腐蚀性强，有漂白作用。

市售过氧乙酸消毒液是加有稳定剂的过氧乙酸水溶液，浓度 20%，消毒前按要求稀释至所需浓度。市售过氧乙酸还有二元包装：A 瓶为冰醋酸和硫酸的混合液，B 瓶为过氧化氢，两瓶配套出售。临月前，将 A、B 液体等体积混合，室温放置 24 小时以上，即可使用。

2. 杀菌机制 过氧乙酸属于广谱、高效灭菌剂。依靠其强氧化作用使酶失去活性，杀灭微生物；通过改变细胞内 pH，而损伤微生物。其杀菌作用比过氧化氢强，杀菌作用迅速，消毒后物品上残留的消毒液易洗脱。

3. 适用范围 适用于耐腐蚀物品、环境、室内空气等消毒。对于专用机械设备，适用其内镜消毒灭菌。

4. 使用方法

消毒方法	消毒对象	消毒剂浓度	消毒时间
浸泡法	一般物体表面	0.1%~0.2%	≥10 分钟
	细菌繁殖体	0.1%	≥15 分钟
	肝炎病毒、TB 菌	0.5%	30 分钟
	耐腐蚀医疗器械	0.5%	≥30 分钟
擦拭法	大件物品或其他不能用浸泡消毒的物品	同浸泡法	同浸泡法
喷洒法	环境消毒	0.2%~0.4%	30~60 分钟
熏蒸法	室内空气消毒，加热蒸发，用量 $7ml/m^3$，相对湿度 60%~80%	15%	2 小时

5. 注意事项

（1）过氧乙酸不稳定，应储存于通风阴凉处，远离易燃物。使用前，应测定有效含量，若原液浓度低于 12%，不应使用。

（2）稀释液应即配即用，使用时限≤24 小时。

（3）过氧乙酸二元包装两瓶液体在使用前需混合放置 24 小时后，方可配制使用。

（4）过氧乙酸对多种金属和织物有很强的腐蚀和漂白作用，金属制品与织物经浸泡消毒后，应及时使用符合要求的水冲洗干净。

（5）接触过氧乙酸时，应采取防护措施；若不慎溅入眼中或皮肤上，应立即用大量清水冲洗。

（6）空气熏蒸消毒时，室内不应有人。

（三）二氧化氯

1. 特性 二氧化氯分子式为 ClO_2，分子量为 67.45，常温下为黄绿色气体，有强烈刺激性，有氨气味，在空气中体积分数超过 10% 时，有爆炸性。二氧化氯溶于水后制成无色、无味、透明的液体，性质不稳定，对温度、压力和光均较敏感。

2. 杀菌机制 二氧化氯属于广谱高效消毒剂，其消毒机制并非使蛋白质变性或氯化作用，而是利用其强氧化性，使微生物蛋白质中氨基酸氧化分解，导致肽链断裂，使蛋白质失活，杀灭微生物。这种强氧化作用比氯化作用至少强2.5倍。

3. 适用范围 适用于物品、环境、物体表面、空气消毒、饮用水消毒等。目前已有二氧化氯发生器、稳定性二氧化氯溶液及粉剂、片剂等固态含二氧化氯产品。二氧化氯发生器主要用于饮用水消毒和污水处理。稳定性二氧化氯溶液及固态含二氧化氯产品主要用于环境、物体表面消毒，也可用于耐腐蚀医疗器械的消毒。

4. 使用方法 二元包装消毒液，使用前需在二氧化氯稳定液中加活化剂；一元包装的粉剂及片剂，应加蒸馏水溶解，放置所需时间。根据有效含量按配制溶液稀释公式，用蒸馏水将二氧化氯稀释成所需浓度。

消毒方法	消毒对象	消毒剂浓度	消毒时间
浸泡法	细菌繁殖体污染物品	100~250mg/L	30分钟
	肝炎病毒和结核杆菌污染物品	500mg/L	30分钟
	细菌芽孢污染物品	1000mg/L	30分钟
擦拭法	大件物品或其他不能用浸泡消毒的物品	同浸泡法	同浸泡法
喷洒法	一般污染的表面	500mg/L	30分钟
	肝炎病毒和结核杆菌污染的表面	1000mg/L	60分钟
熏蒸法	室内空气消毒，加热蒸发，用量10~20mg/m^3	15%	2小时
饮水消毒	消毒后二氧化氯残留量应≤0.2mg/L	5mg/L	5分钟

5. 注意事项

（1）置于干燥、通风处保存。

（2）二元包装消毒液，应即配即用，使用时限≤24小时。

（3）二氧化氯对金属有腐蚀作用，对织物有漂白作用。物品消毒后应及时用符合要求的水冲洗干净，并干燥。

（4）二氧化氯有强烈刺激性气味，对呼吸道黏膜有强烈刺激作用，消毒时应做好个人防护。

（四）臭氧

1. 特性 臭氧又名三氧，分子式为O_3，在常温下为淡蓝色气体，味臭，有爆炸性。在水中溶解度较低（3%），稳定性差，常温下可自行分解为氧，分解后无残留毒性。臭氧不能瓶装贮存，必须现用现制。

2. 杀菌机制 臭氧是高效广谱杀菌剂，依靠其强氧化作用使酶失去活性，导致微生物死亡。

3. 适用范围 适用于无人状态下病房、口腔科等场所空气消毒，医院污水和诊疗用水消毒，物体表面消毒等。

4. 使用方法

用途	消毒对象	消毒剂用量	消毒时间
水的消毒	诊疗用水	0.5~1.5mg/L	5~10分钟
	医院污水	15~20mg/L	10~15分钟
	游泳池水	1~1.7mg/L	1~2分钟
空气消毒	手术室、病房、工厂无菌车间等场所	30mg/m^3	15分钟
物品表面消毒	饮食用具、理发工具、食品加工用具、衣物等密闭箱内消毒	60mg/m^3	60~120分钟

5. 注意事项

（1）臭氧有毒，国家规定大气中允许浓度为 0.2mg/m^3，故消毒必须在无人条件下进行。有人情况下室内空气中允许臭氧浓度为 0.16mg/m^3。

（2）臭氧为强氧化剂，对多种物品有损坏，浓度越高对物品损坏越大，可使铜片出现绿色锈斑，橡胶老化，变色，弹性减低，以致变脆、断裂，使织物漂白褪色等。使用时应注意。

四、醇类消毒剂

最常用的醇类消毒剂是乙醇和异丙醇。异丙醇的杀菌活性比乙醇稍强，但对人的毒性作用略大于乙醇。

1. 乙醇的特性 乙醇又称酒精，无色透明液体，易挥发，易燃烧，能与水以任意比例混溶。乙醇是良好的有机溶剂，常用于配制某些复方消毒剂，如乙醇与碘、氯己定、新洁尔灭等复配，具有协同杀菌作用。乙醇是目前医院普遍使用的一种消毒剂，属于中效消毒剂，具有速效、无毒，对皮肤黏膜有刺激性、对金属无腐蚀性等特点，但易挥发，消毒效果受有机物影响大。

2. 杀菌机制 破坏蛋白质的肽键，使之变性；侵入菌体细胞，破坏蛋白质表面的水膜，使之失去活性，引起微生物新陈代谢障碍；溶菌作用。

乙醇消毒剂最有效浓度为 75%（体积分数），浓度过高或过低都会影响其消毒效果。

3. 适用范围 适用于手、皮肤、物体表面及医疗器械的消毒。

4. 使用方法

消毒方法	消毒对象	消毒剂浓度	消毒时间
浸泡法	医疗器械	75%	≥10 分钟
	手、皮肤	75%	5 分钟
擦拭法	皮肤、物体表面、医疗器械	75%	两遍

5. 注意事项

（1）不可用于手术器械灭菌。

（2）不可用于黏膜和创面的消毒。

（3）醇类消毒剂易燃、易挥发，需加盖避火保存，并定期测试有效浓度。

（4）醇类过敏者慎用。

五、酚类消毒剂

最常用的酚类消毒剂是煤酚皂溶液。

1. 特性 煤酚皂溶液，又名来苏儿，主要成分甲基苯酚，简称甲酚，是邻、间、对甲基苯酚三种异构体的混合物。甲酚分子式为 C_7H_8O，分子量为 108.14。煤酚皂溶液是甲酚与肥皂配制成的复方消毒剂，含甲酚 50%。煤酚皂溶液为无色或黄色液体，溶解度好，性质稳定，能长期贮存。因其杀菌作用较弱，生物降解性差，大量使用会造成环境污染，现已很少应用。

2. 杀菌机制 来苏儿是广谱中效消毒剂，通过与蛋白质作用杀灭细菌、霉菌和病毒。

3. 适用范围 广泛用于医院及卫生防疫消毒，但不能作灭菌剂。

4. 使用方法

消毒方法	消毒对象	消毒剂浓度	作用时间
浸泡法	衣物、被单	1%~5%	30~60 分钟
	结核杆菌污染物	5%	1~2 小时
喷洒法	室内家具、便器、运输工具等	1%~3%	
	环境、排泄物	5%~10%	

5. 注意事项

（1）有特殊气味；对皮肤有刺激作用；使纺织品染色和损坏橡胶；对动物体毒性较强。

（2）以复合酚使用最为广泛，呈弱酸性，具有很浓的来苏水味。因显酸性，故禁止与碱性药物及其他消毒剂混用。

六、醛类消毒剂

醛类消毒剂主要有甲醛、戊二醛、邻苯二甲醛。甲醛用于消毒已有百余年历史。戊二醛是继甲醛和环氧乙烷用于冷灭菌之后，化学消毒灭菌剂发展的第三个里程碑，广泛应用于医疗器械、宾馆毛巾浴巾等消毒。

（一）甲醛

1. 特性 甲醛是无色可燃气体，具有强烈刺激性气味，易溶于水、醇，易聚合。常用于消毒的溶液是福尔马林和固体多聚甲醛。福尔马林是含甲醛 34%~38% 的水溶液，有强烈刺激气味，呈弱酸性，能与水或乙醇按任意比例混溶。多聚甲醛是甲醛凝聚物，白色固体，含甲醛 91%~99%，加热至 150℃ 时，可全部蒸发为气体甲醛。

2. 杀菌机制 主要通过醛基作用于菌体蛋白的巯基、羟基、羧基、氨基，使之烷基化，引起蛋白质变性、凝固，导致微生物死亡。

3. 适用范围 用于不易腐蚀、对湿热敏感、不耐高温高压的医疗物品消毒，以及消毒器械和标本组织的固定。

4. 使用方法

消毒方法	消毒对象	消毒液浓度	消毒时间
浸泡法	消毒器械	10%	30 分钟
	标本组织的固定	4%	
熏蒸法	不易腐蚀，对湿热敏感、不耐高温高压的医疗物品（消毒）	100mg/L	3 小时
	不易腐蚀，对湿热敏感，不耐高温高压的医疗物品（灭菌）	500mg/L	3 小时

5. 注意事项

（1）消毒物品需分开摊放或挂起，物品间留有空隙，使甲醛气体与物品充分接触。

（2）甲醛有毒，不宜用于室内空气消毒，使用甲醛应注意个人防护。

（3）甲醛消毒后，必须用无菌水冲洗，去除残留甲醛后才能应用。

（二）戊二醛

1. 特性 戊二醛构造简式为 $OHCCH_2CH_2CH_2CHO$，分子式为 $C_5H_8O_2$，分子量为 100.12，为无色或浅黄色液体，有醛气味，易溶于水和醇。戊二醛水溶液呈酸性，在酸性条件下（pH 3.2~4.6）稳定，碱性条件下（pH 7.5~8.3）不稳定。对金属腐蚀性小，受有机物影响小，稳定性好。

2. 杀菌机制 戊二醛的醛基与细胞蛋白质或酶的氨基结合而引起一系列反应，导致微生物死亡。

3. 适用范围　适用于不耐热诊疗器械、器具与物品的消毒与灭菌，但灭菌时间较长。

4. 使用方法

消毒方法	消毒对象	消毒液浓度	消毒时间
浸泡法	诊疗器械、器具与物品的消毒与灭菌	2%	消毒 20～45 分钟，灭菌 10 小时
熏蒸法	内镜		国家有关要求

5. 注意事项

（1）应密封，避光，置于阴凉、干燥、通风的环境中保存。

（2）对人有毒性，应在通风良好的环境中使用。对皮肤和黏膜有刺激性，使用时应注意个人防护。不慎接触，应立即用清水连续冲洗干净，必要时就医。

（3）不能用于物体表面的擦拭或喷雾消毒、室内空气消毒、手和皮肤黏膜的消毒。

（4）在 20～25℃温度条件下，强化酸性戊二醛，使用前先加入碳酸氢钠调节 pH 至 7.5～8.3，再加防锈剂（0.5% 亚硝酸钠）充分混匀，连续使用时间≤14 天。

近年来，邻苯二甲醛作为一种高效消毒剂，有替代戊二醛之势。

七、季铵盐类和胍类消毒剂

（一）季铵盐类消毒剂

分为单链季铵盐类消毒剂、双链季铵盐类消毒剂。单链季铵盐类包括苯扎溴铵、苯扎氯铵、度米芬等，双链季铵盐类包括双癸基二甲基溴化铵、双癸基二甲基氯化铵等。下列以苯扎溴铵、苯扎氯铵为例介绍。

1. 特性　苯扎溴铵，别名新洁尔灭、溴苄烷铵，分子式为 $C_{21}H_{38}NBr$，分子量为 384.46。苯扎氯铵别名洁尔灭、氯苄烷铵，分子式为 $C_{21}H_{38}NCl$，分子量为 340.61。它们均为淡黄色蜡状固体，易溶于水，微溶于乙醇，具有芳香气，味极苦，强力振摇产生大量泡沫。它们均性质稳定，耐光、耐热，无挥发性，可长期贮存。消毒时只对细菌有效，对病毒几乎无效；在有机物存在条件下几乎无效；对水生动物毒性较大。

2. 杀菌机制　苯扎溴铵和苯扎氯铵，均属于低效消毒剂。它们的杀菌机制，改变细胞的渗透性，使细菌破裂；使蛋白质变性，抑制细菌体内某些酶，使之失去活性；因其有良好的表面活性，可高浓度聚集于菌体表面，影响细胞的新陈代谢。

3. 适用范围　适用于环境、物体表面、皮肤与黏膜的消毒，以及工业循环水处理常用的非氧化性杀菌灭藻、黏泥剥离和清洗等。

4. 使用方法

消毒方法	消毒对象	消毒剂浓度	作用时间
浸泡法	环境、物体表面	1000～2000mg/L	15～30 分钟
擦拭法	环境、物体表面	1000～2000mg/L	15～30 分钟
	皮肤	原液	3～5 分钟
冲洗法	黏膜	1000～2000mg/L	

5. 注意事项

（1）溶液易被微生物污染，现用现配，放置时间一般不超过 3 天。

（2）不宜与阴离子表面活性剂，如肥皂、洗衣粉等合用。

（3）易被棉花、纤维织物和塑料等吸附，降低消毒剂有效浓度，影响其消毒效果。

（二）胍类消毒剂

胍类消毒剂，因其化学结构式中具有生物活性的烷基胍而得名。主要分为双胍类消毒剂和单胍类消毒剂。其中双胍类消毒剂有氯己定、聚六亚甲基双胍盐酸盐、聚亚己基双胍、聚胺丙基双胍等；单胍类消毒剂有聚六亚甲基胍盐酸盐、聚六亚甲基胍硬脂肪酸盐、聚六亚甲基胍丙酸盐、聚六亚甲基胍磷酸盐等。下列以氯己定为例介绍。

1. 氯己定的特性 氯己定，俗称洗必泰，分子式为 $C_{22}H_{30}N_{10}Cl_2$，分子量为578.4，碱性，难溶于水。一般多制成醋酸盐与葡萄糖酸盐使用。

醋酸氯己定是白色晶粉，无臭，味苦，非吸湿性，稳定。20℃时在水中的溶解度为1.9%，在有非离子表面活性剂存在时溶解度增加，溶于醇。

葡萄糖酸氯己定，性质稳定，可长期贮存，易溶于水，通常为20%水溶液。其水溶液无色或淡黄色，无臭，味苦，能与水、醇、甘油等互溶。

2. 杀菌机制 氯己定属于低效消毒剂，具有速效杀菌作用。氯己定是一种阳离子型化合物，对细菌有明显的亲和力，能破坏细菌细胞膜，抑制细菌代谢酶，从而对细菌起杀灭作用。

3. 适用范围 适用于手、皮肤、黏膜的消毒。

4. 使用方法

消毒方法	消毒对象	消毒剂浓度	作用时间
擦拭法	手术部位及注射部位皮肤和伤口创面	0.2%乙醇溶液	2分钟，2～3遍
	外科手术	0.2%乙醇溶液	2分钟
冲洗法	口腔、阴道或伤口创面	0.2%水溶液	按产品使用说明

5. 注意事项

（1）不宜用于外科手术器械消毒。

（2）不宜与肥皂、洗衣粉等阴离子表面活性剂混合使用或前后使用。

（3）醋酸洗必泰溶液对光较敏感，应避光保存。

八、杂环类化合物消毒剂

最常用杂环类化合物消毒剂是环氧乙烷。

1. 特性 环氧乙烷又名氧化乙烯，分子式为 C_2H_4O，分子量为44.05。在低温下为无色液体，具有芳香醚气味，沸点为10.8℃，常温下为无色气体，易燃易爆，空气中浓度达到3%时即有爆炸危险。环氧乙烷为气体杀菌剂，杀菌谱广，杀菌力强，属于高效灭菌剂。

2. 杀菌机制 环氧乙烷通过对微生物蛋白质分子的烷基化作用，干扰酶的正常代谢而使微生物死亡。

3. 适用范围 适用于不耐热、不耐湿的诊疗器械、器具和物品的灭菌，如电子仪器、光学仪器、纸质制品、化纤织品、塑料制品、陶瓷及金属制品等诊疗用品，不适用于食品、液体、油脂类、粉剂类等灭菌。

4. 使用方法 环氧乙烷易燃易爆，且对人有毒，必须在密闭的环氧乙烷灭菌器内进行。

5. 注意事项

（1）环氧乙烷易燃易爆，气体存放和使用需严格按照要求执行。

（2）有一定毒性，需使用专门的密闭灭菌容器，加强监测和人员培训。

（3）灭菌器工作环境中的环氧乙烷浓度应低于 $2mg/m^3$，灭菌后应通风去除残留。

（4）环氧乙烷遇水后形成有毒的乙二醇，故不可用于食品的消毒灭菌。

（5）环氧乙烷灭菌时可采用100%纯环氧乙烷或环氧乙烷和二氧化碳混合气体。

第三节　复方化学消毒剂

PPT

在化学消毒剂长期应用的实践中，单方清毒剂已不能满足各行业消毒的需要。近年来，国内外相继有数百种新型复方清毒剂问世，提高了消毒剂的质量、应用范围和使用效果。

一、复方化学消毒剂的配伍和禁忌

（一）配伍类型

复方化学消毒剂要求，主要成分要明确，不得违反配伍禁忌规律；具有协同或叠加的消毒杀菌作用，能完善或改进消毒剂综合性能。复方化学消毒剂的配伍类型主要有以下两种。

1. 消毒剂与消毒剂的复配　两种或者两种以上的消毒剂复配，例如，季铵盐类与碘的复配、戊二醛与过氧化氢的复配，其杀菌效果达到协同和增效，达到 $1+1>2$。

2. 消毒剂与辅助剂的复配　在一种消毒剂中加入适当的稳定剂、缓冲剂或增效剂，以改善消毒剂的综合性能，如稳定性增强，腐蚀性减弱，增强杀菌效果，达到 $1+0>1$。

（二）配伍禁忌规律

1. 氧化剂与还原剂之间不能复配，否则会发生剧烈的氧化还原反应。

2. 卤素类消毒剂之间不能复配，它们之间会发生取代反应，改变消毒剂的成分。

3. 酸性消毒剂不能与碱性消毒剂或阴离子表面活性剂复配，碱性消毒剂不能与酸性消毒剂或阳离子表面活性剂复配。

4. 氧化剂中氧化型的电极电势差别很大的同类消毒剂不能复配。

5. 复配后造成消毒剂分解或造成环境污染或毒性增加的，不能复配。

二、常用复方化学消毒剂

类型	复配方法	特点
醛类复方消毒剂	戊二醛与新洁尔灭复配	杀灭细菌芽孢作用明显增强，随着作用时间延长，杀菌作用增强
	戊二醛与洗涤剂复配	腐蚀作用减小，对皮肤黏膜无刺激性
	戊二醛和过氧化氢复配	杀菌效果比单独使用好
	戊二醛、复合醇、亚硝酸钠与表面活性剂复配成复方器械消毒液	杀菌效果可靠，除对铝有轻度腐蚀外，对其他金属无腐蚀
醇类复方消毒剂	醇与醇复配：55%乙醇、10%丙醇、5.9%异丙醇、5.7% 1,3-丁二醇和0.7%磷酸	提高杀灭微生物的作用，缩短有效作用时间，特别对病毒更有优势
	醇与洗必泰复配：2%葡萄糖洗必泰和70%异丙醇溶液	主要用于手及皮肤的消毒，消毒效果优于碘类消毒剂
	醇与过氧乙酸复配：2%过氧乙酸和96%乙醇	灭活病毒
	醇与含氯消毒剂复配：50%甲醇溶液和含2000mg/L有效氯的次氯酸钠	缩短消毒时间，消毒效果比单独使用好
	醇与戊二醛复配：3.5%戊二醛和20%异丙醇、8%乙酸钾	杀灭分枝杆菌和细菌芽孢
	洗手液配方：①80%乙醇、1.45%甘油、0.125%过氧化氢；②75%异丙醇、1.45%甘油、0.125%过氧化氢	主要用于手部消毒

续表

类型	复配方法	特点
含氯类复方消毒剂	二氯异氰尿酸钠与多聚甲醛复配 二氯异氰尿酸钠与高锰酸钾和酸性增效剂复配	杀灭细菌芽孢和真菌等
	二氯异氰尿酸钠与洗涤剂复配	用于食具的消毒
	二氯二甲基海因与表面活性剂、稳定剂、缓蚀剂等复配	杀菌效果明显优于单独作用效果，但受有机物的影响较大，腐蚀性较小
	氯胺与二氧化氯复配	两者联合消毒比单独使用消毒效果好
含碘类复方消毒剂	碘伏与乙醇或异丙醇复配	两者有协同作用，增加消毒效果
	安尔碘：成分包括有效碘、醋酸氯己定和乙醇，属强力、高效、广谱的皮肤、黏膜消毒剂	常用于口腔炎症消毒杀菌，伤口与疖肿消毒，肌肉注射前皮肤消毒，对黏膜和伤口有一定的刺激性
	碘伏与苯扎溴铵复配	用于皮肤和黏膜消毒效果好
季铵盐类复方消毒剂	季铵盐与戊二醛复配 季铵盐和60%~75%乙醇或异丙醇复配	用于注射部位、手术切口部位和手部等皮肤消毒，杀菌和持续效果好
	季铵盐类与碘伏	消毒效果好

想一想

84 消毒液是日常生活中常用的一种消毒剂，洁厕灵是一种常用的清洁用品，84 消毒液是否能与洁厕灵一起使用？为什么？

答案解析

目标检测

答案解析

计算题

用市售的20%过氧乙酸消毒剂配制浓度为0.2%的过氧乙酸消毒剂10L，如何配制？

（勇飞飞）

书网融合……

重点回顾　　习题

附录

附录一 化学法定计量单位

1984 年，国家颁布了《全面推行我国法定计量单位的意见》和《中华人民共和国法定计量单位》，确定了以国际单位制（SI）单位为基础的我国法定计量单位。下表为我国常用的化学法定计量单位。

量的名称	量的符号	量的定义	单位名称	单位符号
相对原子质量	A_r	元素的平均原子质量与核素 ^{12}C 原子质量 1/12 之比	无量纲	1
相对分子质量	M_r	物质的分子或特定单元的平均质量与核素 ^{12}C 原子质量 1/12 之比	无量纲	1
物质的量	n	物质的数量多少	摩［尔］	mol
摩尔质量	M	质量（m）除以物质的量（n），即 $M=m/n$	千克每摩［尔］或克每摩［尔］	kg/mol 或 g/mol
摩尔体积	V_m	体积（V）除以物质的量（n），即 $V_m=V/n$	立方米每摩［尔］或升每摩［尔］	m^3/mol 或 L/mol
密度	ρ	质量（m）除以体积（V），即 $\rho=m/V$	千克每立方米或克每毫升	kg/m 或 g/ml
B 的质量浓度	ρ_B	溶质 B 的质量（m_B）除以溶液总体积（V），即 $\rho_B=m_B/V$	千克每升、克每毫升、毫克每升或微克每升等	kg/L、g/ml、mg/L 或 μg/L 等
B 的物质的量浓度，即 B 的浓度	c_B	B 的物质的量（n_B）除以混合物的体积（V），即 $c_B=n_B/V$	摩［尔］每立方米、摩［尔］每升或毫摩［尔］每升等	mol/m^3、mol/L 或 mmol/L 等
溶质 B 的质量摩尔浓度	b_B	溶液中溶质 B 的物质的量（n_B）除以溶剂的质量（m_A），即 $b_B=n_B/m_A$	摩［尔］每千克、摩［尔］每克或毫摩［尔］每克等	mol/kg、mol/g 或 mmol/g 等
B 的质量分数	ω_B	B 的质量（m_B）与混合物的质量（$m_{总}$）之比，即 $\omega_B=m_B/m_{总}$	无量纲	1 或%
B 的体积分数	φ_B	溶质 B 的体积（V_B）与溶液总体积（V）之比，即 $\varphi_B=V_B/V$	无量纲	1 或%
B 的摩尔分数	x_B	B 的物质的量（n_B）与混合物的各组分的物质的量总和（$n_{总}$）之比，即 $x_B=n_B/n_{总}$	无量纲	1
溶质 B 的摩尔比	r_B	B 的物质的量（n_B）与溶剂的物质的量（n_A）之比，即 $r_B=n_B/n_A$	无量纲	1
质子数（原子序数）	Z	原子核中的质子数目	无量纲	1
中子数	N	原子核中的中子数目	无量纲	1
核子数（质量数、核素）	A	原子核中的核子数目，即质子数和中子数的总和	无量纲	1
离子的电荷数	z	离子电荷与元电荷之比	无量纲	1
电荷量	Q	电流对时间的积分	库〔仑〕	C
解离度	α	解离的分子数与分子总数之比	无量纲	1
电解质电导率	κ，σ	电流密度（j）除以电场强度（E），即 $\kappa=j/E$	西［门子］每米	S/m

续表

量的名称	量的符号	量的定义	单位名称	单位符号
摩尔电导率	Λ_m	电导率（k）除以物质的量浓度（c），即$\Lambda_m = k/c$	西［门子］二次方米每摩〔尔〕	$S \cdot m^2/mol$
热导率（导热系数）	λ，（k）	面积热流量除以温度梯度	瓦［特］每米开［尔文］	W/（m·K）
介电常数	ε	$\varepsilon = D/E$，E 为电场强度	法［拉］每米	F/m
电导	G	$G = 1/R$	西［门子］	S
波长	λ	在周期波传播方向上，同一瞬间两相邻同相位点之间的距离	米、微米、纳米等	m、μm、nm 等
波数	σ	$\sigma = 1/\lambda$	每米或每厘米	/m 或/cm

附录二　化学实验须知

一、化学实验学生守则

1. 实验前必须认真预习实验内容，明确实验目的，了解实验步骤、方法、基本原理及注意事项。

2. 进入实验室必须穿实验服。禁止披发、穿拖鞋、高跟鞋、背心、短裤（裙）。

3. 实验开始前，应先检查仪器、试剂是否齐全，如果不全应立即报告老师及时登记、补领或调换。如对仪器的使用方法、试剂的性能不明确时，严禁开始实验，以免发生意外。

4. 实验过程中应注意保持安静，不得大声喧哗。严格按照教材的实验方法、内容、步骤和试剂用量进行操作，仔细观察，积极思考，并及时、如实记录实验现象和实验数据。

5. 进入实验室必须严格遵守实验室各项制度，注意安全。爱护仪器，节约药品，节约水电。不得擅自将实验室物品带出实验室。

6. 实验过程中要保持实验台面和地面的整洁，公共仪器和试药用毕，随时放回原处，废纸、火柴梗等杂物严禁丢入水槽，有毒废液应专门收集，并进行无毒处理。

7. 实验后应及时整理物品，将所用过的仪器洗净，并整齐放回仪器柜内。如有损坏，必须及时登记补领。经指导老师检查后方可离开实验室。

8. 根据实验原始记录，认真书写实验报告，并按时交给老师审阅。

二、化学实验室的安全和环保知识

（一）化学实验室的安全规则

1. 实验前一定要做好预习和实验准备工作，检查实验所需的药品、仪器是否齐全。做规定以外的实验内容须经指导老师允许。

2. 实验时要集中精力，认真操作。实验过程中药品和仪器应存放有序、清洁整齐，以免发生意外倾倒事故。

3. 不要用湿的手、物接触电源。水、电、煤气使用完毕应立即关闭开关和电闸。点燃的火柴梗用后立即熄灭，不得乱扔。

4. 严禁在实验室内饮食、吸烟。实验完毕须洗净双手。实验时应穿实验工作服，不得穿拖鞋，必要时应配备防护眼镜。倾注药剂或加热液体时，不要俯视容器，以防液体溅入眼睛。加热时容器口不得对着自己或别人。

5. 严禁随意混合各种化学药品；严禁试剂，特别是有毒试剂（如重铬酸钾、钡盐、铅盐、砷汞镉及其化合物、氰化物）入口或接触伤口。

6. 实验室所有药品不得带出室外，用剩的有毒药品应交还给老师统一处理。

（二）化学易燃、易爆物质及火灾、爆炸的预防

大多数常用的有机试剂（如烷类、醇类、醚类等），以及部分无机试剂（如白磷、硫磺、铝粉、钠、钾等）具有易燃性。

强氧化剂（如臭氧、过氧化物、氯酸、高氯酸盐、重氮化合物等）在受热、摩擦或与其他物质接触时会发生爆炸；可燃性气体（如甲烷、乙炔、氢气、水煤气等）和可燃性液体（如汽油、各类液态有机物）的蒸气在一定范围内与空气混合后，遇到明火会发生爆炸。

实验室预防燃烧和爆炸应遵循下列原则。

1. 各类易燃、易爆品在存放时要远离明火，环境应通风、阴凉；易相互发生反应的试剂应分开放置；金属钾、钠不要与水接触或暴露在空气中，应保存在煤油中；白磷应保存在水中；盛有机物的试剂瓶瓶塞要塞紧。

2. 实验过程中使用易燃、易爆的化学试剂时，应远离明火。加热蒸馏可燃性物质时，应先将水通入冷凝器；加热蒸发易挥发及易燃性的有机溶剂时，应在水浴锅或封闭的电热板上缓慢地进行，严禁用电炉或明火直接加热。

3. 在使用煤气、天然气时要严防泄漏，火源要与其他物品保持一定的距离，用后要关闭煤气阀门。

4. 使用高压气体钢瓶时，要严格按操作规程进行，如乙炔钢瓶应存放在远离明火、通风良好的地方。

5. 易爆物质在移动或使用时不得剧烈震动，必要时先戴好面罩再进行操作。

6. 实验室内严禁吸烟，严禁将不同药品胡乱掺合，严禁使用不知其成分的试剂。

实验室发生火灾时，应尽快切断电源或煤气源，用石棉布或湿抹布盖住火焰。密度小于水的有机溶剂、金属钠等易与水反应的物质和电器着火时，不能用水灭火，以免火势蔓延或触电，应选用相应的灭火器来灭火。常用的灭火器及其使用范围见附表 2－1。

附表 2－1　常用的灭火器及其使用范围

灭火器类型	药液成分	适用范围
酸碱式	H_2SO_4、$NaHCO_3$	非油类和电器失火的一般火灾
泡沫灭火器	$Al_2(SO_4)_3$、$NaHCO_3$	油类起火
CO_2灭火器	液态 CO_2	电器、小范围油类和忌水的化学品失火
干粉灭火器	$NaHCO_3$等盐类、润滑剂、防潮剂	油类、可燃性气体、电器设备、精密仪器、图书文件和遇水易燃烧药品的初起火灾
1211 灭火器	CF_2ClBr 液化气体	特别适用于油类、有机溶剂、精密仪器、高压电气设备失火

（三）化学有害物质及中毒的预防

氰化物、三氧化二砷、氯化汞、硫酸二甲酯等都是剧毒药品，实验过程中产生的 CO、H_2S、SO_2、NO_2等气体和一些易挥发有机试剂的蒸气可以使人产生不同程度的中毒。实验室中预防中毒的主要原则如下。

1. 剧毒性药品必须有严格的管理和使用制度，领用时要登记，用完后要全部收拾起来，并把沾过毒物的桌面和地板擦拭干净。

2. 严禁试剂入口，用移液管吸取药液时不能用嘴；闻试剂气味时，应将试剂瓶远离鼻子，以手轻轻扇动，稍闻其气味即可。

3. 对于有毒气体和蒸气，必须在通风橱内操作。

4. 严禁在实验室内饮食。

5. 含氯化物、汞盐、重金属离子的废液，应经过无害化处理后，才能排放。

实验室发生中毒事故时，如果是由于吸入有毒性气体而引起的，应立即把中毒者移至有新鲜空气处；如果中毒是由于吞入毒物引起的，应立即服用催吐剂（5%的 $CuSO_4$溶液）洗胃、洗肠，并服用相应的解毒剂解毒。

（四）割伤、烧伤、烫伤和化学腐蚀的预防及处理

1. 割伤 在切割玻璃管或向木塞、橡皮塞中插入温度计、玻璃管等时，最容易发生割伤。玻璃质脆易碎，对任何玻璃制品都不得用力挤压或造成张力。将玻璃管、温度计插入塞子中时，塞子上的孔径与玻璃管的粗细要吻合。玻璃管的锋利切口必须在火中烧圆，管壁上用几滴水或甘油润湿后，用布包住用力部位轻轻旋入，切不可用猛力强行连接。

若被割伤，先取出伤口处玻璃碎屑等异物，用生理氯化钠溶液洗净伤口，挤出一点血后撒些消炎粉，并用消毒纱布包扎。也可在洗净的伤口上贴上“创口贴”，可立即止血，且伤口容易愈合。

2. 烧伤、烫伤 取下正在沸腾的水或溶液时，须先用烧杯夹子轻轻摇动后才能取下使用，以防使用时突然沸腾溅出伤人；取下刚刚加热过的铁圈、三脚架时，应等其冷却后再取下；加热后的坩埚、蒸发皿不能直接用手拿，而应使用坩埚钳夹取，热的蒸发皿不能直接放在实验台面上；稀释浓硫酸时，要将浓硫酸缓慢倒入水中，并不断搅拌；需浓酸、浓碱中和时，先将二者稀释后再进行。

若被火焰、蒸气、红热的玻璃和铁器等烫伤时，应立即将伤处用大量水淋洗或浸泡，以迅速降温避免深度烧伤。若起水疱不宜挑破，用纱布包扎后送医院治疗。对轻微烫伤，可在伤处涂鱼肝油或烫伤油（如獾油、万花油、蓝油烃等），或用浓高锰酸钾溶液润湿伤口至皮肤变为棕色。

3. 化学腐蚀 对皮肤、黏膜、呼吸气管等有腐蚀的化学试剂主要有强酸（如浓硫酸、浓硝酸）、强碱（如氢氧化钠）、强氧化剂（如液态溴、浓 H_2O_2）等，硫化钠、三氯化磷、苯酚、冰醋酸、王水、三氯化铝等也有腐蚀性。

为防止化学腐蚀，在使用上述药品时应尽量戴上橡皮手套和防护眼镜；有腐蚀性的药品不得在烘箱内烘烤；防止试剂洒在皮肤或衣服上。

（1）酸腐蚀 若受酸腐蚀，应先用大量水冲洗，以免深度受伤，再用饱和 $NaHCO_3$溶液或稀氨水洗，最后再用水冲洗。

氢氟酸有强烈的腐蚀性，皮肤若被其灼伤后，应先用大量水冲洗20分钟以上，再用冰冷的饱和硫酸镁溶液或70%乙醇浸洗30分钟以上；或用大量水冲洗后，用肥皂水或2%～5% $NaHCO_3$溶液冲洗，再用5% $NaHCO_3$溶液湿敷。

（2）碱腐蚀 若受碱腐蚀，先用大量水冲洗，再用20g/L的HAc溶液洗涤，最后再用水冲洗；若碱溅入眼中，可用硼酸溶液洗，再用水冲洗。

（3）溴腐蚀 被溴灼伤后的伤口一般不易愈合，必须严加防范。凡用溴时都必须预先配制好适量的20% $Na_2S_2O_3$溶液备用。一旦有溴沾到皮肤上，立即用 $Na_2S_2O_3$溶液冲洗，再用大量水冲洗干净，包上消毒纱布后就医，或先用苯或甘油洗，再用水洗。

（4）白磷灼烧 先用1% $AgNO_3$溶液、1% $CuSO_4$溶液或 $KMnO_4$溶液洗后，再进行包扎。

（五）实验室环保（三废处理）措施

在化学实验中经常会产生某些有毒的气体、液体和固体，如不经处理就直接排放可能污染周围的空气和水源，造成环境污染。因此，废液、废气和废渣一定要经过无害化处理后才能排放。

1. 产生少量有毒气体的实验须在通风橱内进行，通过排风设备将少量毒气排到室外，以免污染室内空气。产生毒气量大的实验必须备有吸收或处理装置，如 NO_2、SO_2、Cl_2、H_2S、HF 等可用导管通入碱液中使其大部分被吸收后再排出。

2. 实验产生的废渣、废药品应存放于指定地点，由专业环保机构回收、焚烧等处理。

3. 实验中产生的废液不能随便倒入下水道，必须倒入指定的废液装置。一般的酸碱废液可中和后排放。含重金属离子或汞盐的废液可加碱调 pH 至 8 ~ 10 后再加入硫化钠处理，使其有害成分转变成难溶于水的氢氧化物或硫化物而沉淀分离，上清液达到环保排放标准后方可排放。

4. 有机实验废液对实验室环境和安全有极大的威胁，应注意以下几点。

（1）尽量回收溶剂，回收的溶剂在对实验结果没有影响情况下可反复使用。

（2）甲醇、乙醇、乙酸之类的溶剂能被细菌作用而分解，这类溶剂的稀溶液经大量水稀释后即可排放。

（3）其他各类不易回收利用或不易被细菌分解的有机溶剂，由实验室回收后进行无害化处理。

三、化学实验用水

在化学实验中洗涤仪器、配制溶液、洗涤产品以及分析测定等都要用到大量不同级别的纯水，不能用普通的自来水代替。化学用水的级别、规格、制备和使用介绍如下。

（一）级别

根据 GB/T 6682—2008《分析实验室用水规格和实验方法》国家标准，分析实验室用水共分为三个级别：一级水、二级水和三级水。

1. 一级水 用于有严格要求的分析试验，包括对颗粒有要求的试验，如高效液相色谱分析用水。一级水可用二级水经过石英设备蒸馏或交换混床处理后，再经 0.2μm 微孔滤膜过滤来制取。

2. 二级水 用于无机痕量分析等试验，如原子吸收光谱分析用水。二级水可用多次蒸馏或离子交换等方法制取。

3. 三级水 用于一般化学分析试验。三级水可用蒸馏或离子交换等方法制取。

（二）规格

分析实验室用水的规格，见附表 2 - 2。

附表 2 - 2　分析实验室用水的水质规格

名称	一级	二级	三级
pH 值范围（25℃）	—	—	5.0 ~ 7.5
电导率（25℃）（μS/cm）	≤0.01	≤0.1	≤0.5
吸光度（254nm，1cm 光程）	≤0.001	≤0.01	—
蒸发残渣（105℃ ±2℃）（mg/L）	—	≤1.0	≤2.0
可溶性硅（以 SiO_2 计）（mg/L）	≤0.01	≤0.02	—

水的纯度越高，价格越贵，所以在保证实验要求的前提下，要注意合理用水与节约用水。

（三）制备方法

1. 蒸馏法 将自来水在蒸馏装置中加热气化，用水蒸气冷凝后即得蒸馏水。该法可除去水中的非挥发性杂质及微生物等，但不能除去易溶的气体。

2. 电渗析法 将自来水通过由阴、阳离子交换膜组成的电渗析装置，在外电场作用下，利用阴、阳离子交换膜对水中阴、阳离子的选择透过性，使杂质离子从水中分离出来，从而达到净化水的目的。

3. 离子交换法 将自来水通过内装有阳离子交换树脂和阴离子交换树脂的离子交换柱，利用离子交换树脂中的活性基团与水中的杂质离子发生交换反应，以除去水中杂质离子，实现水的净化。用此法制得的水通常称为“去离子水”，其纯度较高。

三级水可采用蒸馏、反渗透、离子交换及电渗析等方法制备；二级水含有微量的无机、有机或胶质杂质，可用反渗透或去离子后再经蒸馏的方法制备；一级水基本上不含有溶质或胶态离子杂质及有机物，可用二级水经进一步蒸馏、离子交换等方法制备。

四、化学试剂

（一）化学试剂的分类与规格

化学试剂按其纯度一般可以分为优级纯、分析纯、化学纯和实验试剂四级，其标志和适用范围，见附表 2－3。此外，化学试剂还包括基准试剂、光谱试剂和色谱试剂等。同一化学试剂因规格不同而价格差别很大，故在实验中不能盲目选择纯度过高的试剂，应以能达到实验结果的准确度要求为宜。

附表 2－3 化学试剂的规格与适用范围

等级	名称	英文名称	符号	标签颜色	适用范围
一级品	优级纯（保证试剂）	Guarantee Reagent	G. R	绿色	精密的分析研究
二级品	分析纯	Analytical Reagent	A. R	红色	精密的定性定量分析用
三级品	化学纯	Chemical Pure	C. P	蓝色	一般定性及化学制备用
四级品	实验试剂（工业试剂）	Laboratorial Reagent	L. R	棕色或黄色	一般化学制备实验用

（二）化学试剂的储存

化学试剂在储存过程中要保证不失效变质，更不能造成事故。一般的化学试剂应存放在通风良好、干燥的药品库内，由专人保管。针对不同的试剂，在贮存时应注意下列问题。

（1）见光会逐渐分解的试剂（如 H_2O_2、$AgNO_3$、$KMnO_4$、$H_2C_2O_4$等），与空气接触易被氧化的试剂（如 $SnCl_2$、$FeSO_4$等），以及易挥发的试剂（如氨水、乙醇等）都应放在阴暗处。

（2）易腐蚀玻璃的试剂（如氢氟酸、苛性碱等）应保存在塑料瓶内。

（3）吸水性强的试剂（如无水碳酸钠、NaOH、Na_2O_2）的试剂瓶口应严格密封。

（4）相互易发生反应的试剂应分开存放，易燃易爆的试剂应分开贮存于阴凉通风、不受阳光直射的地方。

（5）剧毒试剂（如氰化物、$HgCl_2$、As_2O_3等）应由专人保管，取用时严格做好记录。

实验用气体一般以高压状态贮存在气体钢瓶内。在贮存使用时要严格遵守有关规程，避免气体误用和造成事故。常见气体钢瓶的颜色与标志见附表 2－4。

附表 2－4 常用高压气体钢瓶的颜色与标志

气瓶名称	外表颜色	字样	字样颜色	横条颜色
氧气瓶	天蓝	氧	黑	—
氢气瓶	深绿	氢	红	红

续表

气瓶名称	外表颜色	字样	字样颜色	横条颜色
氮气瓶	黑	氮	黄	棕
氨气瓶	黄	氨	黑	—
乙炔气瓶	白	乙炔	红	—

附录三　化学实验常用仪器介绍

仪器名称	规格和主要用途	使用方法和注意事项
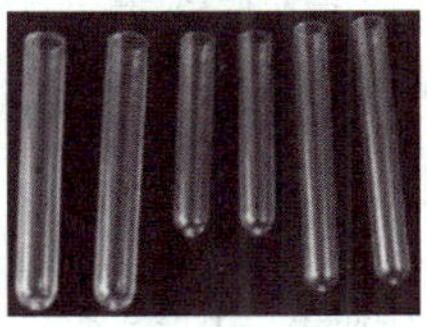 试管	分硬质、软质、普通，以外径×长度（mm）或体积（ml）表示；小型反应容器，可用于收集少量气体	一般大试管可直接加热，小试管用水浴加热；反应液体不超过试管容积1/2，加热时，不超过1/3；加热前，试管外壁要擦干，加热时，应用试管夹夹持；加热液体时，试管口不要对自己或他人，并使试管倾斜与桌面成45°；加热固体时，试管口略向下倾斜；加热后未冷却的试管，应以试管夹夹好，悬放于试管架上
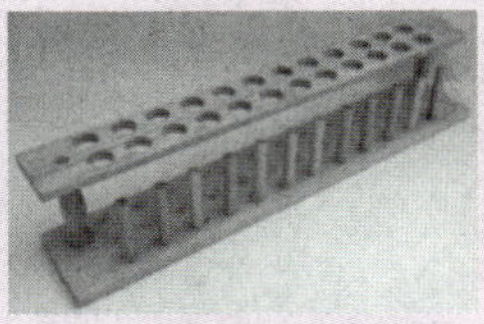 试管架	材质有木、竹、金属或有机玻璃等，有6孔、12孔、24孔等，用来放置、晾干试管	可以将试管放置于试管架上，滴加试剂，观察实验现象；使用时要防止被洒落的试剂腐蚀，特别是木质、竹质
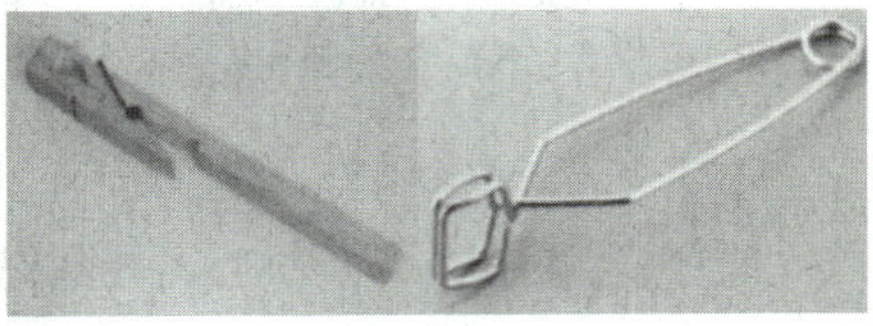 试管夹	材质有木、金属；加热试管时，夹持试管	夹在试管上半部分；从试管底部套上或取下试管夹；不要用手指按夹活动部位，以免试管脱落；木质试管夹使用时要防止被火烧坏或试剂腐蚀；金属弹簧应有足够弹性，并做防锈处理
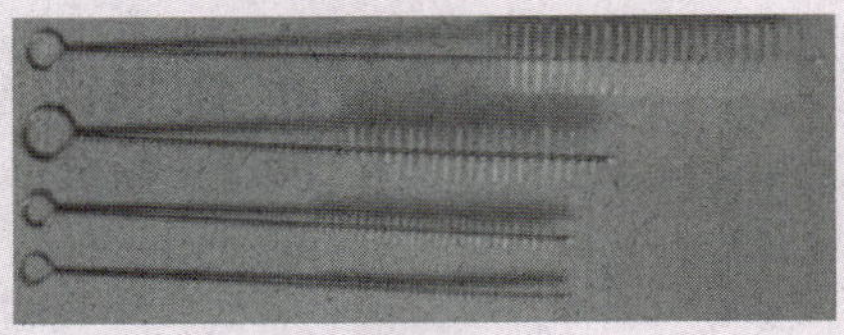 刷子	以钢丝绳作骨架，上面带有整齐排列向外伸展的细刷丝。细刷丝材料有尼龙丝、纤维毛、猪鬃、金属丝、磨料丝等。用于刷洗玻璃仪器内外壁	依据不同仪器选用不同材质不同大小长短的刷子；不宜在高温、干燥或高速下使用；小心刷子顶端的铁丝绳，刷洗时不要撞破玻璃仪器
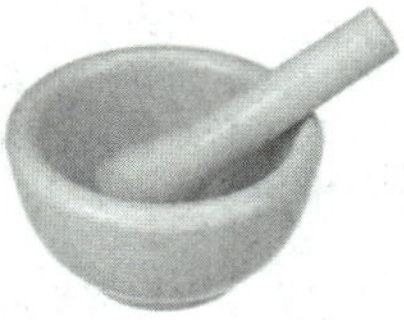 研钵	以口径（cm）表示；有瓷、玻璃、玛瑙、金属等质地；用于固体物质的研磨	按固体物质性质、硬度、测定要求选择研钵；不能加热，不能作反应器用；研磨的固体量不能超过研钵体积1/3；研磨易燃易爆物质时，要注意安全
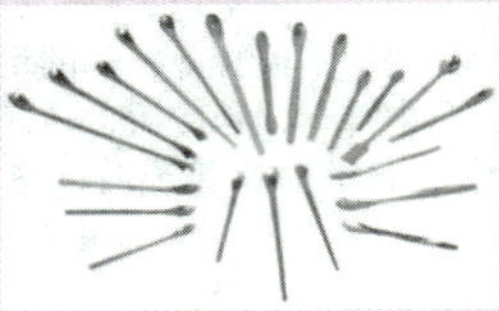 药匙（药勺）	由金属、牛角、瓷或塑料制成。有些药匙两头各有一个勺，一大一小；用于取用粉末状或小颗粒状的固体试剂	根据试剂用量选用大小合适药匙；最好专匙专用；不能用药匙取用热药品，也不能接触酸、碱溶液；取用药品后，应及时用纸把药匙擦干净；取固体粉末置于试管中时，先将试管倾斜，把盛药品的药匙（或纸槽）小心地送入试管底部，再使试管直立

续表

仪器名称	规格和主要用途	使用方法和注意事项
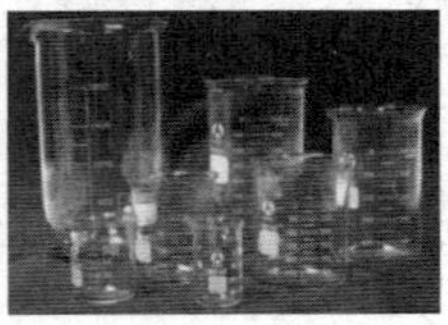 烧杯	大小以容积（ml）表示，外形有高、低之分；作反应容器用；用于溶解、加热、沉淀、结晶等；也可用于简易水浴的盛水器	反应液体不能超过烧杯容积2/3；加热前，外壁要擦干，加热时，要下垫石棉网，使受热均匀；加热后未冷却的烧杯，不能直接置于桌面上，应置于石棉网上
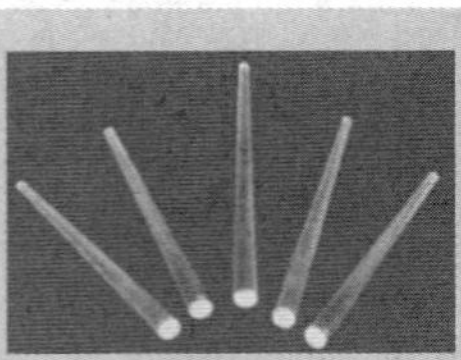 玻璃棒	用于搅拌加速溶解，促进互溶；引流或蘸取少量液体；加热搅拌，防止因受热不均匀而引起飞溅等	搅拌时不要太用力，以免玻璃棒或容器破裂；搅拌不要连续碰撞容器壁、容器底，不要发出连续响声；搅拌时要向一个方向搅拌（顺时针或逆时针）
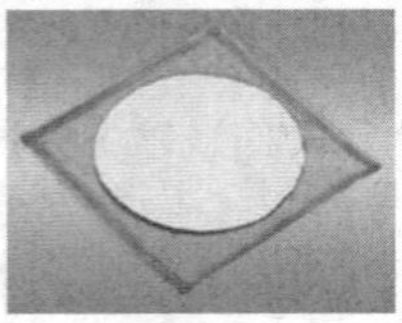 石棉网	加热时，垫在受热容器和热源之间，使受热均匀	石棉脱落的，不能使用；不能卷折，以免石棉脱落；不要与水接触，以免石棉脱落或铁丝锈蚀；因石棉致癌，国外已用高温陶瓷代替
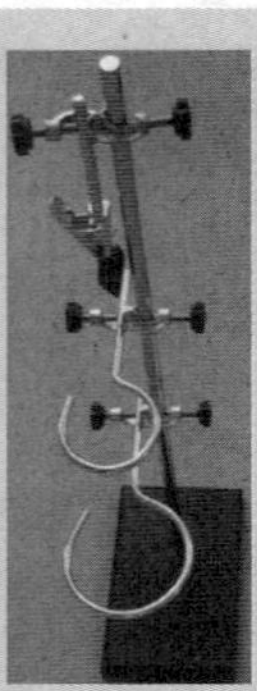 铁架台、铁圈和铁夹	用于固定或放置容器（如烧杯、烧瓶、冷凝管等）；铁圈可代替漏斗架使用	铁夹内应垫石棉布，夹在仪器合适位置，以仪器不脱落或旋转为宜，不能过紧或过松；固定时，仪器和铁架台的重心应落在铁架台底座中央，防止不稳倾倒
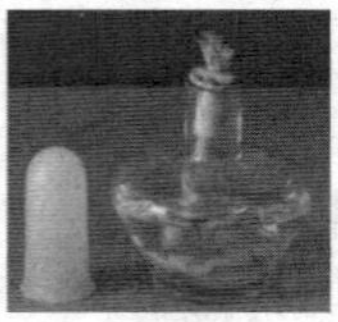 酒精灯	用作热源；酒精灯火焰温度为500～600℃	酒精灯酒精量不能超过容积2/3，不少于1/4；用外焰加热；熄灭时，用灯帽盖灭，不能用嘴或气体吹灭
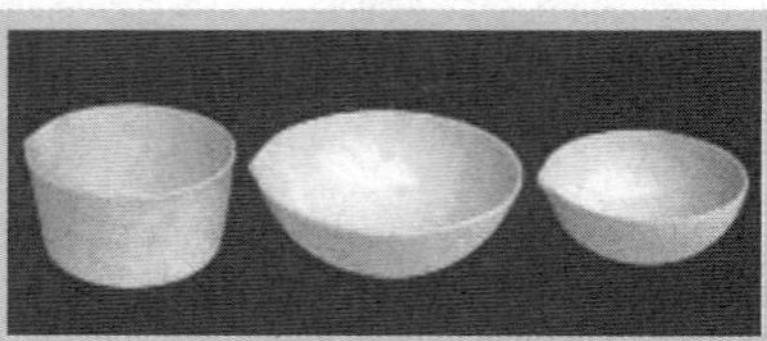 蒸发皿	常用陶瓷质地，分圆底、平底；用于蒸发浓缩溶液或灼烧固体	盛液量不超过容积2/3；耐高温，可直接加热，但不宜骤冷；加热时，应不断搅拌，临近蒸干时，应用小火或停止加热，利用余热蒸干
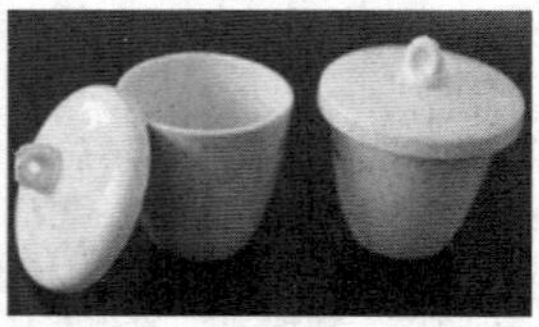 坩埚	大小以容积（ml）表示，有陶瓷、石英、金属等质地；耐高温，灼烧固体用；根据固体的性质选用不同材质的坩埚	灼烧时，置于泥三角上，直接用火烧，或放入高温炉中煅烧；炽热的坩埚不能骤冷；热的坩埚应置于石棉网上或搪瓷盘内冷却，稍冷后，转入干燥器中存放；用坩埚钳夹取坩埚或盖子时，坩埚钳需预热，以免炸裂

续表

仪器名称	规格和主要用途	使用方法和注意事项
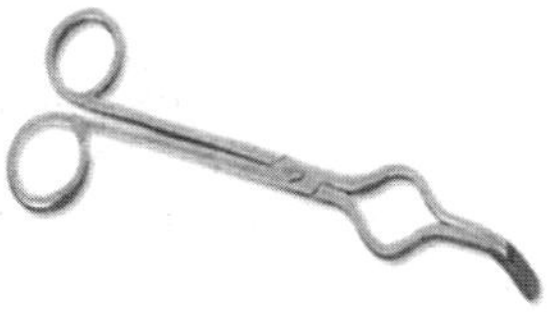 坩埚钳	从热源（如酒精灯、电炉、马福炉等）中，夹持取放坩埚或蒸发皿	使用前，要洗干净；夹取灼热的坩埚时，钳尖要先预热，以免坩埚因局部骤冷而破裂；使用前后，钳尖应向上，放在桌面或石棉网（温度高时）上
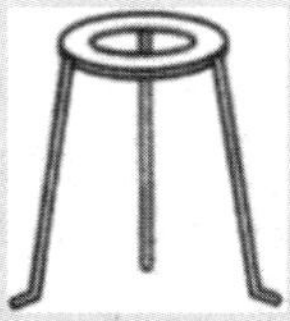 三脚架	放置较大或较重的容器加热	选择其高度，要使灯用外焰加热，以达到最高温度；对于不能直接加热的容器，应在架上垫石棉网加热；不要碰到刚加热过的三脚架
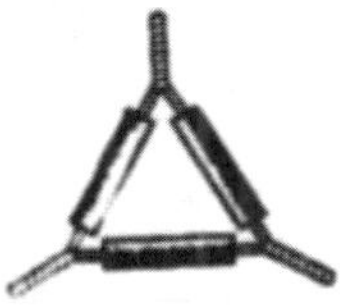 泥三角	用于搁置坩埚加热	选择泥三角时，要使搁在其上的坩埚所露出的上部，不超过本身高度 1/3；坩埚放置要正确，坩埚底应横着斜放在三个瓷管中的一个上；灼热的泥三角，不要放在桌面上，不要接触水，以免瓷管骤冷破裂
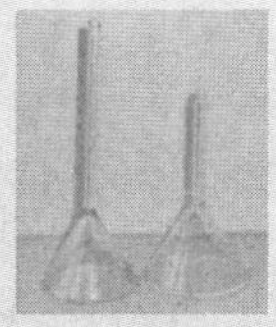 普通玻璃漏斗	有短颈、长颈、粗颈、无颈等几种，以口径（mm）大小表示；用于过滤或引导溶液入小口容器中	不能用火直接加热；过滤时，漏斗颈尖端必须紧靠接液容器内壁；长颈漏斗用于加液时，颈应插入液面下
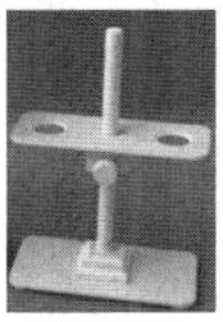 漏斗架	木质或有机玻璃材质，有螺丝可固定于木架上或铁架台上	用于过滤时支撑漏斗，也可用于支撑分液漏斗；有时铁架台加铁圈可代替漏斗架使用
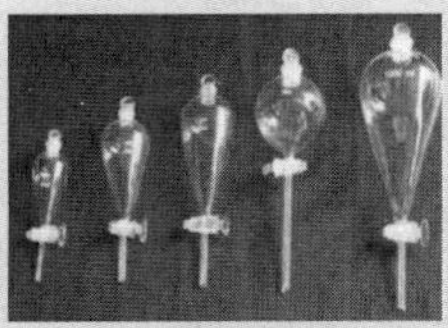 分液漏斗	以容积（ml）大小表示，有球形、梨形、筒形、锥形等几种，颈有长、短；用于液体的分离、洗涤或萃取；用于向反应体系中滴加溶液原料	不能加热；使用前将活塞涂上薄层凡士林以防漏水；分液时，下层液体从漏斗下口流出，上层液体从上口倒出；向反应体系中滴加溶液时，下口应插入液面下；漏斗上口活塞及颈部活塞，都是磨砂配套的，应系好，防止滑出跌碎；萃取时，振荡初期，应多次放气，以免漏斗内压力过大；分液操作时，先打开顶塞，使漏斗与大气相通
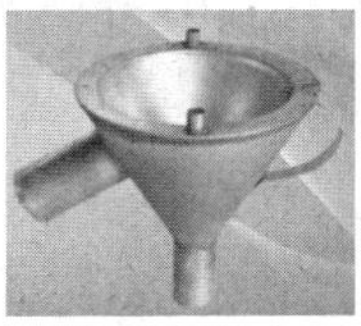 铜质热漏斗	铜质材料，以口径（mm）大小表示；铜质夹层内加热水，侧管加热保温，用于趁热过滤	将短颈玻璃漏斗置于热漏斗内，热漏斗内装有热水并加热维持温度；加热水量不能超过其容积的 2/3
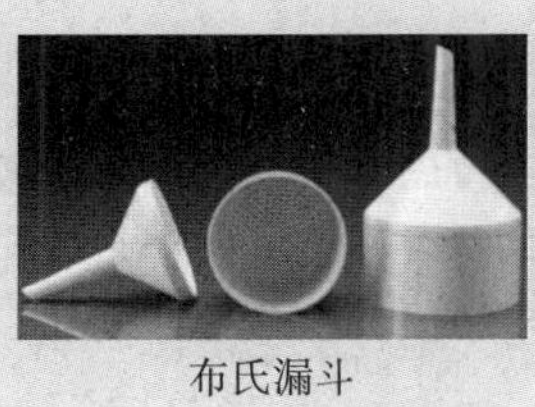 布氏漏斗 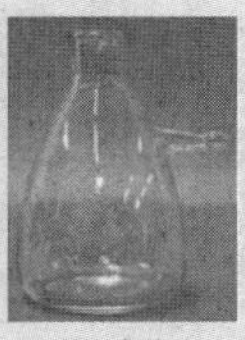 吸滤瓶	材质有瓷或玻璃，以容积（ml）或口径（mm）大小表示；配套吸滤瓶和真空泵，用于制备实验中晶体或沉淀的减压过滤	漏斗大小与吸滤瓶要适应，与过滤的沉淀或晶体的量要适应；滤纸应略小于布氏漏斗内径；漏斗斜口对准吸滤瓶支管口（即抽气口）；先用玻璃棒引流向漏斗内转移上层清液，再转移晶体或沉淀；漏斗内溶液量不要超过漏斗容积 2/3

续表

仪器名称	规格和主要用途	使用方法和注意事项
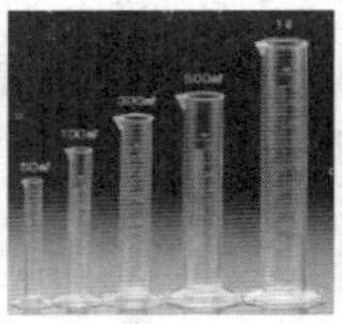 量筒 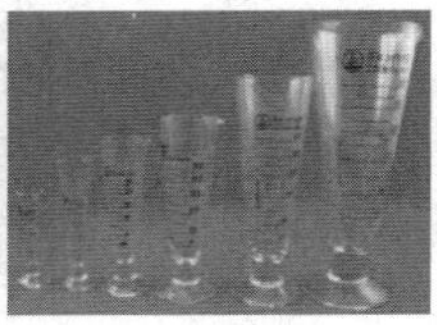 量杯	以所能量度的最大体积（ml）表示；用于量取一定体积液体，一般精确到 ±0.1ml	选用比所量体积稍大量筒；不能加热和烘干，不能量热的或太冷的液体；不能用作反应容器，也不能用于有明显热量变化的混合或稀释实验；读数时放平稳，保持视线、筒内液体凹月面最低点和刻度水平
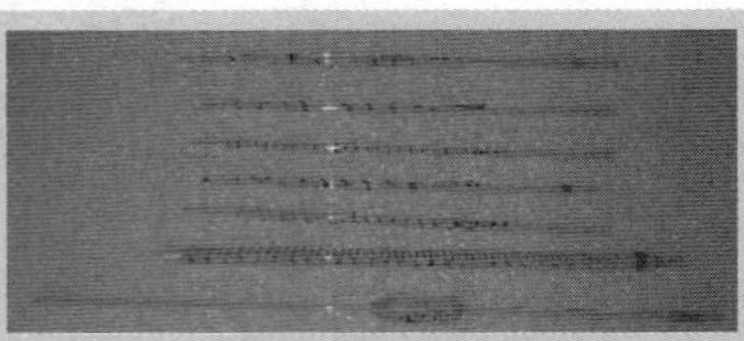 移液管　吸量管	以所能量度的最大体积（ml）表示；用于准确量取一定体积的液体，一般精确到 ±0.01ml	不能加热和烘干；使用前要做体积校准；必须严格按本教材“实验二 溶液的配制与稀释”“附：实验操作指导”“二、移液管（吸量管）的使用”方法使用
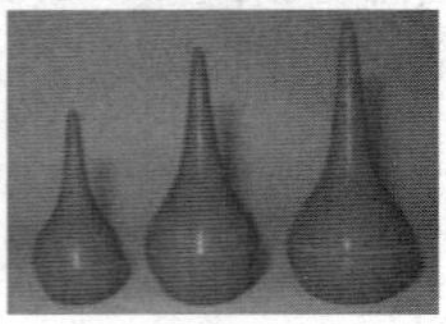 洗耳球	橡胶材质，也称吸耳球，规格有 30ml、60ml、90ml、120ml，主要用于移液管或吸量管定量移取液体	用手握住将球体内部空气排出，将球嘴放入移液管或吸量管上口按紧，松手溶液便会被吸入管内；洗耳球应保持清洁，禁止与酸、碱、油、有机溶剂等接触，远离热源
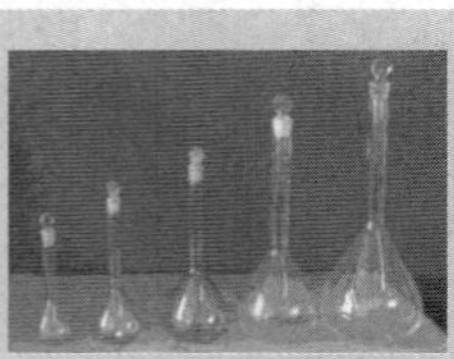 容量瓶	以刻度下的容积（ml）表示；用于直接配制标准溶液或其他稀释定容	不能加热和烘干，不能长期贮存溶液；使用前要做体积校准；磨口瓶塞与瓶体是配套的，用塑料绳将瓶塞系在瓶颈上，不能互换；必须严格按本教材“实验二 溶液的配制与稀释”“附：实验操作指导”“三、容量瓶的使用”方法使用
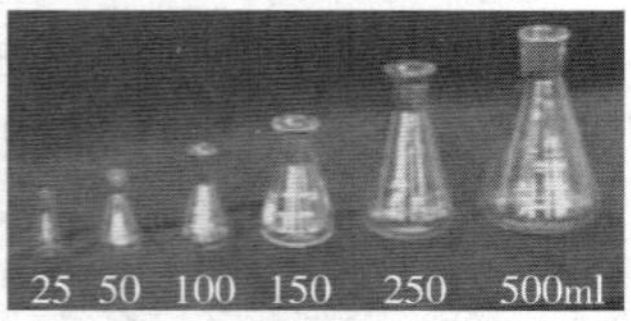 锥形瓶	大小以容积（ml）表示；作反应容器，加热时，可避免液体大量蒸发；振摇方便，用于滴定分析	同烧杯
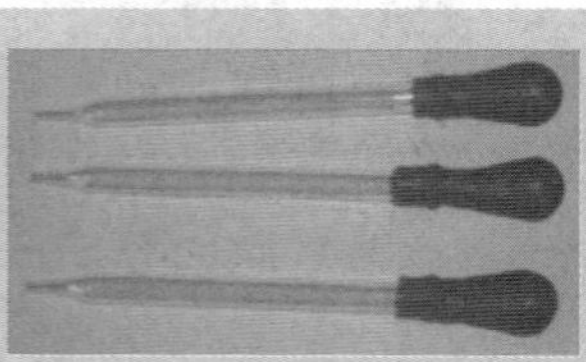 滴管	由橡皮乳头和尖嘴玻璃管构成；用于吸取或加少量试剂，分离沉淀时吸取上层清液	使用滴管时，用手指捏紧乳胶头，赶出管中空气，把管伸入试剂瓶中，放开手指，试剂即被吸入；滴加液体时，滴管要保持垂直于容器正上方，不要倾斜、横置或倒立，不可伸入容器内部或碰到容器壁；严禁用未经清洗的滴管再吸取其他试剂；用完挤空管中液体，插回滴瓶
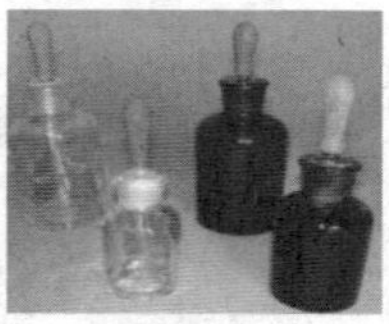 滴瓶	大小以容积（ml）表示；分无色、棕色两种；用于盛放少量液体试剂或溶液，方便取用	不能加热；棕色瓶盛放见光易分解或不稳定的试剂；滴液时，滴管要保持垂直，不能接触接受容器内壁；滴管要专用，切忌互换；不宜长期贮存试剂，特别是有腐蚀性的
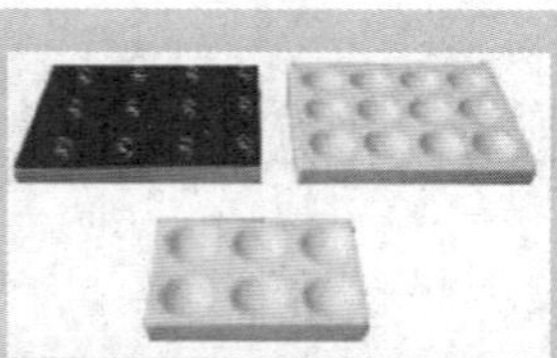 点滴板	分黑、白两种；以点滴试剂，观察反应现象或放置试纸用于测试等	滴加试剂量不能超过穴孔的容量；不能加热；生成白色沉淀的，用黑色点滴板，生成有色沉淀或溶液的，用白色点滴板

续表

仪器名称	规格和主要用途	使用方法和注意事项
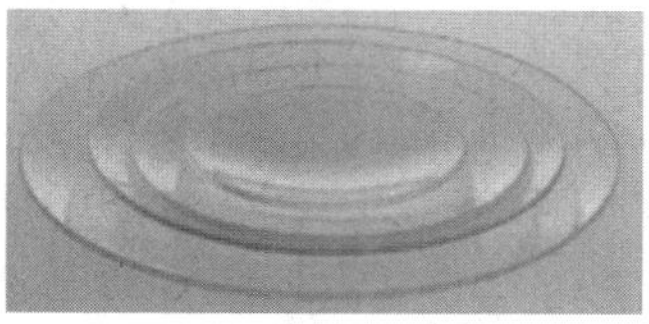 表面皿	盖在容器上，防止液体溅出；晾干晶体；用作点滴反应、承放器皿烘干或称量等	不能用火直接加热，以防止破裂；作盖用时，直径应略大于被盖容器
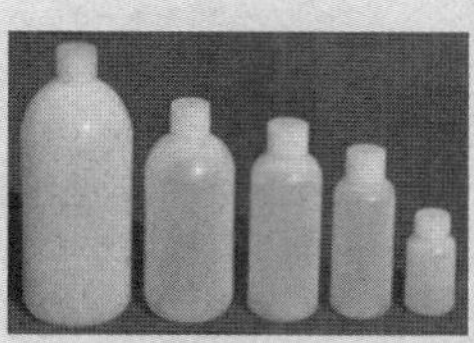 试剂瓶（塑料） 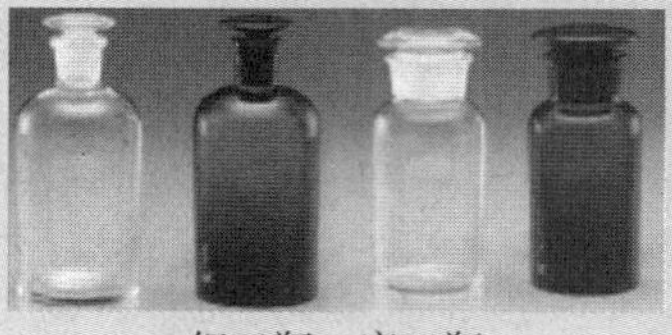 细口瓶　广口瓶	材质有玻璃、塑料，大小以容积（ml）表示；玻璃的分磨口、不磨口，无色、棕色等；广口瓶用于贮存固体或收集气体；细口瓶用于贮存液体	不能直接加热；取用试剂时，瓶盖应倒放在桌上，不能弄脏、弄乱；有磨口塞的试剂瓶，不用时应洗净，并在磨口处垫上纸条；贮存碱液时，用橡皮塞塞紧，防止瓶塞被腐蚀黏牢；棕色瓶用于盛见光易分解或不稳定的物质
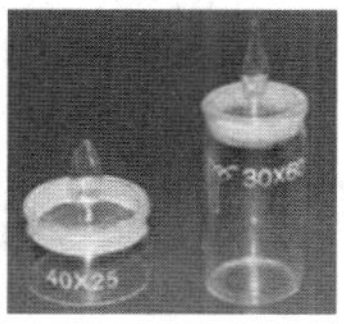 称量瓶	以外径 × 高度（mm）表示；分扁形、筒形；准确称量一定量固体药品时用	盖子是磨口配套的，不得丢失、弄乱；用前，应洗净烘干，不用时，应洗净，在磨口处垫一小纸条；不能直接用火加热
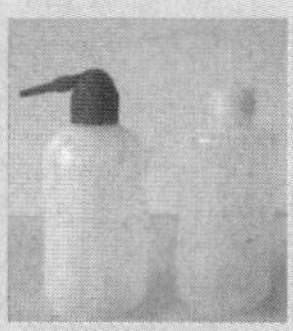 洗瓶（塑料）	以容积（ml）表示；用于盛装清洗剂或蒸馏水，配有发射细液流装置，用于清洗仪器和器皿，配制溶液，洗涤沉淀等	塑料制品禁止加热，注意瓶口处密封
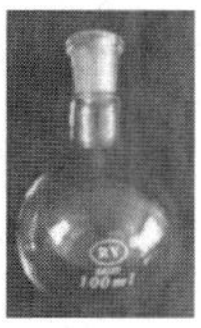 圆底烧瓶	规格以磨口最大端内径 mm 数为表示，标准磨口为 14、19、24、29 口等；用于反应、加热、回流和蒸馏，优点：受热面积大且耐压	盛液体量不能超过容量 2/3，不能少于 1/3；固定在铁架台上，利用水浴或电热套空气浴加热，不能直接加热；圆底烧瓶置于桌面上时，下垫木环或石棉环，以防滚动而打破；蒸馏时磨口处涂抹少量凡士林，以防黏结；洗刷时注意磨口清洁
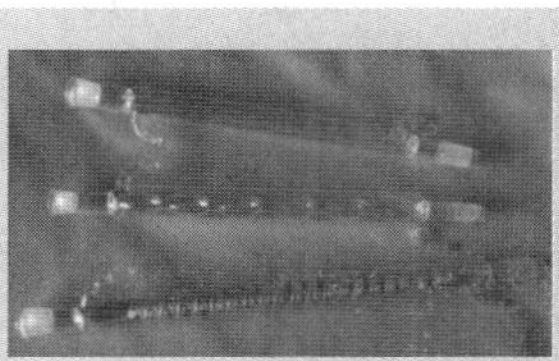 直形、球形、蛇形冷凝管 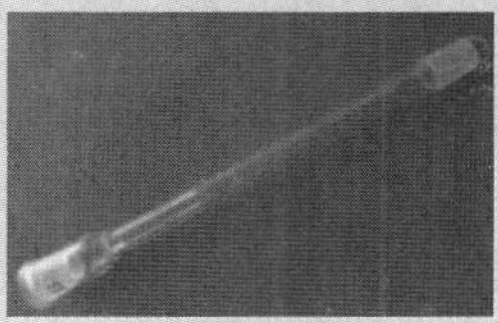 空气冷凝管	球形冷凝管磨口多为 14、19 口，主要用于反应回流；直形冷凝管磨口一般为 19 口，用于沸点在 140℃以下的液体的冷凝；空气冷凝管磨口一般为 14、19 口，用于沸点在 140℃以上的液体的冷凝	用夹子夹住冷凝管中部固定在铁架台上适当位置，注意夹内要垫上石棉布，夹得不要太紧；蒸馏时磨口处涂抹少量凡士林，以防黏结；洗刷时注意磨口清洁；球形、直形冷凝管通水时不要水流过大、过急，下口进水，上口出水

续表

仪器名称	规格和主要用途	使用方法和注意事项
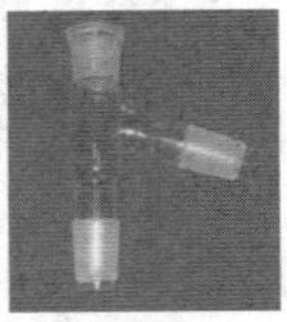 蒸馏头	两个外磨口、一个内磨口，口径大小有多种搭配，根据需要选择；用于常压或减压蒸馏	直管上内磨口插温度计，下外磨口接蒸馏瓶，侧管外磨口接冷凝管；所有磨口处涂抹少量凡士林，以防黏结；洗刷时注意磨口清洁
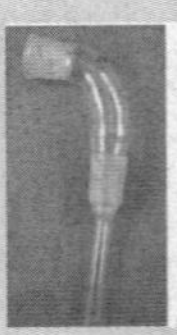 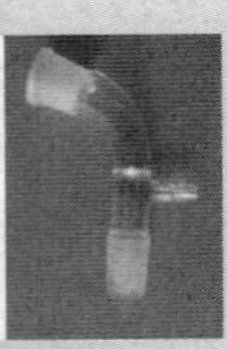 尾接管　真空尾接管	用于常压、减压蒸馏，承接液体，上口接冷凝管，下口接接收瓶	磨口处要洁净，不得有赃物；磨口处涂抹凡士林，以防黏结，用后立即洗净；右侧管，可通大气，也可用于接减压装置
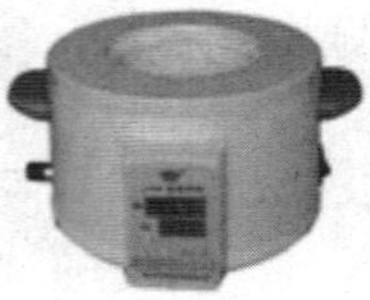 电加热套	以容积（ml）表示；实验室通用加热仪器之一，普通电热套可达400℃，高温电热套可达800～1000℃；能用于玻璃容器精确控温加热，温控精度在±1℃	由无碱玻璃纤维和金属加热丝编制的半球形加热内套和控制电路组成。使用时应有良好接地；液体溢入套内时，要迅速关闭电源，将电热套放在通风处，待干燥后方可使用，以免漏电或短路；第一次使用时，套内有白烟和异味冒出，颜色由白色变为褐色再变成白色属于正常
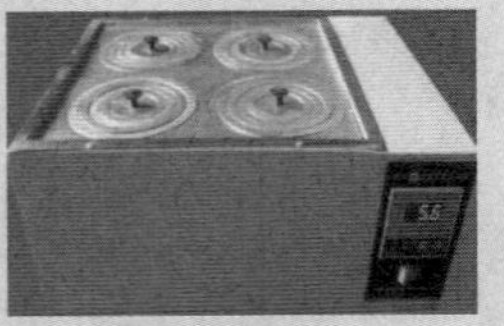 水浴锅	以加热功率（W）或工作室尺寸用W×D×H（mm）表示；用于实验室中蒸馏、干燥、浓缩，温渍化学药品或生物制品，也可用于恒温加热和其他温度试验	放在固定平台上，将排水口阀门关紧，向水浴锅箱体注入适量的洁净的自来水。接通电源，设定温度，水开始被加热，指示灯ON亮，当温度上升到设定温度时，指示灯OFF亮，水开始被恒温。使用完毕后，取出恒温物，关闭电源，排除箱体内的水
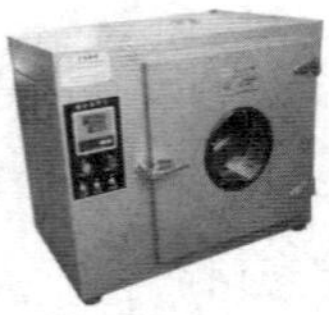 烘箱	用来干燥玻璃仪器或烘干无腐蚀性、受热不分解的物品	使用时，通电，开启开关，将控温旋钮由“0”位顺时针旋至一定程度，此时箱内开始升温，红色指示灯亮，当温度升至工作温度时，将控温器旋钮逆时针方向缓慢旋回，旋至指示灯刚熄灭，在指示灯亮灭交替处，即为恒温点；挥发性易燃物或刚用乙醇、丙酮淋洗过的玻璃仪器，切勿放入烘箱内，以免引起爆炸；箱内物品切勿过挤，必需留出气体对流的空间；用完后，须将电源局部切断，常常坚持箱内外干净
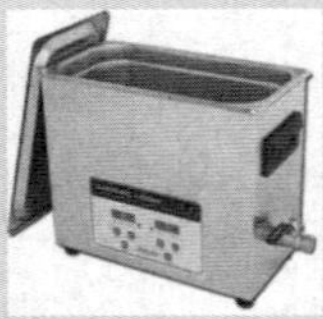 超声波清洗仪	用于高效高质量的清洗，加速溶解、脱气、乳化、粉碎、提取、分散等，广泛应用于化学、医疗、机电、航空等领域	在清洗槽中放入可用超声波清洗的仪器，再加合适洗涤剂和适量水，盖紧，设置清洗时间和温度，接通电源，即可将仪器清洗干净

附录四　常见化学式量

化学式	式量	化学式	式量	化学式	式量
AgBr	187.772	Cr_2O_3	151.991	HgO	216.589
AgCl	143.321	$CuCl_2$	134.452	HgS	232.655
AgCN	133.886	CuSCN	121.628	$HgSO_4$	296.653
AgSCN	165.951	CuI	190.450	Hg_2SO_4	497.243
Ag_2CrO_4	331.730	$Cu(NO_3)_2$	187.556	I_2	253.809
AgI	234.773	CuO	79.545	$KAl(SO_4)_2$	258.205
$AgNO_3$	169.873	Cu_2O	143.091	KBr	119.002
$AlCl_3$	133.341	CuS	95.611	$KBrO_3$	167.000
$Al(NO_3)_3$	212.996	$CuSO_4$	159.609	KCl	74.551
Al_2O_3	101.961	$FeCl_2$	126.751	$KClO_3$	122.550
$Al(OH)_3$	78.004	$FeCl_3$	162.204	$KClO_4$	138.549
$Al_2(SO_4)_3$	342.151	$Fe(NO_3)_3$	241.860	KCN	65.116
As_2O_3	197.841	FeO	71.844	K_2CO_3	138.206
As_2S_3	246.038	Fe_2O_3	159.688	K_2CrO_4	194.190
$BaCO_3$	197.336	Fe_3O_4	231.533	$K_2Cr_2O_7$	294.185
BaC_2O_4	225.346	$Fe(OH)_3$	106.867	$K_3Fe(CN)_6$	329.244
$BaCl_2$	208.233	FeS	87.910	$K_4Fe(CN)_6$	368.343
$BaCrO_4$	253.321	Fe_2S_3	207.885	$KFe(SO_4)_2$	287.069
BaO	153.326	$FeSO_4$	151.908	KHC_2O_4	128.126
$Ba(OH)_2$	171.342	H_3AsO_3	125.944	$KHSO_4$	136.169
$BaSO_4$	233.390	H_3AsO_4	141.943	KI	166.003
$BiCl_3$	315.339	H_3BO_3	61.833	KIO_3	214.001
CO_2	44.010	HBr	80.912	$KMnO_4$	158.034
CO_3^{2-}	60.0089	H_2CO_3	62.025	KNO_2	85.104
CaO	56.077	$H_2C_2O_4$	90.035	KNO_3	101.103
$CaCO_3$	100.087	HCl	36.461	K_2O	94.196
CaC_2O_4	128.097	$HClO_4$	100.459	KOH	56.106
$CaCl_2$	110.984	HF	20.006	KSCN	97.181
$Ca(NO_3)_2$	164.088	HIO_3	175.911	K_2SO_4	174.259
$Ca(OH)_2$	74.093	HNO_3	63.013	$MgCO_3$	84.314
$Ca_3(PO_4)_2$	310.177	HNO_2	47.013	$MgCl_2$	95.211
$CaSO_4$	136.141	H_2O	18.01528	MgC_2O_4	112.324
$CdCO_3$	172.420	H_2O_2	34.015	$Mg(NO_3)_2$	148.314
$CdCl_2$	183.317	H_3PO_4	97.995	$MgNH_4PO_4$	137.315
CdS	144.476	H_2S	34.081	MgO	40.304
$Ce(SO_4)_2$	332.241	H_2SO_3	82.079	$Mg(OH)_2$	58.320

续表

化学式	式量	化学式	式量	化学式	式量
$CoCl_2$	129.839	H_2SO_4	98.078	$Mg_2P_2O_7$	222.553
$Co(NO_3)_2$	182.943	$HgCl_2$	271.496	$MgSO_4$	120.368
$CoSO_4$	154.996	Hg_2Cl_2	472.086	$Mg_2Si_3O_8$(三硅酸镁)	260.862
$CrCl_3$	158.355	HgI_2	454.399	$MnCO_3$	114.947
$Cr(NO_3)_3$	238.011	$Hg(NO_3)_2$	324.600	$MnCl_2$	125.844
$Mn(NO_3)_2$	178.948	Na_2SO_3	126.043	ZnS	97.445
MnO	70.937	Na_2SO_4	142.042	$ZnSO_4$	161.443
MnO_2	86.937	$Na_2S_2O_3$	158.108	CH_3OH(甲醇)	32.042
MnS	87.003	NaSCN	81.072	C_2H_5OH(乙醇)	46.068
$MnSO_4$	151.001	$NiCl_2$	129.599	CH_3COOH(醋酸，简写 HAc)	60.052
NO	30.006	$Ni(NO_3)_2$	182.703	$CO(NH_2)_2$(尿素)	60.055
NO_2	46.006	$NiSO_4$	154.756	$C_3H_8O_3$(甘油)	92.094
NO_3^-	62.0049	OH^-	17.00734	$C_7H_6O_2$(苯甲酸)	122.121
NH_3	17.031	P_2O_5	141.945	$C_6H_{12}O_6$(葡萄糖)	180.156
NH_4^+	18.03846	PO_4^{3-}	94.971362	$C_9H_8O_4$(阿司匹林)	180.157
NH_4Cl	53.491	$PbCO_3$	267.209	$C_6H_8O_6$(维生素 C)	176.124
$(NH_4)_2CO_3$	96.086	PbC_2O_4	295.219	$Ca(C_6H_{11}O_7)_2$(葡萄糖酸钙)	430.373
$(NH_4)_2C_2O_4$	124.096	$PbCl_2$	278.106	$C_{12}H_{22}O_{11}$(蔗糖)	342.296
$NH_4Fe(SO_4)_2$	266.009	$PbCrO_4$	323.194	$C_3N_6H_6$(三聚氰胺)	126.120
$(NH_4)_2Fe(SO_4)_2$	284.047	$Pb(NO_3)_2$	331.210	HCOOH(甲酸)	46.025
NH_4SCN	76.121	PbO	223.199	NaAc(醋酸钠)	82.034
NH_4HCO_3	79.055	PbO_2	239.199	$Na_2C_2O_4$(草酸钠)	133.999
$(NH_4)_2MoO_4$	196.035	PbS	239.265	$NaC_7H_5O_2$(苯甲酸钠)	144.103
NH_4NO_3	80.043	$PbSO_4$	303.263	$KHC_8H_4O_4$(邻苯二甲酸氢钾)	204.221
$(NH_4)_2HPO_4$	132.056	SO_2	64.064	$NaC_3H_5O_3$(乳酸钠)	112.060
$(NH_4)_2S$	68.142	SO_3	80.063	$BaCl_2 \cdot 2H_2O$	244.264
$(NH_4)_2SO_4$	132.140	SO_4^{2-}	96.0626	$CaCl_2 \cdot 6H_2O$	219.076
Na_3AsO_3	191.889	$SbCl_3$	228.119	$Ca(C_6H_{11}O_7)_2 \cdot H_2O$(一水葡萄糖酸钙)	448.388
$Na_2B_4O_7$	201.219	$SbCl_5$	299.025	$CoCl_2 \cdot 6H_2O$	237.931
$NaBiO_3$	297.968	Sb_2O_3	291.518	$CuCl_2 \cdot 2H_2O$	170.483
NaBr	102.894	Sb_2S_3	339.715	$CuSO_4 \cdot 5H_2O$	249.685
NaCN	49.007	SiO_2	60.084	$FeSO_4 \cdot 7H_2O$	278.015
Na_2CO_3	105.988	$SnCl_2$	189.616	$H_2C_2O_4 \cdot 2H_2O$	126.066
$Na_2C_2O_4$	133.999	$SnCl_4$	260.522	$KAl(SO_4)_2 \cdot 12H_2O$	474.388
NaCl	58.443	SnO_2	150.709	$KFe(SO_4)_2 \cdot 12H_2O$	503.252
NaClO	74.442	SnS_2	182.840	$KHC_2O_4 \cdot H_2C_2O_4 \cdot 2H_2O$	254.191
$NaHCO_3$	84.007	$SrCO_3$	147.629	$MgCl_2 \cdot 6H_2O$	203.303
Na_2HPO_4	141.959	SrC_2O_4	175.639	$MgSO_4 \cdot 7H_2O$	246.475
NaH_2PO_4	119.977	$SrCrO_4$	203.614	$Mn(NO_3)_2 \cdot 6H_2O$	287.040
$NaNO_2$	68.995	$Sr(NO_3)_2$	211.630	$NH_4Fe(SO_4)_2 \cdot 12H_2O$	482.192

续表

化学式	式量	化学式	式量	化学式	式量
$NaNO_3$	84.995	$SrSO_4$	183.683	$Na_2B_4O_7 \cdot 10H_2O$	381.372
Na_2O	61.979	$ZnCO_3$	125.389	$Na_2CO_3 \cdot 10H_2O$	286.141
Na_2O_2	77.978	ZnC_2O_4	153.399	Na_2H_2Y(EDTA 二钠)$\cdot 2H_2O$	372.237
NaOH	39.997	$ZnCl_2$	136.286	$Na_2S_2O_3 \cdot 5H_2O$	248.184
Na_3PO_4	163.941	$Zn(NO_3)_2$	189.390	$Ni(NO_3)_2 \cdot 6H_2O$	290.795
Na_2S	78.045	ZnO	81.379	$ZnSO_4 \cdot 7H_2O$	287.550

注：除氢、硼、碳、氮、氧、硅、硫、氯按2007年相对原子质量计算外，其余均按2011年IUPAC公布的相对原子质量计算。

附录五　常用化学试剂及其配制

一、市售常用化学试剂

（一）酸碱试剂

试剂	浓度（mol/L）	含量（%）	密度（g/ml）
乙酸	6.2~6.4	36.0~37.0	1.04
冰醋酸	17.4	99.8（GR）、99.5（AR）、99.0（CP）	1.05
氨水	12.9~14.8	25~28	0.88
盐酸	11.7~12.4	36~38	1.18~1.19
氢氟酸	27.4	40.0	1.13
硝酸	14.4~15.2	65~68	1.39~1.40
高氯酸	11.7~12.5	70.0~72.0	1.68
磷酸	14.6	85.0	1.69
硫酸	17.8~18.4	95~98	1.83~1.84

（二）有机试剂

名称	沸点（℃）	密度（d_4^{20}）	名称	沸点（℃）	密度（d_4^{20}）
甲醇	64.96	0.7914	苯	80.1	0.87865
乙醇	78.5	0.7893	甲苯	110.6	0.8669
乙醚	34.51	0.71378	二甲苯（o－，m－，p－）	140	
丙酮	56.2	0.7899	三氯甲烷	61.7	1.4832
乙酸	117.9	1.0492	四氯化碳	76.54	1.5940
乙酐	139.55	1.0820	二硫化碳	46.25	1.2632
乙酸乙酯	77.06	0.9003	硝基苯	210.8	1.2037
二氧六环	101.1	1.0337	正丁醇	117.25	0.8098

二、实验室常用化学试剂

（一）无机试剂

名称	浓度	配制方法
盐酸	6mol/L	496ml 浓盐酸，用水稀释至 1L
	3mol/L（10%）	250ml 浓盐酸，用水稀释至 1L
	2mol/L	167ml 浓盐酸，用水稀释至 1L
	0.1mol/L	9ml 浓盐酸，用水稀释至 1L
硝酸	6mol/L	380ml 浓硝酸，用水稀释至 1L
	2mol/L（10%）	127ml 浓硝酸，用水稀释至 1L
硫酸	6mol/L	332ml 浓硫酸，缓慢注入 500ml 水中搅拌，冷却后加水稀释 1L
	2mol/L	107ml 浓硫酸，缓慢注入 500ml 水中搅拌，冷却后加水稀释 1L
	10%	64ml 浓硫酸，缓慢注入 500ml 水中搅拌，冷却后加水稀释 1L
醋酸	6mol/L	353ml 冰醋酸，用水稀释至 1L
	2mol/L	118ml 冰醋酸，用水稀释至 1L
	1mol/L（6%）	57ml 冰醋酸，用水稀释至 1L
氨水	6mol/L（10%）	400ml 浓氨水，用水稀释至 1L
	2 mol/L	133ml 浓氨水，用水稀释至 1L
氢氧化钠	6mol/L	250g 氢氧化钠固体溶于水，冷却后加水稀释至 1L
	10%	100g 氢氧化钠固体溶于水，冷却后加水稀释至 1L
	2mol/L	83g 氢氧化钠固体溶于水，冷却后加水稀释至 1L
	0.1mol/L	6ml 氢氧化钠饱和溶液，加水稀释至 1L
过氧化氢	3%	100ml 30% 双氧水加水稀释至 1L
氢氧化钾	1 mol/L	56g 氢氧化钠固体溶于水，冷却后加水稀释至 1L
硝酸银	0.1mol/L（17g/L）	1.7g 硝酸银溶于水，稀释至 100ml，贮存于棕色试剂瓶中
高锰酸钾	0.01mol/L	1.6g 高锰酸钾溶于水，稀释至 1L，贮存于棕色试剂瓶中
铁氰化钾	0.1mol/L	33g 铁氰化钾溶于水，稀释至 1L
亚铁氰化钾	0.1mol/L	42g 铁氰化钾溶于水，稀释至 1L
碘化钾	0.5mol/L	83g KI 溶于水，稀释至 1L
1,10－菲啰啉（邻二氮菲）	1g/L	1.0g 1,10－菲啰啉（$C_{12}H_8N_2 \cdot H_2O$）［或 1.2g 1,10－菲啰啉盐酸盐（$C_{12}H_8N_2 \cdot HCl \cdot H_2O$）］，加适量水振摇至溶解（必要时加热），再加水稀释至 1L
铬酸洗液	50g/L	5g 重铬酸钾溶于 10ml 水，加热至溶解，冷却。将 90ml 浓硫酸在不断搅拌下缓慢注入上述溶液中
硫酸铁（Ⅲ）铵	80g/L	8g 硫酸铁（Ⅲ）铵［$NH_4Fe(SO_4)_2 \cdot H_2O$］溶于 50ml 含有几滴硫酸的水，稀释至 100ml

（二）有机试剂

名称	配制方法	注意事项
饱和亚硫酸氢钠	在 100ml 40% 亚硫酸氢钠溶液中加 25ml 不含醛的无水乙醇，搅匀，若有少量结晶析出，则过滤或倾出上层清液，即得（溶液清亮透明）。也可将 500g 碳酸钠（$Na_2CO_3 \cdot 10H_2O$）与 790ml 水混合，通入二氧化硫至饱和为止	此溶液不稳定，会因失去 SO_2 而失效，故应使用前配制，贮存于棕色试剂瓶中
2,4－二硝基苯肼	将 3g 2,4－二硝基苯肼溶于 15ml 浓硫酸中。另将 70ml 95% 乙醇与 20ml 水混合，然后将 2,4－二硝基苯肼硫酸溶液缓慢注入乙醇－水溶液中，混合均匀即得（溶液呈橙红色）。如有沉淀则过滤除去	2,4－二硝基苯肼有毒

续表

名称	配制方法	注意事项
碘溶液	2g 碘，5g 碘化钾，溶于 100ml 水中	做淀粉试验用
碘－碘化钾溶液	50g 碘化钾溶于 200ml 水中，加入 25g 碘搅拌至溶	做碘仿反应用
淀粉溶液	1g 可溶性淀粉溶于 10ml 冷水中，充分搅匀，勿使有块状物。将此悬浮液倒入 90ml 沸水中，搅匀。必要时可继续加热数分钟	临用前配制
卢卡斯试剂	34g 熔化过的无水氯化锌溶于 23ml 浓盐酸中，同时冷却以防氯化氢逸出，约得到 35ml	密塞保存于玻璃瓶中
托伦试剂	40ml 5% 硝酸银溶，加 10 滴 5% 氢氧化钠，再逐滴加入 5% 氨水至生成的沉淀恰好溶解	现用现配
斐林试剂	试剂Ⅰ：34.7g 硫酸铜溶于 500ml 水中 试剂Ⅱ：173g 酒石酸钾钠和 50g 氢氧化钠溶于 500ml 水中	使用时将试剂Ⅰ与Ⅱ按同体积混合
班氏试剂	将 20g 柠檬酸钠和 11.5g 无水碳酸钠（若为含结晶水的碳酸钠，则按比例计算用量）溶于 100ml 水中。将 2g 硫酸铜溶于 20ml 水中，将此溶液在不断搅拌下缓慢加入上述溶液中，即得。如溶液出现浑浊，可过滤	此溶液放置不易变质，不必配成试剂Ⅰ与Ⅱ分开存放
希夫试剂	溶解 5g 品红盐酸盐与 500ml 水中，过滤。也可以将二氧化硫通入品红水溶液中，品红的红色褪去，即得	密封保存于玻璃瓶中
莫立许试剂	10g α－萘酚溶于适量 75% 乙醇中，再用同样乙醇稀释至 100ml	用前配制
塞利凡诺夫试剂	0.05g 的间苯二酚溶于 50ml 浓盐酸，再用水稀释至 100ml	
茚三酮试剂	2g 茚三酮，加乙醇使之溶解成 100ml	两天内用完，久置变质失效
米伦试剂	1g 金属汞溶于 2ml 浓硝酸中，加水至 6ml，加 5g 活性炭，搅拌，过滤	
氯化亚铜氨溶液	1g 氯化亚铜加 12ml 浓氨水和 10ml 水，用力振摇，静置片刻，倾出溶于，并投入一根铜丝，贮存备用	亚铜易氧化溶液变蓝，在温热下滴加 20% 盐酸羟胺使蓝色褪去，再用于实验
饱和溴水	3.2ml 溴注入有 1L 水的具塞磨口瓶中，振荡	临用前配制
碘水	127g 碘和 200g 碘化钾溶于尽可能少的水中，稀释至 1L	碘浓度为 0.5mol/L
β－萘酚碱性溶液	4g β－萘酚溶于 40ml 5% 氢氧化钠溶液中	
酪氨酸悬浊液	1g 酪氨酸加水至 100ml，摇匀	用时摇匀
蛋白质溶液	将鸡蛋或鸭蛋的蛋清以 10 倍体积水稀释，混匀	
蛋白质生理氯化钠溶液	将鸡蛋或鸭蛋的蛋清以 10 倍生理氯化钠溶液稀释，混匀	

三、常用缓冲溶液

（一）常用缓冲溶液

缓冲溶液组成	pK_a	缓冲液 pH	缓冲溶液配制方法
氨基乙酸－HCl	2.35（pK_{a_1}）	2.3	氨基乙酸 150g 溶于 500ml 水中，加浓盐酸 80ml，用水稀释至 1L
H_3PO_4－枸橼酸盐		2.5	$Na_2HPO_4 \cdot 12H_2O$ 113g 溶于 200ml 水后，加枸橼酸 387g，溶解，过滤后，稀释至 1L
一氯乙酸－NaOH	2.86	2.8	200g 一氯乙酸溶于 200ml 水中，加 NaOH 40g 溶解后，稀释至 1L
邻苯二甲酸氢钾－HCl	2.95（pK_{a_1}）	2.9	500g 邻苯二甲酸氢钾溶于 500ml 水中，加浓盐酸 80ml，稀释至 1L
甲酸－NaOH	3.76	3.7	95g 甲酸和 NaOH 40g 于 500ml 水中，溶解，稀释至 1L
NH_4Ac－HAc		4.5	NH_4Ac 77g 溶于 200ml 水中，加冰醋酸 59ml，稀释到 1L
NaAc－HAc	4.74	4.7	无水 NaAc 83g 溶于水中，加冰醋酸 60ml，稀释至 1L
NaAc－HAc	4.74	5.0	无水 NaAc 160g 溶于水中，加冰醋酸 60ml，稀释至 1L
NH_4Ac－HAc		5.0	NH_4Ac 250g 溶于 200ml 水中，加冰醋酸 25ml，稀释至 1L

续表

缓冲溶液组成	pK_a	缓冲液 pH	缓冲溶液配制方法
六次甲基四胺 - HCl	5.15	5.4	六次甲基四胺 40g 溶于 200ml 水中，加浓盐酸 10ml，稀释至 1L
NH_4Ac - HAc		6.0	NH_4Ac 600g 溶于 200ml 水中，加冰醋酸 20ml，稀释到 1L
NaAc - H_3PO_4 盐		8.0	无水 NaAc 50g 和 $Na_2HPO_4 \cdot 12H_2O$ 50g，溶于水中，稀释至 1L
Tris（三羟甲基氨基甲烷）- HCl	8.21	8.2	25g Tris 试剂溶于水中，加浓盐酸 8ml，稀释至 1L
NH_3 - NH_4Cl	9.26	9.2	NH_4Cl 54g 溶于水中，加浓氨水 63ml，稀释到 1L
NH_3 - NH_4Cl	9.26	9.5	NH_4Cl 54g 溶于水中，加浓氨水 126ml，稀释到 1L
NH_3 - NH_4Cl	9.26	10.0	NH_4Cl 54g 溶于水中，加浓氨水 350ml，稀释到 1L

（二）常用标准缓冲溶液 pH

温度（℃）	0.05mol/L 草酸三氢钾	饱和酒石酸氢钾	0.05mol/L 邻苯二钾酸氢钾	0.025mol/L 磷酸二氢钾和磷酸氢二钠	0.01mol/L 四硼酸钠
0	1.666	—	4.003	6.984	9.464
5	1.668	—	3.999	6.951	9.395
10	1.670	—	3.998	6.923	9.332
15	1.672	—	3.999	6.900	9.276
20	1.675	—	4.002	6.881	9.225
25	1.679	3.557	4.008	6.865	9.180
30	1.683	3.552	4.015	6.853	9.139
35	1.688	3.549	4.024	6.844	9.102
40	1.694	3.547	4.035	6.838	9.068
45	1.700	3.547	4.047	6.834	9.038
50	1.707	3.549	4.060	6.833	9.011
55	1.715	3.554	4.075	6.834	8.985
60	1.723	3.560	4.091	6.836	8.962

附录六　常见弱酸、弱碱在水中的解离常数（25℃）

一、弱酸及其共轭碱

化合物	分子式	分级	K_a	pK_a	共轭碱		
					分级	K_b	pK_b
砷酸	H_3AsO_4	1	5.5×10^{-3}	2.26	3	1.8×10^{-12}	11.74
		2	1.7×10^{-7}	6.76	2	5.8×10^{-8}	7.24
		3	5.1×10^{-12}	11.29	1	1.9×10^{-3}	2.71
亚砷酸	H_2AsO_3		5.1×10^{-10}	9.29		1.9×10^{-5}	4.71
硼酸	H_3BO_3		5.4×10^{-10}	9.27（20℃）		1.8×10^{-5}	4.73
焦硼酸*	$H_2B_4O_7$	1	1.0×10^{-4}	4.00	2	1.0×10^{-10}	10.00
		2	1.0×10^{-9}	9.00	1	1.0×10^{-5}	5.00

续表

化合物	分子式	分级	K_a	pK_a	共轭碱		
					分级	K_b	pK_b
碳酸	H_2CO_3	1	4.5×10^{-7}	6.35	2	2.2×10^{-8}	7.65
		2	4.7×10^{-11}	10.33	1	2.1×10^{-4}	3.67
氢氰酸	HCN		6.2×10^{-10}	9.21		1.6×10^{-5}	4.79
铬酸	H_2CrO_4	1	0.18	0.74	2	5.5×10^{-14}	13.26
		2	3.2×10^{-7}	6.49	1	3.1×10^{-8}	7.51
氢氟酸	HF		6.3×10^{-4}	3.20		1.6×10^{-11}	10.80
亚硝酸	HNO_2		5.6×10^{-4}	3.25		1.8×10^{-11}	10.75
过氧化氢	H_2O_2		2.4×10^{-12}	11.62		4.2×10^{-3}	2.38
磷酸	H_3PO_4	1	6.9×10^{-3}	2.16	3	1.4×10^{-12}	11.84
		2	6.2×10^{-8}	7.21	2	1.6×10^{-7}	6.79
		3	4.8×10^{-13}	12.32	1	2.1×10^{-2}	1.68
焦磷酸	$H_4P_2O_7$	1	0.12	0.91	4	8.1×10^{-14}	13.09
		2	7.9×10^{-3}	2.10	3	1.3×10^{-12}	11.90
		3	2.0×10^{-7}	6.70	2	5.0×10^{-8}	7.30
		4	4.8×10^{-10}	9.32	1	2.1×10^{-5}	4.68
亚磷酸	H_3PO_3	1	5.0×10^{-2}	1.30（20℃）	3	2.0×10^{-13}	12.70
		2	2.0×10^{-7}	6.70（20℃）	2	5.0×10^{-8}	7.30
氢硫酸	H_2S	1	8.9×10^{-8}	7.05	2	1.1×10^{-7}	6.95
		2	1.0×10^{-19}	19			
硫酸	H_2SO_4	2	1.0×10^{-2}	1.99	1	9.8×10^{-13}	12.01
亚硫酸	H_2SO_3	1	1.4×10^{-2}	1.85	2	7.1×10^{-13}	12.15
		2	6.3×10^{-8}	7.20	1	1.6×10^{-7}	6.80
偏硅酸*	H_2SiO_3	1	1.7×10^{-10}	9.77	2	5.9×10^{-5}	4.23
		2	1.6×10^{-12}	11.8	1	6.2×10^{-3}	2.20
甲酸	HCOOH		1.8×10^{-4}	3.75		5.6×10^{-11}	10.25
乙酸	CH_3COOH		1.75×10^{-5}	4.757		5.71×10^{-10}	9.243
一氯乙酸	$CH_2ClCOOH$		1.3×10^{-3}	2.87		7.4×10^{-12}	11.13
二氯乙酸	$CHCl_2COOH$		4.5×10^{-2}	1.35		2.2×10^{-13}	12.65
三氯乙酸	CCl_3COOH		0.22	0.66		4.6×10^{-14}	13.34
甘氨酸	$^{+}NH_3CH_2COOH$	1	4.5×10^{-3}	2.35	2	2.2×10^{-12}	11.65
	$^{+}NH_3CH_2COO^{-}$	2	1.7×10^{-10}	9.78	1	6.0×10^{-5}	4.22
乳酸	$CH_3CHOHCOOH$		1.4×10^{-4}	3.86		7.2×10^{-11}	10.14
抗坏血酸	$C_6H_8O_6$	1	9.1×10^{-5}	4.04	2	1.1×10^{-10}	9.96
		2	2.0×10^{-12}	11.70（16℃）	1	5.0×10^{-3}	2.30
苯甲酸	C_6H_5COOH		6.3×10^{-5}	4.20		1.6×10^{-10}	9.80
草酸	$H_2C_2O_4$	1	5.6×10^{-2}	1.25	2	1.8×10^{-13}	12.75
		2	1.5×10^{-4}	3.81	1	6.7×10^{-11}	10.19
dl-酒石酸	$(CHOHCOOH)_2$	1	9.3×10^{-4}	3.03	2	1.1×10^{-11}	10.97
		2	4.3×10^{-5}	4.37	1	2.3×10^{-10}	9.63

续表

化合物	分子式	分级	K_a	pK_a	共轭碱		
					分级	K_b	pK_b
顺丁烯二酸	$CHCH(COOH)_2$	1	1.2×10^{-2}	1.92	2	8.3×10^{-13}	12.08
		2	5.9×10^{-7}	6.23	1	1.7×10^{-8}	7.77
邻苯二甲酸	$C_6H_4(COOH)_2$	1	1.14×10^{-3}	2.943	2	8.77×10^{-12}	11.057
		2	3.70×10^{-6}	5.432	1	2.70×10^{-9}	8.568
柠檬酸	$C_3H_4OH(COOH)_3$	1	7.4×10^{-4}	3.13	3	1.3×10^{-11}	10.87
		2	1.7×10^{-5}	4.76	2	5.8×10^{-10}	9.24
		3	4.0×10^{-7}	6.40	1	2.5×10^{-8}	7.60
苯酚	C_6H_5OH		1.0×10^{-10}	9.99		9.8×10^{-5}	4.01
乙二胺四乙酸*	H_6Y^{2+}	1	0.13	0.9	6	7.7×10^{-14}	13.1
	H_5Y^+	2	3×10^{-2}	1.6	5	3.3×10^{-13}	12.4
	H_4Y	3	1×10^{-2}	2.0	4	1×10^{-12}	12.0
	H_3Y^-	4	2.1×10^{-3}	2.67	3	4.8×10^{-12}	11.33
	H_2Y^{2-}	5	6.9×10^{-7}	6.16	2	1.4×10^{-8}	7.84
	HY^{3-}	6	5.5×10^{-11}	10.26	1	1.8×10^{-4}	3.74

二、弱碱及其共轭酸

化合物	分子式	分级	K_b	pK_b	共轭酸		
					分级	K_a	pK_a
氨	NH_3		1.8×10^{-5}	4.74		5.6×10^{-10}	9.26
联氨	H_2NNH_2		1.3×10^{-6}	5.9		7.9×10^{-9}	8.1
羟胺	NH_2OH		8.7×10^{-9}	8.06		1.1×10^{-6}	5.94
甲胺	CH_3NH_2		4.6×10^{-4}	3.34		2.2×10^{-11}	10.66
乙胺	$C_2H_5NH_2$		4.5×10^{-4}	3.35		2.2×10^{-11}	10.65
二甲胺	$(CH_3)_2NH$		5.4×10^{-4}	3.27		1.9×10^{-11}	10.73
二乙胺	$(C_2H_5)_2NH$		6.9×10^{-4}	3.16		1.4×10^{-11}	10.84
乙醇胺	$HOCH_2CH_2NH_2$		3.2×10^{-5}	4.50		3.2×10^{-10}	9.50
三乙醇胺	$(HOCH_2CH_2)_3N$		5.8×10^{-7}	6.24		1.7×10^{-8}	7.76
六次甲基四胺	$(CH_2)_6N_4$		1.4×10^{-9}	8.85		7.1×10^{-6}	5.15
乙二胺	$H_2NHC_2CH_2NH_2$	1	8.3×10^{-5}	4.08	2	1.2×10^{-10}	9.92
		2	7.2×10^{-8}	7.14	1	1.4×10^{-7}	6.86
吡啶	C_5H_5N		1.7×10^{-9}	8.77		5.9×10^{-6}	5.23
邻二氮菲	$C_{12}H_8N_2$		6.9×10^{-10}	9.16		1.4×10^{-5}	4.84

数据录自 W. M. Haynes. CRC Handbook of Chemistry and Physics, 92nd. ed. 2011－2012.

*数据录自 武汉大学. 分析化学. 5 版. 北京：高等教育出版社, 2006.

参考文献

[1] 杨峰，孙体健. 医用化学. 北京：科学出版社，2011.

[2] 陈莲惠. 医用化学. 2 版. 北京：人民卫生出版社，2017.

[3] 陈常兴，秦子平. 医用化学. 8 版. 北京：人民卫生出版社，2018.

[4] 陆国元. 有机化学. 3 版. 南京：南京大学出版社，2018.

[5] 蒋文，刘晓瀛，燕来敏. 有机化学. 北京：高等教育出版社，2019.

[6] 张欣荣. 基础化学. 英文改编版. 北京：科学出版社，2020.

[7] [美] John McMurry. Fundamentals of Organic Chemistry. 5th Edition，北京：机械工业出版社，2005.

元素周期表

原子序数 — 92 U — 元素符号，红色指放射性元素

元素名称 注＊的是人造元素 — 铀 — 外围电子层排布，括号指可能的电子层排布

$5f^36d^17s^2$

238.0 — 相对原子质量（加括号的数据为该放射性元素半衰期最长同位素的质量数）

金 属　非金属　稀有气体　过渡元素

族 / 周期	I A 1	II A 2	III B 3	IV B 4	V B 5	VI B 6	VII B 7	VIII 8	9	10	I B 11	II B 12	III A 13	IV A 14	V A 15	VI A 16	VII A 17	0 18	电子层	0族电子数
1	1 H 氢 $1s^1$ 1.008																	2 He 氦 $1s^2$ 4.003	K	2
2	3 Li 锂 $2s^1$ 6.941	4 Be 铍 $2s^2$ 9.012											5 B 硼 $2s^22p^1$ 10.81	6 C 碳 $2s^22p^2$ 12.01	7 N 氮 $2s^22p^3$ 14.01	8 O 氧 $2s^22p^4$ 16.00	9 F 氟 $2s^22p^5$ 19.00	10 Ne 氖 $2s^22p^6$ 20.18	L K	8 2
3	11 Na 钠 $3s^1$ 22.99	12 Mg 镁 $3s^2$ 24.31											13 Al 铝 $3s^23p^1$ 26.98	14 Si 硅 $3s^23p^2$ 28.09	15 P 磷 $3s^23p^3$ 30.96	16 S 硫 $3s^23p^4$ 32.06	17 Cl 氯 $3s^23p^5$ 35.45	18 Ar 氩 $3s^23p^6$ 39.95	M L K	8 8 2
4	19 K 钾 $4s^1$ 39.10	20 Ca 钙 $4s^2$ 40.08	21 Sc 钪 $3d^14s^2$ 44.96	22 Ti 钛 $3d^24s^2$ 47.87	23 V 钒 $3d^34s^2$ 50.94	24 Cr 铬 $3d^54s^1$ 52.00	25 Mn 锰 $3d^54s^2$ 54.94	26 Fe 铁 $3d^64s^2$ 55.85	27 Co 钴 $3d^74s^2$ 58.93	28 Ni 镍 $3d^84s^2$ 58.69	29 Cu 铜 $3d^{10}4s^1$ 63.55	30 Zn 锌 $3d^{10}4s^2$ 65.39	31 Ga 镓 $4s^24p^1$ 69.72	32 Ge 锗 $4s^24p^2$ 72.64	33 As 砷 $4s^24p^3$ 74.92	34 Se 硒 $4s^24p^4$ 78.96	35 Br 溴 $4s^24p^5$ 79.90	36 Kr 氪 $4s^24p^6$ 83.80	N M L K	8 18 8 2
5	37 Rb 铷 $5s^1$ 85.47	38 Sr 锶 $5s^2$ 87.62	39 Y 钇 $4d^15s^2$ 88.91	40 Zr 锆 $4d^25s^2$ 91.22	41 Nb 铌 $4d^45s^1$ 92.91	42 Mo 钼 $4d^55s^1$ 95.94	43 Tc 锝 $4d^55s^2$ [98]	44 Ru 钌 $4d^75s^1$ 101.1	45 Rh 铑 $4d^85s^1$ 102.9	46 Pd 钯 $4d^{10}$ 106.4	47 Ag 银 $4d^{10}5s^1$ 107.9	48 Cd 镉 $4d^{10}5s^2$ 112.4	49 In 铟 $5s^25p^1$ 114.8	50 Sn 锡 $5s^25p^2$ 118.7	51 Sb 锑 $5s^25p^3$ 121.8	52 Te 碲 $5s^25p^4$ 127.6	53 I 碘 $5s^25p^5$ 126.9	54 Xe 氙 $5s^25p^6$ 131.3	O N M L K	8 18 18 8 2
6	55 Cs 铯 $6s^1$ 132.9	56 Ba 钡 $6s^2$ 137.3	57~71 La~Lu 镧系	72 Hf 铪 $5d^26s^2$ 178.5	73 Ta 钽 $5d^36s^2$ 180.9	74 W 钨 $5d^46s^2$ 183.8	75 Re 铼 $5d^56s^2$ 186.2	76 Os 锇 $5d^66s^2$ 190.2	77 Ir 铱 $5d^76s^2$ 192.2	78 Pt 铂 $5d^96s^1$ 195.1	79 Au 金 $5d^{10}6s^1$ 197.0	80 Hg 汞 $5d^{10}6s^2$ 200.6	81 Tl 铊 $6s^26p^1$ 204.4	82 Pb 铅 $6s^26p^2$ 207.2	83 Bi 铋 $6s^26p^3$ 209.0	84 Po 钋 $6s^26p^4$ [209]	85 At 砹 $6s^26p^5$ [210]	86 Rn 氡 $6s^26p^6$ [222]	P O N M L K	8 18 32 18 8 2
7	87 Fr 钫 $7s^1$ [223]	88 Ra 镭 $7s^2$ [226]	89~103 Ac~Lr 锕系	104 Rf 𬬻* $(6d^27s^2)$ [261]	105 Db 𬭊* $(6d^37s^2)$ [262]	106 Sg 𬭳* $(6d^47s^2)$ [263]	107 Bh 𬭛* $(6d^57s^2)$ [264]	108 Hs 𬭶* $(6d^67s^2)$ [265]	109 Mt 鿏* $(6d^77s^2)$ [268]	110 Ds 𫟼* [269]	111 Rg 𬬭* [272]	112 Cn 鿔* [277]	113 Nh 鿭* [284]	114 Fl 𫓧* [289]	115 Mc 镆* [288]	116 Lv 𫟷* [293]	117 Ts 鿬 [294]	118 Og 鿫* [294]		

镧系	57 La 镧 $5d^16s^2$ 138.9	58 Ce 铈 $4f^15d^16s^2$ 140.1	59 Pr 镨 $4f^36s^2$ 140.9	60 Nd 钕 $4f^46s^2$ 144.2	61 Pm 钷 $4f^56s^2$ [145]	62 Sm 钐 $4f^66s^2$ 150.4	63 Eu 铕 $4f^76s^2$ 152.0	64 Gd 钆 $4f^75d^16s^2$ 157.3	65 Tb 铽 $4f^96s^2$ 158.9	66 Dy 镝 $4f^{10}6s^2$ 162.5	67 Ho 钬 $4f^{11}6s^2$ 164.9	68 Er 铒 $4f^{12}6s^2$ 167.3	69 Tm 铥 $4f^{13}6s^2$ 168.9	70 Yb 镱 $4f^{14}6s^2$ 173.0	71 Lu 镥 $4f^{14}5d^16s^2$ 175.0
锕系	89 Ac 锕 $6d^17s^2$ [227]	90 Th 钍 $6d^27s^2$ 232.0	91 Pa 镤 $5f^26d^17s^2$ 231.0	92 U 铀 $5f^36d^17s^2$ 238.0	93 Np 镎 $5f^46d^17s^2$ [237]	94 Pu 钚 $5f^67s^2$ [244]	95 Am 镅* $5f^77s^2$ [243]	96 Cm 锔* $5f^76d^17s^2$ [247]	97 Bk 锫* $5f^97s^2$ [247]	98 Cf 锎* $5f^{10}7s^2$ [251]	99 Es 锿* $5f^{11}7s^2$ [252]	100 Fm 镄* $5f^{12}7s^2$ [257]	101 Md 钔* $5f^{13}7s^2$ [258]	102 No 锘* $5f^{14}7s^2$ [259]	103 Lr 铹* $5f^{14}6d^17s^2$ [262]

注： 相对原子质量录自1999年国际原子量表，并全部取4位有效数字。